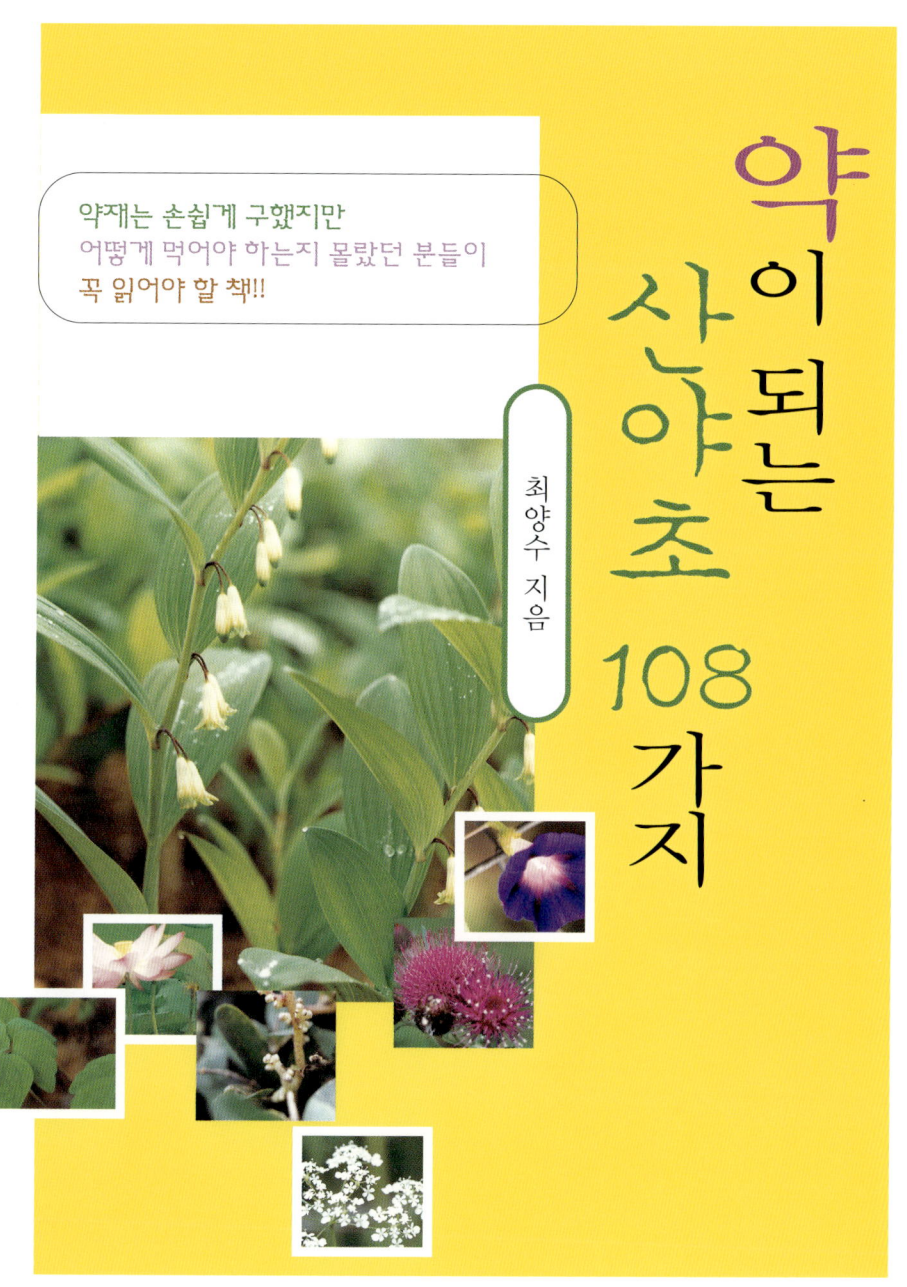

약재는 손쉽게 구했지만
어떻게 먹어야 하는지 몰랐던 분들이
꼭 읽어야 할 책!!

약이 되는 산야초 108가지

최양수 지음

하남출판사

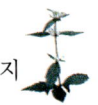

약이 되는 **산야초** 108가지

지은이 | 최양수
펴낸이 | 배기순
펴낸곳 | 하남출판사

초판1쇄 발행 | 2004년 4월 30일
초판11쇄 발행 | 2016년 10월 31일

등록번호 | 제10-0221호
서울시 종로구 관훈동 198-16 남도B/D 302호
전화 (02)720-3211(代)/팩스(02)720-0312
홈페이지 http://www.hnp.co.kr
e-mail : hanam@hnp.co.kr
　　　　 hanamp@chol.com

ⓒ 최양수, 2004

ISBN 89-7534-177-1(03690)

※ 잘못된 책은 교환하여 드립니다.
※ 이 책의 무단전재와 무단복제를 금합니다.

약이 되는 산야초 108가지

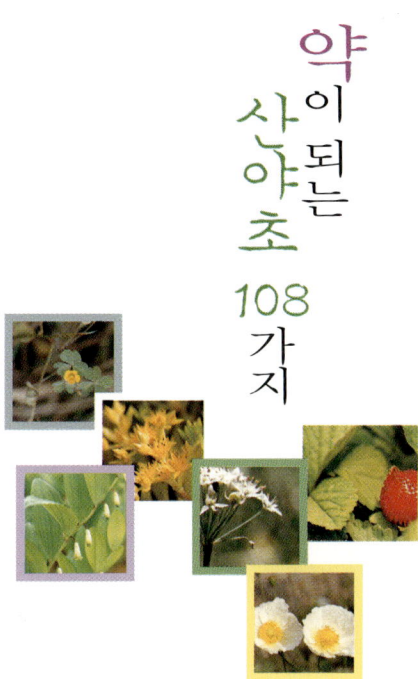

목차

6 용어설명

제1장 열을 물리치는 산야초

8 방풍(防風) Saposhnikovia divaricata Schischk
10 시호(柴胡) Bupleurum flacatum L.
12 독활(獨活) Angelica pubescens Maxim
16 고본(藁本) Ligusticum tenuissimum Kitagawa
18 중대가리풀 아불식초(鵝不食草)
　　Centipeda minima L. A. Br. et. Aschers
20 용담(龍膽) Gentiana Scabra var. buergeri Max.
22 승마(升麻) Cimicifuga heracleifolia Kom
24 개구리밥 부평(浮萍) Spirodela polyrrhiza Schleid
26 깽깽이풀 황련(黃連) Coptis chinensis Franch
28 갈대 노근(蘆根) Phragmites communis Trin.
30 백선(白鮮) Dictammus dasycarpus Turcz.
32 조릿대 Phyllostachys nigra var. henonis statpf
34 개사철쑥 청호(靑蒿) Artemisia apiacea Hance
36 고삼(苦蔘) Sophora flavescens Ait.
38 지치 자초(紫草) Lithospermum erythrorhizon S. et Z.
40 부용(芙蓉) Hibiscus mutabilis L.
42 향유(香薷) 노야기 Elsholtzia ciliata Hylander

제2장 통증을 완화시키는 산야초

46 진교 진범(秦梵) Lyconitum loczyanum R. Raymund.
48 양귀비 앵속각(罌粟殼) Papaver somniferum L.
50 흰독말풀 양금화(洋金花) Datura metel. L.
52 약모밀 어성초(魚腥草) Houttuynia cordata Thunb.
54 현호색 Corydalis turtschaninovii Bess

제3장 강장·자양에 쓰이는 산야초

58 하늘타리 과루(瓜蔞) Trichosanthes Kirilowii Maxim
61 석곡(石斛) Dendrobium moniliforme(L.) sw.
64 긴병꽃풀 Glechoma hederacea L. var longituba Nakai
66 현삼 원삼(元蔘) Scrophularia ningpoensis Hemsl.
68 지황(地黃) Rehmannia glutinosa (Gaertner) Liboschitz
70 둥굴레 옥죽(玉竹)
　　Polygonatum odoradum(Mill) Druce var. pluriflorum Ohwi
73 하수오(何首烏) Polygonum multiflorum Thunb.
76 삼지구엽초 음양곽(淫羊藿) Epimedium koreanum Nakai
78 황기(黃耆) 단너삼 Astragalus membranaceus Bunge.
80 부추 구채자(韮菜子) Allium tubersome Roth.
82 산약(山藥) 참마 Dioscorea japonica Thunb.
84 사상자(蛇床子) Torilis japonica (Houtt.) DC.
86 새삼 토사자(菟絲子) Cuscuta japonica choisy
89 쑥 애엽(艾葉) Artemisia princeps var. orientulis(Pampan) Hara.
92 참당귀(當歸) 승검초 Angelica gigas Nakai

제4장 기침에 좋은 산야초

96 반하(半夏) 끼무릇 Pinellia ternata (Thunb.) Breitenbach
98 금불초 선복화(琁覆化) Inulla britannica L. var. chinensis Regel
100 도라지 길경(桔梗) Platycodon grandiflorum (JACQ) A. DC.
103 참나리 백합(百合) Lilium tigrinum Ker-Gawl
106 맥문동(麥門冬) Liriope platyphylla Wang et Tang
108 천문동(天門冬) Asparagus cochinchininsis (Lour) Merr.
110 지모(知母) Anemarrhena asphodeloides Bunge
112 마타리 패장(敗醬) Patrinia scabiosaefolia F. et L.
114 차조기 소엽(蘇葉) Perilla frutescens Britton var. actura kudo
117 개미취 자원(紫苑) Aster tataricus L. fil
120 머위 관동화(款冬花) Petasites japonicus (S. et Z.) Max.
123 사삼(沙蔘) 잔대 Adenophora triphylla var. japonica Hara

제5장 지혈작용을 하는 산야초

128 구릿대 백지(白芷) Angelica dahurica Bentham et Hooker
131 오이풀 지유(地楡) Sanguisorba offcinalis L.
134 연꽃 Nelumbo nucifera Gaertner
136 쪽 Polygonum tinctorium Lour.(persicara tinctoria H, Gross.)

138 속새 목적(木賊) Equisetum hiemale L.
140 담배풀 천명정(天名精) Carpesium abrotanoides L.
142 부들 포황(蒲黃) Typha orientalis Presl.
144 자란 백급(白芨) Bletilla striata (Thunb.) Reichb. fil.
146 엉겅퀴 대계(大薊) Cirsium japonicum var. ussuriense Kitamura
148 조뱅이 소계(小薊) Cephalonoplos segetum (Bunge) Kitamura
150 소루쟁이 양제(羊蹄) Rumex crispus L.
153 원추리 훤초(萱草) Hemerocallis aurantica Baker
156 맨드라미 계관화(鷄冠花) Celsoia criotata C.
158 한련초 한련초(旱蓮草) Eclipt prostrata L.
160 냉이 제채(薺菜) Capsella bursa-pastoris(L.) Medicus

제6장 염증에 좋은 산야초
164 우엉 우방자(牛蒡子) Arctium lappa L.
167 범부채 사간(射干) Belamcanda chininsis. DC.
170 박하 (薄荷) Mentha arvensis var. piperascens Malinv.
172 황금 (黃芩) Scutellaria baicalensis Georgi
174 백미꽃(白薇) Cynanchum atratum Bunge
176 이질풀 노관초(老鸛草) Geranium thunbirgii S. et Z.
178 미나리아재비 모간(毛茛) Ranunculus japonicus Thunb.
180 민들레 Taraxacum mongolicum H. Mazz

제7장 대소변을 잘 나가게 하는 산야초
184 결명자(決明子) Cassia tora L.
186 대극(大戟) Euphorbia pekineinsis Rupr.
189 질경이 차전초(車前草) Plantago asiatica L.
192 자리공 상륙(商陸) Phytolacca esculenta van Houtte
194 아주까리 피마자(蓖麻子) Ricinus communis L.
196 택사(澤瀉) Alisma canaliculatum A. Br. et Bou.
198 패랭이꽃 구맥(瞿麥) Dianthus chinensis L.
200 석위(石葦) Pyrrosia lingua (Thunb.) Farwell
202 마디풀 편축(萹蓄) Polygonum aviculare L.
204 도꼬로마 비해(萆薢) Discorea tokoro Makino

206 삽주(蒼朮) Atractylodes japonica Koidz
210 장구채 왕불류행(王不留行) Melandryum Firmum Rohrbach
212 괭이밥 초장초(酢漿草) Oxalis corniculata L.
214 나팔꽃 견우자(牽牛子) Pharbitis nil. Choisy
216 호장근(虎杖根) Polygonum cuspidatum S. et Z., Reynoutria japonica Houtt.
218 인진쑥 인진호(茵蔯蒿) Artemisia capillaris Thunberg

제8장 해독을 잘 시키는 산야초
222 할미꽃 Pulsatilla koreana Nakai
225 꿀풀 Prunella vulgaris Linne var. asiatica(Nakai) Hara
228 관중 Dryopteris crassirhizoma Nakai
230 닭의장풀 압척초(鴨跖草) Commelina communis L.
232 국화(菊花) Chrysanthemun morifolium Ramat.

제9장 기 · 혈을 소통시키는 산야초
236 진득찰 희첨(豨簽) Siehesbeckia glabrescens Makino
238 익모초(益母草) Leonurus sibiricus L.
240 쉽싸리 택란(澤蘭) Lycopus lucidus Turcz
242 벌등골나물 패란(佩蘭) Eupatorium fortunei Turcz.
244 천궁(川芎) Cnidium officinale Makino
246 고수 호유(胡荽) Coriandrum sativum L.
248 소회향(小茴香) Foeniculum vulgare Mill
250 곽향(藿香) Agastache rugosa (Fisch. et. Meyer) O. Kuntze

제10장 암을 이기는 산야초
254 천남성(天南星) Arisaema amurense var. serratum Nakai
256 짚신나물 선학초(仙鶴草) Agrimonia pilosa Ledeb
259 뱀딸기 사매(蛇苺) Duchesnea indica Focke
262 부처손 권백(卷柏) Selaginella tamariscina Spring
264 환삼덩굴 율초(葎草) Humulus japonicus S. et Z.
266 황약자(黃藥子) 둥근마 Discorea bulbifera L.
268 돌나물 수분초(垂盆草) Sedum sarmentosum Bunge

270 · 글을 마치며   272 · 참고문헌

찾아보기

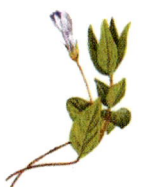

ㄱ
갈대	p.28
개구리밥	p.24
개미취	p.117
개사철쑥	p.34
결명자	p.184
고본	p.16
고삼	p.36
고수	p.246
곽향	p.250
관중	p.228
괭이밥	p.212
구릿대	p.128
국화	p.232
금불초	p.98
긴병꽃풀	p.64
깽깽이풀	p.26
꿀풀	p.225

ㄴ
나팔꽃	p.214
냉이	p.160

ㄷ
닭의장풀	p.230
담배풀	p.140
대극	p.186
도꼬로마	p.204
도라지	p.100
독활	p.12
돌나물	p.268
둥굴레	p.70

ㅁ
마디풀	p.202
마타리	p.112
맥문동	p.106
맨드라미	p.156
머위	p.120
미나리아재비	p.178
민들레	p.180

ㅂ
박하	p.170
반하	p.96
방풍	p.8
백미꽃	p.174
백선	p.30
뱀딸기	p.259
벌등골나물	p.242
범부채	p.167
부들	p.142
부용	p.40
부처손	p.262
부추	p.80

ㅅ
사삼	p.123
사상자	p.84
산약	p.82
삼지구엽초	p.76
삽주	p.206
새삼	p.86
석곡	p.61
석위	p.200
소루쟁이	p.150
소회향	p.248
속새	p.138
쉽싸리	p.240
승마	p.22
시호	p.10
쑥	p.89

ㅇ
아주까리	p.194
약모밀	p.52
양귀비	p.48
엉겅퀴	p.146
연꽃	p.134
오이풀	p.131
용담	p.20
우엉	p.164
원추리	p.153
이질풀	p.176
익모초	p.238
인진쑥	p.218

ㅈ
자란	p.144
자리공	p.192
장구채	p.210
조릿대	p.32
조뱅이	p.148
중대가리풀	p.18
지모	p.110
지치	p.38
지황	p.68
진교	p.46
진득찰	p.236
질경이	p.189
짚신나물	p.256
쪽	p.136

ㅊ
차조기	p.114
참나리	p.103
참당귀	p.92
천궁	p.244
천남성	p.254
천문동	p.108

ㅌ
택사	p.196

ㅍ
패랭이꽃	p.198

ㅎ
하눌타리	p.58
하수오	p.73
한련초	p.158
할미꽃	p.222
향유	p.42
현삼	p.66
현호색	p.54
호장근	p.216
환삼덩굴	p.264
황금	p.172
황기	p.78
황약자	p.266
흰독말풀	p.50

제1장
열을 물리치는 산야초

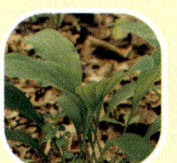 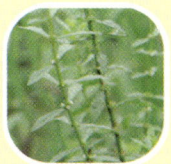 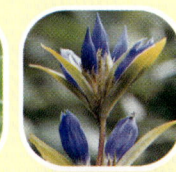
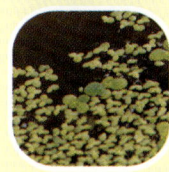 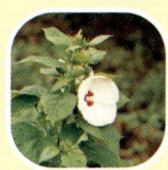

【방풍】 (防風) *Saposhnikovia divaricata Schischk*
Saposhnikovia seseloides Kitagawa

자 생 지 : 산골짜기(재배)
채취부위 : 뿌리
개 화 기 : 7~8월
채취시기 : 10~11월

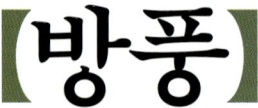

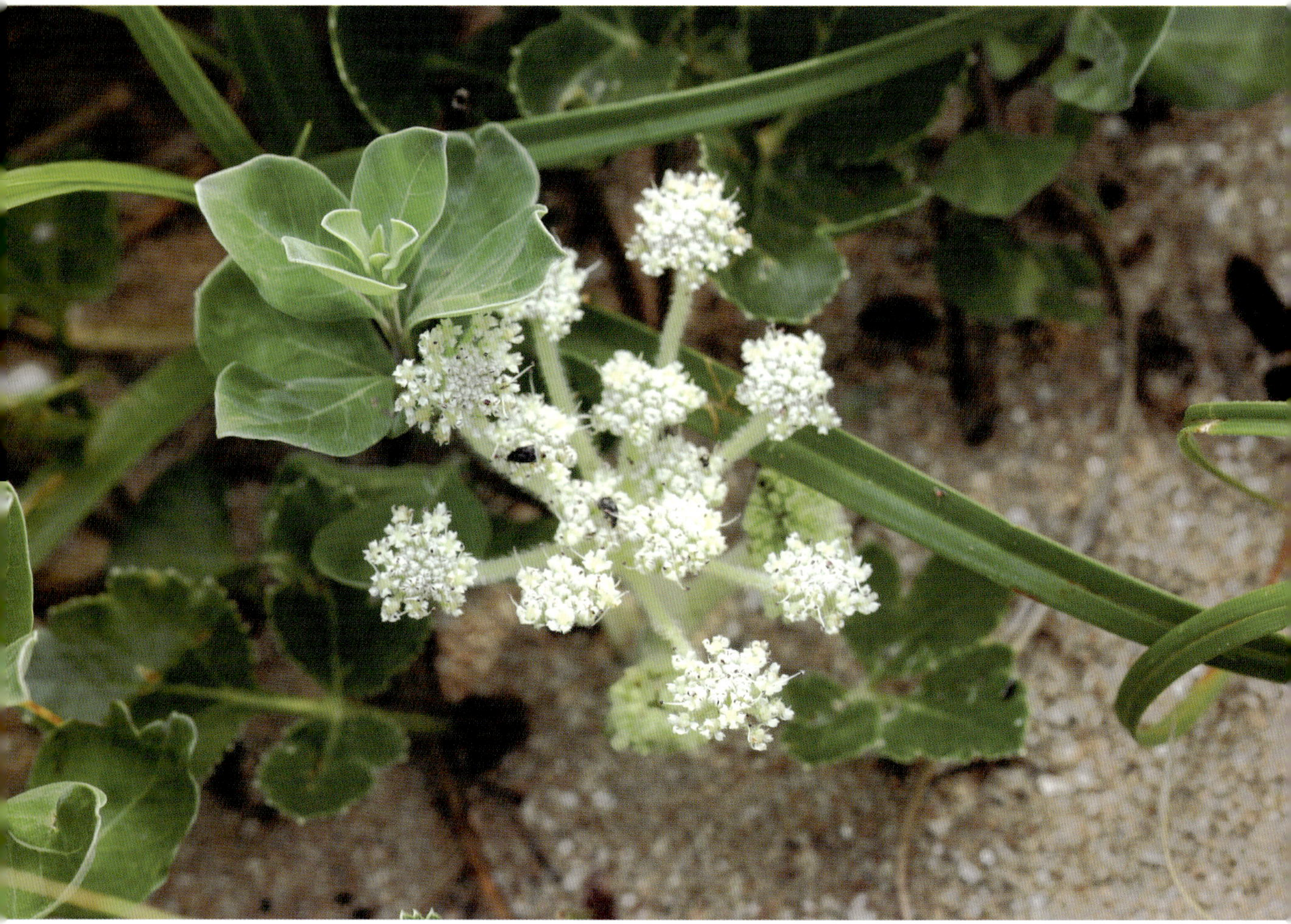

갯방풍

🌿 생김새

　방풍은 중북부 지방의 높은 산이나 깊은 산골짜기에서 자라는 약용식물로 각처에서 재배하는 산형과의 여러해살이 방향성 식물이다. 키는 1m 정도 자라고 전체에 털이 없으며 가지가 많다.
　뿌리에서 나온 잎은 모여나고 줄기에서 나온 잎은 어긋난다. 긴 잎자루의 밑부분이 칼집 모양으로 되며 3회 깃꼴겹잎은 갈래가 선형이며 끝이 뾰족하고 단단하다. 꽃은 흰색으로 7~8월에 원줄기와 가지 끝의 겹 우산 모양의 꽃차례에 많이 매달려 핀다. 총산경 끝에서 5~6개의 작은 산형화서가 갈라지며 여기에 각각 작은 꽃이 많이 달린다. 5개의 꽃잎은 안쪽으로 굽어 피고 수술은 5개로서 황색 꽃밥이 달린다. 열매는 분과로 납작하고 넓은 타원형이다.

한방이나 민간에서 뿌리를 '방풍'이라 하여 많이 사용해 왔다. 뿌리는 원주상을 이루고 길이가 15~20cm이고 지름이 7~15mm이고 아래쪽은 약간 가늘다. 바깥면은 엷은 갈색을 띠며 뿌리줄기의 윗부분에는 돌림마디 모양의 세로 주름이 촘촘히 있다. 뿌리에도 가는 뿌리 자국과 세로 주름이 많이 있으며 특이한 냄새가 있다.

대용품으로 털기름나무속(seseli), 갯방풍속(gldhnia)과 기름나물 속(peucedanum)의 목방풍, 석방풍 등이 있다. 한국산 원방풍은 갯방풍의 뿌리이며 식방풍은 갯기름 나물의 뿌리이다. 이렇듯 우리나라에서는 방풍이라고 알려진 식물이 여러 가지 있다.

갯기름나물

🌸 효능

뿌리에는 정유, 마니톨, 고미배당체, 다당류 및 유기산 등이 함유되어 있으며 예로부터 여러가지 풍과 두통을 치료하여 왔기에 '방풍'이라 불리워 왔다.

관절 통증 풍습으로 인한 관절통증의 상용약. 특히 초기에 쓰면 매우 좋다.

각종 피부병 모든 피부진균을 억제하며 방풍이 군약인 방풍통성산(防風通聖散)은 옛부터 각종 피부병의 상용약으로 임상치료에 이용했다. 습진 초기에 쓰면 가려움증을 신속히 중지시키며 완화기에 쓰면 예방한다. 또한 각종 신경성 경련에도 사용한다.

> 방풍은 성질이 따뜻하고 맛은 달고 맵다. 해열·발한작용이 아주 좋으며 특히 땀을 내는데 좋다.

🐌 질병에 따라 먹는 방법

어린 순을 나물로 먹으며 가을에 토황색을 띤 뿌리를 채취하여 햇볕에 말려 잘게 썰어서 사용한다.

병증이 가벼울 때는 방풍만으로도 효과를 얻을 수 있으나 증상이 심할 때는 늘 형개와 같이 쓴다.

방풍을 볶아서 쓰는 경우 발한 효과는 약해지는 대신 땀을 멈추게 하며 고삽작용을 일으킨다. 이때에는 황기와 백출을 함께 쓰며 체질이 약하거나 땀이 많이 나며 진액이 부족한 사람은 신중히 사용한다.

기타 방풍은 옛부터 두통을 없애고 머리를 맑게 하며 정기를 북돋아 주는데 효험이 있는 약재로 알려져 있어 수험생이나 직장인의 정신 건강에도 좋다. 또한 요리의 재료로서 활용하여 죽을 쑤면 좋다. 흰쌀로 죽을 쑤다가 방풍을 섞어 끓인다. 맛도 좋고 건강에도 좋은 음식이자 약이 된다.

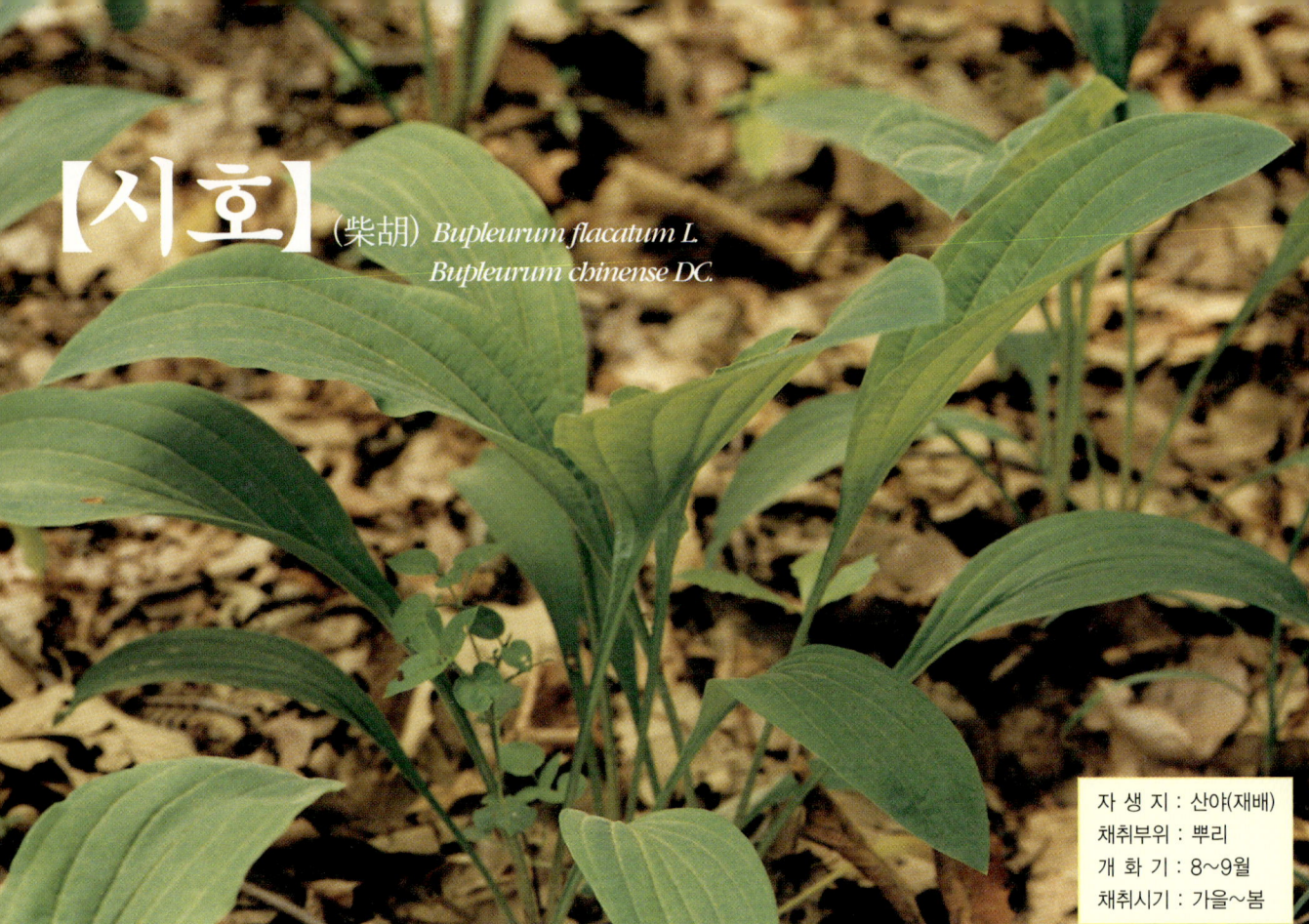

【시호】 (柴胡) *Bupleurum flacatum* L.
Bupleurum chinense DC.

자 생 지	산야(재배)
채취부위	뿌리
개 화 기	8~9월
채취시기	가을~봄

개시호

🌿 생김새

시호는 전국 산야의 풀밭에서 드물게 자라는 산형과의 여러해살이풀이다.

야생종은 거의 없고 주로 약용으로 재배를 한다.

줄기는 곧게 서고 가늘고 길며, 털은 없으며 키가 40~70cm로서 상부에서 많은 가지가 갈라진다.

뿌리에 나온 잎은 밑부분이 좁아져서 잎자루처럼 되며 길이가 10~30cm이고 줄기에서 나온 잎은 넓은 선형 또는 피침형이며 길이가 4~10cm로 평행맥이 있다. 밑부분이 좁아져서 잎자루처럼 원줄기에 달리고 끝이 뾰족하며 가장자리가 밋밋하고 털이 없다.

꽃은 8~9월에 피며 황색이고 원줄기 끝과 가지 끝에 우산대 모양 같이 방사상으로 갈라진 꽃자루에 소형의 노란꽃이 달린다. 꽃이 필 때 꽃대를 잘라주면 뿌리가 굵어진다. 이른 봄에 줄기나 잎은 나물로 무쳐먹기도 한다. 향기가 나고 맛이 좋아 뿌리를 식용으로 쓴다. 재배하는 시호는 뿌리에 목질이 적고 방향도 떨어진다. 뿌리는 굵고 짧으면서 구부러지고 외면은 암갈색, 내면은 황색이다. 가로로 주름이 나고 잔 뿌리털이 많이 있다.

참시호는 잎이 길고 선형이며 끝부분이 꼬리 모양인데 비해 개시호는 시호보다 크므로 '큰시호'라고도 부른다.

근생엽은 잎자루가 길고 넓은 피침형으로 타원형이다. 경생엽은 잎자루가 없고 구두창 같은데 밑부분이 귓볼 모양이며 원줄기를 감싸고 끝이 뾰족하고 뒷면은 약간 흰빛이 돈다. 뿌리보다 옆으로 뻗은 줄기가 크다.

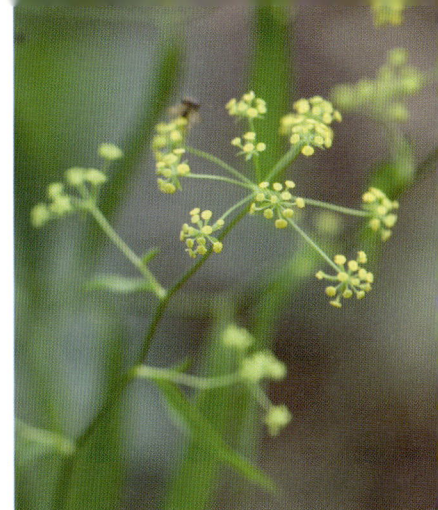

꽃

🌼 효능

생용시에는 퇴열과 해표의 효능이 있어 **'소시호탕'**과 **'갈근해기탕'** 등을 해표제로 많이 쓰지만, 식초에 법제한 후에는 소간, 지통작용이 증가한다.

해열작용을 한다 특히 열의 높고 낮음이 일정치 않고 아침저녁으로 변할 때와 발열이 수반되지 않는 오한과 오한을 수반하지 않는 발열이 교대로 나타날 때 쓴다. 기침을 멎게하여 황달, 늑막염, 신장염, 암을 예방한다.

전염성 간염에 쓴다 두 눈과 피부가 황색이 되고 경미한 오한과 발열이 있으며 옆구리에 누르는 듯한 통증이 있고 전신에 무력감이 들 때 사용하면 좋다. 만성 간염일 때는 간이 커지고 붓는데 사용하면 염증과 간의 종대를 모두 없앨 수 있다. 보통 울금, 백작약, 사인 등을 배합해서 쓴다.

해울작용을 한다 흔히 히스테리 및 심인성 정신병에 쓰는 시호는 꿀에 구어서 사용하면 보익승제(補益升提)의 효능이 생기며 체질이 허약하여 일어나는 하수증 치료에 유효하다.

산후조리에 쓴다 산후 몸이 허약하고 자궁이 이완되어 수축되지 않고 월경이 멈추지 않을 경우에 시호를 배합한 **'보중익기탕(補中益氣湯)'**을 쓰면 자궁을 수축시켜 월경을 정상화하는데 좋다.

🐌 먹는 방법

시호는 가을에서 이듬해 봄 사이에 채취하여 줄기를 제거하고 햇볕에 말리는데 썰어서 쓰거나 식초에 볶아서 사용한다. 사포닌, 지방유가 들어 있어 종기나 염증을 없애고 알레르기를 개선하는 작용을 한다.

> 시호의 성질은 차고 맛은 쓰다. 효능은 해열·진통·소염·청간·승양작용이 있다.

> ▶『동의학사전』에 의하면 "큰시호의 뿌리는 독성이 세다. 시호와 참시호는 각지의 낮은 산 양지쪽 특히 석회암 지대에서 널리 자라고 큰시호는 깊은 산 그늘진 곳에서 자란다. 가을에 캔 것보다 봄에 캔 것이 독성이 더 세다."고 한다. 허약한 상태에서의 감기에는 신중히 사용해야 한다.

【독활】

독활(獨活) *Angelica pubescens Maxim* (중국)
Aralia continentalis Kitag.

자 생 지	산야
채취부위	뿌리
개 화 기	7~8월
채취시기	가을~봄

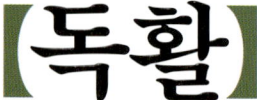

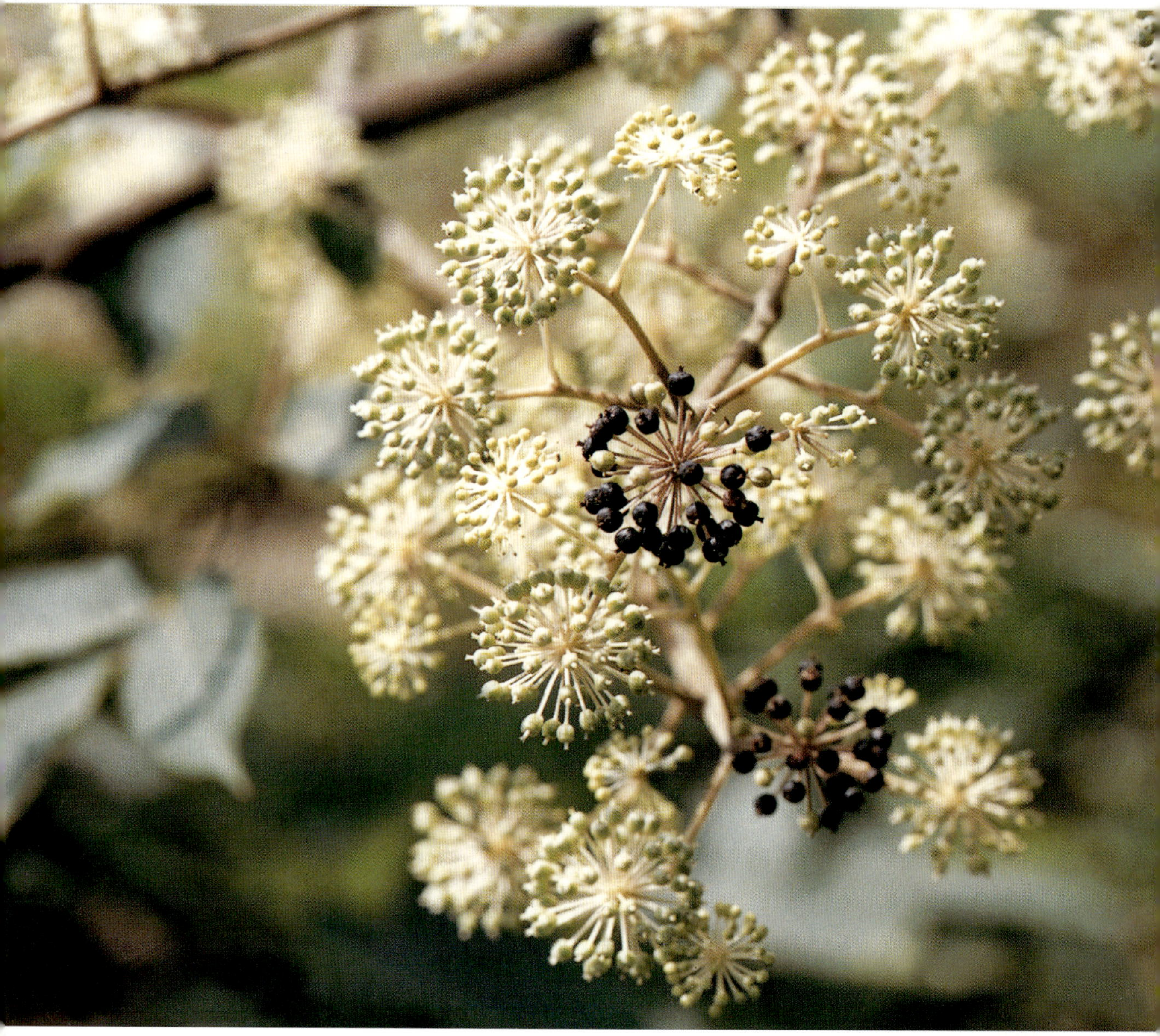

🌿 생김새

땃뚜릅은 한줄기로 곧게 자라 바람이 불어도 꿈쩍하지 않는다. 그런데 바람이 안 불때면 신기하게 홀로 움직인다 하여 옛부터 그렇게 불리워졌다고 한다. '토당귀', '뫼두릅', '독활'로도 불리며 우리나라 전역에 야생하는 오갈피 나무과에 속하는 대형 여러해살이풀이다.

줄기는 곧게 서고 원줄기는 갈라지지 않으며 긴 가시가 밀생한다. 키가 1.5m가량 되는 큰 풀이지만 속은 비어 있어 단단하지 못하다. 꽃을 제외한 전체에 털이 있고 잎은 넓은데 어긋나 달리며 심장형, 타원형, 깃꼴겹잎으로 끝이 날카롭다. 작은 턱잎의 밑동에 붙은 끝이 뾰족하고 가장 끝에 톱니가 있다. 뒷면은 흰빛이 돌고 잎자루가 짧다. 꽃은 암수가 한 그루에 있다.

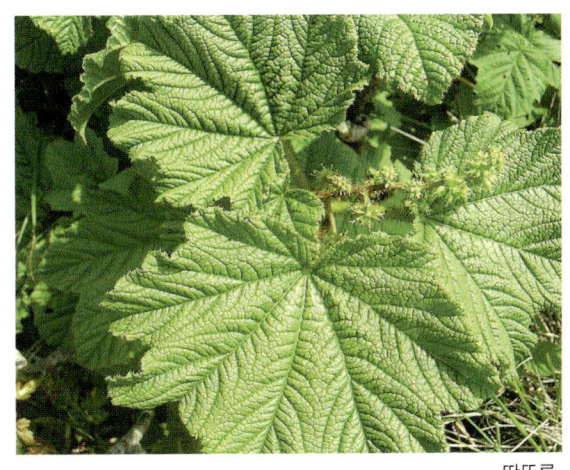
땃뚜릅

7~8월경에 연녹색의 꽃이 피는데 꽃차례는 가지 끝에 달리고 갈색털이 있다. 총상으로 갈라진 가지 끝에서 산형화서가 발달하는데 긴 화축에 꽃자루의 길이가 같은 꽃들이 밑에서부터 핀다. 열매는 둥근 모양의 액과이며 검은 자주색으로 9~10월에 익는다.

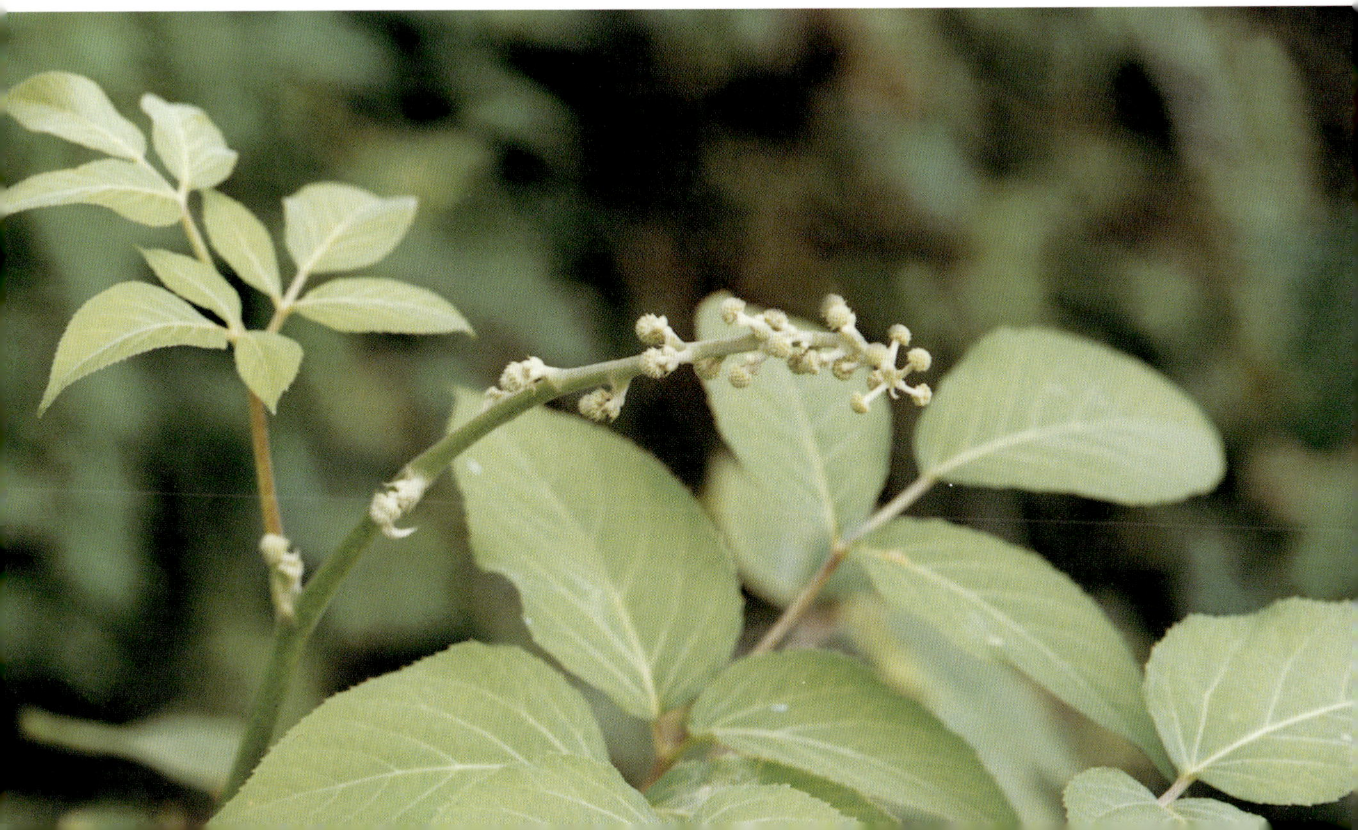

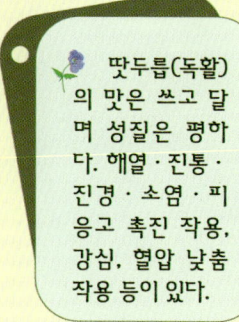

> 땃두릅(독활)의 맛은 쓰고 달며 성질은 평하다. 해열·진통·진경·소염·피응고 촉진 작용, 강심, 혈압 낮춤 작용 등이 있다.

▶ 중국에서는 미나리과의 Angelica 속의 식물뿌리를 독활로 쓴다.

🌸 효능

예전에는 독활의 별칭을 '강활'이라 하였는데 현재에 와서는 독활 가운데 좋은 것을 '강활'이라 하기도 한다.

독활은 강활보다 진통효과가 세지만 바람을 내보내는 효과는 못하다. 그렇기 때문에 임상에서는 류머티스, 관절통에 두 개를 모두 쓴다.

독활은 현재 우리나라에서 쓰이는 오갈피나무과의 땃두릅을 뜻하는데 이 과에 속하는 식물들에는 강장성분이 있다. 뿌리에는 정유, 스테아린산, 수지, 살리찔산과 미량 원소로 동, 망간, 니켈 등이 들어 있다. 잎에는 0.6%의 정유가 있으며 향기는 주로 피넨(pinene)냄새이다.

풍습·진통작용을 한다 신경, 간경, 소장경, 방광경에 작용하며 풍습을 없애고 아픔을 멈춘다. 땃두릅은 이미 약리실험에서 해열, 진통, 진경, 소염작용, 피 응고 촉진 작용, 강심, 혈압낮춤 작용 등이 있음이 입증되었다.

거습·퇴열작용을 한다 독활은 발한작용은 약하나 거습작용은 뚜렷하다. 독활에는 안겔롤, 안겔리콘, 스코폴레틴이 함유되어 있으므로 풍습에 의한 비통(痺痛)을 제거하는 작용이 있으며 급·만성 어느 관절통에도 적합하다.

심폐기능을 강화한다 땃두릅 뿌리 추출액은 동물 실험에서 심장운동을 강화하고 심장수축의 진폭을 크게 한다. 또한 숨쉬기, 장윤동 운동을 항진시킨다.

『신농본초경』에 "맛은 쓰고 달며 성질은 평하다. 풍한이 침범한 병을 다스린다. 외상을 치료하는 진통작용이 있으며 간질환과 경련을 치료한다. 여성 생식기 종양을 치료한다."고 한다.

『명의별록』에 "성질은 약간 따뜻하고 무독하다. 여러 나쁜 풍을 치료하며 전신 관절, 급·만성 통풍을 치료한다"고 한다.

『본초경』에 "맛은 쓰고 성질은 약간 차며 기(氣)는 향이 있다. 오르는 가운데 내리며 기체한 것을 잘 행하게 하는 까닭으로 신과 방광경에 들어가 하초의 풍습으로 양족 통비, 습양구련(濕痒拘攣)하는 것과 또는 풍습으로 인해 치통, 두통, 천역(喘逆)하는 것을 다스리는 데 분돈(奔豚), 산가(疝瘕) 요복동통 등의 증상에도 마땅히 사용한다."고 한다.

♣ 두릅나무의 효능

땃뚜릅과 비슷한 것으로 '두릅나무'가 있는데 가지가 뿌리보다 약효가 더 있다. 그러나 가지는 위장에 부담을 준다. 주로 고혈압에 말린 두릅나무 가지를 달여 먹으며 당뇨병, 신경통에는 두릅나무 껍질이나 뿌리껍질을 달여 마신다. 어린순의 겉껍질을 벗겨 삶은 후 나물로 무치거나 튀겨서 먹는다. 날것은 볶은 뒤에 양념장을 곁들여 먹기도 한다.
향기가 강해 입맛을 돋우며 칼슘, 인, 철분, 비타민 등 영양이 풍부하다.

▶표면이 회갈색인 두릅나무는 '총목', '구안독활'로 불린다. 또한 둥근 홈이 9개 있어 '아홉 눈을 가진 독활'이라고도 한다.

🍳 질병에 따라 먹는 방법

땃뚜릅은 봄이나 가을에 뿌리를 캐서 씻어 말린 후 사용한다. 주로 어린순을 나물로 먹으며, 어린줄기 껍질은 벗겨서 날것으로 된장이나 고추장에 찍어 먹는다.

급성 관절염에는 통증이 매우 심한 경우에 강활과 함께 사용한다. 진교와 방풍을 가미하면 거습지통(祛濕止痛) 효과가 한층 강화된다. 또한 관절염에는 독활로 약술을 만들어 마시면 다발성 관절 염증을 일으킨 통증이나 환부가 부은 경우에 매우 좋다.

감기로 인한 근육통, 관절통에는 주로 감기 초기에 퇴열을 위해 사용하는데 열이 별로 높지는 않으나 잘 안 내려가며 근육이나 관절통을 수반하는 경우 방풍, 강활, 생강을 배합해 땀을 발산시키고 풍습을 제거한다.

독활 (약)술 담그기

독활 100g에 소주 1,800cc를 붓고 2~3주 동안 밀봉한 후 걸러 80cc씩 하루 2번 마신다. 독활 열매 600g, 설탕 300g을 소주 1되에 담가 그늘진 곳에서 2개월이 지난 후 하루에 30~60cc씩 복용한다.

《 땃두릅 발효액 담그기 》

줄기나 잎을 가지고도 발효액을 만들 수도 있지만 뿌리의 효능이 단연 으뜸이다. 뿌리를 잘 씻어 잘게 잘라 물기를 빼고 용기에 담는다. 가능하다면 줄기나 잎도 잘게 잘라 넣어도 좋다. 같은 양의 흑설탕을 잠기도록 넣어 발효시킨다. 만일 뿌리가 건조된 것이라면 감초, 생강, 대추를 달인 물이나 엿기름을 달인 물을 추가하면 발효가 손쉽게 된다.

[고본] (藁本) *Ligusticum tenuissimum Kitagawa*
Angelica tenuissima Nakai

자 생 지	깊은 산야
채취부위	뿌리
개 화 기	8~9월
채취시기	가을

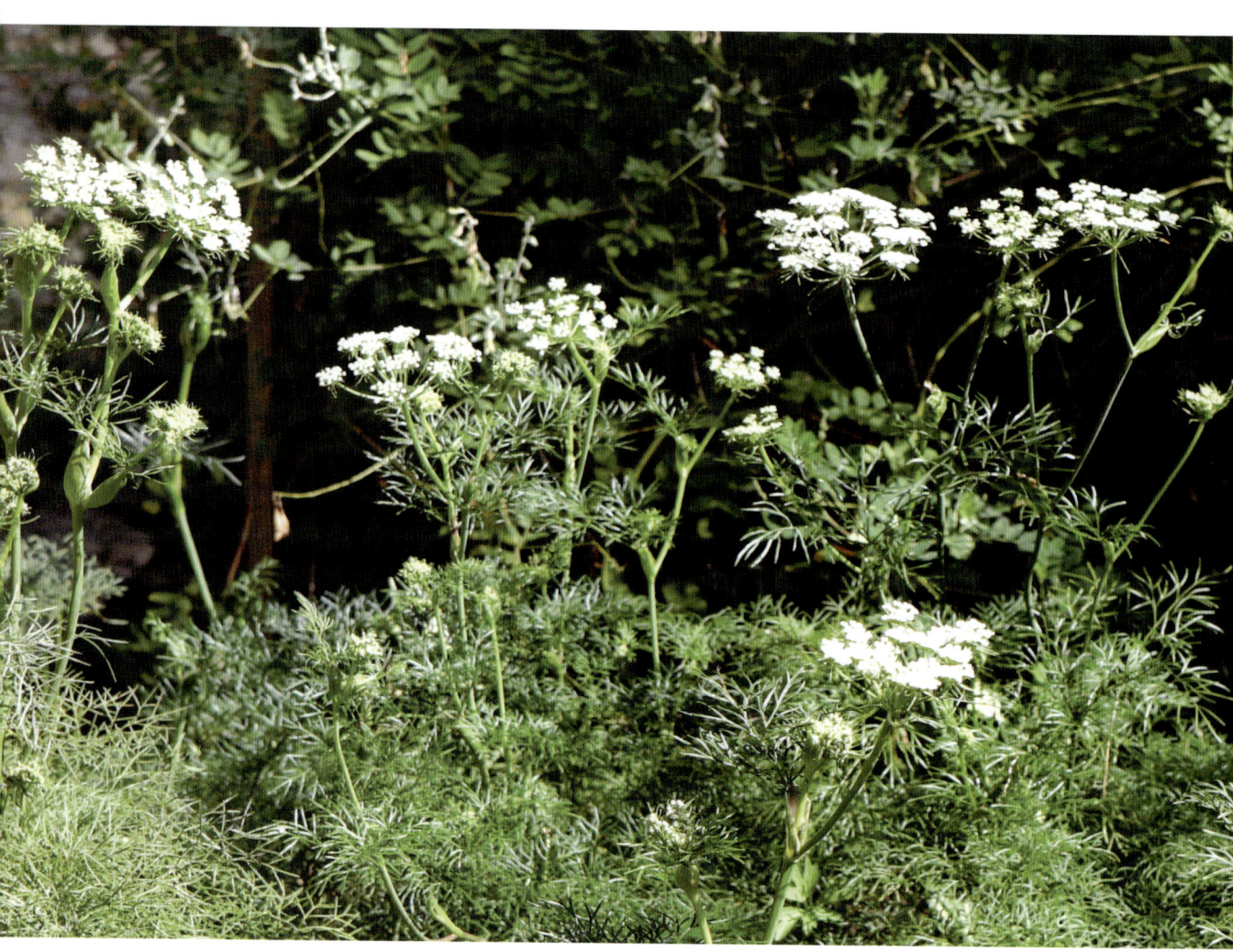

🌿 생김새

고본은 우리나라 각처의 깊은 산에서 나는 산형과의 여러해살이풀이다. 키는 30~80cm이고 전체에 털이 없고 향기가 강하며 뿌리가 거칠고 큰 편이다. 뿌리잎과 줄기의 아래 잎은 잎자루가 길며 세 차례 깃꼴로 갈라지며 갈래는 선형이고 윗부분에서는 잎자루 전체가 칼집 모양으로 굵어진다.

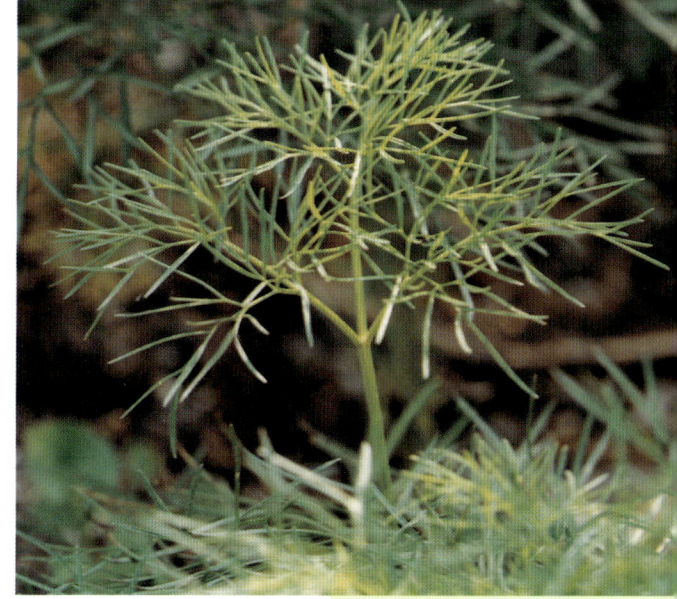

꽃은 8~9월에 피며 원줄기 끝과 가지 끝에 우산 모양이 달린다. 꽃잎은 5개로서 거꾸러진 달걀꼴이며 안으로 굽고 흰색이다. 수술은 5개이며 꽃밥은 자주색이다. 열매는 분과로서 편평한 타원형이고 3개의 능선이 있고 가장자리에 날개가 있다. 뿌리는 고르지 않게 갈라진 긴 원추형이고 근두부에는 줄기의 잔기가 남아있다. 특이한 향기가 있고 맛은 맵다.

🌸 효능

감기를 물리친다 보통 감기에 두통과 지체통이 수반될 경우에 효과가 크다. 특히 앞이마에 두통이 있을 경우에 효력이 가장 뛰어나다.

풍습병의 초기 통증 고본은 거습지통(祛濕止通)의 효능이 있어 풍습병의 초기통증에 대한 효과가 특히 좋다.

🐛 질병에 따라 먹는 방법

고본의 뿌리를 가을에 채취하여 햇볕에 말려 썰어서 사용한다.

갑작스러운 풍습병에는 풍습병으로 두통이 매우 심하고 사지가 피곤하고 가슴이 미어지는 증상이 나타나면 고본을 군약으로 쓰고 방풍, 백지, 창출을 배합하여 복용한다. 약을 센불로 짧은 시간 끓여 뜨거울 때 먹는다. 그런다음 이불을 뒤집어쓰고 발한시켜 통증을 멎게 한다.

풍습성 관절염에는 초기에 통증이 있을 경우 독활, 방풍, 위령선(威靈仙)(으아리), 당귀와 배합하여 상복하면 좋다.

위경련에는 위가 차서 심한 통증이 일어나고 쓴물을 토하고 딸꾹질을 할 경우에 향부자, 곽향, 후박을 배합하여 복용한다.

신경성 두통에는 통증 부위가 일정하지 않을 때에도 쓴다. 만일 장기간 통증이 멎지 않고 체질이 약해지면 8g 정도의 소량으로 시작해서 서서히 12g까지 증가시킨다.

> 고본의 성질은 따뜻하고 맛은 맵다. 풍한을 발산시키며 그 효과는 백지와 비슷하다.

> ▶『약초의 성분과 이용』에선 "북부와 중부의 산허리, 양지쪽의 마른 곳. 흔히 바위 사이에서 자라므로 돌반향이라고 한다. 옛 동의문헌에는 고본의 식물 모양과 냄새가 궁궁이와 같거나 또는 궁궁이의 잔뿌리라고 기록되어 있다. 중국에선 산천궁의 뿌리를 고본으로 쓴다. 이처럼 고본의 가원식물은 예로부터 혼동되어 있으므로 아직 밝혀져 있지 않다."고 한다.

【중대가리풀】

아불식초(鵝不食草) *Centipeda minima L. A. Br. et. Aschers*
석호유(石胡荽)

자 생 지 :	밭, 인가
채취부위 :	전초
개 화 기 :	7~9월
채취시기 :	7~9월

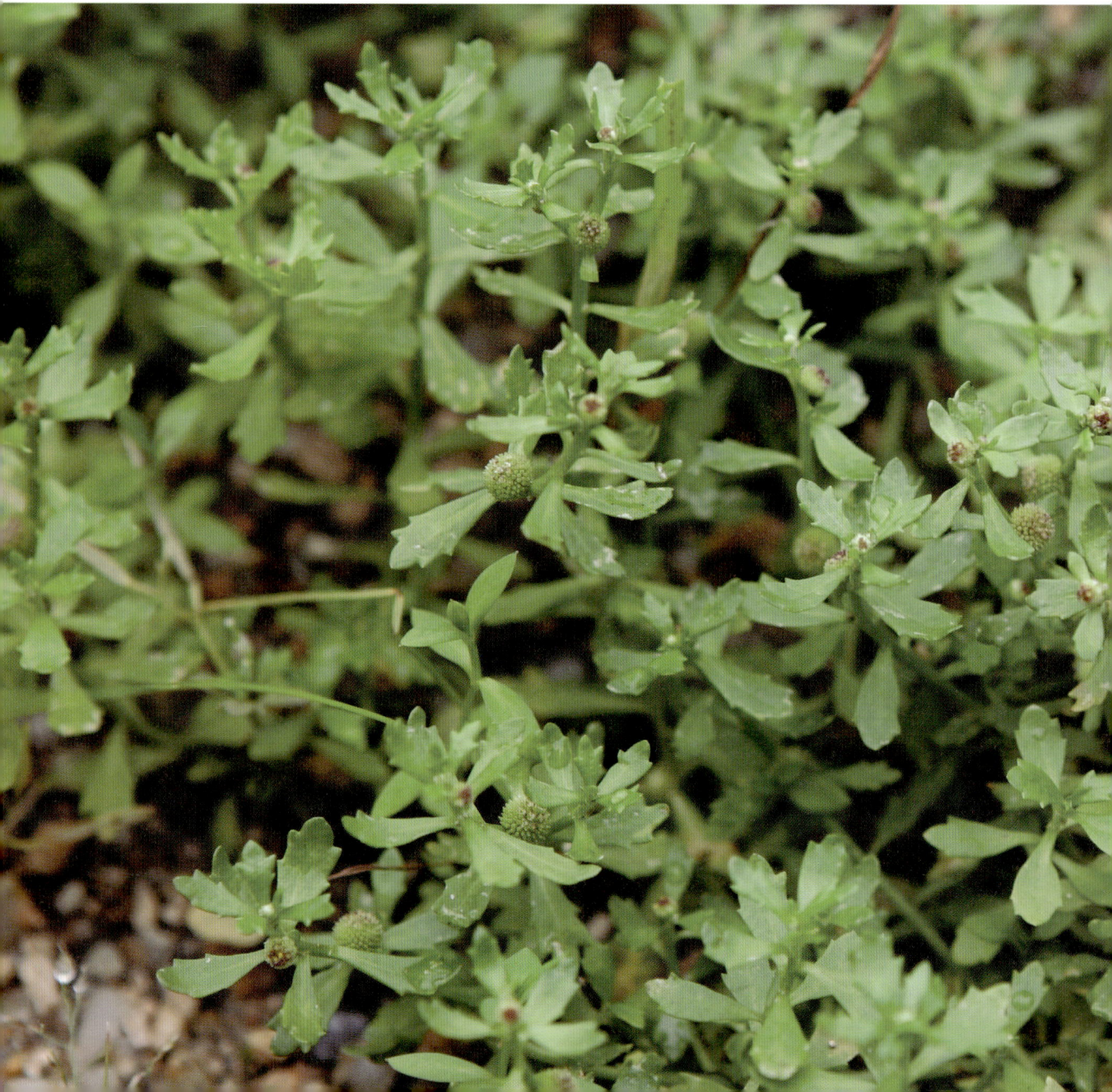

🌿 생김새

밭 근처에서 흔히 자라는 한 해 살이 풀로서 줄기는 키가 2~10cm이나 흔히 무리 지어 땅을 긴다. 옆으로 10~20cm 정도 뻗으면서 뿌리가 내리며 가지가 갈라진다. 잎은 서로 어긋나고 잎자루는 없고 주걱모습이고 끝이 둔하며 길이가 7~20mm로서 윗부분에 톱니가 약간 있고 뒷면에 선점이 있다. 꽃은 7~8월에 피는데 잎겨드랑이는 녹색 또는 갈색이 도는 자주색 두화가 1개씩 달린다. 꽃대는 거의 없다. 수과는 길이가 1.3mm 정도로서 가는 털과 5개의 능선이 있다.

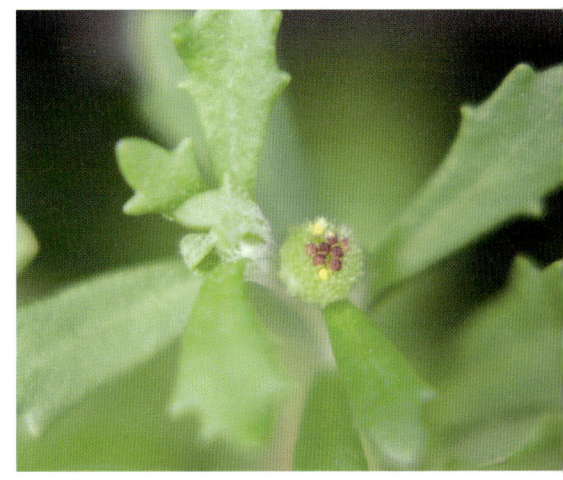

꽃

🌸 효능

중대가리풀을 한방에서는 '석호유(石胡荽)' 또는 '아불식초(鵝不食草)'로 부른다. 임상적으로 볼 때 뚜렷한 효과가 다방면에 걸쳐 미세하게 나타난다. 주요 성분은 타락사스테롤 및 팔미탄산과 초산 에스테르, 미리 오진산, 휘발유, 플라보노이드, 아미노산, 비타민 A 등을 함유한다.

각종 폐질환을 치료한다 후두에 담이 막히고 기침이 나와 허덕이는 증상과 폐기종을 예방하며 폐렴, 티푸스, 이질 치료의 보조약으로도 효능이 있다.

> 🌱 중대가리풀의 성질은 따뜻하고 맛은 맵다. 산한·진해·화담·퇴열의 효능이 있다.

🐌 질병에 따라 먹는 방법·용법

중대가리풀은 7~9월 개화시에 전초를 채취하여 햇볕에 말린 후 그대로 썰어서 사용한다.

풍한에는 열이 나고 머리가 아프고 코가 막히거나 콧물이 흐르는 증상이 나타나는 경우에 박하, 전호, 형개, 금은화, 연교 등을 넣고 끓여 복용한다.

눈의 통증이 있고 홍조를 띠면 눈이 붓고 튀어나오면서 붉게 나타나고 둔탁한 통증이 있는 증상에 곡정주, 황금을 더해서 끓여 매일 1첩씩 5일간 복용한다.

각종 비염에는 급성 비염, 만성 비염, 비후성 비염, 알레르기성 비염 등의 치료에 신이화, 창이자를 배합해 쓴다. 이것을 가루 내어 소량씩 하루에 2번 정도 비강 내에 삽입한다.

류머티성 만성 관절염에 의한 통증에는 희첨, 신근초를 환부에 바르면 소염, 지통에 도움이 된다.

기타 주사액으로 만들어 류머티스성 통증, 삔데, 허리가 아픈데 등에 이용하면 효과가 있다.

【용담】 (龍膽) *Gentiana Scabra var. buergeri Max.*

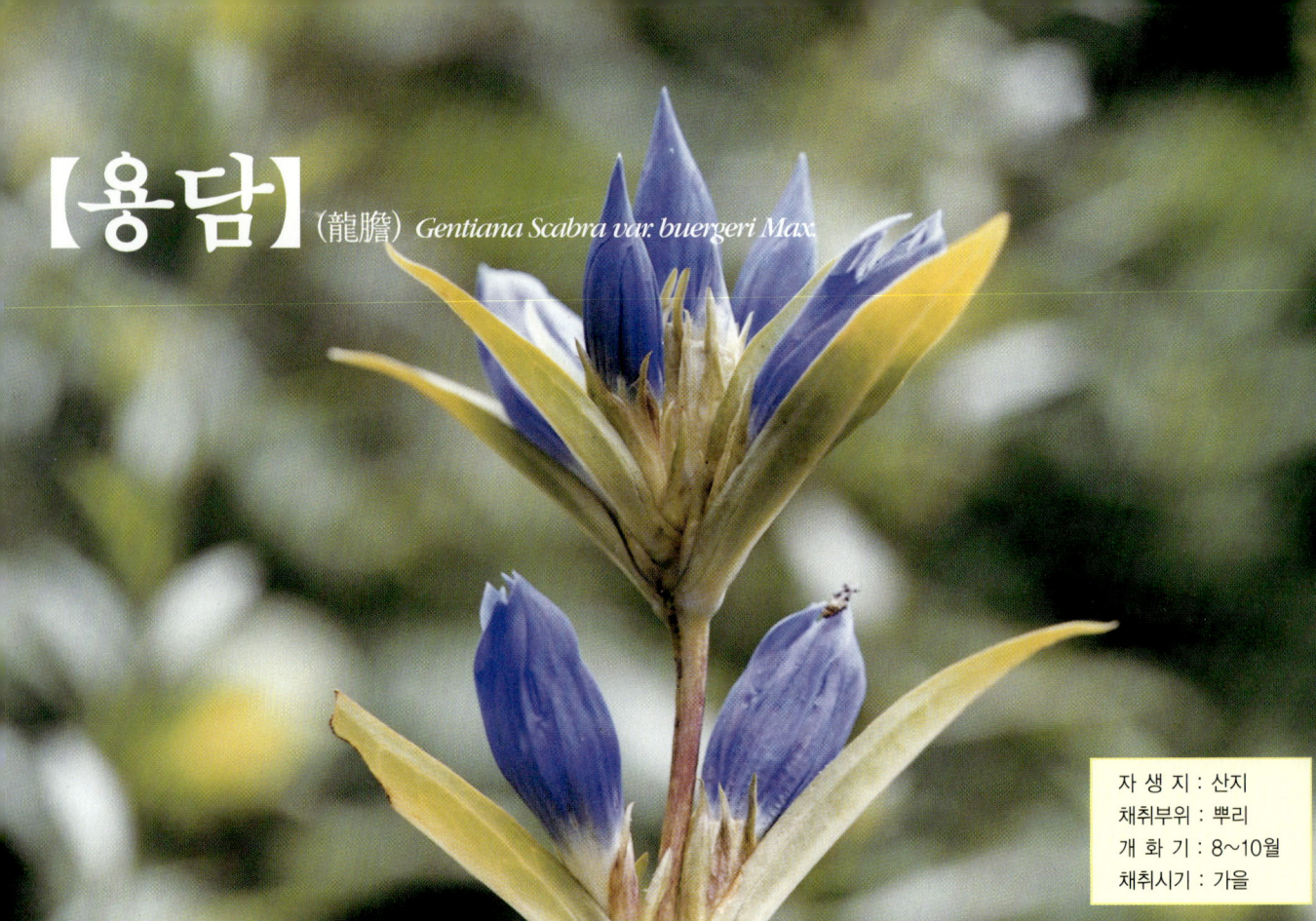

자 생 지 : 산지
채취부위 : 뿌리
개 화 기 : 8~10월
채취시기 : 가을

🌿 생김새

　용담은 우리나라 각처의 산지에서 자라는 용담과의 여러해살이풀이다. 줄기는 곧게 자라고 키는 60㎝ 정도 되고 4개의 가는 줄이 있으며 뿌리는 수염 모양인데 짧고 굵다.

　뿌리의 길이는 약 2cm, 지름은 약 7cm, 수염뿌리의 길이는 10~15cm로 거친 세로 주름이 있으며 질은 유연하다. 약간 특이한 냄새가 난다. 잎은 서로 마주보고 잎자루가 없으며 피침형이다. 끝이 뾰족하고 세 개의 맥을 갖고 있으며 잎의 가장자리는 밋밋하지만 깔깔하며 물결 모양이다.

　꽃은 8~10월에 피고 자주색이며 줄기 끝 잎겨드랑이에 들러붙는다. 밤에 오므라들고 해가 나면 다시 핀다. 꽃부리는 종 모양으로 가장자리가 5개로 갈라지고 갈래 사이에 또 갈래가 있다.

　열매는 11월에 여물고 삭과로서 좁고 길며 2갈래로 벌어지고 씨는 날개가 있다.

　같이 쓸 수 있는 것으로서 칼잎용담, 큰용담, 과남풀이 있다.

　칼잎용담은 중부 이북에서 자라고 근생엽과 털이 없으며 밑의 잎은 작고 위로 올라갈수록 커진다.

　과남풀은 백두산 지역의 습지에서 자라며 칼잎용담과 비슷하지만 잎이 조금 더 넓으며 꽃은 7~8월에 피는데 하늘색이다.

🌸 효능

항균·소염작용을 한다 장티푸스에 대한 항균·소염작용을 한다.
해열·의식각성의 효과 고열로 인해 일어나는 헛소리에 대해 해열 및 의식각성의 효과가 있다. 이때 황련, 황백과 함께 사용한다.

🍵 질병에 따라 먹는 방법·용법

가을에 뿌리를 채취하여 말려서 그대로 썰어 사용한다.
급성 전염성 간염으로 전신에 황달증상이 있을 때 눈의 흰자위가 노랗고 누런 소변에 발열, 협통, 간종대가 보이면 '용담사간탕(龍膽瀉肝湯)'을 사용하여 치료한다.
음낭의 외피가 심하게 가려울 때 음낭의 외피가 축축했다가 마르면 아주 심한 가려움으로 마구 긁기 때문에 다시 진물이 난다. 이렇게 반복하면 피부가 두껍게 되는데 이때 용담에 사상자를 가미하여 분말로 만들어 꾸준히 발라주면 효과가 좋다.
입안이 허는 궤양에는 용담의 진한 액을 바르면 입안의 염증이나 붓기를 없애고 헐은 부위를 보호하고 건조시킨다.
어린아이가 고열을 내며 경기를 일으키고 경궐(驚厥)상태에 이르면 용담초에 영양각, 석결명, 조구등을 가미하면 병상의 진행을 억제할 수 있다.
인후종통에는 용담에 우방자, 길경, 감초를 배합해 끓인 것을 천천히 복용하면 인후가 붓고 아픈데를 없앤다.
혈압이 오르면서 머리가 아플 때는 용담을 가루 내어 4~6g을 치자 1개와 함께 찻잔에 넣어 뜨거운 물을 붓고 5분 정도 우린 후 마신다. 1일 2회, 아침·저녁 공복에 마신다.
만성 위염에는 용담과 더덕을 함께 달여 공복에 마시거나 (용담)술을 만들어 먹는다.
기타 급성 중이염으로 귓속이 갑자기 붓고 냄새가 나는 농이 나오는 경우, 소변의 양은 감소되나 자주 마렵고 배뇨통이 있는 경우, 부인의 외음부에 염증이 나는 증상의 경우 모두 용담에 황련과 황금을 배합해 쓴다.

 용담의 성질은 차고 맛은 쓰다. 효능은 건위·해열·이담·소염·사간작용이 있다.

용담사간탕 만들기
용담, 시호, 택사 각4g, 목통, 차전자, 적복령, 생지황, 당귀, 치자, 황금, 감초 각 2g으로 1첩을 달여 마신다.

용담(약)술 담그기
잘 말린 용담초 300g에 소주 1,800cc 정도 붓고 흑설탕을 조금 넣어 밀봉시킨 다음 서늘한 곳에서 1~2개월 숙성시킨다. 걸러서 담은 후 공복에 1잔씩 마신다.

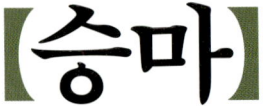 (升麻)

Cimicifuga heracleifolia Kom
Cimicifuga davurica Max. (눈빛승마)
Cimicifuga foetida L. (황새승마)

자 생 지	산골짜기
채취부위	뿌리
개 화 기	8~9월
채취시기	가을~봄

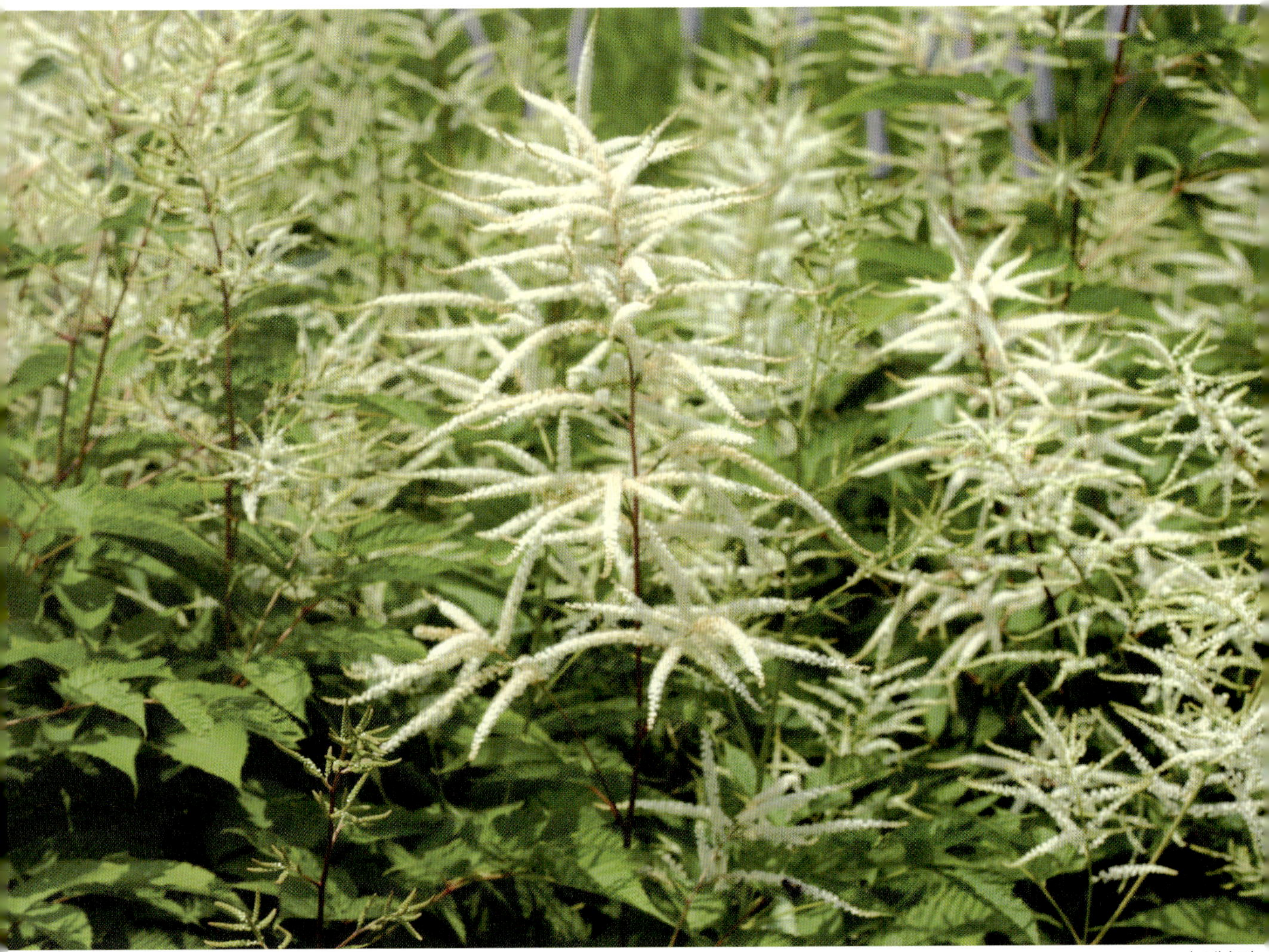

눈개승마

🌿 생김새

　승마는 미나리아재비과의 승마 속에 들어있는 승마, 눈빛승마, 촛대승마, 황새승마 등을 말한다. 승마는 중부이북의 산골짜기 수목이 울창한 숲속이나 무성한 초지에서 자라는 대형의 여러해살이 약용식물이다.

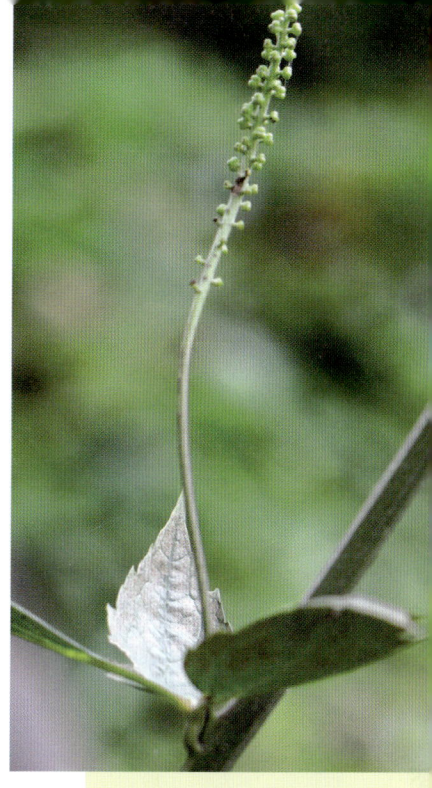

뿌리는 굵은 마디 모양을 가지고, 바깥면은 어두운 갈색 또는 회흑색이며 뿌리에는 잔뿌리가 많이 붙어있고 때로는 몇 개의 큰 줄기자국이 있다.

잎은 어긋나 달리고 자루가 길며 3개씩 1~2회 갈라지고 소엽은 달걀꼴이다. 잎의 가장자리는 보통 2~3개로 갈라지며 불규칙한 톱니가 있고 털이 없다. 꽃은 8~9월경에 긴 꽃대에 자루가 있는 흰색의 작은 꽃이 총상화서(總狀花序)로 총총히 핀다.

황새승마는 소엽의 가장자리에 결각상의 톱니가 있으며 3개 중 양쪽 것은 다시 2개로 깊게 갈라지기도 한다.

눈빛승마는 키가 2m에 달하고 그 이름처럼 꽃차례가 크고 희기 때문에 그리 불린다.

효능

발한·해열·소종작용을 한다 승마는 발진을 유도하고 산열해독하는 작용이 있다. 승제익기(升提益氣)하는 효능도 큰데 체질 허약으로 하함(下陷) 증상이 나타난 경우에는 승마와 함께 기혈을 보익하는 작용을 가진 약과 배합하여 사용하는데 대표적인 처방이 '보중익기탕(甫中益氣湯)'이다.

질병에 따라 먹는 방법

가을에서 이듬해 봄 사이에 채취하여 줄기와 수염뿌리를 제거하고 햇볕에 말린 후 잘게 썰어 사용한다.

풍열 감기에 의한 두통, 발열, 오한, 인후통에는 승마에 갈근(葛根, 칡), 박하, 상엽, 국화 등을 배합하여 사용하면 좋다. 또한 체질이 허약해서 감기가 쉽게 안 물러가고 열이 조금씩 나면 승마에 시호를 배합하여 보약과 함께 사용하면 좋다.

복부팽만, 소화불량에는 위가 항상 팽만감이 있어 치료하기가 어려운 위하수증에는 그 처방으로 승마, 황기, 당귀, 백출 등의 온양보익약을 더해 상시 복용한다. 늘 과식하지 않도록 하고 소화흡수 기능을 강화해야 한다.

유산을 막으려면 승마에 황기, 당삼, 상기생, 하수오를 배합하여 쓰면 태아를 안전하게 보호할 수 있다. 또한 승마는 자궁수축을 증강시키는 작용을 가지고 있어 월경과다, 자궁출혈 등의 치료에도 효과적이다.

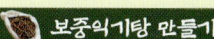

보중익기탕 만들기

황기 6g, 인삼, 백출, 감초 각 4g, 당귀(신), 진피 각 2g, 승마, 시호를 각 1.2g을 가지고 1첩을 달여 마신다.

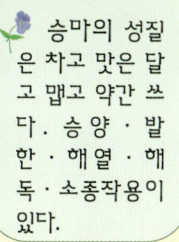

승마의 성질은 차고 맛은 달고 맵고 약간 쓰다. 승양·발한·해열·해독·소종작용이 있다.

[개구리밥]

부평(浮萍) *Spirodela polyrrhiza Schleid*
Pistia stratiotes L.

| 자 생 지 : 연못(물위) |
| 채취부위 : 잎 |
| 개 화 기 : 7~8월 |
| 채취시기 : 7~8월 |

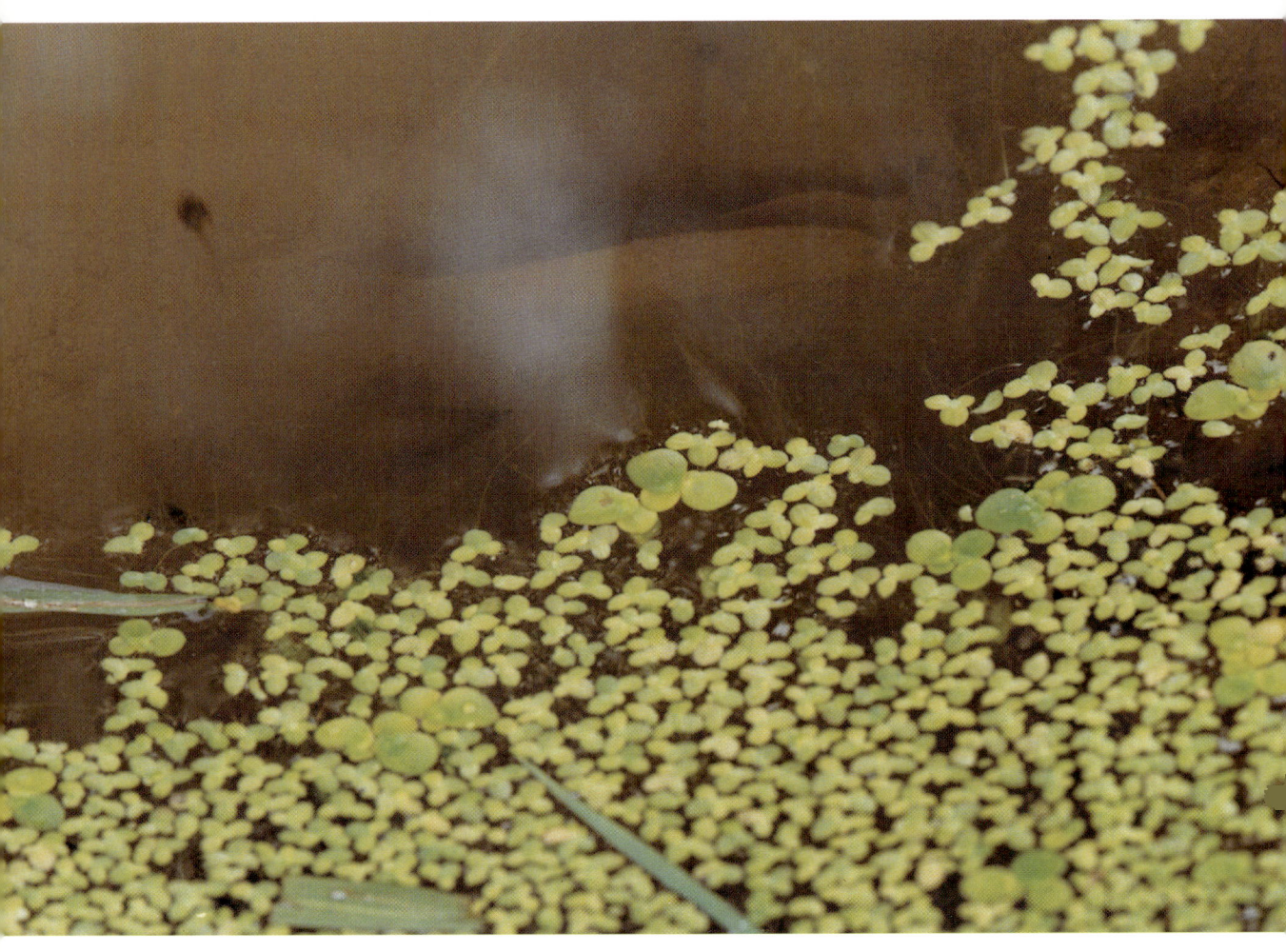

🍃 생김새

개구리밥은 논이나 연못의 물 위에 떠서 사는 개구리밥과의 여러해살이풀이다.

가을철에 모체에 생긴 둥근 겨울눈이 물 속에 가라앉았다가 다음 해에 다시 물 위에 떠올라 번식을 시작한다. 물위에 떠서 수면과 평행선을 이루며 자라나므로 '부평'이란 이름으로 불린다.

식물체는 잎처럼 넓게 생긴 거꾸러진 계란꼴이고 5~11개의 손바닥 모양의 맥이 있다. 뒷면 중앙에서 뿌리가 나오며 옆에서 새로운 싹이 생긴다.

꽃은 흰색이며 7~8월에 핀다. 이때 채취하여 햇볕에 말려 사용한다. 성질은 차고 맛은 맵다.

우리나라 각지의 늪과 못에는 같은 속(屬)의 '좀개구리밥'이 있다. 이를 '청개구리밥'이라고도 한다.

🌸 효능

부평에는 오리엔틸, 비텍신, 아비오제, 루테올린 외에 초산칼륨, 염화칼륨, 옥소가 함유되어 있다.

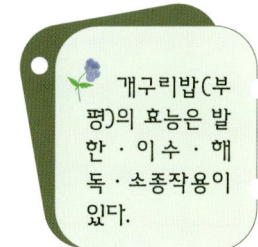

개구리밥(부평)의 효능은 발한·이수·해독·소종작용이 있다.

발진촉진의 보조약 발진을 촉진하는 작용은 그다지 강하지 않으므로 주로 보조약으로 사용된다. 뿐만 아니라 양혈(凉血)과 해독의 작용이 우수하므로 혈열, 습독에 의하여 나타나는 많은 병증의 치료에 사용된다.

어린아이의 마진(홍역)에 사용한다 내복과 외용이 모두 가능하며 약한 해열작용이 있어 가벼운 부열을 치료하는데도 사용된다.

🌰 질병에 따라 먹는 방법·용법

열이 내리지 않을 때는 부평은 약한 해열작용이 있어 여름철 고열이 아닐지라도 열이 좀처럼 내리지 않을 때 곽향, 패란, 금은화를 배합하여 사용하면 해열·이습의 효과를 얻을 수 있다. 약하게 뜨는 부열을 치료하는데도 사용된다.

어린아이의 미열에는 여름철에 어린아이가 매일 미열이 있으면서 잘 내리지 않으면 박하, 형개, 곽향을 배합해 사용하면 한·열을 발산시키는데 효과가 있다.

입안에 종창이 생겼을 때는 부평은 양혈·해독의 작용이 우수하므로 혈열, 습독에 의해 나타나는 많은 병증의 치료에 사용한다. 예를 들어 입안에 종창이 생긴 경우에 석고, 황련고를 배합하여 사용하는데 효과가 좋다. 만약 피부에 생긴 창양이 아직 화농하지 않았을 때는 신선한 부평을 찧어 대황, 용뇌 등을 더해 국부에 바르면 좋다.

어린아이의 구내염에는 갈증이 멎지 않을 때 부평과 감초를 가미하면 통증, 구갈을 멈출 수 있다.

기타 내복용으로 사용할 때는 끓이거나 환 또는 가루로 만들어 쓰고 외용엔 물로 달여 환처에 김을 쐬고 그 물로 닦아내거나 가루를 개어서 붙인다. 내복하는 경우에는 마른 부평을 4~12g, 생부평이면 12~40g내에 사용한다. 허약하거나 소변량이 적은 사람에겐 신중히 쓴다.

【깽깽이풀】

황련(黃連) *Coptis chinensis Franch*
모황련(毛黃連) *Jeffersonia dubia Benth. et Hook.*

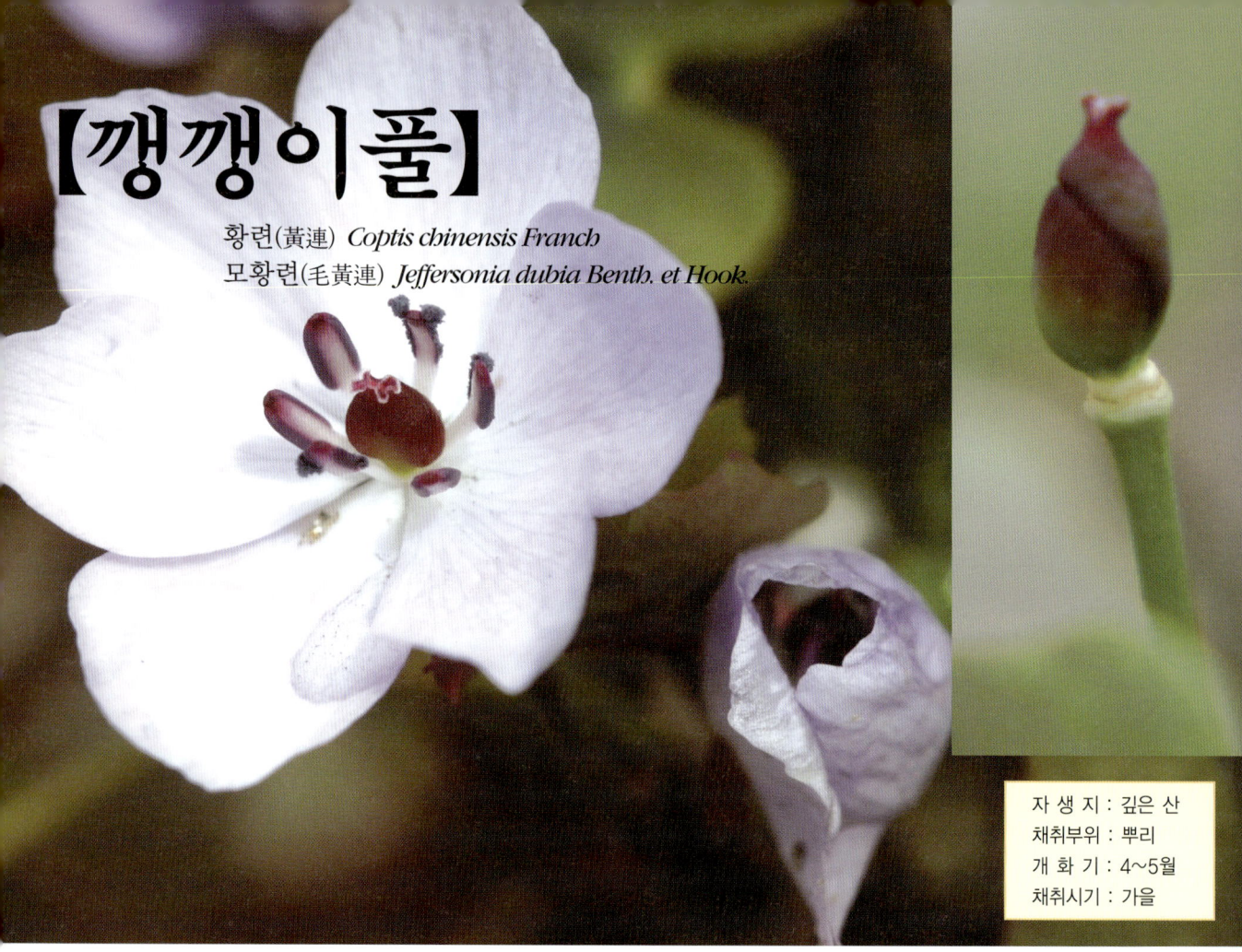

자 생 지 : 깊은 산
채취부위 : 뿌리
개 화 기 : 4~5월
채취시기 : 가을

깽깽이풀(황련)에는 미나리아재비과의 '(천)황련'과 매자나무과의 '(모)황련'이 있다.

천황련은 여러해살이풀로써 우리나라에서 재배하고 있으며 뿌리줄기를 봄이나 가을철에 캐어 말린 것이다. 황련은 뿌리가 무리로 퍼지며 한줄기에서 많은 뿌리가 나온다. 그래서 '련(連)'이라 한다. 황련은 환경부 지정 보호식물이기도 하다.

황련

보통 식재(植栽) 후 5~6년이 지나 일년 중 11월경에 채취한다. 뿌리털과 줄기를 제거하고 햇볕에 말린 후 그대로 썰어서 볶거나 생강즙에 볶아서 사용한다. 같이 쓰는 식물로서 '삼각황련'과 '일황련'이 있다.

풍습작용을 한다 황련은 수(水)와 화(火)가 서로 혼란스럽게 하는 질병인 습열

황련의 성질은 차고 맛은 쓰다. 효능은 건위·진정·사화·소염·소종·조습 작용을 한다.

에 좋다. 신체의 상·중·하부의 모든 습열을 없앤다. 대체로 습을 없애는 약들은 반드시 열을 조장하고, 열을 제거하는 약들은 결코 습을 제거하지 못한다. 그러나 황련은 쓴맛으로 습을 말리고 찬 성질로서 열을 없앤다.

항균작용을 한다 황련에는 티푸스균에 대해 강한 항균력이 있어 장티푸스로 고열이 내리지 않고 의식이 혼미할 때 사용하면, 티푸스균을 죽이면서 고열을 급속히 내리고 환자의 의식을 맑게 하는데 매우 좋은 효과가 있다. 상용되는 방제에 '**황련해독탕(黃連解毒湯)**'이 있다.

사화(瀉火)작용을 한다 황련은 결핵균에 대한 억제작용을 하여 폐결핵의 조열을 내리게 하는데 유효하다.

소염작용을 한다 환부가 벌겋게 되고 아프면서 열이 나고 부어오르는 각종 피부 종기에 황련즙을 바르면 소염, 소종작용을 하며 화농을 방지한다.

건위작용을 한다 소화불량, 위산과다로 인한 위장의 팽만감, 위통, 신물 나는 증상을 치료한다. 황련은 소량일지라도 위의 소화기능을 증진시키며 위산 분비를 억제한다.

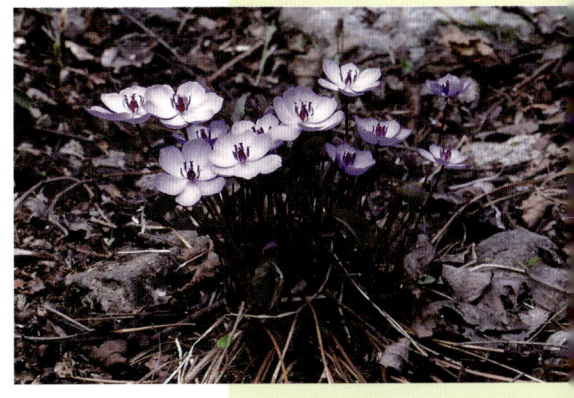

황련해독탕 만들기

황련해독탕은 감기에 걸려 열이 많이 나고 입이 마르고 잠이 잘 안 오고 마른기침을 하며 숨이 차면서 헛소리를 하는데 쓴다.

황련, 황금, 황백, 치자 각 5g으로 1첩을 만들어 음용한다.

모황련

모황련은 깊은 산속의 양지바른 평지에서 자라는 여러해살이풀이다. 봄에 일찍 피며 '선황련(鮮黃連)'이나 '토황련' 등으로 불렸으며 3~5년쯤 되면 뿌리줄기가 두툼해서 황련대용으로 썼다고 한다. 줄기는 없으며 잎과 잎자루가 뿌리로부터 여러 잎이 10~30㎝ 정도 자란다. 잎은 긴 자루 끝에 달리고 둥근 심장형이며 길이와 직경이 10㎝ 정도 되며 가장자리가 물결 모양이다. 개화기는 4~5월로 꽃대가 잎보다 먼저 나와 끝에 연보라색 꽃이 1개씩 핀다.

마치 연잎을 보는 듯 잎 모양이 매우 아름답다. 잎 전체가 딱딱하며 물에 잘 안 젖는다. 열매는 골돌이고 넓은 타원형이다. 종자에 당분을 지닌 밀선이 있어 개미가 물어 번식시킨다. 이러한 이유로 보통 개미들의 집 근처에 무리를 지어 산다.

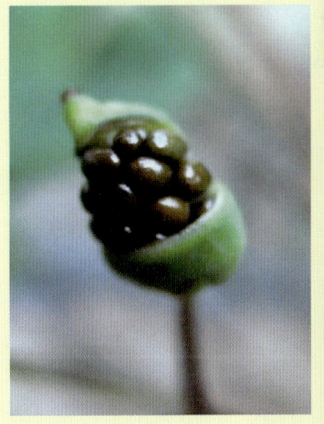

열매

[갈대]

노근(蘆根) *Phragmites communis Trin.*

자 생 지	습지
채취부위	뿌리
개 화 기	9월
채취시기	봄~가을

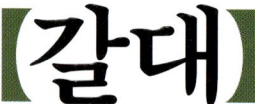

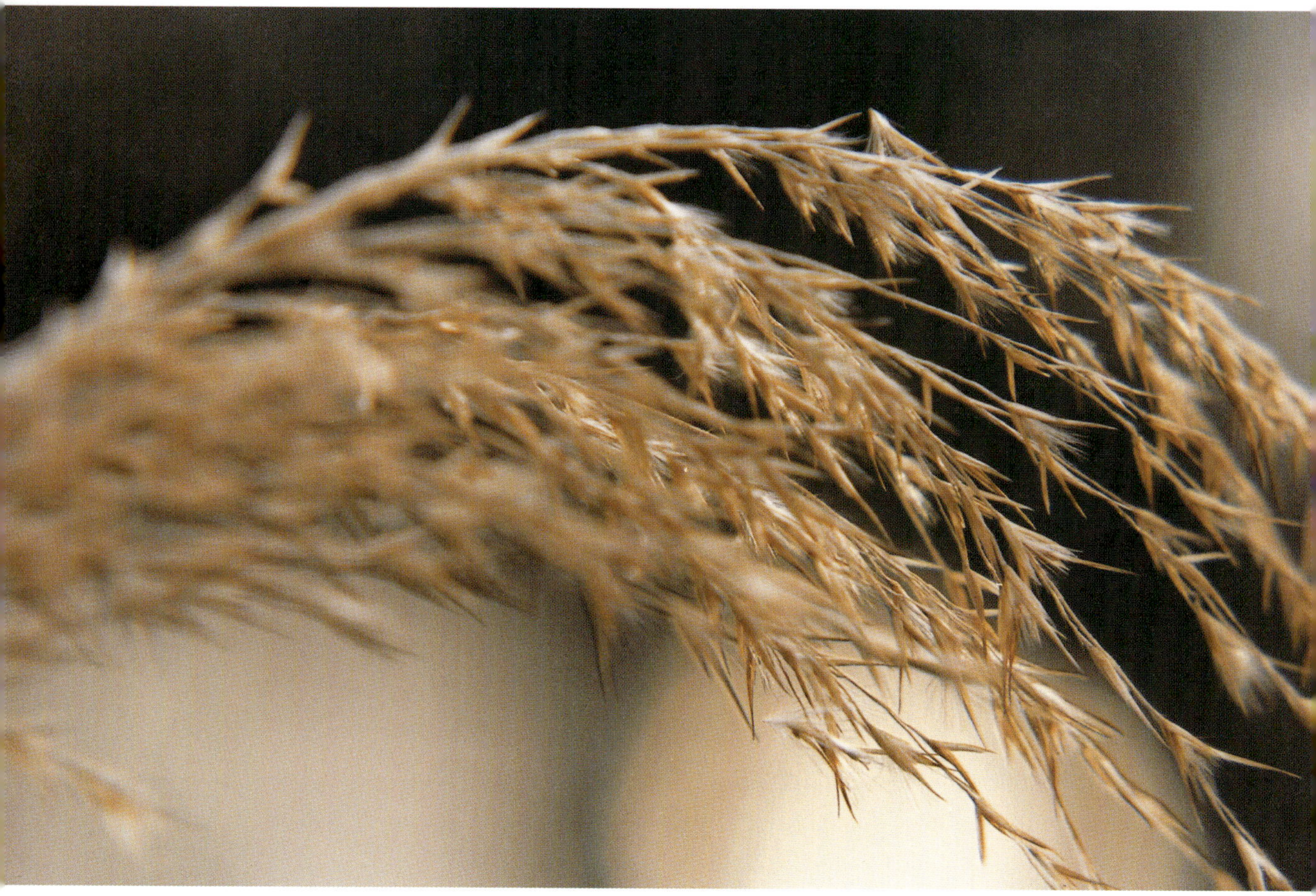

생김새

갈대는 습지 또는 냇가에서 자라는 벼과의 여러해살이풀로서 땅이 축축한 곳이라면 어디에라도 뿌리를 내린다. 갈대는 그동안 인류역사와 함께 널리 쓰인 식물이다.

갈대의 키는 1~3m이고 뿌리채는 땅속에서 옆으로 길게 뻗어나가고 마디가 있으며 마디에서 수염뿌리가 난다. 뿌리줄기는 크고 비대하며 흰색이다. 원줄기는 속이 비어 있고 곧게 서고 단단하며 마디에 털이 있는 것도 있다. 잎은 두 줄로 어긋나고 끝이 길게 뾰족해지고 쳐지며 엽초는 원줄기를 둘러싼다. 꽃은 9월에 피고 원추화서는 끝이 밑으로 처지며 꽃밥은 자주색에서 자갈색으로 변한다.

10월에 씨가 익으며 색깔이 담자백색으로 변하여 열매를 맺는다. 어린순은 식용이 가능하며 성숙한 원줄기는 자리를 만드는데 쓴다. 줄기를 '노경', 뿌리를 '노근'이라 한다.

🌸 효능

갈대가 처음 나올 때를 가(葭)라 하고 조금 커지면 노(蘆)라 하며, 장성하면 위(葦)라 한다. 갈대의 땅속의 어린순은 '노순' 또는 '위아'라고 하며 죽순처럼 육질이 두텁고 연하며 맛이 부드러워 옛부터 귀한 요리에 쓰였다.

유행성 열성병에 사용한다 모든 열성병에 의한 발열 및 구갈증에는 반드시 노근이 사용된다. 노근은 해열의 효능면에서 발열시간의 장단, 열의 고저에 관계없이 사용할 수 있으며 합병증의 유무를 고려할 필요가 없다는 장점이 있다.

여름철의 열증에 사용한다 여름철에 땀이 많으면서 열이 높아 진액의 손실이 크므로 열은 더욱 높아져 환자에게 탈수현상이 나기 쉬운데 이때 노근을 쓴다. 노근은 맛이 달고 향이 좋아 아무리 마셔도 물리지 않으므로 모든 발열병으로 열이 내린 후에도 적합한 약물이다.

배뇨·살균작용을 한다 비뇨기계의 염증 치료에도 노근은 빠뜨릴 수 없는 약물이다. 또한 폐농양에 대해 뛰어난 배농·살균작용을 갖고 있다.

> 갈대(노근)의 성질은 차고 맛은 달다. 효능은 해열·생진·이뇨·해독작용이 있다.

🍲 질병에 따라 먹는 방법

노근을 봄에서 가을 사이에 채취하여 줄기와 수염뿌리를 제거하고 햇볕에 말려 썰어서 사용한다.

갑작스러운 위통에는 음식물의 자극으로 갑자기 위통이 일어나고 심한 오심, 구토를 하다가 무엇을 먹으면 구토증이 다시 심해지는 것은 보통 식중독이 원인이 되어 일어나는 증상인데 이 경우에 노근에 생강, 죽여를 가미하여 진하게 달인 것을 자주 복용시키면 좋다.

기타 노근을 단독으로 사용하는 경우에 이뇨작용은 나타나지 않으나 백모근, 차전자와 함께 사용하면 확실한 이뇨작용을 나타낸다. 게다가 의이인, 도인이 배합되면 배농, 살균작용이 더욱 강해지는데 이 처방이 **'위경탕'**이다.

이 처방은 장중경의 『금궤요략』에서부터 오늘날의 폐농양 치료에 널리 사용되었고, 당나라 시대에는 『천금방』에 기재되어 있으며, 그 이후 오랫동안 이어져서 지금도 임상의에 의해서 널리 사용되는 처방이다. 그 처방에 의하면 위경이 군약으로 되어있는데 위경은 갈대의 줄기로 노근과 그 효용이 같다.

【백선】 (白鮮) *Dictammus dasycarpus Turcz.*

자 생 지	산지
채취부위	뿌리
개 화 기	5~6월
채취시기	가을~봄

🌿 생김새

백선은 운향과에 속하는 세계에 단 한종인 여러해살이풀로 시베리아, 만주, 몽고, 우리나라의 각처의 산지에서 자란다. 굵은 뿌리가 있고 원줄기는 곧추 자라며 키가 90㎝에 달한다.

잎은 서로 어긋나 달리고 2~4쌍의 소엽으로 구성된 깃꼴겹잎이다. 중간축에 좁은 날개가 붙고 소엽은 타원형이고 양끝이 좁으며 가장자리에 잔 톱니와 투명한 작은 선점이 있으며 독특한 냄새가 난다. 꽃은 5~6월에 피며 연한 홍색으로 원줄기 끝에 총상화서로 달린다. 소화경에 털과 함께 선모(腺毛)가 있다. 수술은 10개이며 암술대와 더불어 끝이 위를 향하여 구부러진다.

🌸 효능

피부진균 억제 백선은 습열에 의해 생기는 피부질환의 상용약이다. 내복, 외용 어느 쪽에도 효과가 있다. 자극적인 음식을 먹고 알레르기 반응을 일으켰을 때 생기는 피부염과 신경성 피부염에도 사용된다. 뿐만 아니라 습열, 습독에 의한 반점을 치료한다. 반점은 피부의 색소가 변화한 것으로 열이 나는 증상에서 때때로 나타난다.

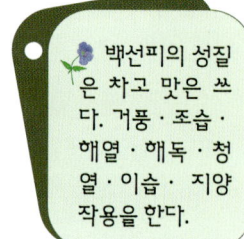

백선피의 성질은 차고 맛은 쓰다. 거풍·조습·해열·해독·청열·이습·지양 작용을 한다.

🍲 질병에 따라 먹는 방법

약용으로 뿌리의 껍질을 쓰며 목심을 빼내어 햇볕에 말린 다음 조피를 제거하고 잘게 썰어 사용한다.

손으로 눌렀을 때 피부색이 변하면 목단피, 생지황, 금은화, 연교를 가미해 쓰면 혈분에 있는 열독을 제거하므로 치료가 된다. 그러나 어혈에 의한 것이라면, 손으로 눌러도 색이 변하지 않으므로 적작약, 목단피, 지정초 등을 배합한다. 또한 혈열과 습독이 들어와 붉은 점이 밀집해 돋아나면 중증이므로 백선피와 대황, 황금, 생지황을 사용한다.

습진이 특정부위에 오랫동안 지속되면 그 부분의 피부가 두껍고 굳어져 가려움이 아프도록 심한 경우에 백선피에 당귀, 백작약, 생지황을 써서 양혈, 보혈작용을 돕는다.

기타 백선피에는 해독·거습의 작용이 있어 보신약과 함께 사용하면 보허·거습의 효과를 거둔다. 허한증의 습진에 단용으로 복용하는 것은 좋지 않다.

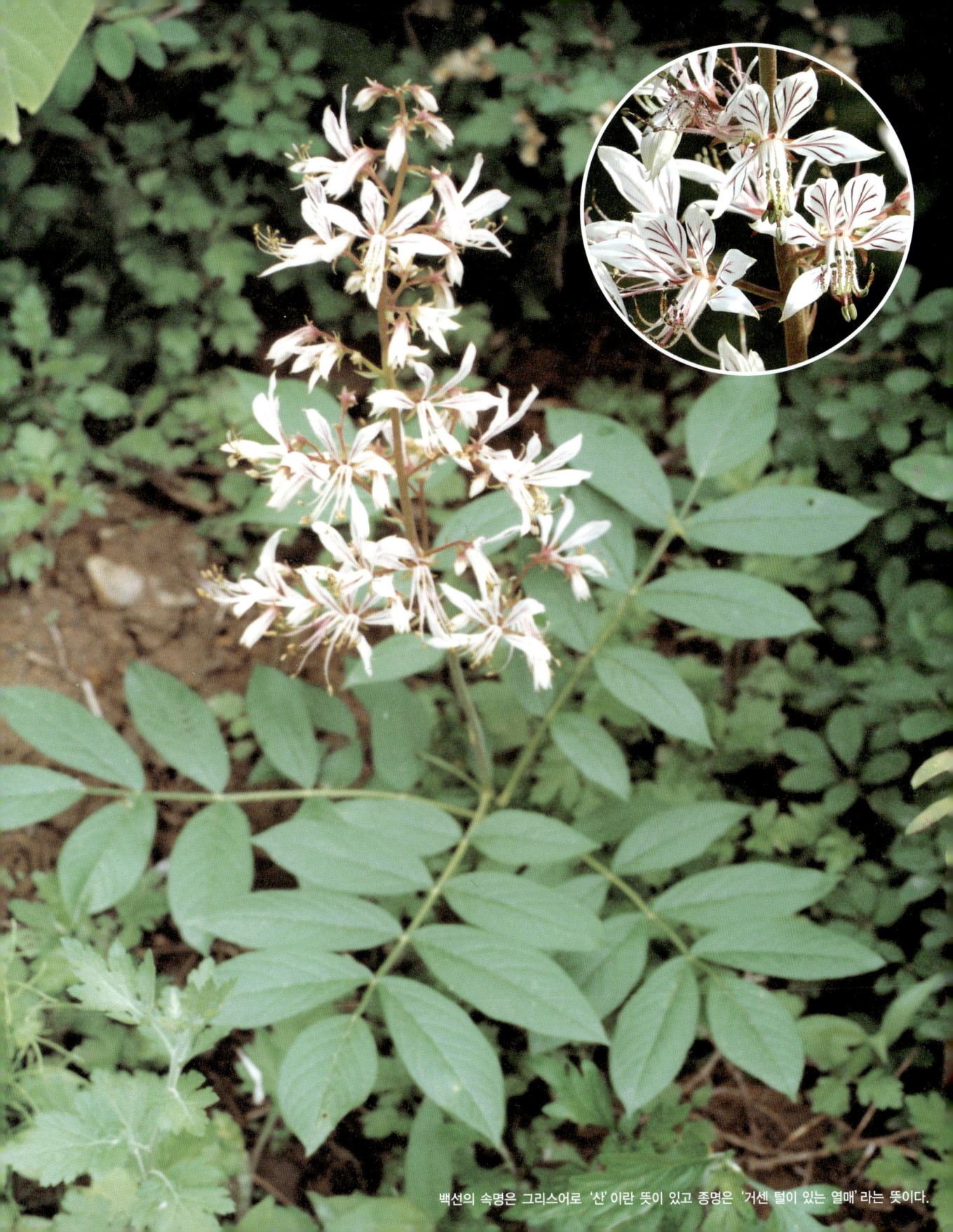

백선의 속명은 그리스어로 '산'이란 뜻이 있고 종명은 '거센 털이 있는 열매'라는 뜻이다.

【조릿대】

조릿대 *Sasa borealis Makino*
솜　대 *Phyllostachys nigra var. henonis statpf*
담죽엽 *Lphatherum gracile Brongn.*

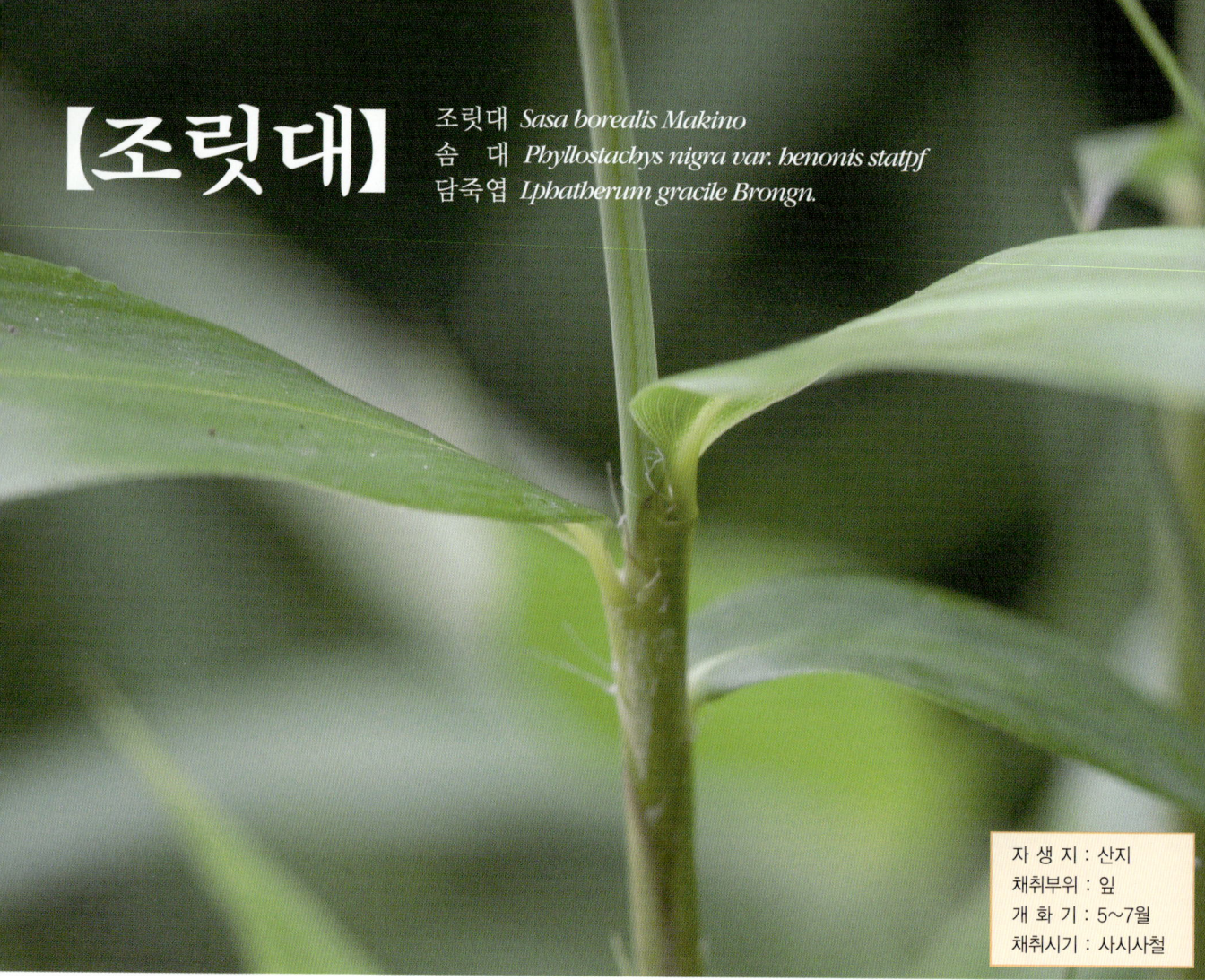

자 생 지 : 산지
채취부위 : 잎
개 화 기 : 5~7월
채취시기 : 사시사철

🌿 생김새

조릿대는 벼과의 식물로서 키가 1~2m인데 우리나라 산중턱 이하에서 자라는 식물이다.

잎은 긴 타원상 피침형이며 길이는 10~30cm이다. 가장자리에는 가시같은 톱니가 있다.

개화기는 5~7월인데 5년마다 한번씩 꽃이 피고, 핀 다음에 지상부는 죽는다. 원추화서(圓錐花序)는 2~5개의 작은 이삭으로 털과 흰가루로 덮여 있고, 포는 자주색으로 2~3년 간 줄기를 싸고 있다.

우리나라에서 자생하고 있는 조릿대류로는 섬조릿대, 이대, 신이대 등이 있다. 조릿대와 같이 쓰는 것으로 '솜대'와 '담죽엽'이 있다.

솜대는 담죽 또는 분죽이라고도 한다. 중국이 원산지로 우리나라 중부 이남에서 재배하며 키가 10m 이상 된다. 처음에는 흰 가루로 덮여있지만 점차 황록색으로 변한다.

🌸 효능

5~7월에 꽃피지만 60년 주기로 개화한다. 솜대의 외피를 제거한 중간층 껍질을 '죽여'라고 하고 경간을 불에 태워서 나오는 즙액을 '죽력'이라 한다. 잎은 죽엽인데 어느 때나 채취 가능하며 채취 후 그늘에서 말려 잘게 썰어서 사용한다.

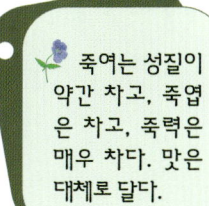
죽여는 성질이 약간 차고, 죽엽은 차고, 죽력은 매우 차다. 맛은 대체로 달다.

입덧과 유산방지를 한다 구토 증상을 멈추게 하기도 하는데, 임신초기에 나오는 미식미식하며 토하는 증상을 막으며 유산을 예방하는 효과가 있다.

거담작용을 한다 죽여는 담을 삭이는 효과가 뛰어나므로 어린아이가 담이 많아 호흡이 곤란할 때 패모, 원지, 창포등과 함께 사용하면 좋다.

진정작용을 한다 죽력은 열을 맑게 하고 담을 삭히며 놀란 것을 진정시키고 몸이 뻣뻣해지는 것을 그치게 한다. 담열이 차서 일어나는 질환에 사용하면 현저한 효과가 있다.

🍲 질병에 따라 먹는 방법

감기가 들어 고열이 날때 석고와 함께 담죽엽을 사용한다. 모든 열이 나는 증상에, 가슴 속이 답답하고 조급증이 날 때, 물을 마셔도 갈증이 멈추지 않으면 담죽엽을 끓여서 복용하면 좋다. 석고·맥문동과 함께 사용하면 진액을 충족시키는 효과도 얻는다.

유명한 **'죽엽석고탕'**이 이것인데, 만일 열이 없어지지 않고 정신이 혼비한 가운데 떠들거나 돌아다닌다든지 하면 **'삼황탕'**과 함께 배합한다.

소변의 양이 적고 색이 붉으면 담죽엽은 이뇨작용을 한다. 방광이나 요도에 열이 있는것이므로 담죽엽을 음료로서 복용하면 소변이 잘 나가고 염증을 방지할 수 있다. 담죽엽은 구강이 허는 데에도 중요한 약물로서 석고, 치자 등을 가미해 사용하면 치료효과가 더욱 높아진다.

유행성 감기에는 전호, 금은화, 연교, 박하 등의 약물을 함께 사용하면 효과가 좋다.

오랜 기침과 가래에는 기침이 오랫동안 낫지않고 점점 기침이 자주 나오고 진한 담이 있는 경우에 남사삼, 생지황, 천문동, 맥문동, 패모, 비파엽 등을 사용한다.

출혈성 뇌졸중에는 의식을 잃고 목구멍에 담연이 가득 차서 막히게 되는데 이 경우에 반신불수, 구안와사 등의 증상이 나타나면서 고열이 있으면 죽력을 여러 차례 복용시켜 담액을 토하게 하며 동시에 용담초, 황금, 황련, 담죽엽, 석고를 사용해 열을 내리고 통변을 하게 한다.

어린아이의 가래에는 죽여는 청열화담(淸熱化痰)의 효능이 있어 어린아이의 경우 담이 많지만 토할 수 없어 기관지천식처럼 호흡곤란의 증상을 일으킬 때 패모, 원지, 구절초, 창포 등과 함께 사용한다.

【개사철쑥】

| 자 생 지 : 산지 |
| 채취부위 : 전초 |
| 개 화 기 : 7~9월 |
| 채취시기 : 여름 |

개사철쑥, 청호(青蒿) *Artemisia apiacea Hance*
개똥쑥, 황화호(黃花蒿) *Artemisia annua L.*
제비쑥, 모호(牡蒿) *Artemisia japonica Thunb.*

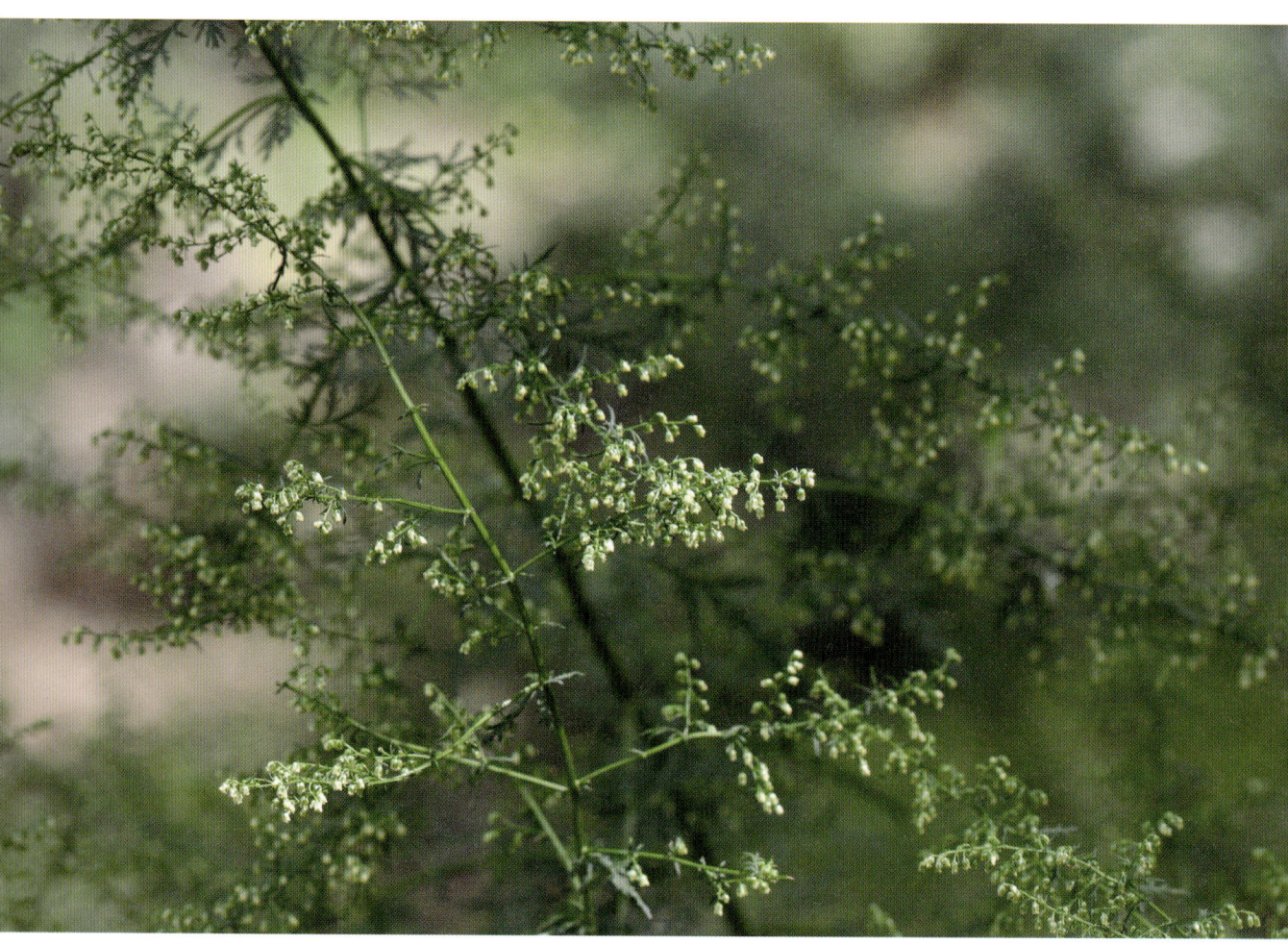

개똥쑥

🌿 생김새

개사철쑥은 우리나라 중부 이남의 들이나 인가의 빈터, 개울가의 모래땅에 흔하게 자라는 국화과의 월년초로서 전체에 털이 많고 줄기에 가지가 많다.

근생엽은 밀생하며 꽃이 필 때 없어지고 긴 타원형이다. 길이는 10~15㎝ 정도 되고 깃 모양이 2회 갈라지며 갈래도 긴 타원형이다. 끝이 뾰족하고 가장자리에 치아 모양의 톱니가 있다.

꽃은 7~9월에 피는데 반구형이고 가지끝과 원줄기 끝에 한쪽으로 치우쳐 있는 총상화서에 달린다.

같이 쓰는 식물로 '개똥쑥'과 '제비쑥'이 있다.

개똥쑥은 도로변의 길가 인가부근, 강가에서 자라는 국화과의 한해살이풀로서 키가 1m 정도 되며 강한 냄새가 난다. 잎은 서로 어긋나고 3회 깃털 모양의 겹잎이다. 표면에 가루같은 잔털과 선점이 있다. 두상화는 녹황색으로 총상으로 달려 전체가 원추화서 모양이다.

제비쑥은 산지에서 흔히 자라는 국화과의 여러해살이풀로서 잎은 서로 어긋나고 쐐기형 또는 도란형이다. 양면에 비단 같은 털이 드문드문 나며, 윗부분은 결각 모양으로 피고 밑부분이 점차 좁아져 잎자루가 없고 직접 원줄기에 달린다. 꽃은 7~9월에 피며 황록색 두상화로 줄기 끝에 원추화서 모양이 달리는데 계란꼴이고 광택이 난다.

🌸 효능

개사철쑥(청호)는 인진과 똑같은 약물이기 때문에 열을 내릴뿐만 아니라 전염을 막는 작용도 있다. 황련, 황금, 금은화보다는 효과면에서 약하지만 연교와 황백과는 비슷한 효험이 있다.

지혈효과가 있다 청호는 비출혈에 대해선 지혈효과가 창상출혈에 대해선 지통과 지혈효과가 있으며, 산후출혈에 대해서도 같은 효과를 얻을 수 있다.

시력을 회복시킨다 비타민 A가 풍부하게 포함되어 있으므로 시력이 떨어진 경우에 차로 복용하면 좋다.

> 개사철쑥(청호)의 성질은 차고 맛은 쓰고 약간 맵다. 해열·양혈·이담작용을 한다.

🍵 질병에 따라 먹는 방법

청호는 여름철 꽃피기 전 채취하여 그늘에서 말려 썰어서 사용한다.

치질의 염증에는 청호의 쓰고 찬 성질은 괴화, 형개, 지실을 배합하여 치질이 발생할 때 따라오는 염증에 사용하면 소염과 지혈의 효과를 볼 수 있다.

잇몸 출혈에는 청호에 석고를 가미하여 쓴다. 이는 청열지혈 효과로 말미암아 얻어지는 것이다.

며칠동안 열이 없어지지 않고 체력이 약해 오한과 발열이 반복되는 경우 청호, 구갑, 생지황, 지모, 목단피를 배합해 사용하면 미열을 제거에 효과적이다. 여러 만성 염증에 보통 미열이 계속되는데, 흔히 보이는 것은 풍습성 관절염, 심근염, 신염, 장염 및 임파선염 등과 같은 증상들이다. 이 때에는 청호에 구갑, 지골피, 은시호, 석곡 등을 배합해 쓴다.

【고삼】

(苦蔘) *Sophora flavescens Ait.* 도둑놈의 지팡이

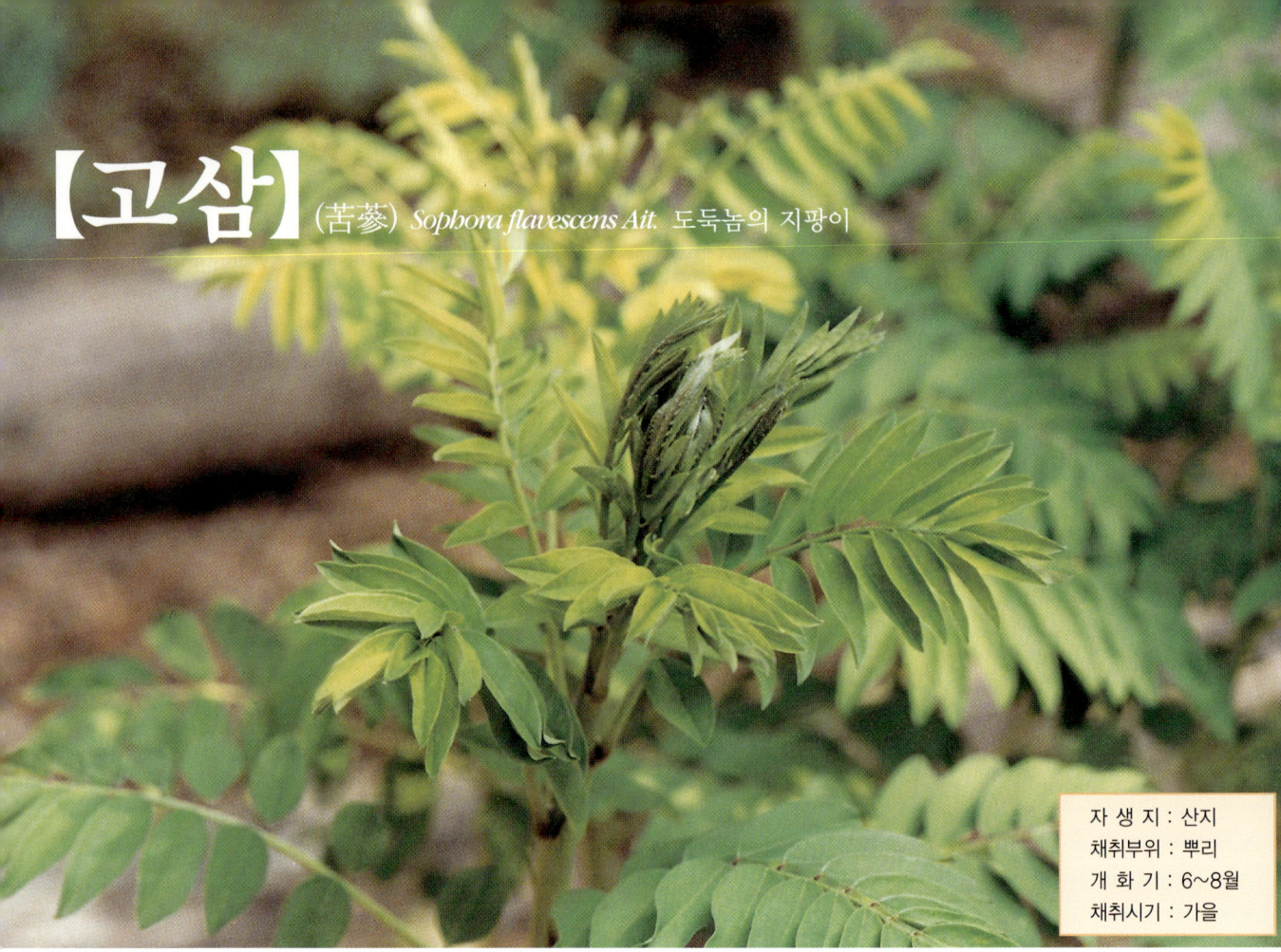

| 자 생 지 : 산지 |
| 채취부위 : 뿌리 |
| 개 화 기 : 6~8월 |
| 채취시기 : 가을 |

🌿 생김새

고삼은 우리나라 각처의 산과 들에 나는 여러해살이풀로서 보통 키가 80~120㎝ 정도 된다.
풀이면서도 나무처럼 자라고 몸에서 굵은 새 줄기가 나오며 잎은 마치 아카시아 나뭇잎처럼 생겼다. 고삼은 '도둑놈의 지팡이'란 이름을 가지고 있기도 하다.

전체에 노란색의 짧은 털이 난다. 뿌리는 크고 굵으며 아주 쓴맛이 나며 줄기는 곧게 선다.

잎은 서로 어긋나고 잎자루가 길고 깃꼴겹잎이다. 소엽은 15~40개이며 긴 타원형이고 가장자리가 밋밋하다. 꽃은 6~8월에 피고 연한 황색으로 원줄기 끝과 가지 끝의 총상화서에 많은 꽃이 달린다.

열매는 9~10월에 열리는데 협과로서 원통형이며 씨와 씨 사이가 잘록하게 들어가 염주 모양으로 된다. 뿌리는 원추형을 이루고 길이가 5~20㎝, 지름이 2~9㎝이다. 바깥면은 어두운 갈색 또는 황갈색이며 세로 주름이 뚜렷하고 가로로 긴 피목이 있다.

🌸 효능

고삼의 잎에는 강한 살균력을 가진 성분이 들어 있으며 농작물의 해충과 가축의 기생충을 없앨 수 있다. 보통 물이나 술, 쌀뜨물에 담갔다가 잘게 썰어 쪄서 건조시킨 후 사용한다.

항균·소염작용을 한다 주로 소화기에 대해 효과가 있으며 그 다음이 호흡기이다. 소화기질환 중에서 세균성 이질에 많이 쓰이며 단방 또는 복방에서 내복용으로 사용해도 좋고 관장에 사용해도 좋다.

이뇨작용을 한다 고삼에 함유된 알칼로이드에는 이뇨작용이 있어 요도의 염증을 없애며 소변의 양을 증가시킬 수 있고 소종효과도 볼 수 있다. 탕제로서 내복할 때는 각종 급성 비뇨기 감염으로 나타나는 빈번한 소변 마려움, 혈뇨, 통증 등의 증상에 사용되며 복수를 없애는데도 유효하다.

지사효과가 있다 급성 장염 환자에게 고삼은 지사효과를 갖는다.

호흡기 질환을 치료한다 고삼을 군약으로 하여 조성한 간단한 복방으로 상기도의 급·만성 염증을 치료하는데 사용되며 좋은 효과를 얻을 수 있다.

살충·해독작용을 한다 외용하면 우수한 살충, 해독 효과를 볼 수 있다. 또한 피부진균에 대한 억제작용을 한다.

🍲 질병에 따라 먹는 방법

대하(트리코모나스 질염)에는 질염에 고삼이 자주 사용되는데, 이 병은 대하가 점차 많아지며 아주 가려운 증세가 나타난다. 이때 고삼, 사상자, 고반을 가미하여 미세한 가루로 만들어 국부에 사용한다.

급성 유행성 간염에는 간염으로 피부가 노랗게 되거나 누런 소변이 나올 때 사용한다. 고삼만으로 분제 혹은 탕제로 복용해도 좋다.

당뇨병에는 당뇨병을 빨리 낫게 하기 위해 고삼을 가루 내어 1회 4g씩 1일 3회 공복에 복용한다.

▶종자는 '고삼자'라 하고 뿌리를 가을에서 이듬해 봄 사이에 채취하여 잔뿌리를 제거하고 햇볕에 말린다.

💐 고삼의 뿌리에는 특이한 냄새가 있고 맛은 매우 쓰며 잔류성이다. 성질은 차고 맛은 쓰며, 건위·해열·이뇨·조습 작용을 한다.

주의

신체 허약자, 만성 소화기 질환이 있는 자, 임산부 및 습관성 유산 증상이 있는 자에게는 신중히 사용한다. 고삼은 독성이 있어 사용 경험이 없는 자는 사용하지 않는 편이 좋다. 고삼은 가능한 한 가루 또는 알약으로 복용하거나 외용하는 것이 좋다

【지치】

자초(紫草) *Lithospermum erythrorhizon S. et Z.*

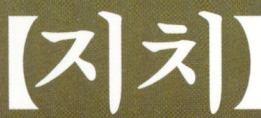

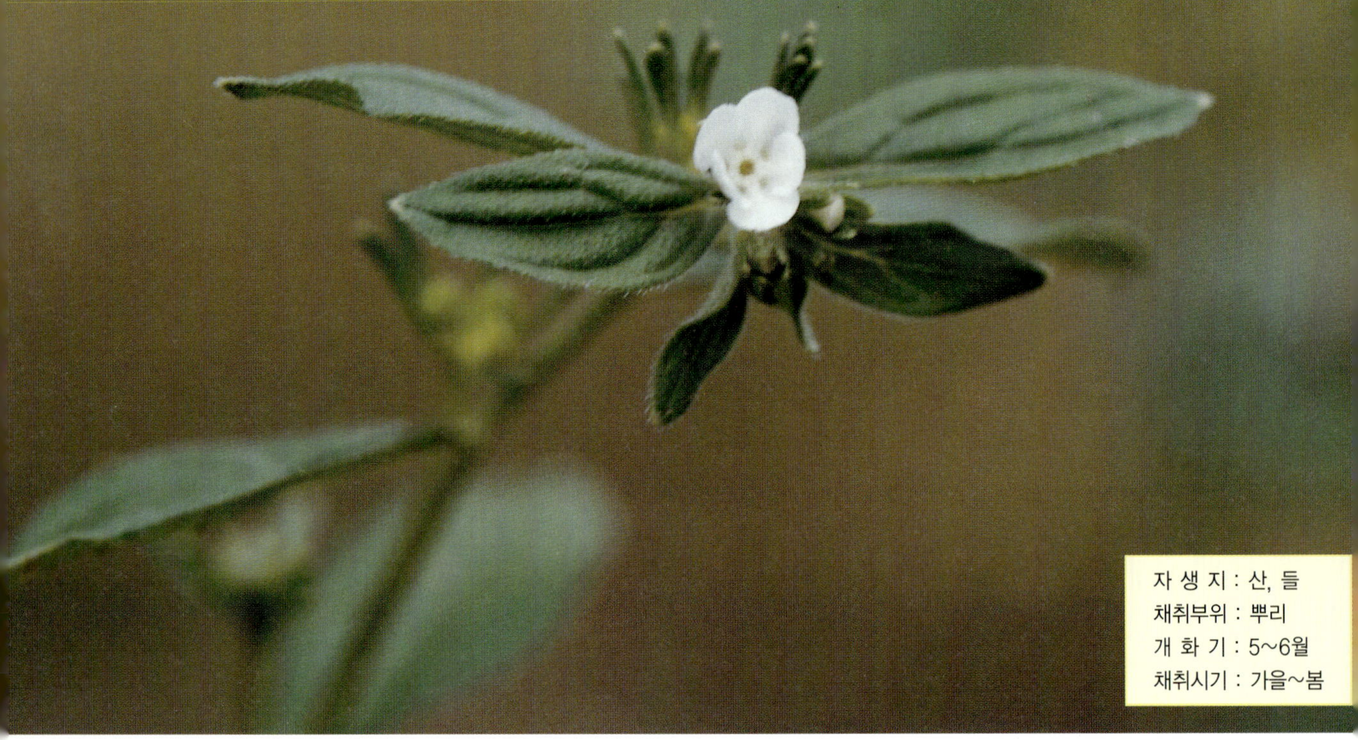

자생지 : 산, 들
채취부위 : 뿌리
개화기 : 5~6월
채취시기 : 가을~봄

🌿 생김새

한겨울 눈쌓인 산에 있는 지치는 그 주위의 눈을 새 빨갛게 물들인다. 지치 뿌리에서 뿜어내는 기운이 하얀 눈을 빨갛게 물들이는 것이다. 그래서 '땅의 피'라고 불리는 지치는 자줏빛 물감으로 쓰기에 '자초'라 한다.

지치는 산과 들의 풀밭에서 자라는 지치과의 여러해살이풀로서 키가 30~70cm로 곧추 자라고 뿌리가 땅속 깊이 들어가 굵으며 자주색이다. 원줄기는 가지가 갈라지며 잎과 더불어 털이 많다. 잎은 서로 어긋나 달리고 피침형으로 양끝이 좁아져 잎자루처럼 된다.

꽃은 5~6월에 흰색으로 펴서 이삭처럼 달리며 꽃받침잎은 5개이며 녹색이다. 열매는 8~9월에 달리고 뿌리는 가을에서 이듬해 봄 사이에 채취하여 햇볕에 말린 후 썰어서 사용한다.

🌸 효능

자초의 뿌리에는 아세틸시코닌 색소가 함유되어 있다. 이것은 나프토퀴논 유도체인데 구조는 비타민 K와 유사하다. 이외에 시코닌, 알칸난, 이소부티릴 시코닌 등이 들어있다.

마진을 예방한다 자초에는 마진을 예방하는 우수한 효과가 있다.

어린아이의 마진에는 어린아이의 마진의 초기단계에 열혈독성으로 인해 마진이 다 나가지 않고 고열이 남아 있는 경우와 발진이 되어도 여전히 피부가 암자색이며 윤기가 없는 경우에 쓰는데, 이때에 생지황, 목단피, 금은화, 적작약을 가미하여 함께 사용한다.

양혈·지혈작용을 한다 피를 토하거나, 코에서 피를 흘릴 때, 혈뇨를 누는 경우에 그 효과가 좋다.

항균·항염·배농·해독작용을 한다 화농성 또는 비화농성 염증에 적용되며 복방으로 배합하여 내복시켜도 좋고 기름이나 고로 만들어 발라도 효과가 뛰어나다.

♣ 자초기름

자초기름은 자초뿌리의 껍질을 고운 가루로 만든 후 식물성 기름에 혼합하여 만든 것으로 취침 전에 환부에 바르면 좋다. 자초기름은 응용범위가 비교적 광범히하며 창양, 염증 이외에도 각종 화상을 치료한다. 방제는 '자운고'가 있다. 자운고는 소화기 질환에도 사용되며 급성 전염성 간염에도 쓴다. 또한 염증성 질환이 있어 열이 계속 나면서 변비가 있는 경우에도 염증을 없애고 장을 매끄럽게 하여 변을 잘 통하게 한다.

🍯 질병에 따라 먹는 방법

토혈에는 치자를 태운 것, 목단피, 생지황을 같이 쓴다.
비혈에는 괴화, 과루인, 청대를 같이 쓴다.
혈뇨에는 띠, 천초, 비해를 같이 넣어 사용한다.
악성종양에는 당귀, 천궁, 인동덩굴, 대황, 함박꽃을 배합해 끓여 쓴다.

▶홍주의 효능
전남 진도에서는 소주나 고량주에 지치 뿌리를 가지고 술을 담그는데, 술이 붉은색을 띠면 '홍주'라 한다. 이것을 조금씩 장기간 복용하면 정력이 좋아지고 피곤하지 않다고 한다.

🌿 지치(자초)의 성질은 차고 맛은 달며 짜다. 효능은 해열·활혈·강심·해독·소종 작용이 있다.

자운고 만들기

자운고는 참깨기름, 자초뿌리, 당귀뿌리, 황랍, 돼지기름을 두어 녹이고 당귀, 자초 뿌리의 가두를 넣는다. 10~15분 동안 우려낸 후 걸러서 식혀 쓴다.

[부용] (芙蓉) *Hibiscus mutabilis L.*

자 생 지	관상재배
채취부위	잎, 꽃
개 화 기	8~10월
채취시기	8~10월

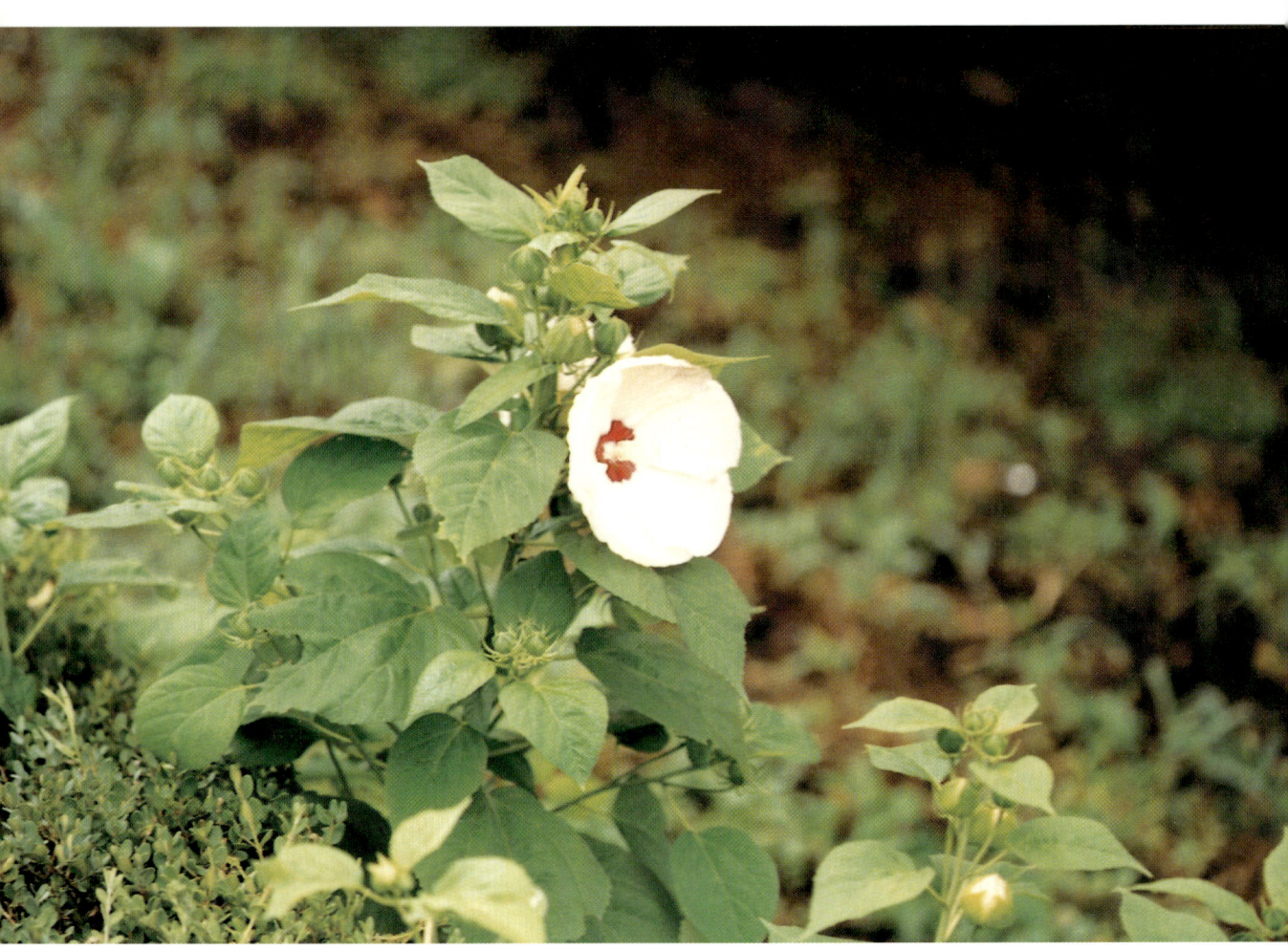

🌿 생김새

부용은 중국이 원산지인 아욱과의 낙엽이 지는 반관목 식물이다.

보통 관상용으로 심으며 1~3m 정도 자란다. 가지에 별 모양의 털이 있으며 잎은 서로 어긋나고 둥근 계란형으로 3~7개로 갈라진다.

잎의 가장자리에 둔한 톱니가 있고 표면에 별 모양의 털과 잔 돌기가 있어 거칠며 뒷면에 흰 성모가 밀생한다.

꽃은 8~10월에 흰색과 연한 분홍색으로 피며, 열매는 9~11월에 열리고 주로 잎과 꽃을 약용한다.

🌸 효능

청열·해독작용을 한다 부용화는 내복제 또는 외용약으로 사용된다. 발적 및 종창을 소실시키는 효능이 우수하다.

항염작용을 한다 용제와 내복제를 같이 쓰면 화농 또는 궤양을 방지하고 염증을 빨리 소산시키는 효과가 있다.

🍲 질병에 따라 먹는 방법·용법

어린아이의 유행성 이하선염 초기에는 건조된 부용잎 가루에 청대가루와 용뇌가루를 섞어 이하선 부위에 1일 3회 2일간 내복약으로 사용하며 이때 금은화, 천화분, 황련 등을 배합하여 복용한다.

후두 양쪽의 피부가 발적되면 황련, 사간, 용담초, 금은화, 목단피, 적작약을 끓여 먹으면 효과가 있다.

피부가 발적, 종창, 화농되었다가 파열되었을 경우에는 부용엽, 황련 가루를 와셀린으로 혼합하여 바른다. 이때 만약 화농하기 전이라면 그대로 흡수되고 이미 화농되어 있을 경우라면 그 부위가 말라서 껍질이 생긴다.

산모의 유선염에는 산후 아이가 모유를 먹지않아 갑자기 유즙분비의 중지가 어려워 유선염이 생기면 유즙을 짜낸 다음 부용잎, 금은화, 황백의 분말을 와셀린으로 혼합하여 유방 주위에 바르고 가재로 잘 덮어 고정시킨 후 교대로 바꿔준다. 이때 부용엽, 황련, 황백, 황금, 감초, 맥아를 끓여 함께 복용하면 유즙의 분비를 중지시킬 수 있어 유즙과다, 유방종창,으로 화농되거나 궤양이 생기는 것을 방지할 수 있다.

창절의 초기에 농포의 형성을 방지하려면 부용잎 가루, 황백 가루를 혼합해 부은 곳에 1일 2회 바른다.

눈에 염증이 생기면 염증 초기 눈꺼풀이 부어 감고 뜨기가 힘들면 부용잎, 황련, 용담, 목적을 끓여 복용한다. 1일 1첩씩 3일 동안 연속해서 먹는다.

▶ 꽃은 '부용화'라 하여 8~10월 개화하기 시작할 때 맑은 날을 택해 채취한 후 말린다. 부용의 잎에는 플라보노이드, 글리코시드, 페놀류, 아미노산, 환원당 및 점액질이 함유되어 있고 꽃에는 게르시메르트린과 소량의 메라틴이 들어 있다.

🌿 부용의 성질은 평하고 맛은 매우며 해열·양혈·소종작용이 있다.

▶ 이시진의 『본초강목』에 "부용엽은 폐를 맑게 하고 피를 차게 한다. 열을 없애고 해독의 효능이 있다. 모든 크고 작은 옹종을 없애고 악창을 치료하고 소종·배농·지통의 효과가 있다. 성질은 평하고 맛은 약간 맵고 옹종에 신기한 효력이 있다."고 하였다.

【향유】 (香薷) 노야기 *Elsholtzia ciliata Hylander*

자 생 지 : 산야(재배)
채취부위 : 꽃, 열매, 줄기
개 화 기 : 8~9월
채취시기 : 가을

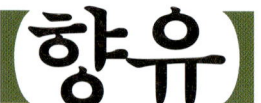

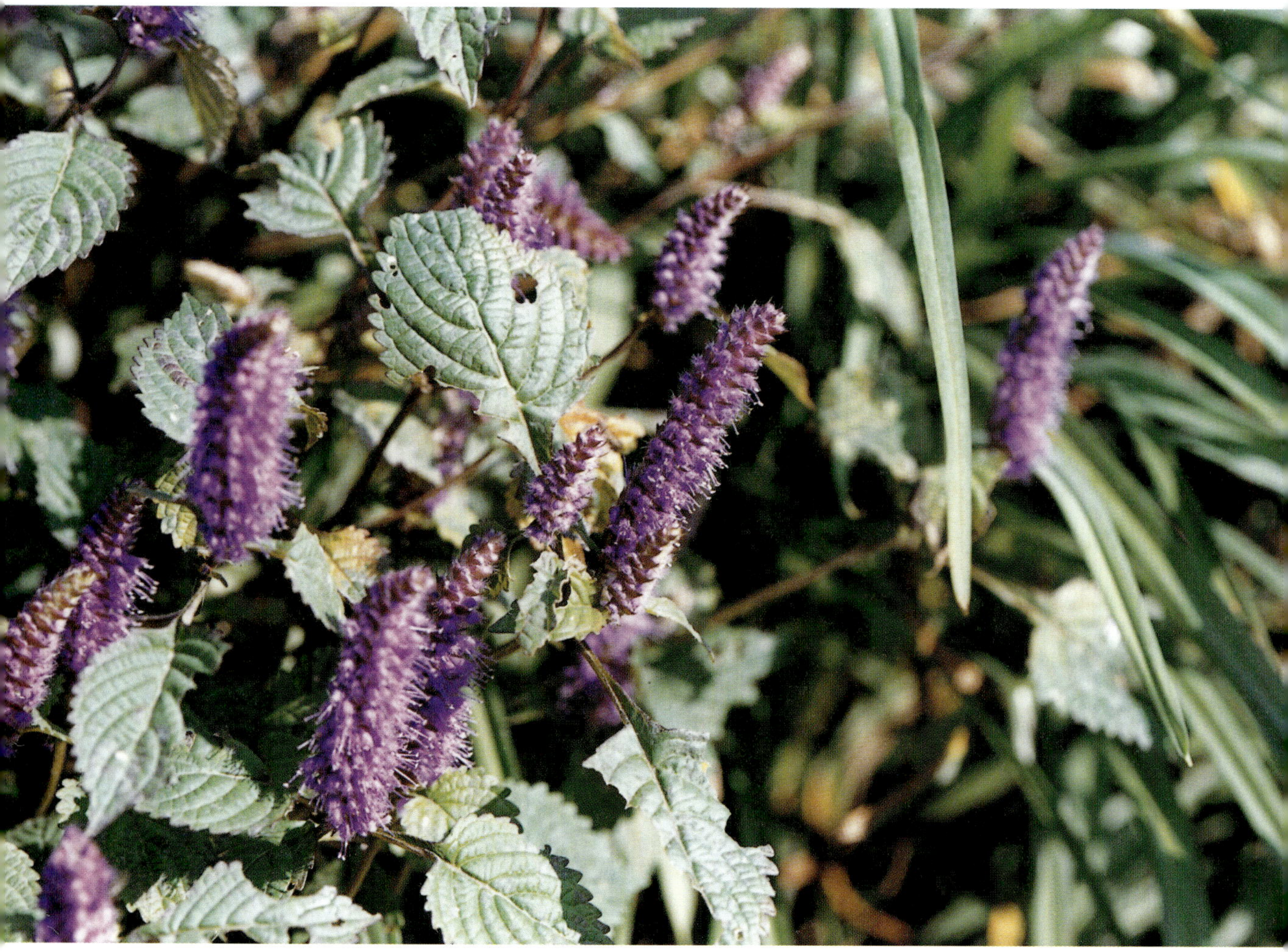

🌿 생김새

향유는 우리나라 각처의 들에서 자라는 꿀풀과의 한해살이풀로 강한 향기를 풍긴다. 원줄기는 4각으로 모가지고 키는 30~60㎝ 정도로 잔 가지가 많이 갈라진다.

전체에 연한 털이 있고 잎은 엷은 색으로 마주 달리며 타원형으로 들깻잎과 비슷하고 가장자리에 톱니가 있다. 잎의 밑부분이 뾰족해지면서 잎자루와 붙는다.

꽃은 8~9월경에 원줄기나 가지 끝에서 이삭 모양으로 피고 꽃이 한쪽으로 치우쳐서 빽빽하게 달린다. 꽃의 색은 분홍잎이 나는 진한 자주색이다. 열매는 좁고 거꾸로 선 달걀 모양으로 물에 젖으면 찐득하다. 가을에 꽃과 열매가 붙어 있는 채로 채취해 쓴다.

'꽃향유(Elsholtzia splendens Nakai)'는 향유에 비해 꽃이 크고 많이 달리며 색깔이 진하고 아름답다. 또한 향유보다 좀 늦게 피며 잎 뒷면에 선점이 있다. 화관은 입술 모양인데 위의 것은 가운데가 약간 들어가고 아래것은 3개로 갈라진다.

▶향유의 다른 이름으로는 '밀봉초'가 있다.

효능

향유는 꿀이 많으며 주로 어린순과 부드러운 잎은 먹는다.

식용, 관상용, 약용으로 쓰이고 향유의 어느 부분이나 모두 쓰인다. 옛부터 향유는 민간에서 약으로 널리 이용되었다.

전초(全草)엔 정유 1%가 있으며 그 주성분은 엘솔트 지아케톤, 리날론, 카르보닐기를 가진 물질, 세르쿠이테르펜이다. 씨에는 기름 38%, 푸란, 푸릴, 메틸케톤, 피렌과 기타 테르펜이 있다.

풍습·풍한작용을 한다 땀을 내고 서습을 없애며 풍을 쫓는다.

이뇨작용을 한다 향유의 휘발성분은 신장을 통해 배설될 때에 혈관의 확장출혈을 촉진하여 여과압을 증대시키는 작용을 하기 때문에 소변을 잘 보게 한다. 각기의 부종 및 신염의 부종 치료에도 사용된다.

해열작용을 한다 열 내림 약으로 감기 특히 발열오한, 구토, 설사, 광란, 배아픔, 더위 먹었을 때 쓴다.

건위작용을 한다 위장의 소화력이 둔화되었거나 식욕이 떨어지는 경우나 불결한 음식 때문에 설사, 복통을 일으키는데 향유가 예방과 치료에도 좋다.

향유는 아주 매운맛이 나며 향기가 진하고 성질은 따뜻하다. 이뇨·해열·지혈제로 쓰이며 폐·위경에 작용한다.

주의

향유차는 반드시 차게 해서 마시며 뜨거울 때 마시면 구토가 나기때문에 이때 행인이나 황련을 가미하면 구토가 방지된다.

『명의별록』엔 "맛은 맵고 성질은 약간 따뜻하다. 곽란 복통과 구토 설사를 치료하고 수종을 흩어 버린다."고 씌어 있다. 『본초정』엔 "맛은 쓰고 맵고, 성질은 차며 가벼운데, 오르기도 하고 내리기도 한다. 여름철에 더위를 먹고 생긴 곽란, 중완교통(中脘絞痛), 소변이 난삽한 것을 치료하며, 폐열을 맑게 하고 위의 열을 내리게 하여 번거로움을 제거하고 울체를 풀어준다. 가루 내어 물로 복용하면 비뉵(코피)을 멎게 하고 달여 마시면 풍열로 갑작스런 전근(轉筋)을 치료한다. 구취를 제거하며 습열로 생긴 수종을 제거한다. 그러나 속이 차거나 음이 왕성한 자는 피해야 한다."고 씌어 있다.

질병에 따라 먹는 방법

여름철 건강을 위해서는 향유는 해표제로서 여름철의 '마황'이라 할 수 있다. 향유는 오래된 것이 좋고 사용시 뿌리는 제거해서 쓴다. 여름철의 발열성 질환에는 어느 병이든 향유를 사용해도 좋다.

땀을 내고 열을 내리는 작용을 하므로 여름철에 차처럼 끓여 두고 마신다.

여름철에 나는 땀은 정상적인 생리작용이다. 그러므로 되도록 물은 충분히 먹어야 하는데 이때 향유와 감초를 끓여 차게 해서 마시면 여름철 건강에 매우 좋다.

기타 향유가 들어간 처방을 살펴보면 후박, 백편두를 가미한 '향유산'이 있으니 모든 여름철 병으로 토사곽란하는 것을 치료한다. 그 외에 **'육화탕'**, **'축비음'**을 들 수 있다.

향유 발효액 담그기

향유나 꽃향유로 발효액을 만드는 시기는 꽃이 한창 피는 8~9월이 좋다. 줄기와 잎은 잘게 부수고 꽃은 열매가 달린 그대로 세 조각으로 잘라서 쓴다. 먼저 물 800g 정도를 기준으로 생강, 대추 각기 20g 정도를 넣고 물이 200g 되도록 끓인 후 식혀서 흑설탕 200g을 향유와 함께 푹 잠기도록 넣고 밀봉해서 응달에서 5~6개월 동안 발효시켜 잘 거른 다음 발효액만 유리병에 담아 계속 발효시키거나 음용할 수 있다.

제2장
통증을 완화시키는 산야초

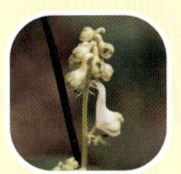
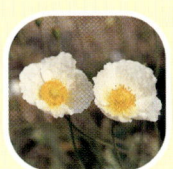
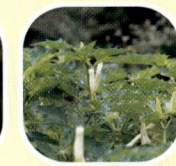
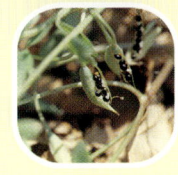
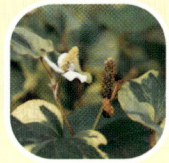

【진교】 진범

Lyconitum (Aconitum) loczyanum R. Raymund. (한국)
Gentiana macrophylla Pall (중국)

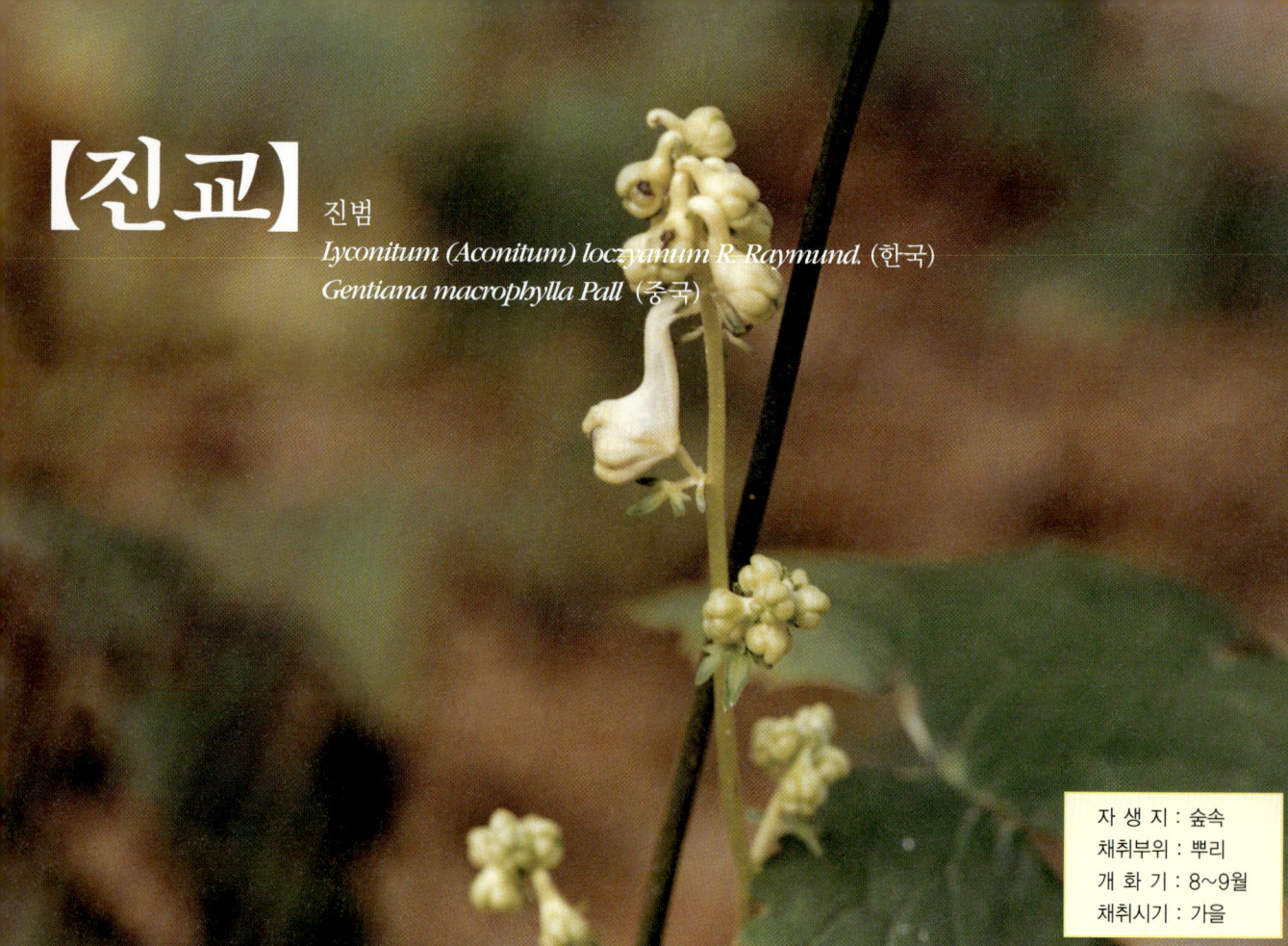

자 생 지 : 숲속
채취부위 : 뿌리
개 화 기 : 8~9월
채취시기 : 가을

🌿 생김새

　진교는 우리나라 각처의 숲 속에서 나는 미나리아재비과의 여러해살이풀로서 키가 40~70㎝ 정도 된다. 뿌리는 깊고 흑갈색이며, 줄기는 모가 지고 곧게 선다. 줄기의 윗부분에 잔털이 많이 모여나고 뿌리에서 나는 잎은 잎자루가 길다.

　줄기에서 나는 잎은 잎자루가 아주 짧고 손바닥 모양으로 5~7갈래가 나며 갈래의 가장자리는 마치 큰 톱니와 같다. 꽃은 8~9월에 연한 자주색이며 총상화서로 피는데, 원줄기의 끝이나 윗부분의 잎 겨드랑이에서 형성된다. 5개의 꽃받침잎은 꽃잎 같고 뒤쪽 꽃받침잎은 마치 투구같다. 10월에 열매가 열리는데 골돌(蓇葖)이 3개이다.

　같이 쓰는 식물로 흰진범(흰진교)이 있으며 꽃은 연한 황백색이다. 시장에서 불리우는 진범에는 흰진범이 혼합되어 있다. 일반적으로 뿌리의 모양이 그물처럼 엉켜있다고 해서 '망사초'라 한다. 중국에서는 『신농본초경』이래 'Gentina 속'의 식물을 진교(진범)로 다루고 있다.

『동의보감』에 "성질은 평하며 약간 따뜻하고 맛은 쓰고 매우며 독이 없다. 풍·한·습으로 생긴 마비증에 주로 쓴다. 풍으로 온몸이 가드라들면서 팔다리의 뼈마디가 아픈 것이 오래되었거나 갓 생겼거나를 물론하고 다 낫게 한다. 주황(酒黃), 황달, 골증(骨蒸)을 낫게 하고 오줌을 잘 나가게 한다."고 한다.

『동의학사전』에는 "맛은 쓰고 매우며 성질은 평하다. 위경, 대장경, 간경, 담경에 작용한다. 풍습을 없애고 경맥을 잘 통하게 하며 열을 내리고 대소변을 잘 누게 한다. 약리실험에서 혈압낮춤작용, 장윤운동 억제작용, 자궁수축작용 등이 밝혀졌다. 마비증, 풍습으로 팔다리가 경련이 나면서 아픈데, 황달, 오후에 미열이 나는데, 고혈압, 장출혈 등에 쓴다. 민간에서는 미친개한테 물린 데에도 쓴다. 하루 6~12g을 달임약, 가루약, 알약 형태로 먹는다. 고혈압에 쓸 때는 처음에 순간적으로 혈압을 높이는 성분을 없애기 위하여 약재를 5퍼센트의 암모니아수에 적셔 방안 온도에 하룻밤 두었다가 암모니아를 날려보내고 쓰는 것이 좋다."고 한다.

효능

진교는 거풍습약(祛風濕藥)으로 보통 사용되며, 거습·지통에 뚜렷한 효과가 있다. 풍습으로 일어나는 동통증상(관절통, 신경통, 근육통, 두통)은 모두 진교를 쓴다.

거풍습약은 대개 신온조열(新溫燥熱)의 약성이 있어 상용하면 신체를 해치기 쉽다. 그러나 진교의 약성은 은근하고 윤기가 있어 풍습을 제거할 뿐, 조열은 되지 않으면서 허열을 없앨 수 있다. 이 때문에 진교는 풍습제거에 넓게 사용되며 허실의 냉증에 모두 사용된다.

진교는 미열을 제거하는 작용이 있다. 특히 풍습병에 의한 미열이 오랫동안 내려가지 않을 때에 사용하면 비교적 좋은 효과를 거둔다. 또한 습열을 없애고 담낭 기능을 좋게 하여 황달을 없앤다.

> 진교의 성질은 평하며 약간 따뜻하고 맛은 쓰고 맵다. 효능은 거습·지통작용을 한다.

질병에 따라 먹는 방법

류머티즘 초기의 사지 관절에는 유주성의 산통이 있다. 특히 어깨, 무릎, 손목, 발목의 관절에 통증이 뚜렷이 나타나며 어느 정도 열이 난다면 진교, 방풍, 강활, 적작약을 사용한다.

풍습으로 인해 생기는 신경통에는 진교를 넉넉히 사용하면 좋고 신경통이 얼마나 오래되었느냐에 관계없이 쓴다. 발병된 지 얼마 안 되었다면 지통약인 천오와 현호색을 배합하고, 오래되었다면 활혈을 잘하는 당귀를 배합한다. 또 통증이 확산될 때에는 특히 지룡, 우슬을 배합한다.

풍습병에 의한 미열에는 진교를 군약으로 하고 우슬, 은시호, 황백, 구갑 등을 가미해 복용한다.

【양귀비】 앵속각(罌粟殼) *Papaver somniferum L.*

자 생 지	관상
채취부위	종자
개 화 기	5~6월
채취시기	7~8월

메소포타미아 제국의 아시리아에서는 양귀비가 '기쁨의 꽃' 이라는 이름을 지닌다.

고대세계의 신의 성스러운 식물이었던 양귀비는 그리스 전설에서 아프로디테가 연인 아도니스의 죽음을 슬퍼하며 흘린 눈물로부터 자라났다고 한다.

중국에서는 초나라의 항우가 사랑한 우미인의 무덤에서 피어났다하여 '우미인초(優美人草)' 라 부른다.

🌿 생김새

약용 또는 관상용으로 기르는 양귀비과의 두해살이풀로서 키는 50~150㎝에 이른다.

잎은 서로 어긋나며 긴 타원형으로 밑 부분의 원줄기를 반정도 감싼다. 끝이 뾰족하며 가장자리에 불규칙한 결각상의 톱니가 있다. 꽃은 5~6월에 흰색, 붉은색 외에 여러 가지로 피며 원줄기 끝에 1개씩 위를 향해 달리며 꽃봉오리가 밑으로 쳐진다.

많은 수술과 1개의 암술이 있고 암술머리가 방사형이며 열매는 삭과로 둥근 형태이고 익으면 윗부분의 구멍에서 종자가 나온다. 씨방에는 3만개 이상의 씨가 들어 있다. 마른 양귀비 열매의 껍질을 '앵속각'이라 한다.

🌸 효능

아편은 익지 않은 열매를 상처 내어 받은 유액으로 만든다.

수렴·진해작용을 한다 만성적인 해수로 담량이 많지 않은 경우에 좋다.

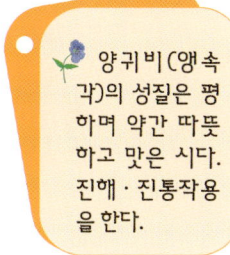
양귀비(앵속각)의 성질은 평하며 약간 따뜻하고 맛은 시다. 진해·진통작용을 한다.

🍲 질병에 따라 먹는 방법

오랜 해수에는 해수가 장기간에 걸쳐 치유되지 않아 체질이 점점 약해지고 담이 적으면서 호흡 곤란이 보일 경우는 앵속각에 오매를 배합해 사용하면 좋다. 여기에 가자, 오미자, 반하(강)를 가세하면 수렴·지해의 효과는 더욱 좋아진다.

만성 설사로 배꼽 주위에 냉복통이 있으면 물설사를 하고 기름지거나 조금만 찬 음식을 먹으면 설사를 할 경우가 있다. 이때 당삼, 복령, 백출, 적석지 등에 앵속각을 가미해 쓴다.

오랜 이질에는 이질의 경과가 1개월 이상되어 지사제를 복용해도 효과가 없을 때도 앵속각 10g을 꿀에 구어 볶아 쓰며 여기에 백출, 산약, 편두를 배합해 사용한다.

어린아이가 밤에 오줌을 싸거나 노인이 잦은 소변을 보는 경우에는 수렴작용이 뛰어나기 때문에 익지인, 상표초, 복분자를 배합해 사용한다.

> **주의** 앵속각은 연속적으로 사용하는 것은 바람직하지 않고 단미의 경우엔 10g을 한도로 끓여서 또는 가루로 사용한다.

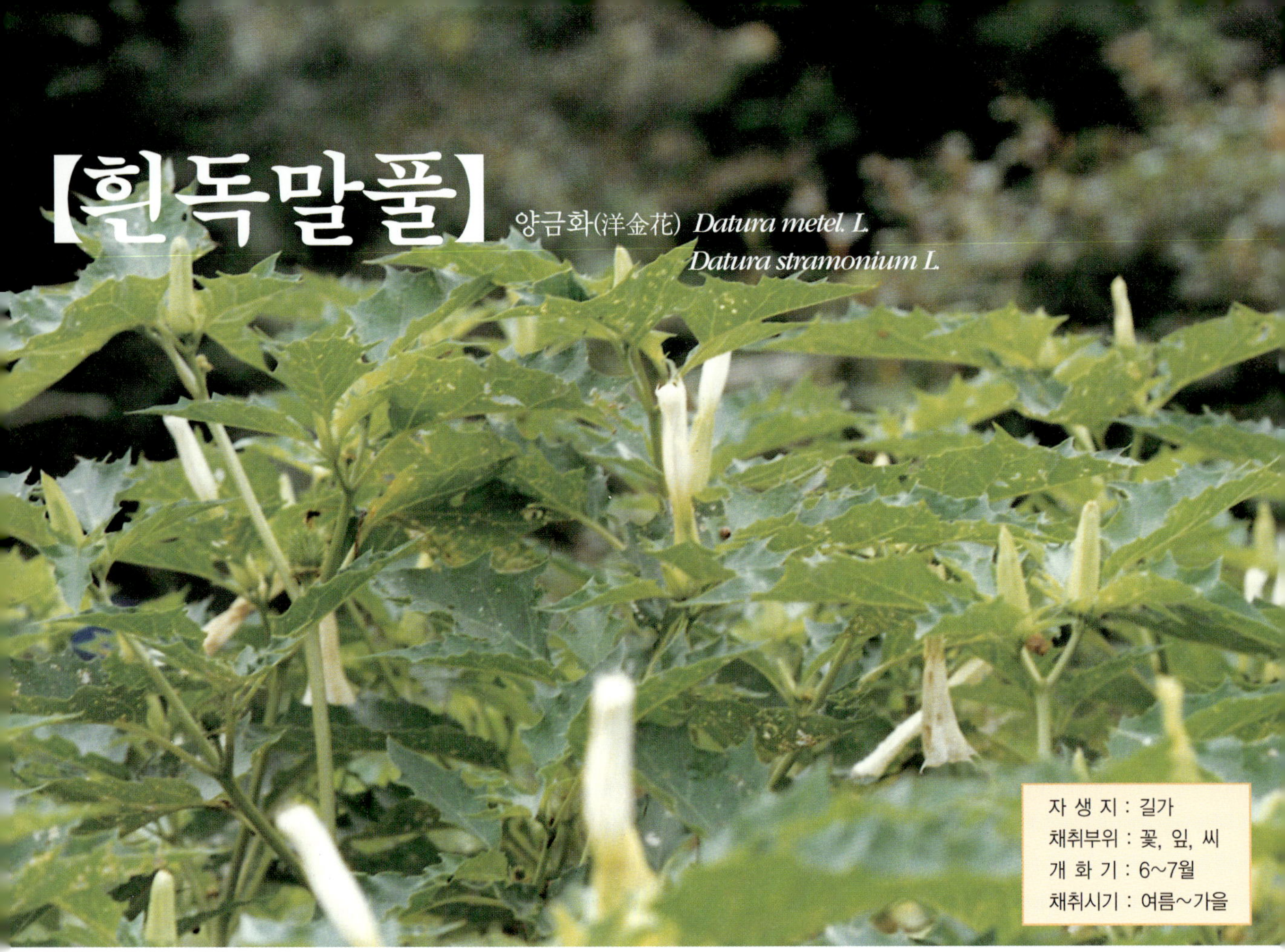

【흰독말풀】

양금화(洋金花) *Datura metel. L.*
Datura stramonium L.

자 생 지 : 길가
채취부위 : 꽃, 잎, 씨
개 화 기 : 6~7월
채취시기 : 여름~가을

① 흰독말풀

흰독말풀은 열대 아시아가 원산지로서 원래는 재배하던 것이 퍼져 길가에서 자라게 되었다. 가지과의 한해살이풀로서 원줄기는 높이가 1m에 달하고 곧추 자라며 굵은 가지가 많이 갈라진다.

잎은 어긋나지만 때로는 마주보기도 한다. 잎자루가 길며 넓은 계란꼴로 가장자리에 결각상의 톱니가 있거나 밋밋하기도 한다. 꽃은 6~7월에 흰색으로 피며 잎겨드랑이에 1개씩 달린다.

열매는 8~10월에 달리며 삭과로서 둥글며 가시 같은 돌기가 밀생하고 깨같은 흰색의 종자가 있다. 열매는 잎과 뿌리와 함께 약용으로 쓰며 '만다라자' 라고 한다.

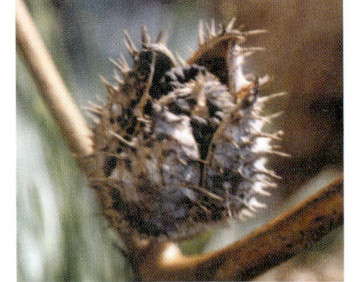

꽃은 7~9월에 개화한 것을 곧바로 채취해 그늘에서 건조시켜 사용하기도 하며 이를 '양금화' 라 한다.

▶효능

흰독말풀은 **진통과 마취작용**을 한다. 성질은 따뜻하고 맛은 맵다. 씨앗도 열매가 성숙되는 여름에서 가을철 사이에 채취해 햇볕에 말려둔다.

② 독말풀

독말풀은 열대 아메리카가 원산지이며 꽃이 연한 자주색이다.
열매는 계란꼴이고 4개로 갈라져 흑색종자가 나온다. 꽃은 8~9월에 핀다. 열매에 가시가 없는 것은 '민독말풀' 이라고 한다.

▶효능

히요신, 히요스치아민, 아트로핀 등의 성분이 함유되어 있으며 꽃도 약으로 쓴다. 꽃이 필 때쯤 잎을 따며 씻어 말린 후 약으로 쓴다. 줄기를 베어서 말린 다음 잎을 뜯어내면 알칼로이드 함량이 높다.

독말풀의 꽃, 잎, 씨에는 모두 마취와 지통작용이 있는데 그 중에서 종자의 효과가 가장 강하다.

잎과 꽃은 진경·지통제 기관지천식, 경련성 기관지염과 기침, 내장장기의 경련, 심장병으로 인한 느린 맥에 쓴다. 특히 꽃은 경련을 단시간에 억제할 수 있는 작용이 있어서 해수·천식의 급성 발작을 완화시키는 효과가 있어 성인의 만성 기관지염 발작이 있으나 염증이 없거나 담이 적을 때 사용한다.

씨는 위통, 풍습 관절통, 신경통의 발작시 높은 지통효과 기관지염에 대해선 기침으로 인한 급성발작을 경감하는 효과가 있다. 용량에 신중해야 하며 어린아이에겐 사용을 금한다.

씨는 아프로핀류산염의 원료로 쓴다. 또한 마취제로서 만다라(꽃, 잎, 씨)는 천궁, 천오, 황기 등과 배합하여 근육 주사용 주사액으로서 외과 수술의 전신마취에도 사용된다.

이시진의 『본초강목』에는 "씨를 채취해 그늘에서 말린 후 가루내서 따뜻한 술에 타서 먹으면 잠시 후 취한 상태가 된다."고 한다.

▶용법

풍습으로 사지에 통증이 있으면 독말풀 씨를 소주에 담가 우려낸 것을 마시거나, 꽃을 말려 가루 내어 환약을 만들어 먹는다.

독말풀은 독성이 아주 강한 약재로 최대 사용량은 매회 0.15g이며 1일 최대 0.45g이다. 보통 중독 증세로는 환각상태가 있으며 입술이 마르고, 목이 타고, 구토가 나고 어지럽고, 눈의 동공이 매우 커진다. 심하면 경련이 나고 혈압이 떨어지면서, 혼수상태에 들고 호흡이 정지되기도 한다.

【약모밀】

어성초 *Houttuynia cordata Thunb.*

자 생 지	습지(재배)
채취부위	잎, 꽃
개 화 기	5~6월
채취시기	5~6월

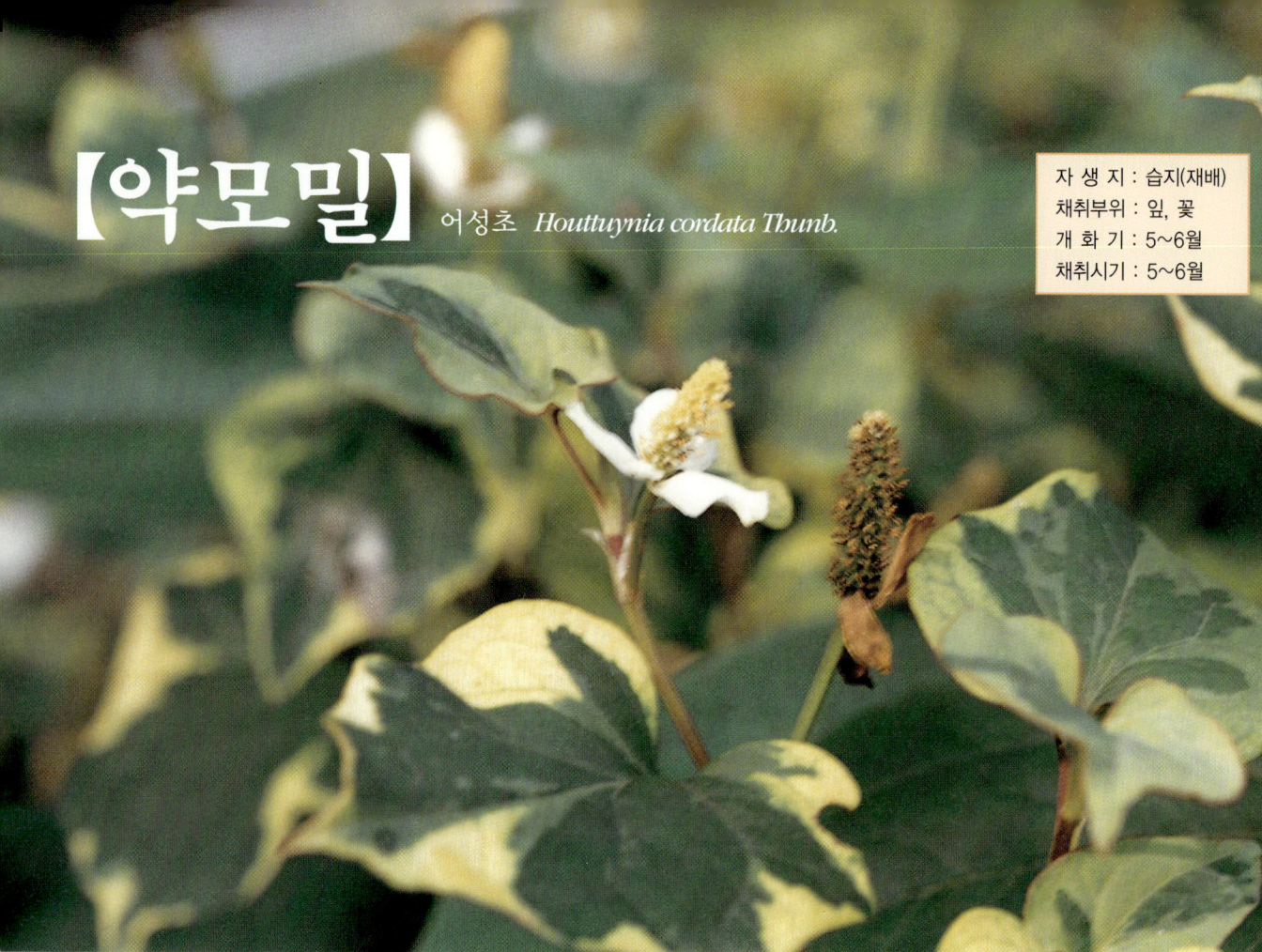

🌿 생김새

약모밀은 남부와 중부지방의 습한 곳에서 자라는 삼백초과의 여러해살이풀이다. 잎이 메밀의 잎을 닮았고 약으로 쓴다고 해서 '약모밀', 진한 생선 비린내가 난다고해서 '어성초'라고도 불린다.

땅속줄기는 흰색으로 연하며 옆으로 길게 뻗는다. 원줄기에는 털이 없으며 키가 20~50㎝ 정도로 곧게 자란다. 몇 개의 능선을 갖고 있으며 잎은 어긋나고 잎자루는 길다. 잎은 넓은 심장형이며 길이는 3~8㎝ 정도로 뚜렷한 다섯줄(5~7일 경우도 있음)의 맥이 있다.

표면은 연한 녹색이며 뒷면은 흰색이고 끝이 뾰족하고 가장자리가 밋밋하다. 5~6월에 원줄기 끝에서 짧은 꽃자루가 나와 그 끝에서 길이가 1~3㎝ 정도의 이삭화서가 발달하여 흰색의 양성화가 달린다. 포는 4개이고 꽃차례 밑에 십자형으로 달려 꽃같이 보이며 타원형이다.

꽃은 화피가 없고 세 개의 수술이 있어 노란색으로 보인다. 9월에 씨앗이 여물고 삭과는 암술대 사이에서 갈라져 연한 갈색의 종자가 나온다.

잎과 꽃, 뿌리가 흰색이라 붙여진 이름인 '삼백초'는 맨 윗부분의 두 세개 잎은 흰색이다. 잎이 타원형이고 잎자루가 1~5㎝ 정도로 밑부분이 다소 넓어서 원줄기를 감싼다. 수상화서는 잎과 마주해서 꼬불꼬불하고 털이 있고 밑으로 처지다 곧게 선다.

🌸 효능

꽃을 포함한 줄기와 잎을 모두 약재로 쓴다. 꽃 피고 있을 때 전초를 채취하여 그늘에서 말리며 병의 종류에 따라 생품을 쓰기도 한다.

주로 간, 폐, 신경에 들어가는 어성초는 기침, 백일해, 기관지염, 위장통증, 간염, 황달, 위궤양 등에 쓰인다.

주요성분으로는 정유, 코르다린, 염화칼륨, 데카노일, 아세트 알데히드, 쿠에르 치트린, 황산칼륨 등이 들어 있다.

항균작용을 한다 이질균에 대한 항균작용을 한다.
이뇨·소황작용을 한다 황달성 간염으로 인한 황열에 효과적이다.
지해·화담작용을 한다 호흡기의 염증에 뛰어난 치료효과가 있다.

🍲 질병에 따라 먹는 방법·용법

보통 말린 약재를 하루에 3~6g 내로 복용한다. 1회 1~2g씩 200cc의 물로 달여서 복용한다.

만성 이질에는 압척초, 백두옹, 황련, 목향을 사용하면 항균, 소염 및 지사작용을 한다.

황달성 간염에는 소변, 눈과 몸에 황열 증상이 나타나면 어성초, 인진, 백작약을 사용한다.

기침이 아주 심하고 황색담을 어렵게 뱉는 경우 패모, 자원, 관동, 전호, 행인(杏仁)(살구)을 사용하면 지해와 화담 효과가 매우 좋다.

폐의 농양에는 심한 기침과 함께 비릿한 농혈을 토하는 경우는 길경, 동과자, 의이인, 황련, 용담초를 가미하여 복용한다.

폐암에는 반지련, 원삼, 생지황, 노근, 금은화, 천화분을 가미하여 달인다.

가슴과 배에 물이 찰 경우 어성초 30g과 팥 90g을 달여 먹는다.

옴, 종기, 뱀과 벌레 물린 상처에는 생품을 짓찧어 즙을 내어 바른다.

▶연한 잎과 땅속줄기를 식용으로 쓴다. 비릿한 냄새가 나므로 데쳐서 우려낸 다음 나물로 하거나 기름에 볶아 먹는다. 잎은 튀김으로도 해 먹는데 찹쌀가루를 입혀 튀기면 매우 우아한 음식이 된다.

🌿 약모밀(어성초)은 맛과 성질이 따뜻하며 쓰고 맵다. 진통·진해·이뇨·해독작용을 한다.

● 어성초 차 만들기
싱싱한 잎을 따서 햇볕에 2~3일 정도 말린 뒤 잘게 썰어 그늘진 곳에서 말린 후 끓는 물에 3분 정도 우려내 마신다. 맛은 옅은 보리차 맛이다.

【현호색】 연호색 *Corydalis turtschaninovii Bess*

자 생 지 : 산, 밭
채취부위 : 뿌리
개 화 기 : 4월
채취시기 : 가을~겨울

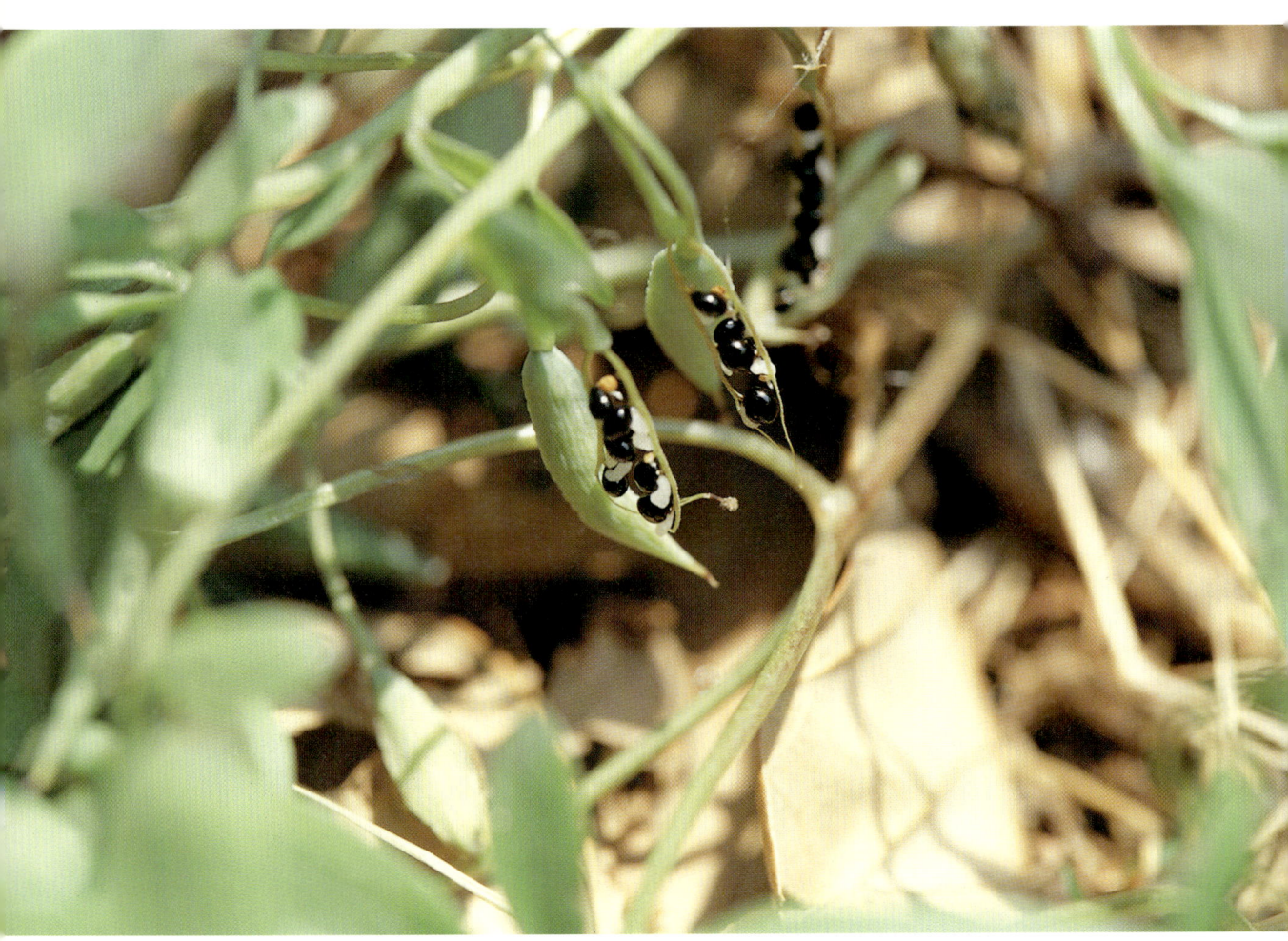

🍃 생김새

현호색은 우리나라 각 지역의 산이나 약간 습기가 있는 마른 논과 밭에서 자라는 양귀비과의 여러해살이풀이다. 옆으로 뻗은 땅속의 뿌리줄기 끝에 달려 있는 덩어리에서 여러 줄기와 잎이 모여서 나온다. 줄기는 연하고 약간 비스듬히 서고, 밑동 위에 큰 비늘잎이 있어 그 부분에서 가지가 갈라진다.

현호색의 꽃잎은 4장으로 구성되며, 겉에는 아래위로 2장의 꽃잎이 보이고 속에는 나머지 2장의 꽃잎이 혀처럼 뭉쳐있다.

잎은 줄기에서 어긋나게 달리고 삼출복엽으로 갈라진 작은 잎은 깊게 갈라져 색은 녹백색이고 뒷면은 분백색이다.

꽃은 연한 자주색이며 이른봄에 총상화서(總狀花序)로 긴 화축에 꽃자루 길이가 같은 꽃들이 밑에서부터 피어올라간다. 줄기 및 가지 끝에 5~6개 붙고 꽃가루는 가늘고 긴 통을 가진 입술 모양이고 잎이 작은 댓잎 같고 꽃은 연한 보라색인 것은 댓잎현호색이다.

댓잎 현호색의 잎 끝은 가늘게 찢어진 빗살 모양이 찍혀 있으며 빗살현호색이 가장 많이 분포되어 야생한다.

7월에 씨가 여물고 삭과는 콩 건덕지 모양으로 긴 타원형이며 한쪽이 평평하면서 양끝이 좁으며 5~6월에 경엽이 말라죽은 후에 괴경을 캐낸다. 주로 약재로는 괴경이 크고 살찐 것을 사용한다. 질이 견실하고 내부에 색이 노랗고 광택이 있는 것이 좋다.

🌼 효능

현호색은 기혈을 잘 돌게 하고 어혈은 없애며 아픔을 멈추고 월경을 고르게 한다.

뚜렷한 지통작용 현호색은 용도가 넓고 적응되는 곳도 많아 여러 급·만성의 통증에 사용된다. 지통효과는 지속성이 있으면서도 독성은 없다.

급성 통증에 대량으로 사용할 수 있어 그 효과를 제대로 볼 수 있으며 만성에 대해서도 지속적인 사용이 가능하다. 위통, 신경통, 관절통에 대한 지통효과가 아주 빠르다.

월경통, 산후통의 상용약 각종 원인의 월경통, 산후통에 매우 효과적이다.

『본초비요』에 "맛은 맵고 쓰고 성질은 달다. 폐비, 심포, 간경에 들어간다. 혈증의 기체와 기중의 혈체를 행하게 하고 소변을 통하게 하며 풍비를 없앤다. 기가 엉키고 혈이 맺힌 증상과 상하 내외의 모든 통증을 치료한다. 징가와 붕림(崩淋), 월경부조를 치료한다. 산후의 혈훈과 폭혈이 상충하는 모든 증상을 치료하여 절상(折傷)과 적혈(積血), 산기가 위급한 증상을 치료한다. 혈을 다스리고 기를 조절하는 데에 좋은 약이다."고 한다.

▶ 속명 코리달리스는 '종달새'란 뜻의 그리스어에서 유래되었다. 이른 꽃 모양이 종달새 머리의 깃과 닮았기 때문이라고 한다.

현호색의 맛은 맵고 성질은 따뜻하다. 간경, 심포경, 폐경, 비경에 작용한다. 소염·지통 효과가 있다.

▶ **식초로 법제(法製)하기**
이기지통(利氣止痛)의 작용을 증대시키기 위해 식초를 가지고 법제를 한다. 깨끗한 현호색을 용기에 넣어 2~4시간 밀폐시킨 후 솥에 넣고 약한 불로 진한 황화색이 될 때까지 볶는다. 약간 촉촉할 때 꺼내 시원한 그늘에 말린다.
이때 너무 볶으면 알칼로이드가 많이 파손된다. 술로 법제를 하면 피의 흐름을 원활하게 하며, 식초로 법제를 하면 조혈을 잘하고, 생것으로 쓰면 파혈을 하는 기능이 있다.

『본초정』엔 "맛은 쓰고 약간 맵다. 성질은 약간 따뜻하며 간, 담경에 들어간다. 기체를 잘 행하게 하고 체혈을 부수니 혈중기약(血中氣藥)이다. 그러므로 복통을 멎게 하고 월경을 통하게 하고 월경이 임체한 것을 조리해 주며 징벽(徵癖)과 질박응어(跌撲凝瘀)한 것을 부수어 주며 낙태를 시키고 소변을 조절하게 하는데 산후에 어혈이 상충하는 경우와 같이 모두 술로 끓여 복용하든지 술에 갈아서 복용한다"고 한다.

질병에 따라 먹는 방법

식용방법 덩이줄기의 잔뿌리를 다듬어 물에 씻어 말린 후, 증기에 찌거나 끓는 물에 데쳤다가 말려서 복용한다.

만성 위통에는 만성 통증은 몸이차면 심해지며, 변의 색이 흑색인 경우는 유향, 포황, 오령지를 배합하여 따뜻하게 복용한다.

웨궤양에는 현호색에 수렴·지혈제인 지유, 오매, 괴화를 배합하면 어혈과 통증을 멈출 수 있다.

만성 간염에는 간장이 크게 부어 은근한 통증이 있을 때에는 울금, 지각, 시호를 배합해 사용하면 소염, 지통의 효과를 볼 수 있다.

신경통에는 지룡과 천오를 배합해서 쓴다. 또한 풍습성 관절통이 장기간 치료되지 않고 심해지면서 몸이 차고 벌게지지도 붓지도 않으면 거습, 지통약과 배합하여 사용한다.

월경통에는 자궁 안에서 어혈이 뭉쳐있거나 자궁의 경부가 좁아져 생기는 월경통에 효과가 좋다. 이때에는 천궁, 익모초, 홍화, 오령지를 섞어 사용한다.

산후 복통과 산모의 찬 몸에는 산후에 피가 부족하여 몸이 차고 배가 늘어나서 생긴 통증, 밥맛이 없으면 향부자, 백작약, 금령자를 더한다.

자궁의 만성적 염증에는 질병의 유형에 관계없이 모두 현호색을 쓴다. 익모초, 적작약, 황금을 배합해 쓰면 매우 좋은 소염과 지통작용을 한다.

주의 현호색은 기미가 신온하므로 만약 신경통 초기 통증시 관절이 붉게 부으면 사용을 해선 안 된다.

현호색 발효액 담그기

현호색은 덩이뿌리를 잘 씻어 즙이 나올 정도로 부수어서 흑설탕과 함께 발효를 6-8개월 시킨 후 음용한다. 현호색은 다른 산야초와 더불어 질병에 따라 음용을 하는 것으로 세심한 주의를 필요로 한다.

제3장
강장·자양에 쓰이는 산야초

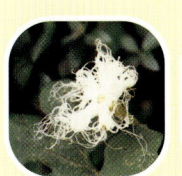
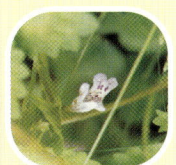
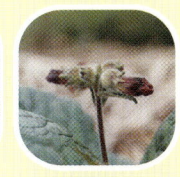
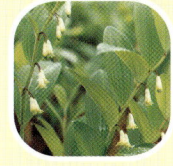
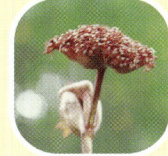

【하눌타리】

과루(瓜蔞), 괄루 *Trichosanthes Kirilowii Maxim*

자 생 지 : 산기슭
채취부위 : 열매, 뿌리
개 화 기 : 7~8월
채취시기 : 가을

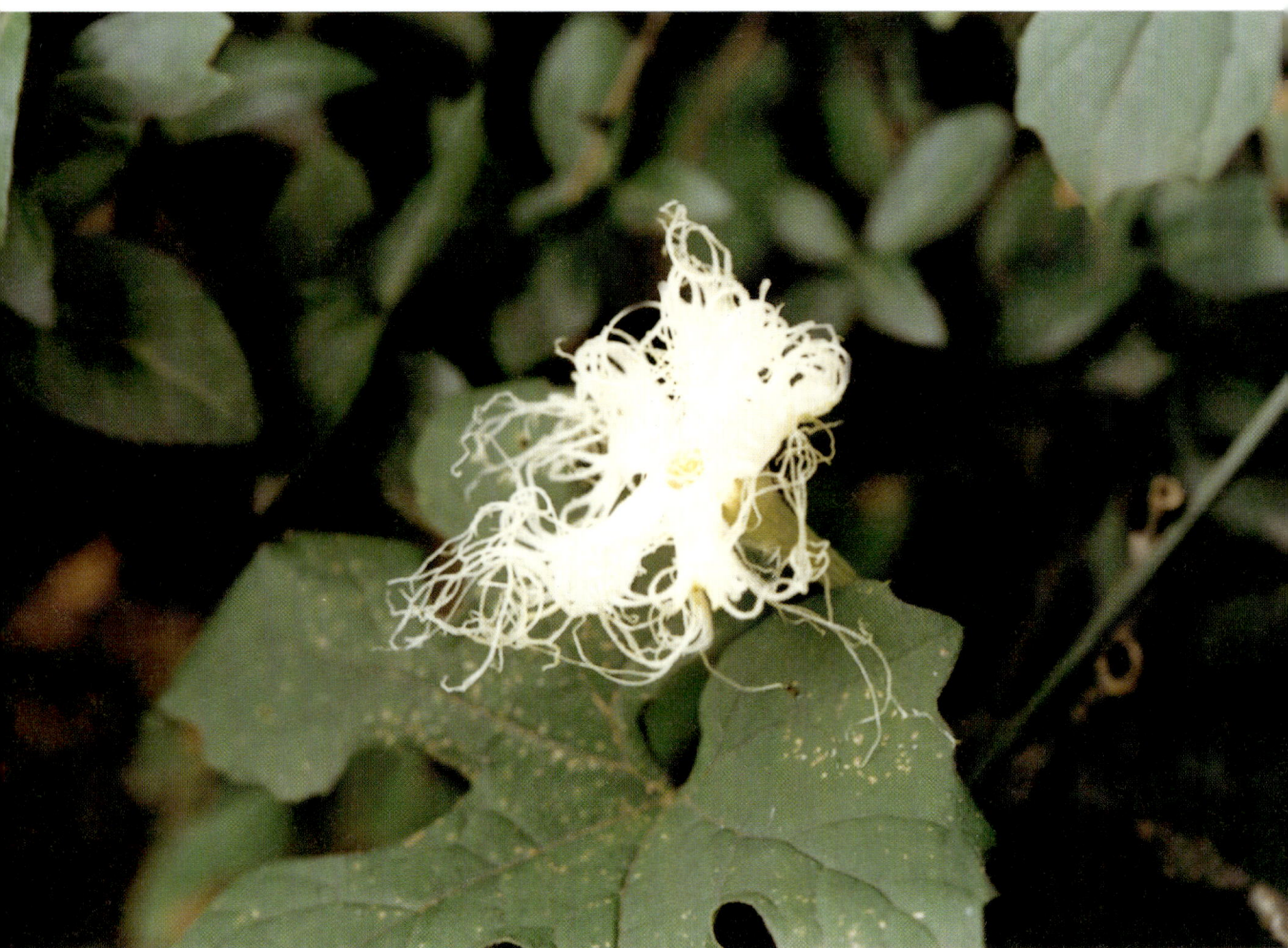

🍃 생김새

하눌타리는 중부 이남의 산기슭에 흔히 자라는 박과에 딸린 덩굴식물이다.
가을에 참외보다 좀 작은 타원형 열매가 황금빛으로 익어 그 이듬해 봄까지 줄기에 달린다.

다년생 덩굴성 초본으로서 줄기는 가늘고 덩굴손이 3갈래로 갈라진다.

잎은 어긋나며 잎자루가 길고 단풍잎처럼 5~7개로 깊게 갈라지고 끝에는 날카로운 톱니가 있다. 7~8월에 박꽃과 비슷한 백색 꽃이 피며 꽃잎이 실처럼 여러 개 갈라진다. 뿌리는 고구마처럼 굵고 줄기는 가늘다. 줄기에서 세 갈래의 덩굴손이 나와 다른 물체를 감고 뻗어 올라간다.

🌸 효능

생약으로 뿌리와 종자를 사용한다. 뿌리는 '과루근'이라 하며 강장·해열·거담약으로 쓰이고 종자는 '과루인'이라 하며 진해·거담·해열·소염약으로 사용한다.

뿌리의 효능 뿌리의 전분은 눈처럼 희고 염기성 단백질인 트리코산틴을 함유하고 있으며 '천화분'이라고도 한다. 뿌리를 여름에 캐면 섬유질 뿌리만 있어 가루가 많이 안 나오므로 가을에 캐야 약으로 쓸 수 있다.

잎의 효능 과루경엽은 더위를 먹고 열이 나는데 쓴다.

열매의 효능 열매는 둥글고 지름이 7㎝ 정도이며 사지 통증에 열매 삶은 물로 술을 담가 마시면 효과가 좋다.

씨의 효능 씨는 기침 가래약, 변비, 진통약으로 쓴다.

> 🌱 하늘타리(과루)의 맛은 쓰고 성질은 차다. 강장·해열·거담·진해·소염작용을 한다.

♣ 과루인(종자)을 꿀과 기름에 법제하기

과루인의 우량품은 겉껍질이 반들반들하고 회백색이며 종피는 딱딱하여 입자가 고르고 통통하며 맛은 달고 약간 쓰면서 떫고 기름기가 많다.

❶ 꿀을 쓰는 방법
솥에 과루인을 넣고 약한 불로 볶다가 껍질이 벌어지고 향기가 나면 즉시 꿀물을 가한다. 표면에는 약간의 붉은색이 돌고 광택이 나면 솥에 불지 않을 정도에서 꺼내어 식힌다. 법제(과루인 100㎏, 꿀 6㎏) 후에는 윤조작용이 증강되어 거담제인 지수화담(윤폐지수환)에 사용된다.

❷ 기름을 제거해 쓰는 방법
깨끗하게 씻은 과루인을 깨뜨려서 껍질은 제거하고 속씨를 부수어 진흙처럼 진득하게 만든다. 반복해서 기름을 짜내고 채로 쳐서 가루를 쓴다. 이렇게 하면 한열의 작용이 완화되서 청열지해(청기화담환) 등에 사용된다.

『신농본초경』에 "과루인의 맛은 쓰고 성질은 차갑다. 소갈과 신체 발열을 치료한다. 갑갑하면서 그득하고 심한 열을 치료한다. 허를 보하여 속을 안정시킨다."고 하였고 『명의별록』엔 "과루인은 무독하다. 장위속의 완고한 열과 8가지의 황달, 입술과 입이 건조해지고 숨찬 증상을 치료한다. 생리를 나오게 하고 소변이 쉽게 흐르는 것을 막는다. 열매는 가슴 저림을 치료하고 얼굴을 윤택하게 한다. 줄기와 잎은 속열과 더위 먹은데 쓴다."고 하였다.

『본초비요』엔 "천화분은 맛은 시어서 능히 생진하고 달아서 위를 상하지 않게 하며 약간 쓰고 차서 화를 내리고 윤조한다. 활담(滑痰)하고 갈증을 푼다. 생기하고 배농하며 소종하고 행수(行水)하며 통경한다. 소변을 자주 보는 증상을 그치게 한다. 열광, 유행병, 위열, 황달, 입과 입술이 마르는 것을 치료하며 중독, 발배, 유옹, 치창(痔瘡)을 치료한다.

과루인은 감미가 있어 보폐(補肺)하고 한성(寒性)으로 윤하(潤下)한다. 능히 상초(上焦)의 화(火)를 맑게 하고 담기(痰氣)를 하강하게 할 수 있으므로 해수를 치료하는 요약이 되고 흉중의 울열로 생긴 찌꺼기를 쓸어버린다."고 하였다.

질병에 따라 먹는 방법

과루인을 쓴 처방에는 '소함흉탕', '과루해백백주탕', **'과루지실탕(瓜蔞枳實湯)'**이 있고 과루근을 쓴 처방에 '소청룡탕', '소시호탕', '시호계지건강탕' 등이 있다.

발열을 수반하는 모든 병후에는 이때는 체액의 소모가 많아지고 입과 입술이 마르는데 천화분 40g에 석곡, 금은화, 국화를 더해 복용하면 생진과 지갈의 효능을 얻는다.

참고로 천화분은 뛰어난 소염작용이 있으며 감기의 발열을 물리친다.

과루지실탕 만들기

과루지실탕은 담이 맺혀 가슴이 꽉 찬듯하고 기급(氣急)함을 다스린다.

[재료]
과루인, 지실, 길경, 적복령, 패모, 진피, 편금, 치자 각 4g, 당귀 2.5g, 사인, 목향 각 2g, 감초 1.2g을 쓴다.

하눌타리 발효액 담그기

잎이나 줄기가 왕성할 땐 꽃이 피기 전이다. 이때에 줄기와 잎을 걷어내서 잘게 자른 후에 용기에 넣어 감초, 생강, 대추를 진하게 달인 즙을 흑설탕과 함께 넣어 발효시킨다. 여기에 뿌리도 넣어 발효시킬 수 있다.

그렇지만 뿌리만 가지고 발효시키는 것은 마땅하지 않다. 하눌타리의 기는 줄기요 열매에 있다. 열매는 많이 달리지 않지만 효능이 특이하여 잎, 줄기와 함께 발효액을 담그면 좋다. 방법은 잎, 줄기를 발효시키는 방법을 응용하면 된다.

【석곡】 (石斛) *Dendrobium moniliforme(L.) sw.*
Dendrobium nobile Lindl.

자 생 지	남부지방
채취부위	뿌리
개 화 기	5~6월
채취시기	가을

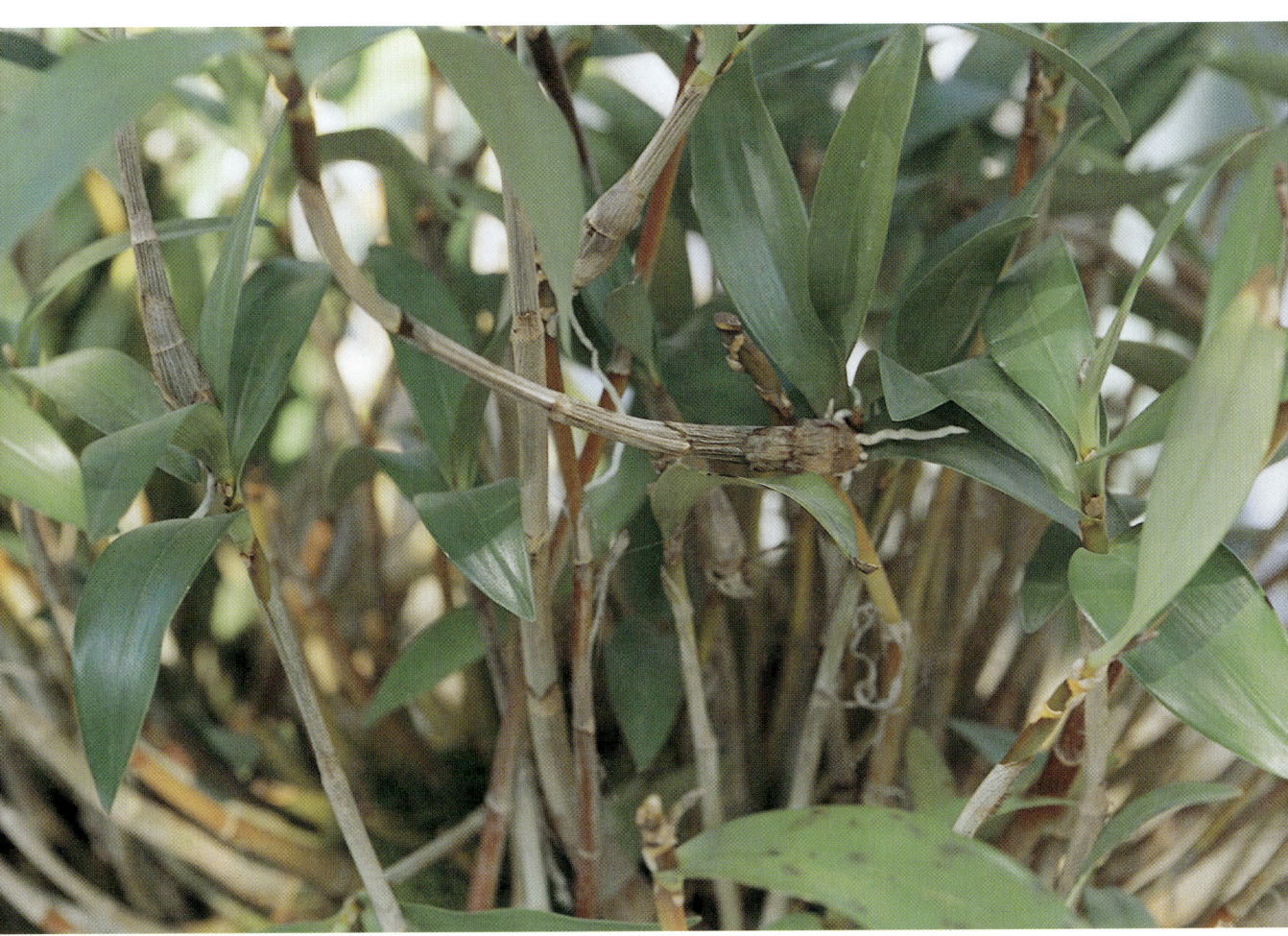

🌿 생김새

　남부지방의 바위, 고목 등에 붙어 자라는 소위 착생란인 상록다년초로 뿌리줄기에서 굵은 뿌리가 많이 나며 여러 개의 대가 나와 키가 20㎝ 정도로 곧추 자라고 오래된 것은 잎이 없고 마디만 있으며 녹갈색을 띤다.

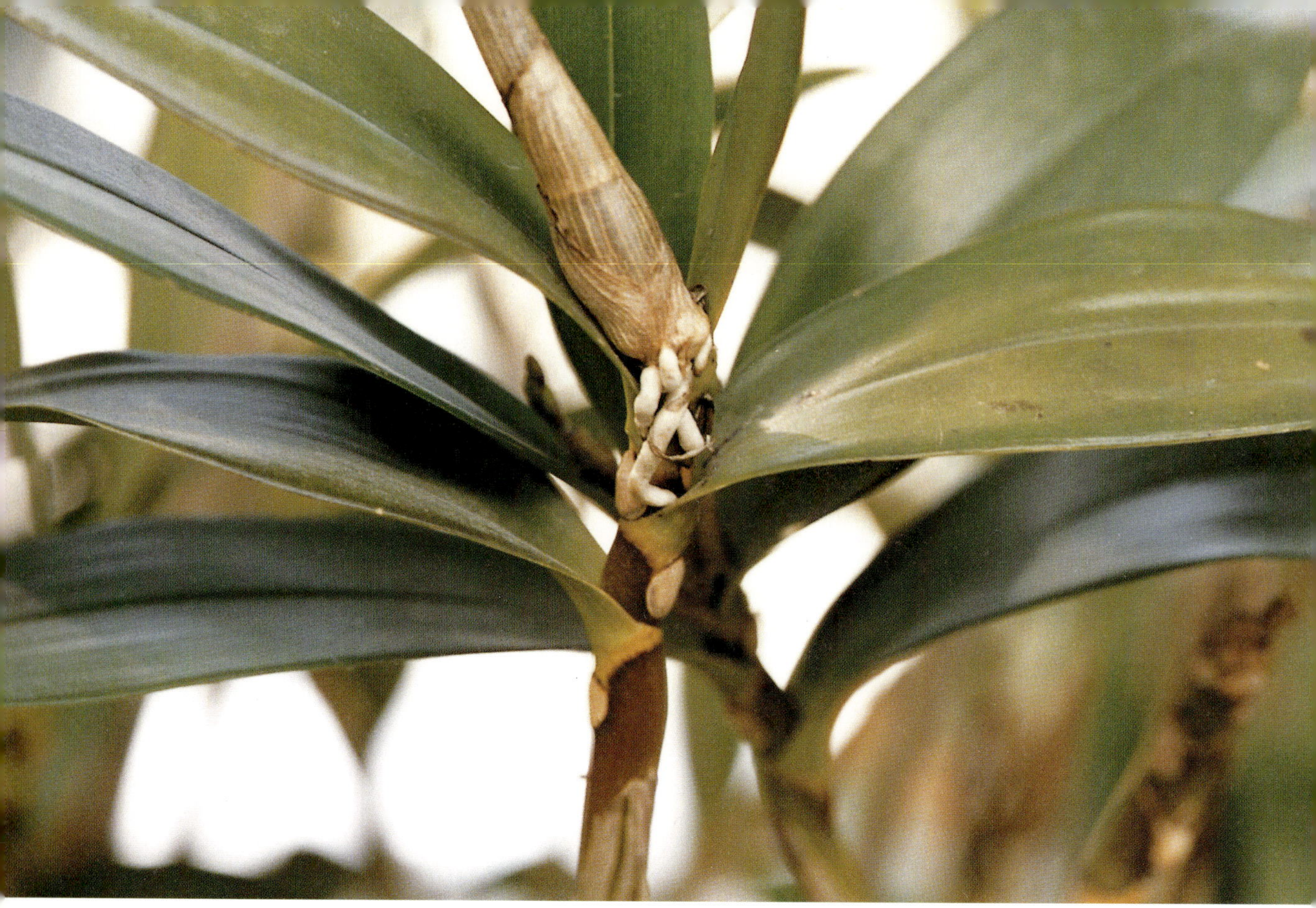

잎은 서로 어긋나며 빤질빤질하고 피침형이다.
꽃은 5~6월에 원줄기에 1~2송이씩 달리며 흰색 또는 연분홍색이며 향기가 있다.
꽃받침은 피침형이고 끝이 뾰족하고 꽃받침 조각은 길고 가느다란 '거(距)'를 이룬다. 순판은 약간 짧고 뒤에 짧은 거가 있으며 밑부분으로 암술을 양쪽에서 감싼다.

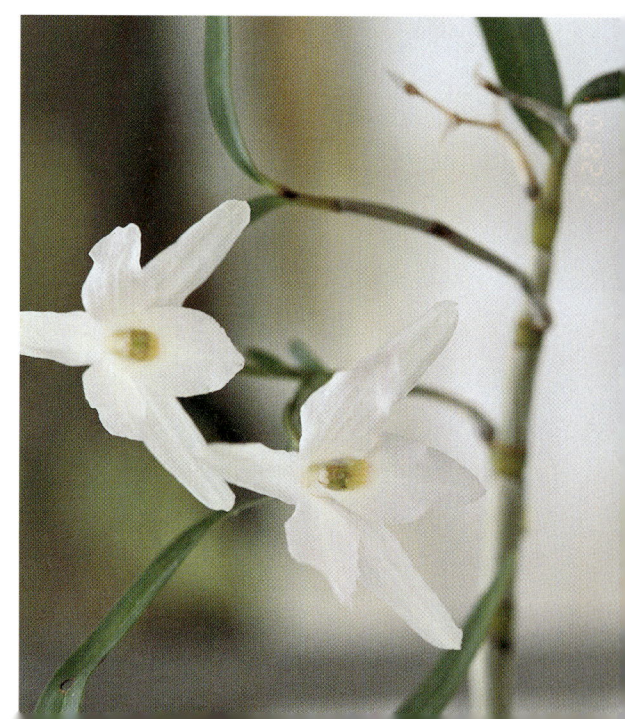

🌸 효능

석곡은 주로 가을철에 채취하여 음지에서 말린 후 잘게 썰어 그대로 사용한다.

석곡에는 다량의 점액질을 함유하고 있어 진액이 소모된 질병에 상용되는 약이다.

청폐·생진작용을 한다 오랫동안 해수가 낫질 않을 때, 담은 적지만 끈적거려 뱉기가 어렵고 인후가 건조해 담중에 피가 섞여 나오는데 뛰어난 효과를 보인다.

해열작용을 한다 풍습병에 의한 미열, 부인의 만성적 미열을 내리게 하는 작용도 있다.

명목작용을 한다 석곡은 눈을 밝게 하는 효능이 있다.

성대의 수종 및 충혈을 없앤다

▶석곡의 속명인 덴드로비움 *Dendrobium* (덴드로비움)은 그리스어의 '나무'라는 뜻과 '산다'라는 뜻의 합성어로 '나무 위에서 산다'는데서 유래되었다.

🍄 질병에 따라 먹는 방법

오랜 해수, 가래에 피가 섞여 나오면 맥문동, 원삼, 행인을 가미해 복용한다. 이러한 증상이 만성인 자는 석곡을 차처럼 달여 마신다.

폐결핵에는 피를 토하고 마른 해수가 나고, 가슴이 저미고, 담이 많으면서 생선 비린내가 나는 증상에는 사삼, 맥문동, 원삼을 배합해 사용하면 해수를 멎게 하고 증상을 경감시킬 수 있다.

풍습병에 의한 미열에는 진교와 우슬을 가미하여 복용한다.

부인의 만성병에 의한 미열에는 적작약, 단삼을 가미하여 복용한다.

열성병 후에도 미열이 없어지지 않을 때는 천화분, 생지황, 맥문동을 가미하여 복용한다.

시력감퇴, 야맹증에는 안구가 건조하고 뻑뻑할 때는 결명자, 구기자, 여정자를 배합해 '**육미지황환**'과 함께 사용하면 효과가 좋다.

보통 목소리가 쉬고, 목구멍이 붓거나 건조하면 석곡, 박하, 맥문동을 끓여 마신다. 이때 석곡을 단미로서 사용해도 좋다. 10g을 차처럼 끓여 아침, 저녁으로 늘 마시면 성대를 부드럽게 하고 목소리가 맑고 커진다.

> 석곡의 성질은 차고 맛은 달고 담담하다. 효능은 청폐·생진작용을 한다.

【긴병꽃풀】

긴병꽃풀 *Glechoma hederacea L. var. longituba Nakai* 금전초(金錢草), 연전초(連錢草)
아욱메풀 *Dichondra repens Forst* 소금전초(小金錢草)

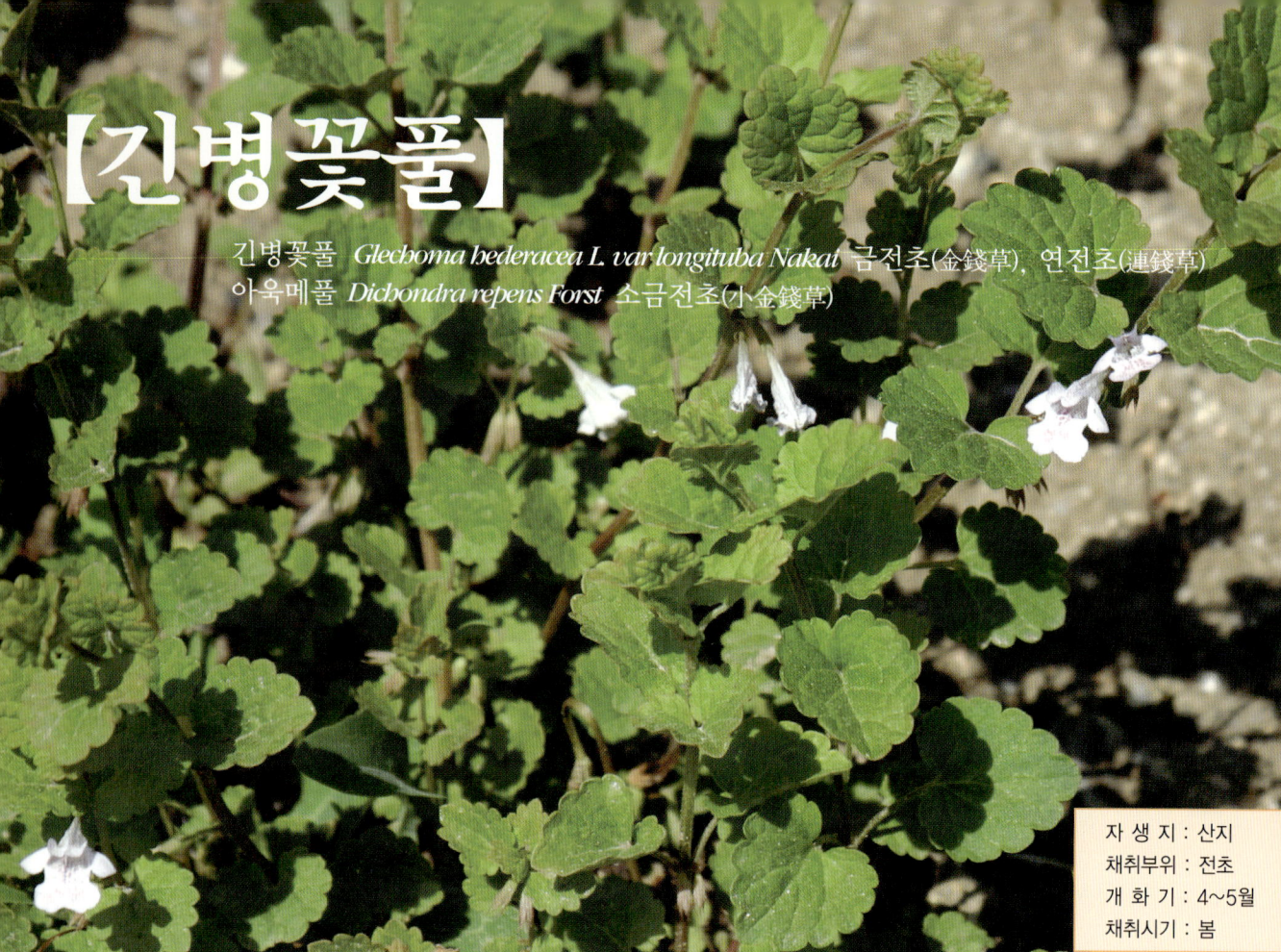

자 생 지	산지
채취부위	전초
개 화 기	4~5월
채취시기	봄

🌿 생김새

긴병꽃풀은 경기 이북 산기슭의 볕이 잘 드는 풀밭이나 길가, 숲 가장자리에서 자라나는 꿀풀과의 여러해살이풀이다.

줄기는 모가졌으며 봄에는 곧게 서나 여름에는 덩굴처럼 자라 땅을 긴다. 잎은 서로 마주보는 콩팥 모양의 원형이며 끝이 둥글고 밑부분은 심장형이다. 그 가장자리에는 둔한 톱니가 있다. 꽃은 4~5월에 연한 자주색으로 잎겨드랑이에 1~3개씩 달린다. 꽃받침은 깊게 5개로 갈라지고 끝이 가시같이 뾰족하다. 화관은 하순이 상순보다 2배나 길고 짙은 보라색 반점이 보인다.

긴병꽃풀과 같이 쓸 수 있는 것으로 '아욱메풀'이 있다. '소금전초'라고도 불린다.

아욱메풀은 제주, 전남, 추자도의 산이나 들에 나는 메꽃과의 여러해살이풀이다. 군생하며 전체에 가는 털이 나고 마디에서 뿌리가 내린다.

잎은 둥근 심장형으로 가장자리는 밋밋하고 잎자루는 길다. 꽃은 5~6월에 노랗게 피며 잎겨드랑이에 한 송이씩 달리고 꽃자루가 있고 꽃잎은 깊게 다섯 갈래 나고 갈래는 꽃받침보다 짧다. 열매는 삭과로 긴 털이 드문드문 있고 2개가 곧게 선다.

한방에서는 '금전초' 또는 '연전초'라 부르는데 줄기가 이어지고 잎이 동전같이 둥글어서 생긴 이름이다. 이외에 '활혈단(活血丹)', '화석단(化石丹)'이라고 한다.

🌸 효능

주로 감기, 폐염, 신장염, 당뇨병 등에 쓰며 강장·해열·진통·진해·지사·이뇨의 효능이 있다. 말린 약재는 1회에 2~5g씩 물에 달여 복용한다.

담즙 분비 촉진, 결석 용해작용 계골초와 함께 복용하면 결석을 내보내는 효과가 더욱 강화된다. 또한

청열·이뇨작용을 한다 비뇨기 각 부위의 치료에 사용된다. 소염항균, 배뇨량의 증가 작용에 의한 요도 염증에서 볼 수 있듯이 배뇨가 시원치 않고 황적색으로 조금씩 나오는 증상을 제거한다.

항균·소염작용을 한다 비뇨기의 각종 염증에 효과적이다.

> 긴병꽃풀(금전초)의 맛은 쓰고 매우며 효능은 청열·이뇨·소염·항균작용을 한다.

🍲 질병에 따라 먹는 방법·용법

식용방법 어린순을 나물로 해서 먹는다. 진한 향기가 나므로 데쳐서 찬물로 잘 우려 낸다.

꽃이 피기 전이나 막 필 무렵 줄기를 걷어낸 후, 잎을 따서 잘 씻는다. 물기를 없애고 뒷면에 살짝 밀가루와 찹쌀가루를 입혀 소금을 조금 넣은 물에 살짝 삶은 후 헹구어서 간장에 무쳐 먹는다.

잎, 줄기, 꽃, 뿌리 등 모든 부분을 약재로 쓰며 꽃이 피어 있는 동안 채취하여 그늘에서 말린다. 말린 약재를 4배 가량의 소주에 담가 3~4개월 동안 두었다 하루에 2~3회 소주잔으로 1잔씩 복용한다.

급성 방광염, 요도염, 신우염에는 이러한 증상에 의해 발생되는 질병들은 모두 차전자, 편축, 구맥 등을 가미하여 복용하면 좋다. 소종작용도 있어 급성 신염의 초기 증상인 핍뇨, 부종이 나타날 경우 그 효과가 뛰어난다.

급성 기관지염 초기에는 발열, 해수, 담다, 흉통을 수반할 경우 마황, 전호, 행인, 반하를 가미해 사용하면 뛰어난 소염, 지해, 화담의 효과를 얻을 수 있다.

화농성 염증에는 탕을 끓여 내복하거나 부수어 외용약으로 사용하면 매우 큰 효과가 있어 종기의 초기에 부종과 통증이 있다면 금은화, 연교, 천화분을 가미해 사용하면 좋다.

【현삼】 원삼(元蔘)

Scrophularia ningpoensis Hemsl.
Scrophularia buergeriana Miquel

자 생 지	산지
채취부위	뿌리
개 화 기	8~9월
채취시기	가을

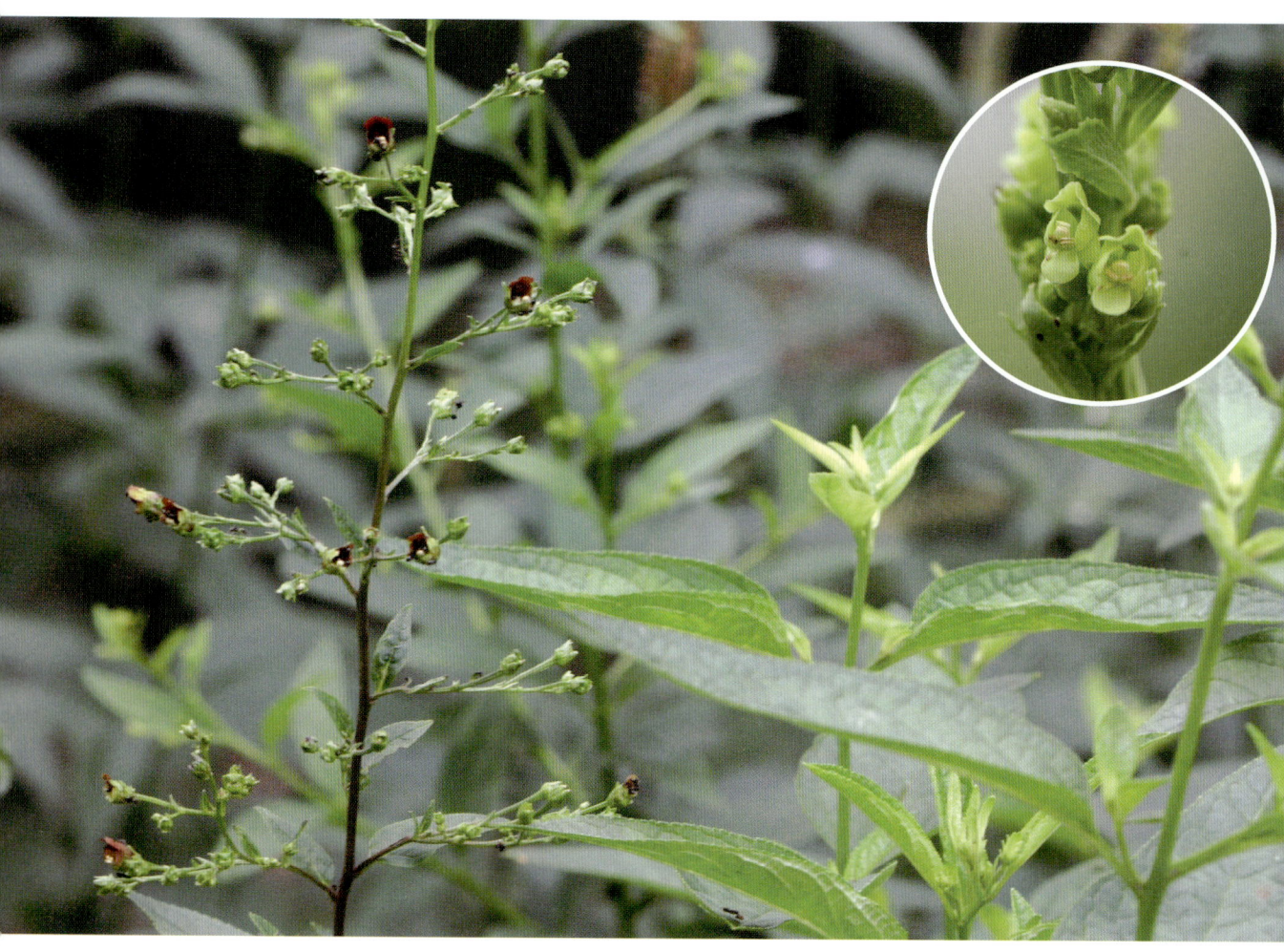

🌿 생김새

현삼은 우리나라 각처의 산지에서 나거나 밭에서 재배하는 현삼과의 여러해살이풀이다.
줄기는 사각형으로 80~150㎝ 정도 자란다. 윗부분에서 약간의 가지를 친다. 잎은 서로 마주나고 긴 달걀꼴로 가장자리에 뾰족한 톱니가 있다. 잎자루에는 날개가 있거나 없기도 한다.

꽃은 8~9월에 피며 황록색으로서 원줄기 끝에 취산화서가 모여 긴 이삭 모양의 원추화서를 형성한다. 줄기 끝과 끝에 가까운 부분의 잎 겨드랑이로부터 기다란 꽃대가 자라나 많은 꽃이 핀다. 꽃은 항아리 단지 모양이며 끝이 입술같은 모양으로 갈라지고 아래의 입술은 뒤로 말린다.

열매는 9~10월에 열린다. 뿌리를 약재로 쓰는데 개현삼, 토현삼 등의 뿌리도 같이 쓴다.

🌸 효능

해열작용을 한다 원삼은 고열로 진액이 손실되어 일어나는 증상, 만성 미열을 없앤다.

인후과의 요약으로 많이 쓴다 각종 인후염증, 인후종통에 쓴다.

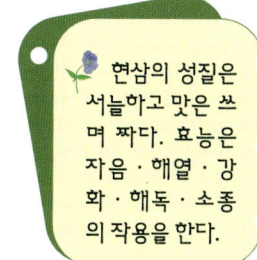
현삼의 성질은 서늘하고 맛은 쓰며 짜다. 효능은 자음·해열·강화·해독·소종의 작용을 한다.

🍯 질병에 따라 먹는 방법

뿌리를 가을철에 채취하여 불로 검게 만들어 햇볕에 말린다. 노두를 제거하고 잘게 썰어 사용하며 혹은 볶아서 사용하기도 한다.

고열로 진액이 손실되어 일어나는 증상에는 생지황, 맥문동, 황련을 배합해 사용한다.

고열에 출혈을 동반하는 경우 피부 아래에 반점이 나타나고 대변에 피가 혼합되면 목단피, 생지황, 서각, 황금을 배합하여 사용한다.

신체 허약자의 만성 미열에는 미열이 계속되며 특히 밤에는 더욱 심해지고 얼굴이 벌개져서 마음만 답답해 잠을 잘 못자는 경우, 자한이 나고 설태가 없고 맥이 가늘고 빨리 뛰며 힘이 없는 증상에는 시호, 귀갑, 석곡을 배합하여 복용한다.

뇌졸중에 의한 중풍에는 하고초, 조구등, 백질려를 배합해 쓰면 강압작용을 하여 효과적이다.

결핵에는 딱딱한 것을 무르게 하는 효능이 있어 경부 임파선 결핵의 치료에 사용한다.

보통 원삼을 40g 이상으로 하여 패모, 생지황, 모려를 더해 전제, 환제, 고제로 하여 복용한다.

외용시에는 부서졌을 때는 위의 방제에 다시 천산갑, 천화분을 가미해 쓰면 배농효과가 강화된다.

여러 인후 염증의 초기 단계에는 종통, 발열이 있을 경우에 산두근, 사간, 우방자를 배합해 사용한다.

인후종통에 화농을 동반하면 금은화, 연교, 천화분을 배합하여 사용한다.

【지황】 (地黃) *Rehmannia glutinosa* (Gaertner) Liboschitz

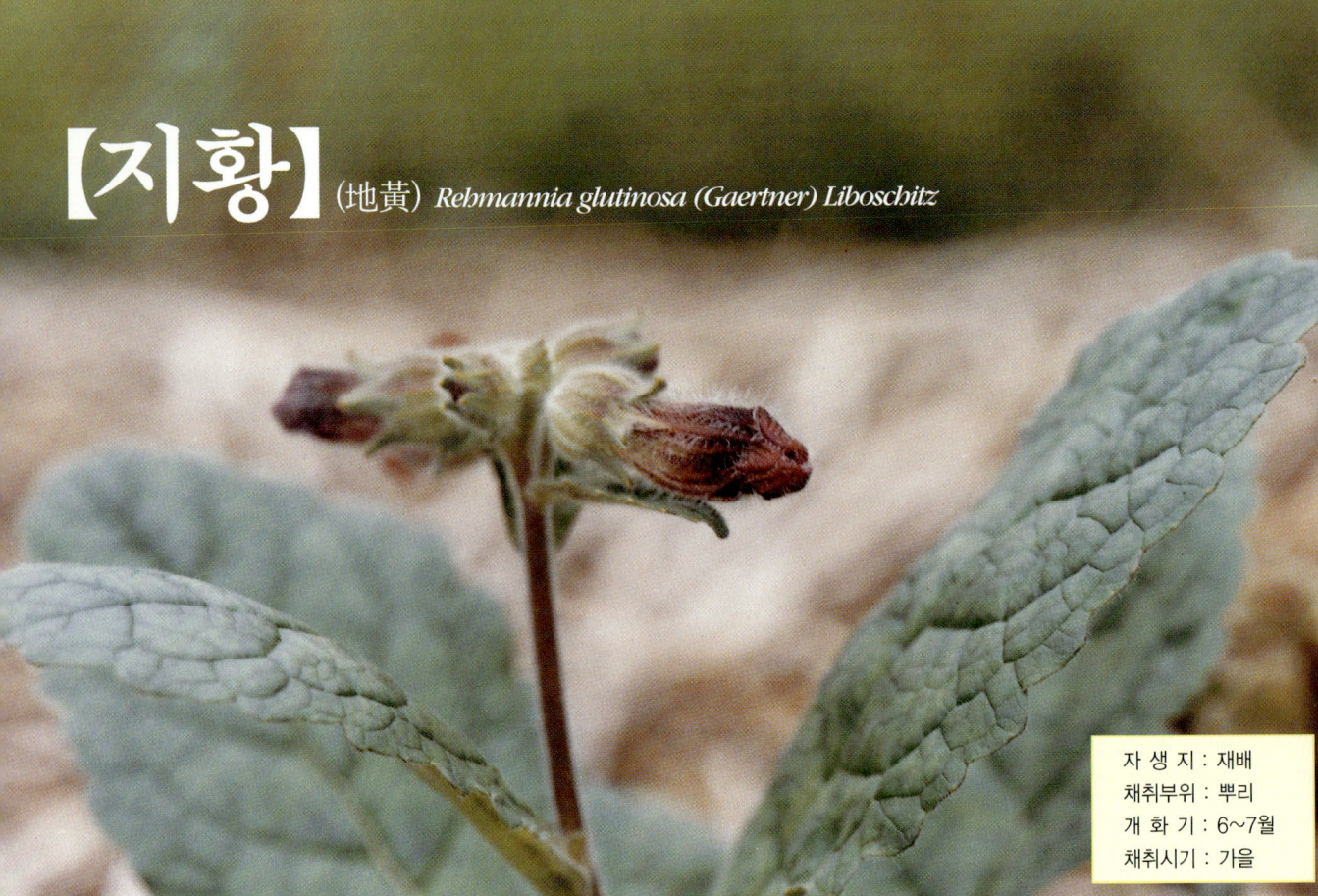

자 생 지 : 재배
채취부위 : 뿌리
개 화 기 : 6~7월
채취시기 : 가을

🌿 생김새

중국이 원산지로 우리나라 각처의 밭에서 재배하는 현삼과의 여러해살이풀이다.

키는 30~40㎝가량이며 전체에 짧은 털이 있고 뿌리는 굵고 옆으로 뻗으며 감색이다.

뿌리에서 나온 잎은 모여나고 긴 타원형으로 주름이 있고 뒷면은 맥이 튀어나와 그물처럼 되며 가장자리에 둔한 톱니가 있다. 꽃대는 밑에서 잎이 서로 어긋나고 위에서는 잎 같은 포가 어긋난다. 6~7월에 꽃대 끝에 연한 홍자색 꽃이 총상으로 달린다. 열매는 8~9월에 열리는데 삭과로 타원형이다.

🌸 효능

10~11월경에 뿌리를 채취해서 그대로 사용하거나 증기에 쪄서 사인을 넣고 반죽하는 등 가공해서 사용한다. 지황은 내한성이 강해 중부지방에서도 월동이 가능하다. 주로 충남, 충북 이남지역으로 햇볕이 잘 들고, 통풍이 잘 되는 경사진 곳에서 기른다. 토질은 사질토가 좋고 유기질이 많고 표토 밑에 자갈이나 단단한 흙이 있는 땅에서 뿌리가 잘 자란다.

① 생지황

신선한 지황의 뿌리줄기를 '생지황' 이라 한다.

자양과 생진의 효능 고열 후에 진액이 소모되어 일어나는 증상에 적합하다. 세균 감염으로 일어나는 열병에 대해 세균을 억제하며 염증을 없애고 열을 내리는 효과를 나타낸다.

변비를 없앤다 장윤, 변통의 진액 부족으로 말미암아 생기는 변비증상, 차가운 약성의 하제를 사용할 수 없을 때도 쓴다.

청열·해독의 효능 창양종독을 치료하며, 곪았든 안 곪았든 고루 사용한다.

청혈·지혈의 효능 갑작스런 출혈, 위궤양의 출혈로 급할 때에 포황, 측백엽, 선학초를 사용한다.

생진과 지갈작용 비장이 쇠퇴해서 생긴 갈증이나 혀가 건조한 경우로 소변의 양이 증가할 때 석고, 맥문동, 지모를 배합해 사용한다.

미열을 없앤다 미열은 대다수의 경우 체력이 허약하고 만성 염증이 있어서 생긴다. 여기에 장양, 생진약을 사용하면 체력을 보강하는 동시에 염증을 없앨 수 있어 열을 내리는 효과가 있다.

폐결핵, 풍습병, 신장염에 의한 미열 은시호, 구갑과와 함께 사용한다.

② 숙지황

쪄서 가공한 지황을 '숙지황' 이라 하고, 마른 뿌리는 '건지황' 이라 한다.

보혈의 요약이며 각종 빈혈증 치료 약성은 온화하며 당귀, 백작약 등과 함께 쓰면 보혈 능력은 더욱 강화된다.

특히 여성환자에게 많이 사용 그 대표적인 탕제는 **'사물탕'** 이다.

월경을 조정에 요긴한 약물 체질이 허약해서 오는 월경 불순에는 당귀, 아교와 함께 사용한다. 부인과의 각종 만성 염증은 모두 월경 불순, 백대하 과다, 복부 둔통과 같은 증상을 초래할 가능성이 있다. 그 경우에는 숙지황에 천궁, 단삼, 시호, 황금을 사용해 소염, 지통, 월경 조정을 할 수 있다.

보혈·안태의 효능 평소에 체질이 허약해 유산의 걱정이 있는 임부에게는 숙지황에 당귀, 황기, 백출을 복용시켜 소혈, 강신, 태아의 발육촉진, 유산방지를 도와준다.

▶일반적으로 뿌리가 황적색인 계통을 '적지황', 꽃색이 황백색이고 형태가 작은 계통인 것을 '백지황' 으로 분류한다.

생지황의 성질은 차고 맛은 달다. 효능은 청열·양혈·자양·생진작용을 한다. 숙지황의 성질은 따뜻하며 효능은 보혈·강장작용을 한다!

♣ **사물탕은 이럴때 쓴다!**

사물탕은 당귀와 숙지황을 군약으로 하여 백출, 천궁을 더해 자양·보혈을 위한 처방이다.

❶ 소화흡수를 위해서
숙지황 12~20g에 사인가루 3g을 넣거나 진피를 가미한다.

❷ 빈혈에는
얼굴색이 누렇고 혀와 입술이 창백하고 사지가 차가울 때는 당귀, 아교, 하수오를 배합한다.

【둥굴레】

옥죽(玉竹) *Polygonatum odoradum(Mill.) Druce var. pluriflorum Ohwi* (둥굴레)
황정(黃精) *Polygonatum sibiricum Redoute et Redoute*

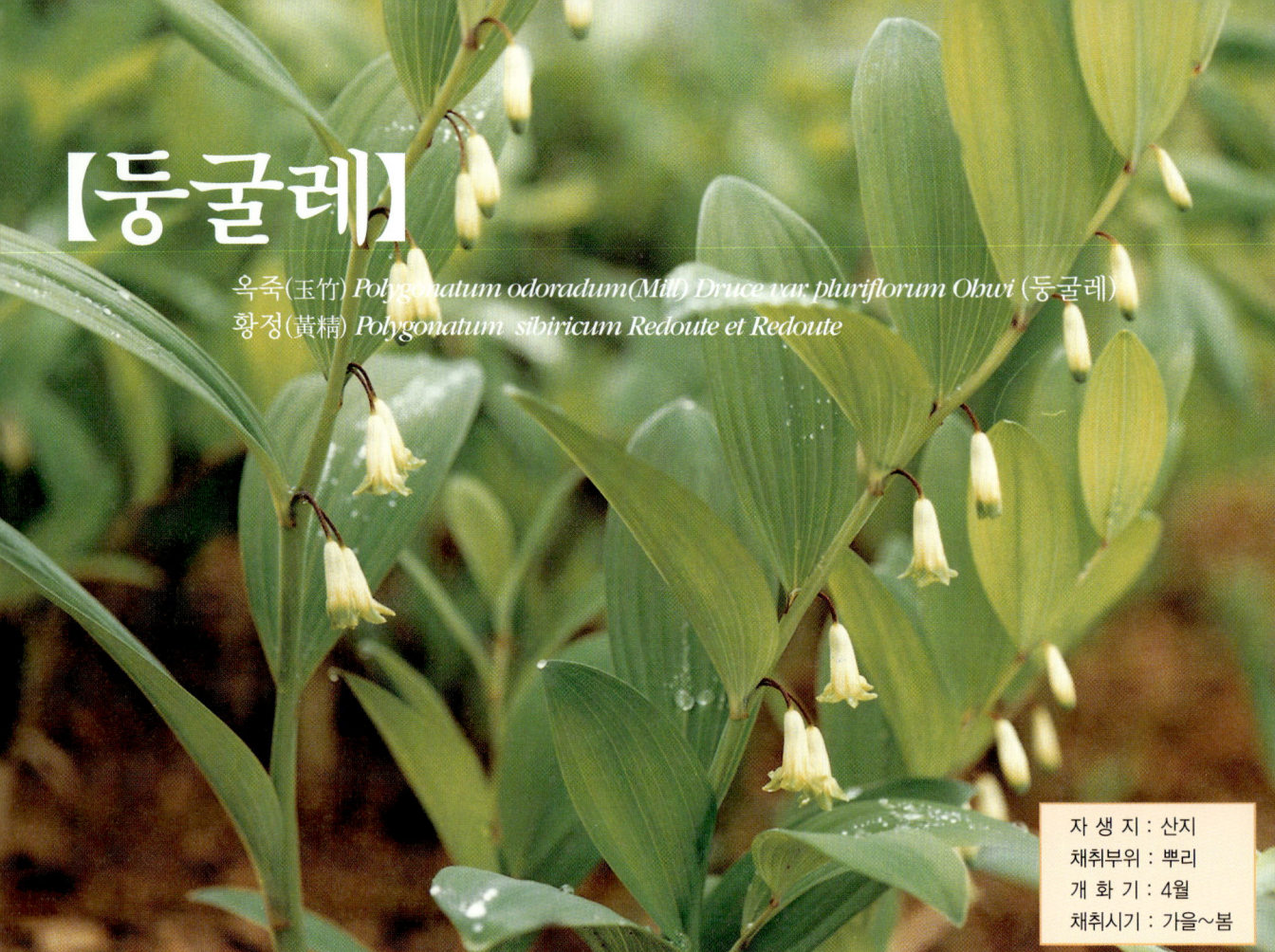

자 생 지 : 산지
채취부위 : 뿌리
개 화 기 : 4월
채취시기 : 가을~봄

① 둥굴레(옥죽)

둥굴레는 우리나라 전국의 산자락에서 쉽게 볼 수 있는 여러해살이풀이다.
보통 '죽대뿌리', '옥죽', '위유' 로 불린다. 죽대라는 말은 둥굴레의 잎과 줄기를 말한다.
이른봄에 어린 싹을 뜯어 나물로 먹었다. 우리나라 대표적인 토종 나물로서 고구마나 감자, 마처럼 쪄서 먹었다. 둥굴레와 비슷한 종류로 '통둥굴레', '왕둥굴레', '용둥굴레' 가 있다. 그 쓰임새는 동일하며 어린 싹, 꽃, 뿌리를 모두 먹는다.

🍃 생김새

둥굴레의 뿌리는 옆으로 뻗으며, 굵은 육질로 마디가 있고 가는 수염뿌리가 있으며 황백색이다. 잎은 가느다란 줄기에 휘어져 타원형으로 어긋나게 매달린다. 꽃은 4월경에 줄기의 밑 부분에서 피는데 은방울꽃보다 작은 연녹색이다. 잎자루는 아주 짧다.

🌸 효능

자양·생진작용을 한다 효능은 보중익기하고 심폐를 윤택하게 하고 안색을 좋게 하고 번갈을 없앤다. 또한 중풍으로 인해 폭열하고 사지가 마음대로 움직이지 않는 것을 치료한다.

허증이면서 풍습을 동반할 경우에도 반드시 옥죽을 사용한다. 꿀로 환을 만들어서 몇 근을 복용하면 특이한 효능을 본다. 이것은 하수오나 지황을 복용하는 이치와 같다.

주성분 점액 다당으로 팔카탄(falcatan)과 폴리고나귀논(polygonaguinone)을 함유한다.

> 둥굴레(옥죽)의 맛은 달고 성질은 평하며 진액이 풍부하다. 효능은 자양·생진작용을 한다.

🍚 질병에 따라 먹는 방법

식용방법 어린 싹을 잘라내 씻은 후 소금을 한줌 넣은 뜨거운 물에 데쳐 물에 헹군다. 떫은맛을 없애고 기름으로 볶아 간을 맞춰 먹는다. 꽃도 뜨거운 물에 살짝 데쳐 간을 해서 먹는다.

약용으로 뿌리줄기를 쓰는데 늦가을에 채취해 술로 만들어 매일 한 두 잔씩 마시면 강정과 강장에 좋고 달여서 장기 복용하면 노인기미, 식은땀에 좋다. 타박상, 요통엔 생뿌리 줄기를 갈아 환부에 붙인다.

진액이 부족해 생긴 증상에는 장복하면 진액이 충만해져 얼굴의 기미나 점들이 없어지고 안색이 좋아지며 기육(肌肉)이 윤택해진다.

오랜 열병에는 진액이 상하고 미열이 계속되면 석곡, 맥문동, 북사삼을 가미해 사용하면 효과가 있다.

미열에는 미열을 쇠퇴시키는 효능도 있는데 백작약, 우슬, 진교, 구갑을 배합해 사용한다.

비뇨기계의 만성 염증에는 염증에 의한 소변불통, 요도자통이 있으면 저령, 목령, 택사를 가미해 복용한다. 옥죽은 이뇨작용은 있으나 단미로 쓸 경우 차전자, 택사에 미치지 못하므로 배합해 응용한다.

기타 지갈의 효능이 있는 옥죽은 맥문동, 원삼을 배합해 사용하면 청열과 생진의 효과가 있다.

『신농본초경』엔 같은 증상에 '여위'로 말하고 있으며 '위여'는 언급이 없다. 한편 『명의별록』엔 '위여'만 있고 '여위'는 없다. 똑같은 효능을 설명하고 있는 바 이름만 다른 것 같다.

『명의별록』에 의하면 위여는 "가슴과 배에 응결한 기를 치료한다. 치열과 습독으로 생긴 요통, 음경 속이 시린 증상, 눈동통과 눈초리 짓무름과 눈물 유출을 치료한다."라고 되어 있다.

『의학입문』에는 "풍열을 치료하며 사체구련, 질근결(跌筋結)을 치료한다. 풍온의 표리층에 영단이며, 습독으로 인한 허리 동통, 번갈, 설사를 치료한다."고 한다.

② 황정

🍃 생김새

둥굴레와 비슷한 것으로 '황정'이 있다. 잎이 둥굴레보다 가늘고 대나무와 비슷하다. 표면은 녹색, 뒷면은 은백색을 띠며 길이는 10㎝ 정도이다. 1년마다 둥근 혹 모양의 마디를 만든다.

🌸 효능

자양·강장작용을 한다 둥굴레와 용도가 비슷해 뿌리줄기는 자양강장제로 쓰며, 오장에 좋은 영양을 주어 병후 허약자, 결핵, 류머티즘, 해소천식, 통풍, 당뇨에 가미하여 복용한다.

건뇌와 정신을 안정시킨다 신경쇠약으로 인한 불면, 다몽, 심계, 두혼 등의 증상에 산조인, 백자인, 원지, 복신을 가미하여 복용한다.

지혈·건위작용을 한다 부인의 월경과다 및 기타 출혈증에도 황정을 당귀, 아교, 육계, 당삼과 배합하면 강신(强身)·지혈의 효과를 얻는다. 건위의 효능이 있어 소화흡수를 촉진한다.

만성 해수, 동맥경화에는 만성 해수로 기가 촉박하거나 체력이 약한 자에게 상용되며 북사삼, 옥죽, 맥문동을 배합해 사용한다. 혈관을 부드럽게 하고 관상 동맥경화를 방지한다. 고혈압이 수반될 경우에 여정자, 지황, 하수오를 배합하여 복용한다.

시력을 개선한다 시력감퇴 치료에도 사용하며 구기자에 황정을 가미해 환제를 만들고 목적초, 곡정주와 함께 분말로 하여 복용한다. 이처럼 둥굴레와 황정은 그 효능이 비슷함을 알 수 있다.

> 🌿 황정의 맛은 달며 성질은 평하다. 효능은 자양·생진·건위·건뇌·지혈 작용을 한다.

『신농본초경』엔 "중초를 보하고 기를 북돋는다. 풍습을 없애고 오장을 안정시킨다. 오래 복용하면 몸이 가벼워지고 장수하며 허기를 느끼지 않게 한다."고 하는데 다시 말하면 보중하고 익기하며 미위를 보익하고 심폐를 윤택하게 하고 정수를 더해 주며 근골을 강화시킨다.

황정은 『명의별록』의 상품에 올라가 있고 비장을 도우며 폐장을 윤택하게 하는 약물이다. 이시진은 "황정은 복식가(服食家)의 요약으로, 신선가에서는 곤토(坤土)의 정수를 얻는 것이라는 의미에서 황정이라 한다."고 하였다. 도홍경은 "황정의 잎의 형상은 대나무와 비슷하며 짧다. 뿌리는 위유와 비슷하지만 황련처럼 마디가 있고 건조하여도 부드럽고 기름이 있어 반질거린다."고 하였다.

『의학입문』엔 "오로칠상을 대보하여 심폐를 맑게 한다. 풍습을 제거하며 비위의 기를 유익하게 하고 십 년 복용하면 장생한다."고 되어 있다.

【하수오】 (何首烏) *Polygonum multiflorum Thunb.*

자 생 지 : 산지
채취부위 : 뿌리
개 화 기 : 7~8월
채취시기 : 가을~봄

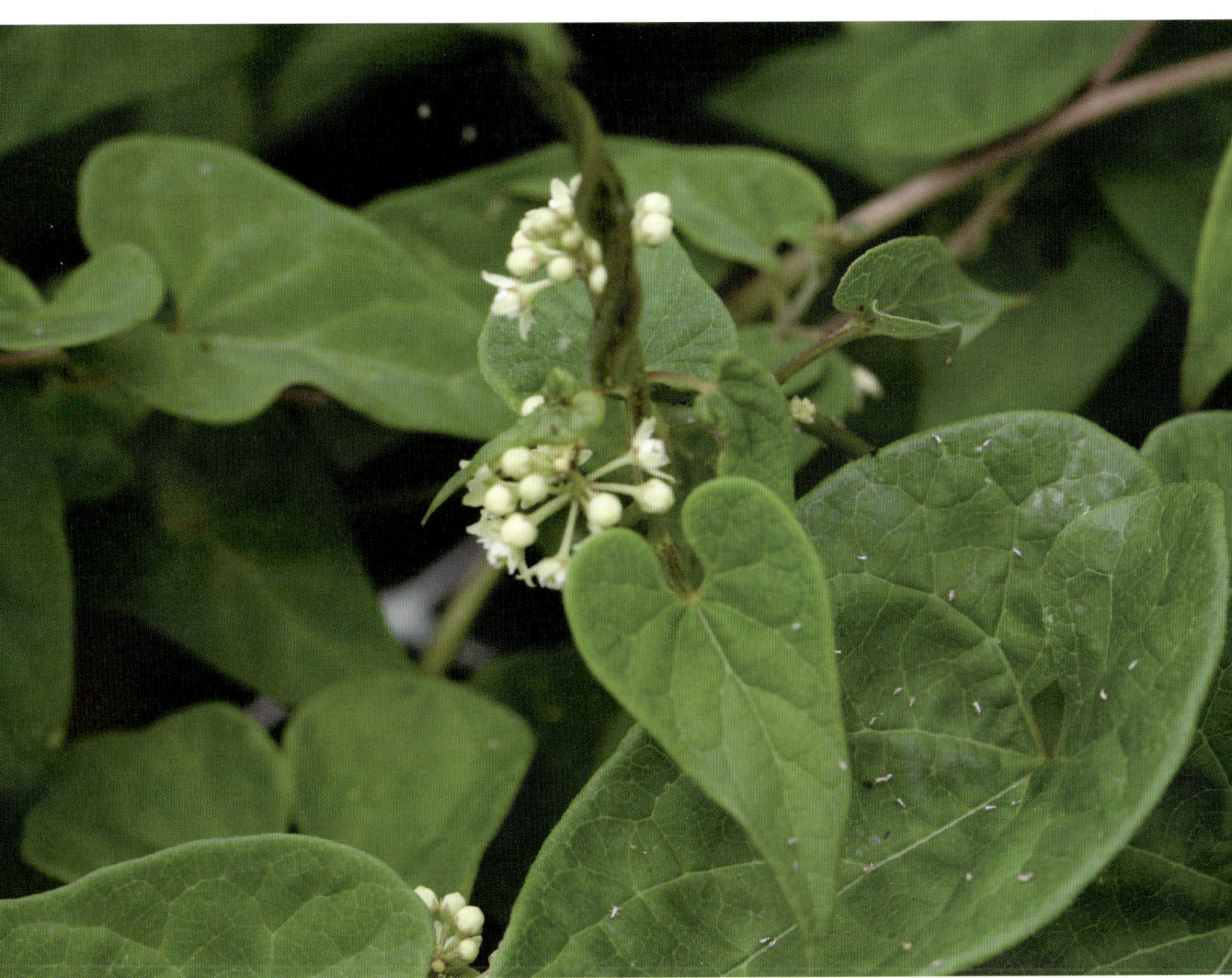

하수오는 박주가리, 은조롱, 새박덩굴이라 불리는 덩굴식물이다. 회춘(回春)의 약으로 예로부터 한방과 민간에서 많이 쓰여 왔다.

🌿 생김새

① 백하수오

백하수오는 박주가리과의 식물로서 산이나 들의 양지바른 풀밭, 바닷가의 경사지에서 나는 덩굴성 여러해살이풀이다. 줄기는 가늘게 1~3m 정도 자라며 뿌리가 땅 속 깊이 들어간다. 고구마처럼 뿌리가 굵어지는데 잘라보면 흰색 유액이 흘러나온다.

뿌리는 원기둥 모양이며 염주처럼 이어져 달린다. 큰 것은 옆으로 갈라지기도 한다. 겉은 갈색이고 속은 백색으로 약간 냄새가 나며 맛은 쓰고 떫다. 잎은 마주보며 달리며 대체로 심장형을 띠고 끝은 뾰족하다. 길이는 5~10㎝ 정도이고 가장자리는 밋밋하다.

꽃은 7~8월에 피는데 연한 황록색이며 잎겨드랑이에 산형화서로 달리고 꽃받침은 5갈래이다. 열매는 9월에 달리는데 골돌형으로 길이는 10㎝ 정도 된다. 피침형으로 씨에는 긴 흰털이 붙어 있으며 조롱박 모양이다. 줄기는 '야교등(夜交藤)'이라 하고 가을에 거두어 말려 쓴다.

② 적하수오

적하수오(Pleuropterus multiflorus Turcz.)는 마디풀과로서 중국이 원산으로 재배하는 덩굴성 여러해살이풀이다. 잎은 호생하며 잎자루가 있고 좁은 계란형으로 끝이 뾰족하다. 꽃은 총상으로 달리는 원추화서이며 흰색꽃이 가지 끝에 달린다. 우리나라는 남부지방에서 난다.

🌸 효능

자양·보혈의 효능 약성은 온화하고 조열하지 않으며 위에 부담이 없어 보신제로서 널리 사용한다.

건뇌·안산의 효능 신경 쇠약의 치료에 주요한 약물이다. 정신을 고양시키고 정력을 충실케하며 원기를 북돋운다. 또한 노인의 진액 부족으로 인한 변비에 육종용을 더해 3일간 복용하면 변통이 좋아진다.

야교등의 효능 야교등은 백하수오의 등줄기로서 백하수오보다 효력이 좀 약하지만 동일한 능력이 있다. 통상 보조제로 다른 보익제와 함께 사용하며 자음·양혈·신경안정 작용을 강화한다. 뿐만 아니라 거풍·화습·경락소통의 효능이 있어 각종 관절염의 만성기에 사용한다. 빈혈 및 심장질환이 있는 환자에게 적합하다.

> 하수오는 성미가 쓰고 달며 따뜻하며 맛이 떫다. 효능은 자양·보혈·건뇌 작용을 한다.

▶대체적으로 『본초비요』뿐만 아니라 다른 의서에서도 하수오는 매우 신비로운 약으로서 백하수오, 적하수오가 같은 식물로 인정된다. 반면에 현대에 있어서 적하수오는 야생에서 구할 수 없는 오직 재배한 것만 쓸 뿐이라 하며 백하수오와 적하수오가 다른 식물로서 인정된다.

> 『본초비요』에 "맛이 쓰므로 신을 굳게 하고, 성질이 따뜻하여 간을 보하고 맛이 달아 음을 보태 주며 맛이 떫기에 정기를 수렴한다. 정기를 더하고 골수를 길러 주며 양혈(養血)하고 거풍(祛風)한다. 근골을 강하게 하고 수염과 머리털을 검게 하며 자식을 있게 하고 자보(滋補)하는 좋은 약이다. 붉은 것과 흰 것 2가지가 있는데 붉은 것은 수컷으로 혈(血)분으로 들어가고, 흰 것은 암컷으로 기(氣)분으로 들어간다. 붉은 것과 흰 것을 반반씩하여 쌀뜨물에 담그고 나서 고르게 잘라 검은콩과 고루 섞어 아홉 번 찌고 말려서 사용한다."고 하였다.

▶전설의 식물인 하수오가 한방에 매우 중요한 약물로서 오랫동안 백·적하수오와 동일한 식물로 사용되어 왔음을 볼 때 차라리 현재 재배되어 사용중인 적하수오는 백하수오와는 짝이 되지 못하는 것 같다. 그러나 북한에서 연구된 『약초의 성분과 이용』에 의하면 붉은 조롱(적하수오)과 은조롱(백하수오)의 성분과 작용이 기존에 활용되어 온 처방 못지 않게 뛰어나다.

▶『동의학 사전』에서 붉은조롱과 은조롱에 대해서 쓴 것을 보면 두 가지 모두 효능이 거의 비슷하고 약리실험에서 나온 결과도 적하수오(붉은 조롱)는 강심, 장운동강화, 장에서의 콜레스테롤 흡수억제, 억균작용 등이 있고 백하수오(은조롱)는 간장, 조혈기능강화, 피로회복촉진, 진정작용이 있다는 것이다. 그렇다면 비록 야생의 것이 아니고 재배한 것이라 할지라도 그리 실망할 필요는 없을 것 같다.

질병에 따라 먹는 방법

출혈과다로 안색이 창백해지고 뇌빈혈을 일으키면 많은 양의 하수오에 당귀를 가미한다. 하수오를 단용할 때의 보혈적용은 당귀만큼 세지 않으므로 반드시 숙지황, 백작약, 계혈 등, 천궁을 배합해 사용한다.

빈혈에는 오랫동안 숙면을 취하지 못해 꿈이 많고 가슴이 뛰고 자주 잊어먹는 증상들은 빈혈 때문이다. 그 이유는 심장에 혈액을 충분히 공급하지 못한데 있다. 이때는 야교등, 당삼, 당귀, 복신, 산조인, 오미자를 가미해 복용한다.

> 【 하수오 발효액 담그기 】
>
> 백하수오이든 적하수오이든 발효를 시키기 위해선 생 뿌리를 잘 씻어 흙을 없애고 잘게 썰어 물기를 없애고 용기에 같은 양의 흑설탕을 넣고 6~8개월 동안 발효시켜 음용한다. 만일 야생의 하수오라면 흑설탕 대신 자연산 꿀에 푹 담가 가능한 오랫동안 저온, 저속으로 숙성 발효시켜 꿀의 끈적거림이 전부 없어지고 부연 우윳빛처럼 변하게 될 즈음엔 매우 귀중한 발효액이 될 것이다.

【삼지구엽초】

음양곽(淫羊藿) *Epimedium koreanum Nakai*
Epimedium grandiflorum Morr.

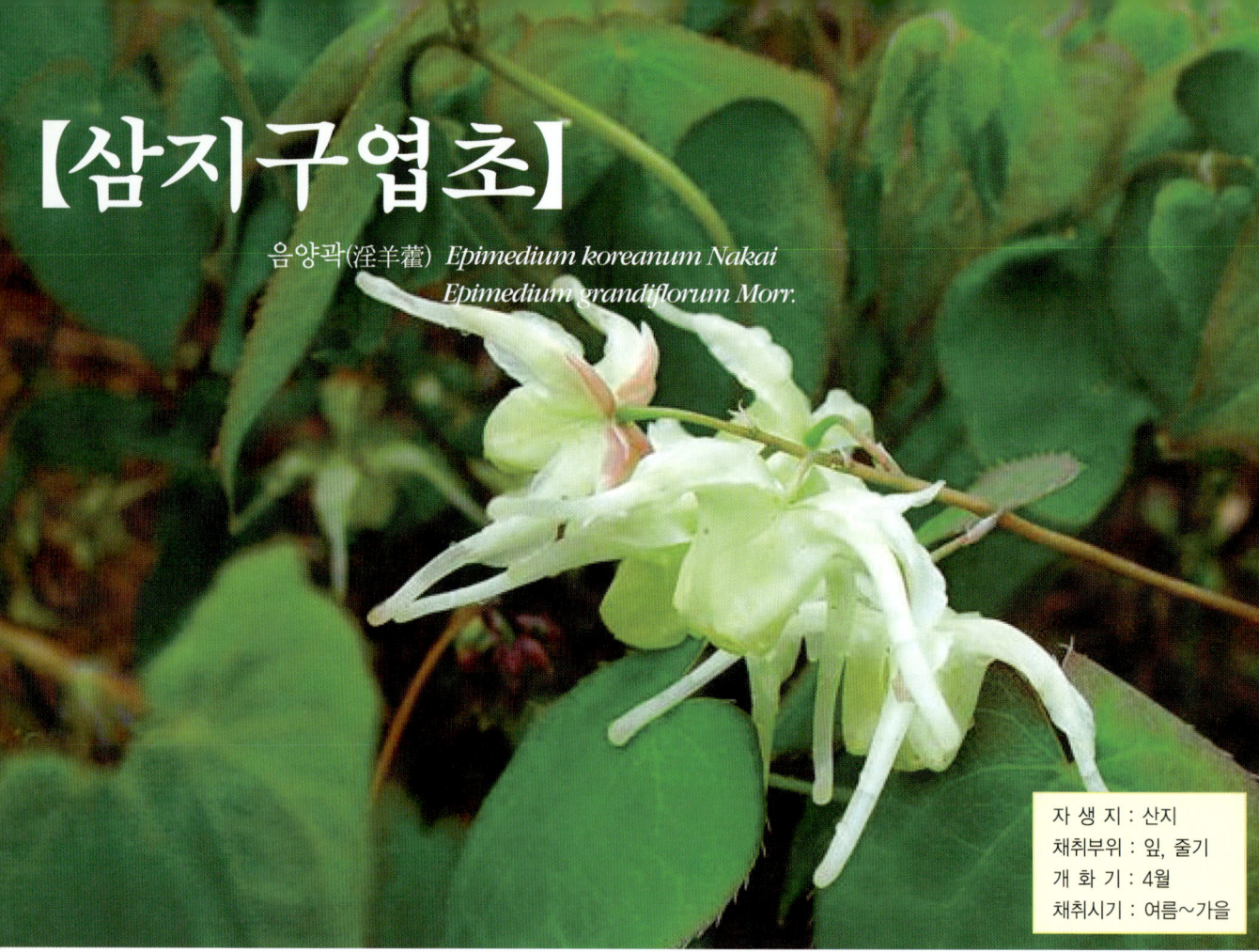

자 생 지 : 산지
채취부위 : 잎, 줄기
개 화 기 : 4월
채취시기 : 여름~가을

🍃 생김새

　경기도, 강원도 이북의 산지에 나무 그늘이나 바위틈에서 자라는 매자나무과의 여러해살이풀이다. 줄기는 높이가 30㎝ 정도이고 딱딱한 뿌리줄기를 가지고 있으며 한 자리에서 여러 대의 줄기가 자라난다. 뿌리에서 자라 나오는 잎과 줄기에 달리는 잎이 있는데, 세 가닥에 세 개씩의 잎이 붙어 모두 아홉장의 작은 잎으로 이뤄져 있기에 '삼지구엽초' 라 한다.
　미나리아재비과의 여러해살이식물인 '꿩의다리' 종류는 꽃이 원추화서로 달리고 꽃잎이 없는 소형이다. 잎은 삼지구엽이지만 이것들은 독성이 있다.
　삼지구엽초의 근생엽은 잎자루가 길고 원줄기에서 1~2개의 잎이 어긋나서 자라난다. 소엽은 계란형이고 밑부분이 심장꼴이고 가장자리에 털 같은 잔톱니가 있다. 줄기 끝에 나는 잎은 잎자루가 짧다.

싹

꽃은 황백색 또는 연보라색이며 원줄기 끝의 총상화서에 밑을 향해 달리고 꽃받침 잎은 8개로서 겉의 4개는 작으며 크기가 서로 다르고 일찍 떨어지지만 안쪽의 4개는 크기가 비슷하며 꽃잎과 같다.

꽃잎은 4개로서 꽃잎마다 기부가 15㎜인 긴 거(鉅)를 이룬 모양이고 1개의 암술과 4개의 수술이 있다. 꽃밥은 들창문처럼 열리고 열매는 골돌로서 길이가 1㎝ 정도 된다.

5월이면 열매가 열리는데, 터지기 전에 씨를 받아야 한다. 씨앗의 표면에는 꿀이 들어있는 점이 있는데 개미가 잘 물고 다닌다.

🌸 효능

봄에 어린 잎과 꽃을 따다가 나물로 해 먹는데 가볍게 데쳐 찬물에 헹군다. 주로 발기부전, 음위, 건망증, 신경 쇠약, 히스테리, 허리와 다리가 무력한 증상, 반신불수, 팔다리 경련 등에 쓴다.

성기능의 쇠퇴(양위)를 치료한다 최음작용이 있으며 정액 분비를 촉진한다. 주로 양위(陽萎)의 치료에 고루 사용한다.

> 음양곽의 성질은 따뜻하며 맛은 맵고 달며 향기가 있다. 최음·강장·강정·거풍 등의 효능이 있다.

『본초비요』에는 "맵고 향이 있으며 달고 성질은 따뜻하다. 간신에 들어간다. 명문을 보하고 정기를 더해주며 근골을 단단하게 하고 소변을 잘 누게 한다. 양기가 끊어져서 발기하지 못하거나 음기가 끊어져서 생산할 수 없는 증상을 치료한다. 냉풍노기와 사지가 마비되는 증상을 치료하는데 북쪽에 어떤 양이 하루에 백번이나 교합하였는데 이것을 먹여서 그렇게 강해졌으므로 음양곽(淫羊藿)이라 부르게 되었다."고 한다.

🍵 질병에 따라 먹는 방법

청장년의 초기 양위에는 토사자, 육종용 등을 가미하고 환제로 복용한다.

장년의 성기능 감퇴에는 피로하여 성욕이 안 일어나는 경우 육계, 녹용, 호로파 등의 약물을 가미한다.

허약 증상과 만성 관절 류머티즘에는 관절이 은은히 아프고 추울수록 더하고 찬 것을 두려워하게 되는 경우에는 파극천, 황기, 금령자, 현호색을 더해서 사용하면 좋은 지통효과를 얻게 된다.

음양곽 술 담그기

음양곽 600g을 잘 씻어 그늘에 말려 소주 1,800cc와 함께 대추, 백복령, 꿀을 적당량 넣어 서늘한 곳에서 2~3개월 정도 숙성시킨다. 저녁마다 한두 잔씩 마시면 발기부전이 치료되고 정력이 증강된다. 이 술을 '선령비주'라고 한다.

삼지구엽초(음양곽)를 효과적으로 먹으려면 10분 이상 끓여선 안 된다. 이뇨작용을 하지만 한꺼번에 많은 양을 복용하면 오히려 소변량을 줄이므로 부종 환자들은 특히 조심해야 한다. 또한 꾸준히 복용하면 혈중 콜레스테롤 수치를 억제할 수 있지만 과량을 장기 복용하면 오히려 증가시킨다.

【황기】

(黃耆) *Astragalus membranaceus Bunge.* 단너삼

자생지	산
채취부위	뿌리
개화기	7~8월
채취시기	가을

🌿 생김새

황기는 약중의 약으로 모든 약의 어른으로 불리며 하나의 줄기가 곧게 서서 자란다.
키가 1m에 달하고 전체에 잔털이 있다. 잎은 깃털 모양의 겹잎인데, 6~11 쌍의 소엽으로 구성된다. 소엽은 달걀꼴의 긴 타원형이고 양끝이 둔하며 가장자리는 밋밋하다. 턱잎은 피침형으로 끝이 길게 뾰족해진다. 꽃은 7~8월에 피는데 잎겨드랑이에서 나오며 잎과 길이가 거의 비슷하고 연한 황색으로 총상화서로 모여 핀다. 뿌리는 길며 황백색이다.

🌼 효능

노두와 잔뿌리를 제거하고 햇볕에 말려 그대로 썰어 사용하거나 꿀을 섞어 볶아 사용한다. 황기는 강장·보신에 중요한 약물로 용도가 매우 넓다. 약성이 부드러워 부족한 것을 보하며 부작용이 없다.

각종 만성질환으로 생기는 증상에 황기와 더불어 다른 보신약을 배합하여 복용하면 체질을 보강하고 두뇌 활동을 활발하게 하며 정신안정의 효과가 있다.

승제의 작용이 있다 내장기능이 쇠퇴하면 위하수, 자궁하수, 탈항 등의 내장하수가 생긴다. 이때 황기를 군약으로 한 '보중익기탕'은 하수증에 사용하는 유명한 처방이다. 예를 들어 위하수는 위 근육의 이완으로 일어나는데 여기에 승마를 더해 근육의 긴장을 강화하고 근육을 수축시켜 위장을 위로 당겨주는 효과를 나타낸다.

이뇨·소종작용을 한다 뚜렷한 소변량의 증가 및 나트륨 배설작용이 있다.

> 황기의 성질은 따뜻하고 맛은 달다. 효능은 강장·익기·생기·소종작용을 한다.

🍯 질병에 따라 먹는 방법

장기간 설사가 낫지 않으면 증상에 따른 약물 이외에 황기와 백출, 산약, 목령을 배합해서 사용한다. 황기의 성질과 다른 지사약을 도와 치료효과를 증가시킨다.

허약해서 오는 다한, 도한에는 마황근, 부소맥, 모려를 가미하면 수렴과 지한의 효과를 얻는다.

평소에 체질이 허약하고 감기에 자주 걸리면 땀이 많이 나고 바람이 싫어지며 정신적으로 피곤해진다. 이때 백출과 방풍을 배합하여 복용한다.

신염 후기나 신기능 부전에는 보골지, 당삼, 파극천, 육계를 더해 사용하면 신장 기능이 강화된다.

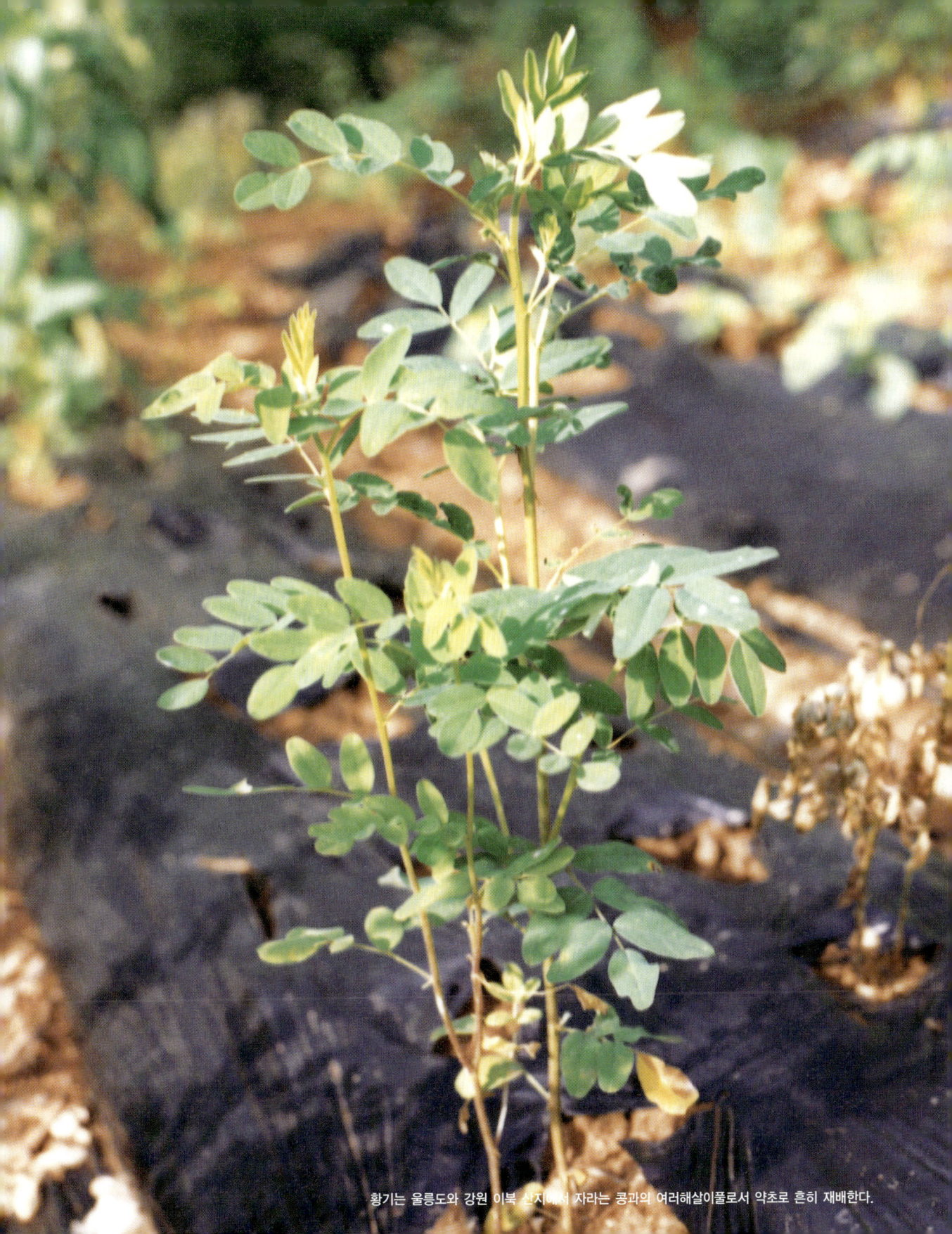
황기는 울릉도와 강원 이북 산지에서 자라는 콩과의 여러해살이풀로서 약초로 흔히 재배한다.

[부추]

구채자(韮菜子) 부추 *Allium tubersome Roth.*
산부추 *Allium thunbergii G. Don*

| 자 생 지 : 들(종자식물) |
| 채취부위 : 새싹, 뿌리 |
| 개 화 기 : 7~8월 |
| 채취시기 : 8~9월 |

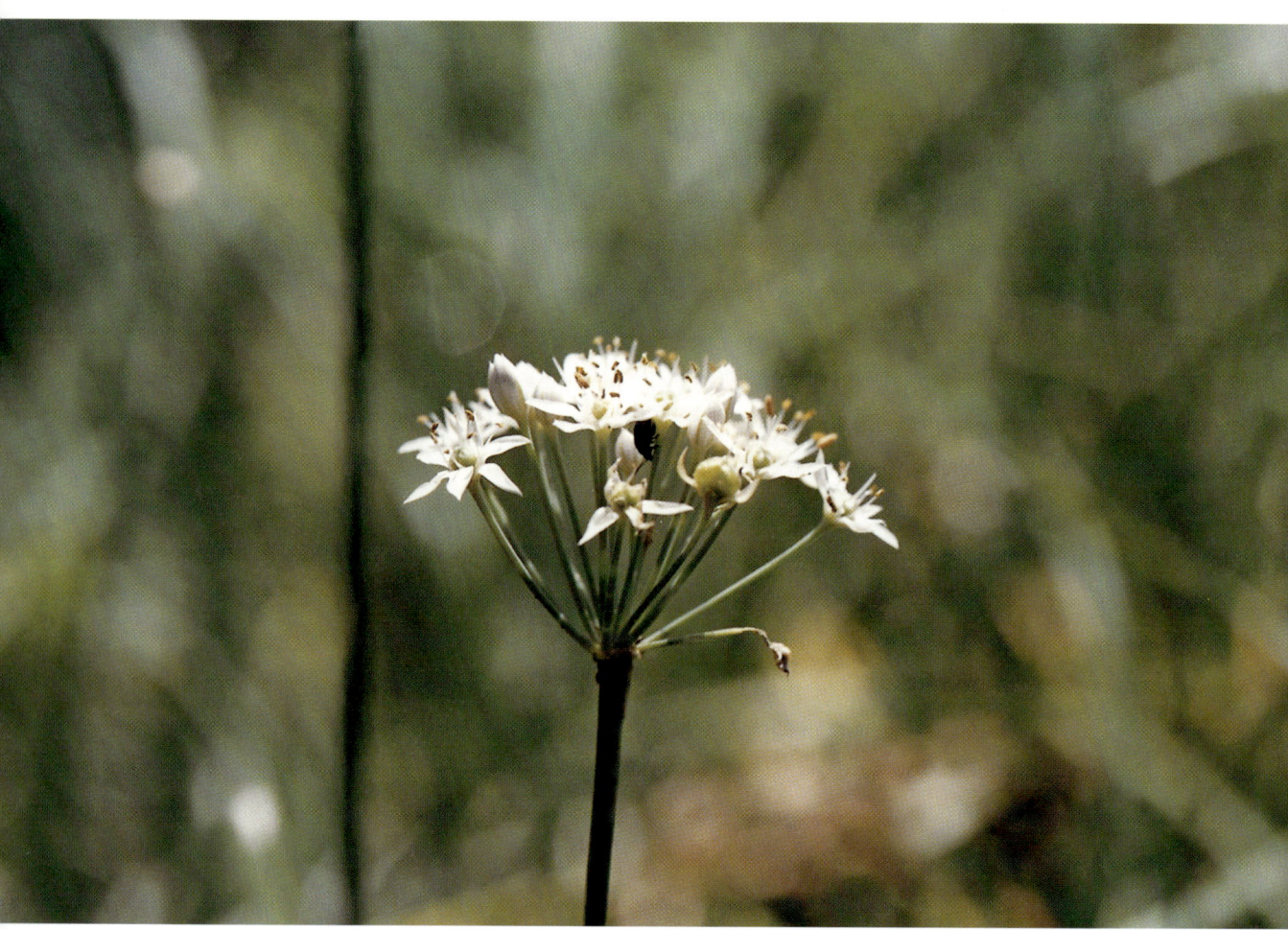

🌿 생김새

　백합과에 속하는 여러해살이풀인 부추는 흔히 재배하는 식물이다. 꽃은 7~8월 사이에 흰색으로 피고 꽃자루가 길고 꽃잎이 수평으로 퍼진다. 수술은 꽃잎보다 약간 짧고 꽃밥은 황색이다.
　산부추는 산지에서 자라는 백합과의 여러해살이풀로서 30~60㎝ 정도까지 자란다. 비늘 줄기는 길이가 2㎝로서 달걀꼴의 피침형이며 마른 칼집으로 싸여 있다. 겉껍질은 약간 두꺼우며 갈색이 돈다.

잎은 2~3개가 비스듬히 위로 퍼지고 흰빛이 도는 녹색이다. 꽃은 8~9월에 홍자색으로 피고 화피의 갈래는 타원형으로 둥근편이다. 수술은 6개로서 꽃밥이 자주색이다.

참산부추와 산부추는 늦가을까지 꽃이 피며 꽃송이의 수가 적다. 두 종류는 비슷해 구별하기 어렵지만 줄기가 편편하면 '참산부추', 세모지게 각이져 있으면 '산부추'이다. '두메부추'는 꽃이 많이 달리며 색이 옅은 분홍색이다. 울릉도에서 흔히 볼 수 있다. 한방에서는 '산구(山韭)라고 부르며, 비늘줄기를 이뇨·강장·해독·건위·진정·강심 등에 쓴다.

> 『본초비요』에 '부추는 위를 보하고 양기를 보충하며 폐의 기능이 잘 발휘되도록 돕는 작용을 한다.'고 한다.
> 『동의보감』에는 '부추는 채소 중에서 가장 따뜻하다.'고 되어있다.
> 『본초강목』에도 '부추는 오장, 특히 심장을 편안하게 해주고 위의 열을 제거해서 허리, 무릎을 따뜻하게 하고 가슴 답답한 것을 풀어준다.'고 한다.

🌸 효능

'구채자'는 부추의 종자이고 잎은 '구채', 인경 및 근을 '구근'이라 하여 약용한다. 종자는 10월경 열매 성숙시에 채취하여 햇빛에 말린다. 영양가도 높고 카로틴, 비타민 B_1, B_2, C 등도 풍부하다.

지통·건위작용을 한다 부추는 뿌리째 달여 먹으며 여러 종류의 통증을 가라앉히고 위장을 튼튼히 하고 장을 깨끗이 하는데 이용해 왔다.

혈액순환에 좋다 휘발 성분과 철분이 많아 혈액을 원활히 한다. 특히 부추는 몸이 찬 사람에게 좋다.

> 부추(구채자)의 성질은 따뜻하고 맛은 맵고 달다. 강장·강정·지뇨작용 등을 한다.

🍚 질병에 따라 먹는 방법

유정이 오랫동안 계속되면 체력이 약해지고 머리가 혼미해지며 얼굴이 창백한 증상이 있게 되는데 금이때 앵자, 보골지, 모려, 용골, 감실을 사용하면 고정효과에 매우 뛰어나다.

허리와 무릎에 힘이 없고 시큰거리면 육계, 보골지, 두중을 가미해 온양·보요하여 근골을 강장케 한다.

노인이 밤에 잦은 소변을 보면 보골지, 육계, 당삼을 배합해 매일 1첩씩 복용한다. 10일 간의 기간을 1차로 하고 복용이 끝난 후 5일 뒤 다시 10일간 복용하면 효과를 기대할 수 있다.

양위나 조루에는 만약 경증인 경우라면 파극천, 육종용을 환제로 만들어 복용하면 성기능이 증강된다. 중증인 경우에는 녹용, 보골지, 파극천을 넣어 사용하는데 끓여서 복용한다.

딸국질에는 신경이 긴장되고 심리적인 관계로 딸국질이 심해져 멈추지 않는 경우 구채자를 가루내어 복용하면 효과가 있다.

【산약】 (山藥) *Dioscorea japonica Thunb* (참마)
Dioscorea batatas Decne. (마)

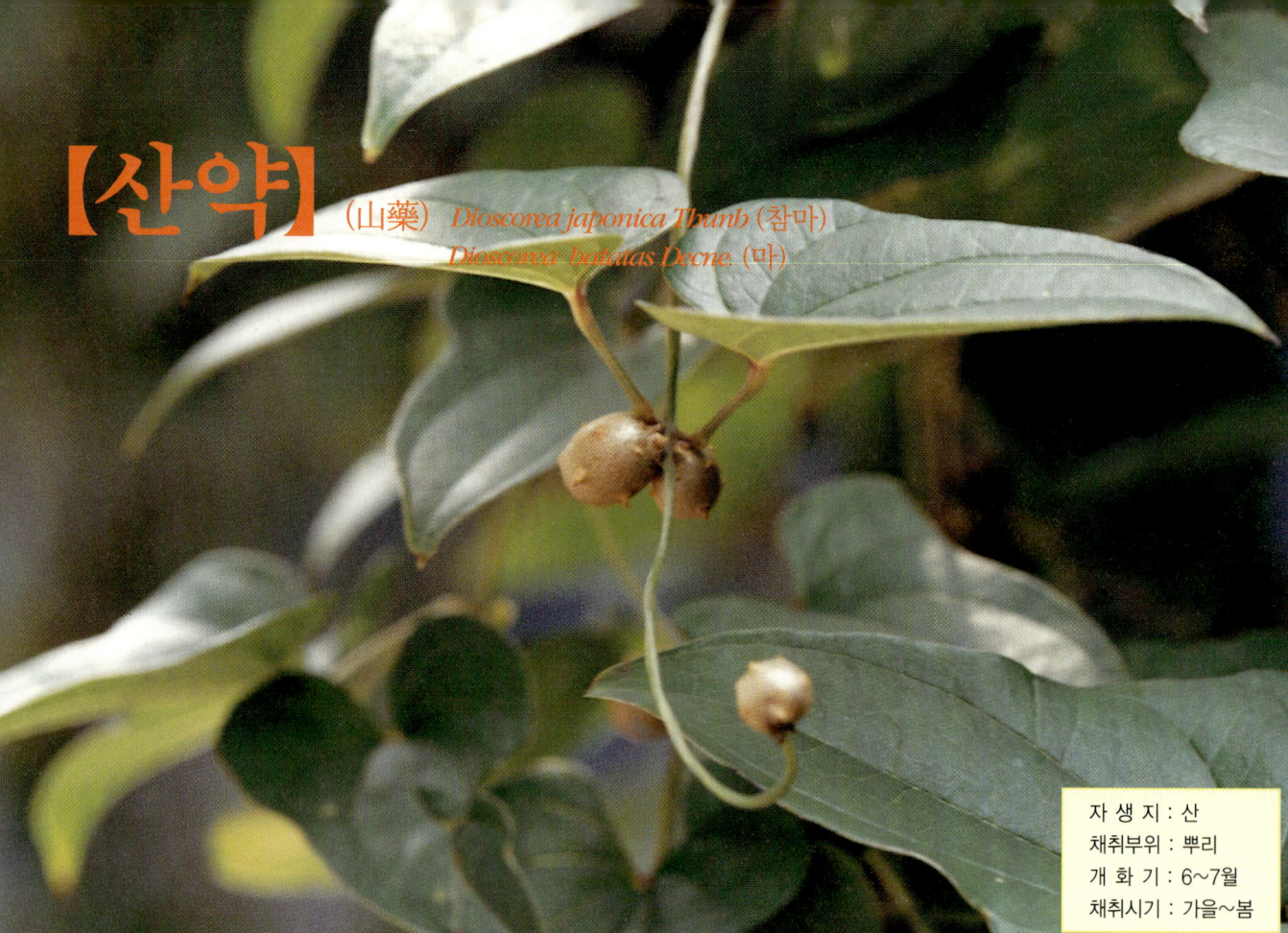

자 생 지 : 산
채취부위 : 뿌리
개 화 기 : 6~7월
채취시기 : 가을~봄

🌿 생김새

산약은 산지에서 자라는 마과의 여러해살이 덩굴식물로 긴 둥근 기둥 모양의 육질의 뿌리가 있다.

잎은 마주보거나 어긋나기도 하며 잎자루는 길고 긴 타원형의 삼각형 모양이다. 끝이 뾰족하고 밑부분은 심장꼴이다.

잎겨드랑이에서 주아가 발달한다. 주아는 다육질인 눈으로 참나리나 반하의 주아처럼 모체와 똑같은 성질로서 무성번식을 한다. 꽃은 암수딴그루로서 6~7월에 피며 1~3개의 흰꽃이 잎겨드랑이에서 나오고 이삭 모양의 꽃차례에 달린다. 수꽃은 곧추서고 암꽃은 밑으로 쳐진다.

줄기는 '산약등', 주아는 '영여자(零余子)' 라 하여 약용한다. 영여자는 식용도 하는데 그대로 소금물에 삶아먹거나 밥에 쪄 먹는다. 열매는 9~10월에 삭과로 달리는데 3개의 날개가 있다. 종자에는 막질의 날개가 있다.

가을에서 이듬해 봄 사이에 괴근을 채취하여 대나무 칼로 외피를 벗긴 후 햇볕에 말려 썰어서 쓴다.

🌸 효능

마의 성분은 전분, 당류, 무친, 글루코사민, 타이로신, 로이신, 글루타민산, 아르기닌, 디아스타제 등이 들어있다. 디아스타제는 소화효소이고 무친은 위점막에서 분비되는 점액질이다. 아르기닌은 세포의 신진대사와 증식에 필요한 영양분이다.

자양·보신·보폐작용 자양강장에 우수한 식물이긴 하나 약성이 부드러워 정체되지 않고, 뜨거운 성질이 있으나 거칠지 않아 늘 복용해도 유익하다.

전신을 자양하는 약물 적응증은 비교적 넓으며 소화, 호흡, 비뇨, 생식 계통의 허약한 증상, 신경쇠약에 쓴다. 또한 당뇨병의 예방과 치료도 한다.

비위를 보하는 약물 모든 비위의 허한증에 사용된다. 지사·소화·건위에 유효한 성분인 전분과 디아스타제가 함유되어 있어 백출, 복령, 편두를 배합하여 지사약으로 사용한다.

> 🌼 산약(마)의 성질은 평하고 맛은 달다. 효능은 자양·강장·보폐작용 등을 한다.

🍵 질병에 따라 먹는 방법

허약한 노인의 설사에는 백출, 편두, 목향을 더해 복용한다.

노인의 만성 기관지염에는 장시간 기침이 계속되고 숨이 짧으면서 급하고 담이 흰색에다 조금만 움직여도 기침이 심하면 사삼, 복령, 보골지, 백합과 함께 사용한다.

고정(固精)효과가 매우 뛰어나다 청장년의 유정에 20g 이상 사용하고 감실, 금앵자, 모려를 배합해 쓴다.

만성 신염, 허약해진 노인이 소변을 자주 보고 그 양이 많다면 산약의 수삽작용으로 치료가 가능하다. 이때 보골지, 토사자, 파극천을 배합해 사용한다.

또한 요단백이 오랫동안 없어지지 않고 부종이 생기며 피곤하고 권태감이 들며 소변은 자주 보지만 양이 적을 때 황기, 택사, 토사자를 사용한다.

배변회수가 빈번하고 양이 많으며 소변이 기름 방울 같으며 입이 마르고 혀가 붉으면 복령, 택사, 산수유, 숙지황을 가미해 '육미지황환'을 복용한다.

심한 갈증으로 수분을 너무 많이 섭취하여 요량이 많을 때는 '옥액탕'을 복용하는데 이 방제는 산약을 군약으로 해서 황기, 지모, 갈근, 천화분을 가미한 것으로서 생진과 지갈작용을 한다.

> **육미지황환 만들기**
>
> 숙지황 320g, 산약, 산수유 각 160g, 백복령, 목단피, 택사 각 120g을 꿀로 환을 만들어 공복에 따뜻한 술이나 소금 끓인 물로 오동나무 열매 크기로 50~70개를 복용한다. 탕제를 할때는 20첩으로 나눠서 먹는다.

【사상자】

Torilis japonica (Houtt.) DC.
Cnidium monnieri (L) Cusson 벌사상자(갯사상자속)

자 생 지	들(종자)
채취부위	새싹, 뿌리
개 화 기	7~8월
채취시기	8~9월

🌿 생김새

사상자는 우리나라 각처의 풀밭이나 숲 속에서 자라는 산형과의 두해살이풀이다.
마치 뱀들이 웅크리고 있는 형상의 풀이라 해서 '사상자(蛇床子)'라 하며, 새를 뱀이 즐겨 먹는다해서 '뱀밥풀', '배암도랏'이라고 부른다.

키는 30~70㎝이고 전체에 잔털이 있다. 잎은 서로 어긋나고 2~3회 깃 모양으로 갈라지며 잎자루 밑둥은 줄기를 감싼다. 줄기 상부에서 방사상으로 갈라진 가지마다 5~10개 작은 흰꽃이 겹산형화서를 이룬다.

총포엽은 4~8개이며 선형으로 길이가 1㎝ 정도이고 작은 총포는 선형으로 작은 꽃대에 붙어 있다.

꽃잎은 5개로서 바깥 것 한 개가 특히 크며, 수술은 5개이고 암술대가 2개로 갈라져서 밖으로 굽는다. 열매는 분과로서 4~10개씩 달리고 피침형이며 갈고리 모양의 가시털이 있으며 녹색이 도는 흑색이다.

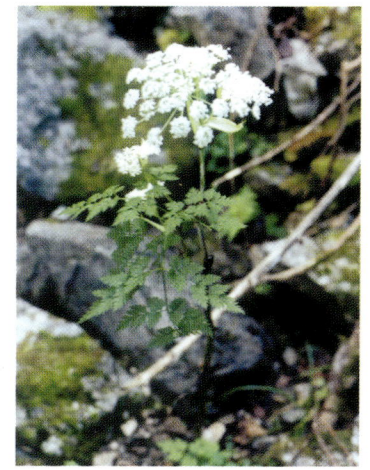

🌸 효능

'개사상자'는 약용으로 쓰지 않으나, 우리나라와 일본에서 일부 사상자로 잘못 사용되고 있다. 중국에서는 벌사상자를 쓴다. 사상자(Torilis)는 중국에서 '학슬[(鶴虱) 담배풀의 씨앗]'의 대용으로 쓴다.

'벌사상자'는 8~9월 열매 성숙기에 채취하여 햇볕에 말려서 가루 내어 또는 술에 쪄서 쓴다. 열매는 정유를 함유하는데 그 주성분은 카디넨, 토릴렌 등의 세스키테르펜이다.

> 사상자의 성질은 따뜻하고 맛은 쓰거나 맵다. 효능은 온신(溫腎)·소염작용을 한다.

장양능력이 있으나 그 효력은 파극천, 보골지 만큼 강하지는 않고 보조적인 기능에 불과하며 단미로는 효력이 약하다.

🍄 질병에 따라 먹는 방법

식용방법 이른봄 어린싹을 뿌리와 함께 나물로 해먹는다. 쓴맛이 강하므로 데쳐서 잘 우려내야 한다.
양위의 초기에는 토사자와 오미자를 가미한 '삼자황'을 복용한다. 중증의 경우 그다지 효과가 없다.
불임에는 부인의 체력이 약해 병이 많고 자궁이 차서 생긴 불임에는 사상자를 사용한다.
다뇨, 유뇨에는 수삽작용을 하며 이때 토사자, 보골지, 상표초를 가미한다.
백대하에는 사상자는 트리코모나스(Trichomonas)균을 죽이는 작용을 한다. 부인의 백대하가 많아지면 사상자를 군약으로 하여 각종 소염, 청습약을 가미해 외부를 잘 닦아주면 좋다. 중증일 때 분말을 내어 캡슐에 담아 질내에 삽입해서 쓰기도 한다. 좌욕시에는 복방으로 사용하면 효과가 더 좋다.
기타 사상자와 지부자를 쓰면 살균작용이 더욱 강해진다. 이외에 빈랑, 고삼자, 황련을 쓰기도 한다.

【새삼】

토사자(菟絲子) *Cuscuta japonica choisy*

자 생 지	산, 들(종자)
채취부위	잎, 줄기
개 화 기	8~9월
채취시기	9~10월

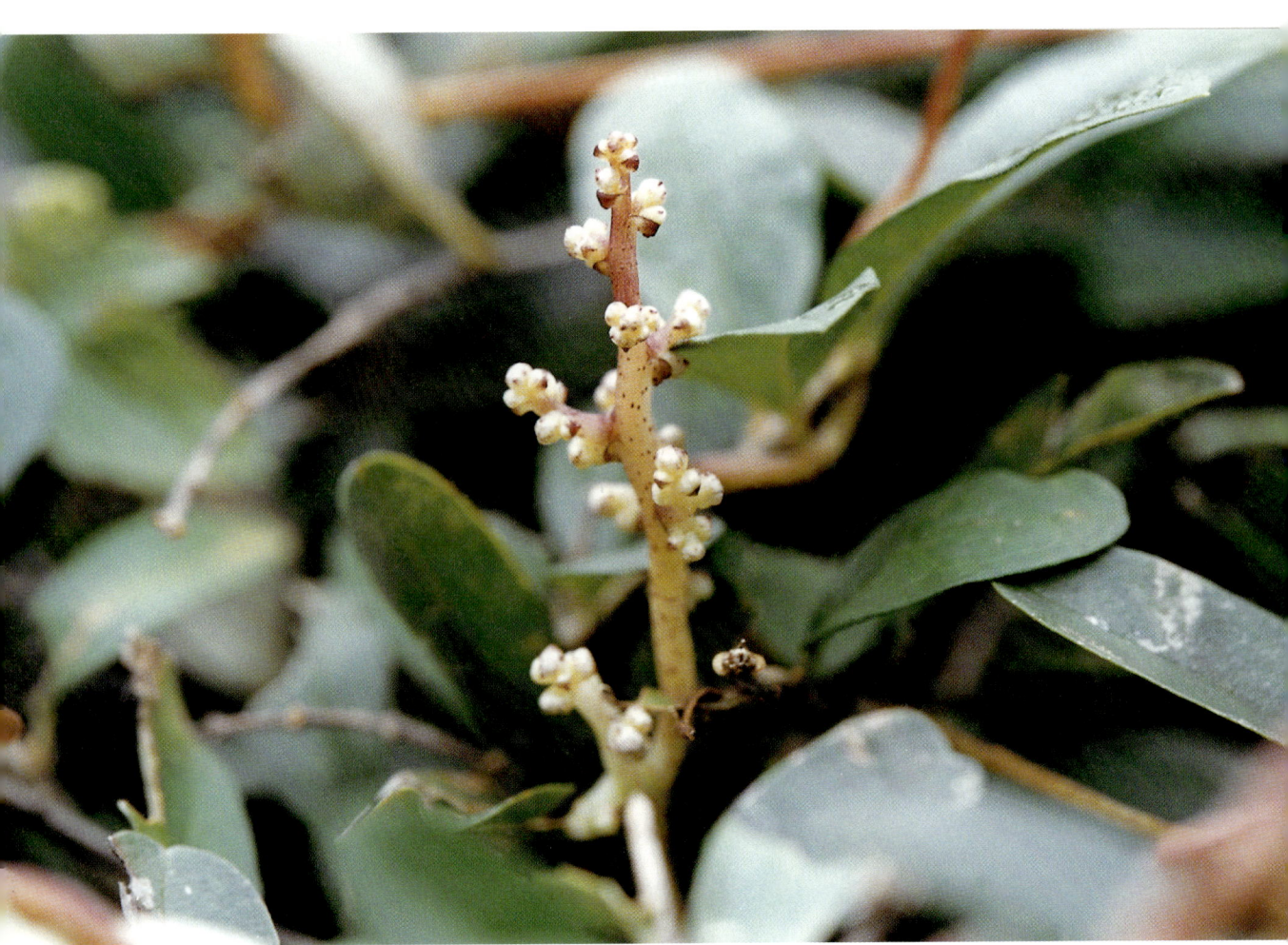

🌿 생김새

　새삼은 싹이 터서 뿌리를 내린 모습이 토끼와 비슷하고 실 모양으로 가늘게 자란다해서 '토사'라 부른다. 메꽃과의 한해살이풀로서 볕이 잘 드는 들에서 자란다. 칡덩굴이나 쑥대, 콩밭에서 기생하며 누런색 줄기를 가지고 다른 식물을 감고 올라가며 자란다.

전체가 노란색의 굵은 철사 모양으로 다른 식물에 기생해서 자란다.

초여름에 바람개비 같은 싹이 나서 기생식물에 붙으면 뿌리는 이내 마르고 새로 생긴 빨판으로 기생식물의 영양을 흡수하면서 성장한다.

잎은 비늘 같으며 길이가 2㎜ 정도로 작고 삼각형 모양이다. 8~9월에 통통한 줄기에서 작은 흰 꽃이 모여 핀다. 꽃자루가 없고 줄기 위에 짧은 이삭으로 핀다. 열매는 삭과로 타원상 난형이며 익으면 뚜껑이 벌어져 작은 둥근 씨가 나온다. 씨는 심장 모양 또는 계란 모양이며 약간 납작하다. 겉껍질은 밤색을 띤 검은색이며 겉면에 작은 점이 있다.

'실새삼'은 줄기가 실같이 가늘다. '갯실새삼'은 남부지방의 바닷가에서 순비기 나무에 기생하며 자라지만 수원, 경주 같은 내륙지방에서도 발견된다.

효능

자양·보신의 효과가 있다 보신의 용도는 범위가 넓어서 예로부터 장양·보신에 많이 사용하였다. 새삼은 부족한 것을 보충하며 기운을 돕고 몸무게를 늘이며 눈을 밝게 하고 몸을 거뜬하게 하며 얼굴의 주근깨를 없애고 성기능을 높인다. 뿐만 아니라 뼈를 튼튼하게 하고 허리힘을 세게 하며 무릎이 시리고 아픈 것을 치료한다. 신장이 허약해서 생긴 음위증, 유정, 몽정 등에 효과가 좋다.

새삼 씨에는 칼슘, 마그네슘, 나트륨, 니켈, 라듐, 철, 아연, 망간, 구리 등의 물질과 당분, 알칼로이드, 기름, 비타민 B_1, B_2 등 많은 원소가 들어 있다. 수지(나무에서 나오는 진) 비슷한 배당체와 많은 양의 아밀라제가 들어 있다.

> 새삼의 맛은 달고 매우며, 성질은 평하고 약간 따스하다. 간, 신, 비경에 작용한다.

♣ 새삼의 씨를 약재로 사용한다

▶**보신 작용을 증가시킬 때**
7~9월에 걸쳐 종자가 성숙했을 때 잘라서 햇볕에 말린다. 걷어낸 씨를 체로 쳐서 껍질을 제거하고 맑은물로 씻어내고 말린다. 용기에 넣고 일정량의 소금물(소금1 : 물3)을 뿌려 고루 축인 후, 토사자 100㎏에 소금2㎏을 솥에 넣고 약한 불로 옅은 황색이 되도록 볶아서 그늘에 말린다.

▶**온신장양(溫腎壯陽)의 작용이 증강시킬 때**
씨를 솥에 넣고 적당량의 물을 부어 터져 갈라질 때까지 저으면서 삶아 물이 흡수되어 걸쭉한 죽처럼 되면 일정량의 막걸리와 밀가루를 넣고 (새삼씨 100㎏에 막걸리 15㎏ 밀가루15㎏) 고루 섞어 떡을 만들어 작은 덩어리로 썰어 햇볕에 말린다.

『신농본초경』에 "맛은 맵고 기는 평하다. 끊어진 상처를 잇고 부족을 보하며 기력을 북돋고 살찌게 하며 튼튼하게 만든다. 즙은 얼굴에 생긴 검은 반점을 없앤다. 장복하면 눈이 밝아지고 몸이 가벼워지며 오래 산다"고 하였다.

『명의별록』에 "살결을 기르고 음기와 근골을 강화한다. 줄기는 중초의 냉증으로 정액이 저절로 흐르거나 소변이 남아 있는 증상을 치료한다. 입이 쓰고 마르며 갈증이 있을 때 쓴다. 차가운 혈액이 쌓인 증상을 치료한다."고 한다.

『본초삼가합주』에서 섭천사는 "토사자는 기가 평하고 가을의 평한 금기를 받아 수태음폐경에 들어가고 맛이 맵고, 달고 무독하며 땅의 금(金), 토(土) 두 가지 맛을 얻어 족태음 비경과 족양명 위경에 들어가며 기미가 내림보다 오름이 많아 양이 된다."고 하였다.

질병에 따라 먹는 방법

식용방법 줄기덩굴과 씨를 모두 쓰며, 덩굴을 즙내서 먹거나 씨앗을 달여 차처럼 마시기도 한다.

오줌소태나 당뇨로 갈증이 계속 날 때는 토사자 달인 물을 자주 마시며 양기가 약해진 경우 토사자와 숙지황을 가루 내어 술을 탄 물에 반죽하여 알약을 만들어 인삼 달인 물로 먹는다.

간질병으로 눈이 어두우면 토사자 120g을 술에 3일 동안 담갔다가 햇볕에 말려 계란 흰자위에 개어서 알약을 만들어 빈속에 따뜻한 술로 먹는다.

심신이 허(虛)하면 진양이 약해진 유정에는 토사자 200g, 백복령 120g, 연육 80g을 부드럽게 가루 내어 술로 쑨 밀가루를 풀에 반죽해서 0.3g의 알약을 만든다. 한번에 30~50알씩 빈속에 먹는다.

노인의 체력 저하에 따른 양위에는 토사자를 필요한 약물과 배합해 사용하면 좋다. 또한 육종용, 파극천, 보골지, 녹용, 해구신 등과의 배합으로 장양의 효능을 기른다.

가벼운 유정의 증상에는 금앵자, 감실, 모려를 배합하여 사용한다.

중증 유정에는 일주일에 3회 이상으로 유정이 심하고 요슬(허리와 무릎)이 차고 머리가 혼미한 증상을 수반하는 경우엔 보신고정제인 '토사자환'을 사용할 필요가 있다. 토사자환은 토사자를 군약으로 하고 상표초, 모려, 녹용 등을 가미한 것으로 중증인 요실금에 적합하다.

> **새삼 발효액 담그기**
>
> 꽃이 피고 씨가 맺힐 때는 줄기가 조금 건조하지만 발효액을 만들기에는 적당하다. 줄기와 함께 걷어서 잘게 잘라 용기에 흑설탕과 함께 넣어 발효를 시키며 필요에 따라 엿기름 달인 물을 조금 쓴다. 응달에 놓고 5~6개월간 발효시킨다.

[쑥]

애엽(艾葉) *Artemisia princeps* var. *orientulis*(Pampan) Hara.
Artemisia vulgaris L.

🌿 생김새

쑥은 국화과에 속하는 여러해살이풀로 키는 60~120cm에 달하며 전체가 거미줄 같은 섬유질의 털로 덮여 있다.

꽃은 노란색이며 7~9월에 핀다. 줄기는 곧게 서고 잎은 어긋나며 길쭉한 달걀꼴에 한 두 번 깃털 모양으로 중간 정도까지 갈라진다. 갈라진 잎 조각은 타원꼴로서 겉은 녹색이고 뒷면엔 흰털이 빽빽이 나 있다.

뿌리에서 나온 잎과 밑부분의 잎은 나중에 쓰러지며 줄기에서 나온 잎은 타원형이며 깃 모양으로 깊게 갈라진다. 싹은 번식력이 강하여 땅속줄기는 옆으로 뻗고 줄기는 많은 갈래로 나눠지고 그 끝에 7~9월에 담갈색의 작은 꽃이 송이 모양처럼 핀다.

🌼 효능

쑥은 식용과 약용의 대표적인 식물이다. 한방, 민방에 의하면 쑥 전체는 산후 하혈, 출혈, 회충, 곽란, 하리, 개선, 안태, 과식, 누혈, 복통 등에 쓰였다고 한다.

복통에 효과가 있다 쑥잎은 봄에서 여름 전후에 채취하여 그늘에 말린 것을 '애엽'이라 하며 이것은 달여 장복하며 복통에 효과가 있다.

면역력이 증강된다 쑥뜸을 하면 평상시보다 백혈구가 늘어나 면역력이 증강된다. 쑥은 비타민과 미네랄 그밖에 많은 영양분이 풍부하게 들어 있다. 그 가운데 무기질, 비타민 A, 비타민 C가 특히 많다.

쑥의 향기는 살균·살충력이 강하다 독특한 쑥향은 치네올이란 정유 성분 때문이다.

이외에 콜린, 유칼리, 프톨아데닌, 아르테미산, 모노기닌 등이 함유되어 등의 다양한 효과가 있다는 것이 입증된 상태이다.

여름에 생긴 설사에는 민간요법에서는 생즙을 내서 마셨다.

벌레에 물렸거나 코피, 타박상에는 생잎을 찧어 붙이기도 한다.

> 쑥의 맛은 쓰고 성질은 따뜻하며 비경, 간경, 신경에 작용한다. 정혈·해독·활혈·강장·강정·소염·진통·이뇨·지혈 효능이 있다.

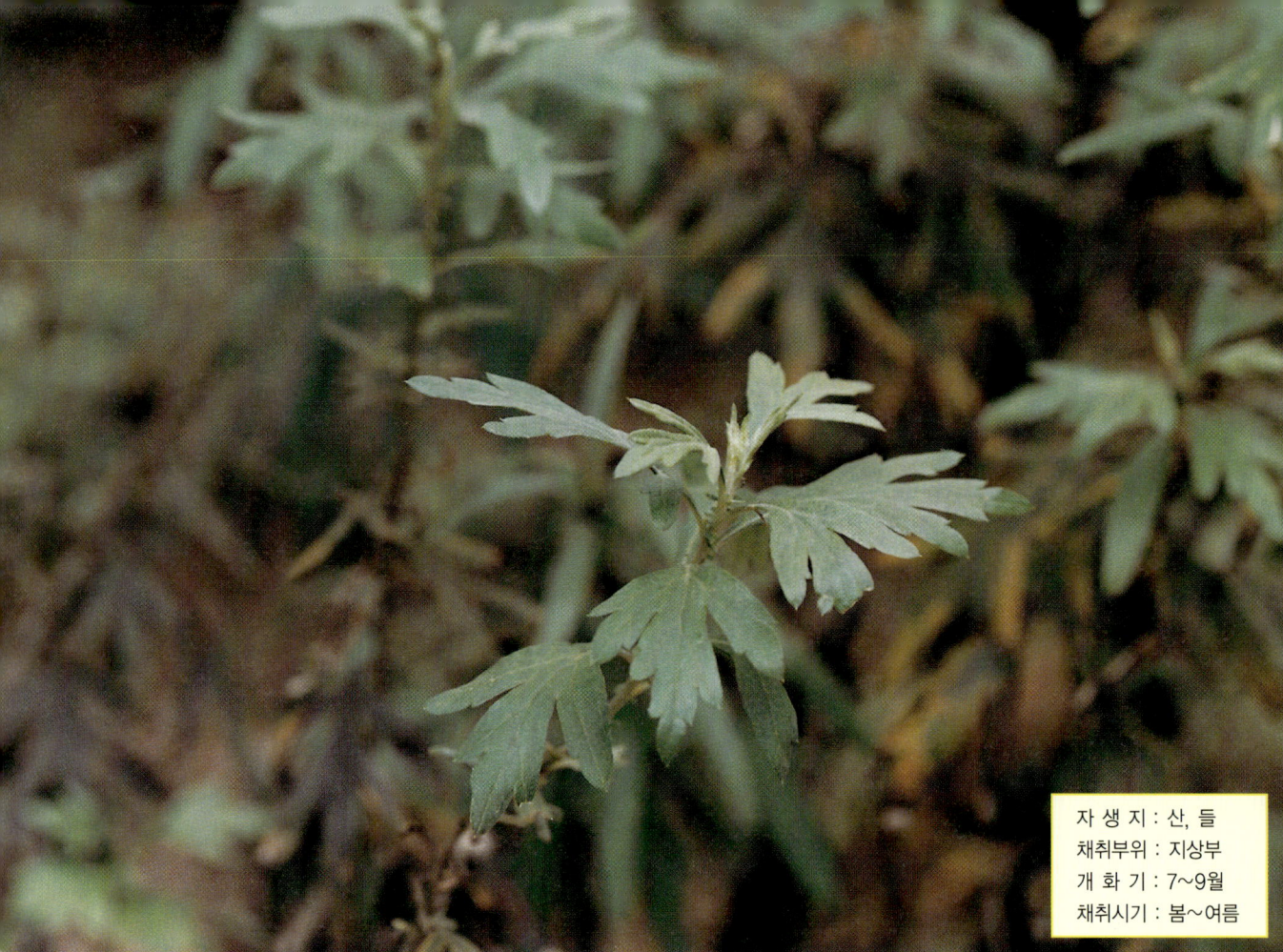

자 생 지 : 산, 들
채취부위 : 지상부
개 화 기 : 7~9월
채취시기 : 봄~여름

여성의 몸을 따뜻하게 한다 음력 5월 단오에 쑥을 뜯어 말린 후 달여 먹으면 여자들의 아랫도리를 따뜻하게 한다.

보혈·활혈작용을 한다 차로 해서 수시로 마시면 기혈을 따뜻하게 하고 소화를 잘 시키며 식욕을 증진시킨다. 경맥을 잘 통하게 하고 풍한을 없애며 비위를 데워주고 아픔을 멈춘다.

약리실험에서 피 응고 촉진작용, 억균작용이 밝혀졌다. 비위가 허한해서 아픈데, 한성, 이질, 월경 부조, 태동 불안, 불임증 등에도 쓴다. 애엽은 뒷면이 회백색이며 털이 많고 향기가 진한 것이 좋다.

『본초비요』에 "애엽은 쓰고 맵다. 생것은 따뜻하고 익힌 것은 열하며, 순양의 성질이 있다. 거의 사라져 가는 원양을 되돌아오게 할 수 있고 12경을 통하게 하며 삼음을 주관한다. 기혈을 조절하고 한습을 몰아내며 자궁과 속을 따뜻하게 하고, 막히고 답답한 것을 열어주며 모든 출혈을 그치게 한다."고 하였다.

🌸 애엽(艾葉)의 효능

애엽이 들어간 처방에 『금궤요락』에 있는 **'궁귀교애탕(교애탕, 교애사물탕)'** 을 들 수 있다. 이는 숙지황, 백작약, 당귀, 아교, 애엽, 천궁, 감초 등을 배합하여 만든 처방이다.

이 처방은 보혈, 지혈, 조경, 안태에 쓴다. 지혈의 주약은 아교와 애엽이다.

애엽은 혈관수축, 중추의 흥분과 응고시간의 단축, 출혈시간의 단축에 의해 각기 출혈을 멈추게 한다. 또한 태워서 쓰면 지혈효과가 강해지고 위액분비를 촉진하여 식욕을 돋구고 월경조정, 유산방지에도 효과가 있다.

애엽은 약성이 따뜻하다. 허한에 따른 월경과다, 자궁출혈 및 임신출혈에 쓴다. 부인과의 출혈증상으로 체질허약의 경우엔 쓰지만 발열증에는 사용해선 안 된다. 경혈이 담홍색이 되어가고 하복부 냉통, 맥상허약의 경우에 쓴다. 생애엽을 사용하면 청열과 지열의 효과가 있다. 포황을 배합하면 더욱 좋아진다.

애엽은 허한성 위통 및 복통의 치료에 쓰이며 산한·건위·소식 등의 효과를 가져온다. 향부자, 두구, 오수유, 곽향을 가미해 끓여 따뜻하게 복용한다.

> **주의** 애엽은 온성의 지혈약이므로 한증 경향을 띠는 출혈에만 써야 한다. 열증의 환자에게는 선학초, 지유 등을 배합하고 숙지황도 생지황으로 바꾼다.

《쑥 발효액 담그기》

쑥을 발효액으로 만들 땐 어린 싹을 흙을 털어 내고 살짝 씻어 물기를 뺀다. 유리병이나 항아리에 동량의 흑설탕과 함께 넣어서 밀봉하여 발효시킨다. 발효시키는 도중에 밑에서부터 차오르기 시작하면 위와 아래를 간간이 섞어 주기도 한다. 혹시 즙액이 충분히 차 오르지 않으면 감초, 생강, 대추 달인 물을 조금 넣어 주거나 또는 용기 아래에 있는 건더기를 일부 꽉 짜서 걸러낸 후에 다시 섞어주면 발효가 원활하게 진행될 수 있다. 쑥에서 나온 발효액은 기타 다른 한방으로 만든 발효액에 섞어서 음용하면 또 다른 효능이 나타난다.

【참당귀】

당귀(當歸), 승검초, 신감초 *Angelica gigas Nakai*

| 자 생 지 : 산지 |
| 채취부위 : 뿌리 |
| 개 화 기 : 8~10월 |
| 채취시기 : 가을~봄 |

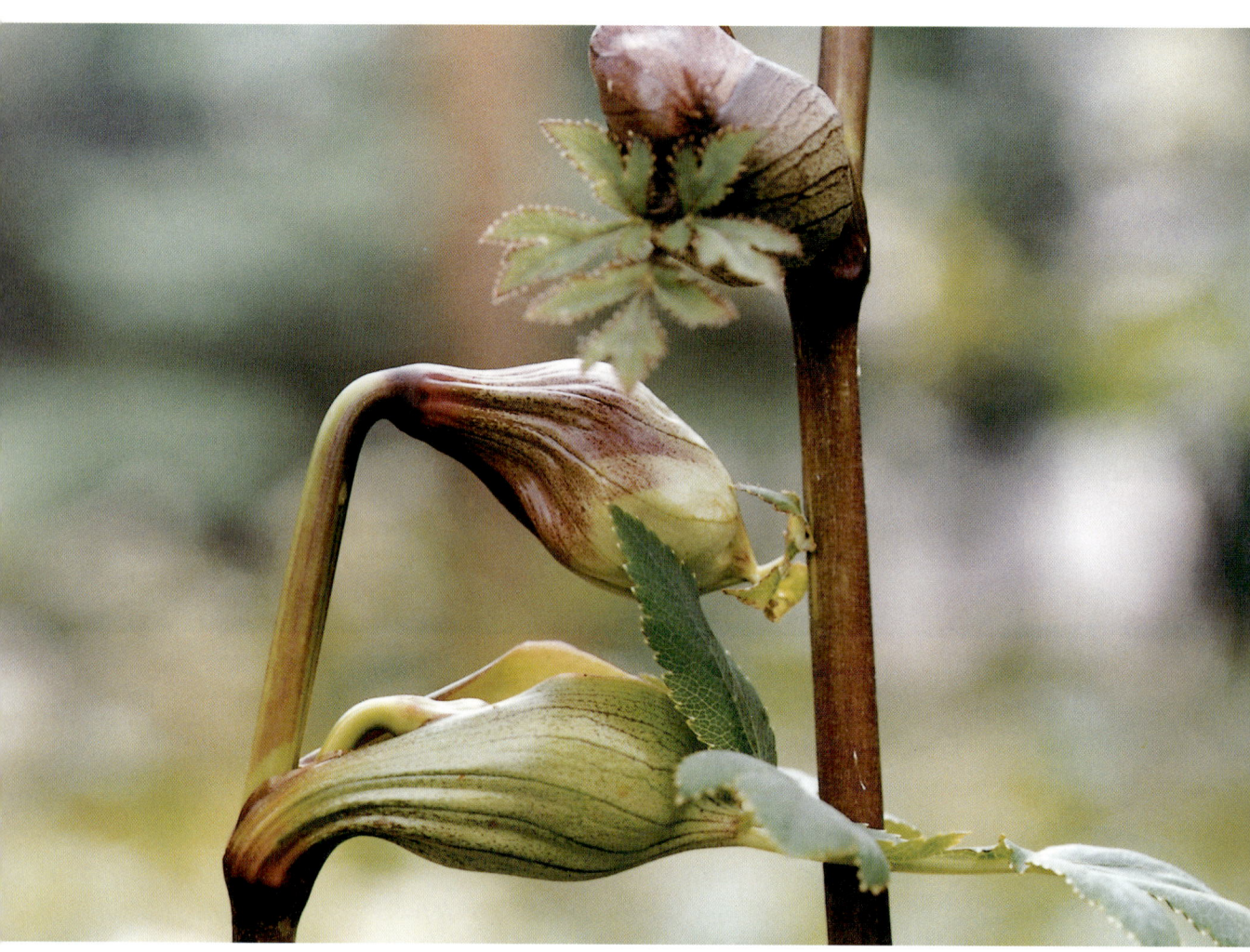

　참당귀는 산형과의 여러해살이풀로 방향성 식물이다. 주로 깊은 산지의 잡목이 무성한 골짜기나 높은 산지의 습지에 자란다. '승검초', '신감채'라고 불리며 심산유곡 스님들이 있는 암자에서 자라는 풀이라 하여 '승암초', '승검초'라고도 한다. 속명의 'Angelica'는 라틴어의 'angelus(천사)'라는 말에서 시작되었고 '죽은 사람을 소생시키기도 한다.' 해서 붙여진 것으로 생각된다.

🌿 생김새

당귀는 굵은 뿌리에서 원줄기가 자라며 키는 80~90㎝ 정도 된다. 전체에 털이 없고 줄기와 잎자루는 자줏빛을 내며 줄기는 곧게 선다. 잎은 진녹색으로 어긋나고 2~3회 삼출복엽으로 3~5갈래 갈라진다.

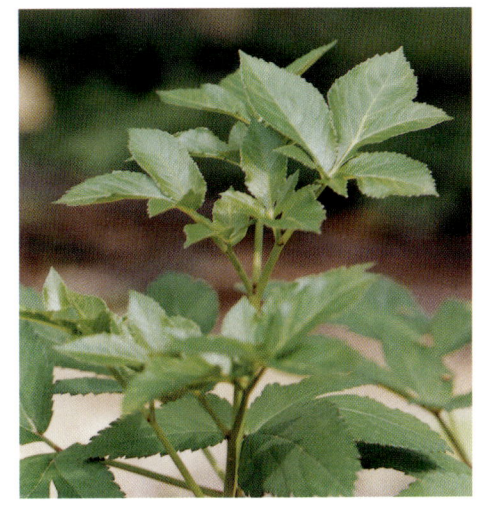

갈라진 잎은 긴 타원형으로 끝이 뾰족하고 가장 자리에 날카로운 톱니가 있다. 잎의 모양은 바디나물과 비슷하다. 꽃색도 당귀속 식물로서 보라색인 것은 참당귀와 바디나물 뿐이다. 당귀의 싹은 청초하며 우아하다. 어린 싹을 나물로 먹으며 줄기를 씹으면 향이 느껴진다.

뿌리에서 나는 잎과 밑부분에서 나는 잎자루는 길며 1~3회 깃 모양의 겹잎이다. 어린순과 잎자루는 식용한다.

꽃은 8~10월에 겹으로 된 큰 산형화서(傘形花序)가 가지 끝과 원줄기 끝에서 발달하여 15~20개로 갈라지고 끝에 20~40개의 자주색의 작은 꽃이 평면상으로 총총히 핀다. 총포는 한 두 개로 칼집처럼 커지며 소총포는 5~7개 가늘다. 꽃받침 톱니는 분명치 않으며 긴 타원형으로 끝이 뾰족하다.

10월에 맺는 열매는 분과로서 타원형이고 날개가 넓다. 뿌리는 짧으나 비대하며 잔뿌리를 많이 달고 있다. 한방과 민간에서는 뿌리를 '당귀(當歸)'라 하며 용도는 매우 넓다.

오래 묵은 것은 노두 굵기가 손아귀를 벌려야 잡을 수 있고 세 가닥으로 갈라진 뿌리도 엄지손가락 굵기다. 오래 묵은 것일수록 향기도 짙고 약효도 높다. 반 그늘에서 말리는 것이 좋다.

🌸 효능

당귀는 보혈의 약으로 상용된다. 단미로 써도 뛰어난 효과가 있으며 그 용도도 넓어 복방의 약물로서 매우 많이 사용된다.

부인과, 내과 질환의 중요한 치료제 부인과 질병에는 늘 당귀가 쓰이며, 급·만성 어느 쪽에도 뚜렷한 치료 효과를 발휘한다. 또한 빈혈 치료의 주요한 약물이며, 혈액순환 장애로 빈혈이 있을 경우 많은 양의 당귀를 써서 치료하는 것이 바람직하다.

풍부한 비타민 B_{12}와 엽산이 들어있어 적혈구 결핍, 혈색소 감소, 저혈당증을 개선하며 골수의 조혈 기능을 돕는다.

> 당귀의 맛은 달고 성질은 따뜻하다. 효능은 보혈·조경·진정작용을 한다.

『신농본초경』에 "맛은 달고 성질은 따뜻하다. 기침이 상기하는 것을 치료한다. 온성학질로 생긴 한열과 피부 속이 오싹오싹한 증상을 치료한다. 여성의 자궁출혈과 불임증을 치료한다. 여러 가지 악창과 외상이 있을 때 달여서 마신다." 하였다.

질병에 따라 먹는 방법

여성의 월경 이상에는 월경이 불규칙하거나 모든 무기력증에는 당귀를 군약으로 하여 치료한다. 월경과다에는 조절효과가 있으며 하수오, 지유탄, 측백탄을 배합한다.

임산부의 보혈을 위해서는 당귀에는 안태의 효능이 있어 임신 3개월 전에 당귀를 복용하면 보혈로 신체를 건강히 하고 태아발육을 촉진하며 조산을 방지할 수 있다. 임신 후에는 유산의 징후가 없더라도 황기, 백작약, 하수오, 상기생을 배합하여 2주 정도 복용한다.

월경통에는 어혈을 없애는 효능을 갖고 있어 월경통을 치료한다. 월경의 이틀 전부터 통증이 일어날 경우에 당귀미(尾)를 사용한다. 여기에 도인, 백작약, 익모초, 연호색, 금령자를 배합하여 복용한다.

참당귀 발효액 담그기

새싹이 막 나오기 시작하는 무렵 전초를 캐서 잘 씻어 물기를 뺀 후 흑설탕과 함께 용기에 넣어 밀봉하여 바람이 잘 통하는 응달에서 5~6개월 동안 발효시켜 거른 후 음용하면 좋다.

제4장
기침에 좋은 산야초

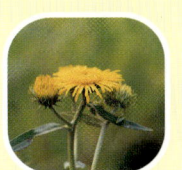
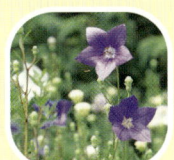
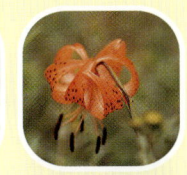
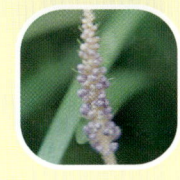
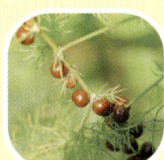

【반하】 (半夏)

끼무릇 *Pinellia ternata (Thunb.) Breitenbach*

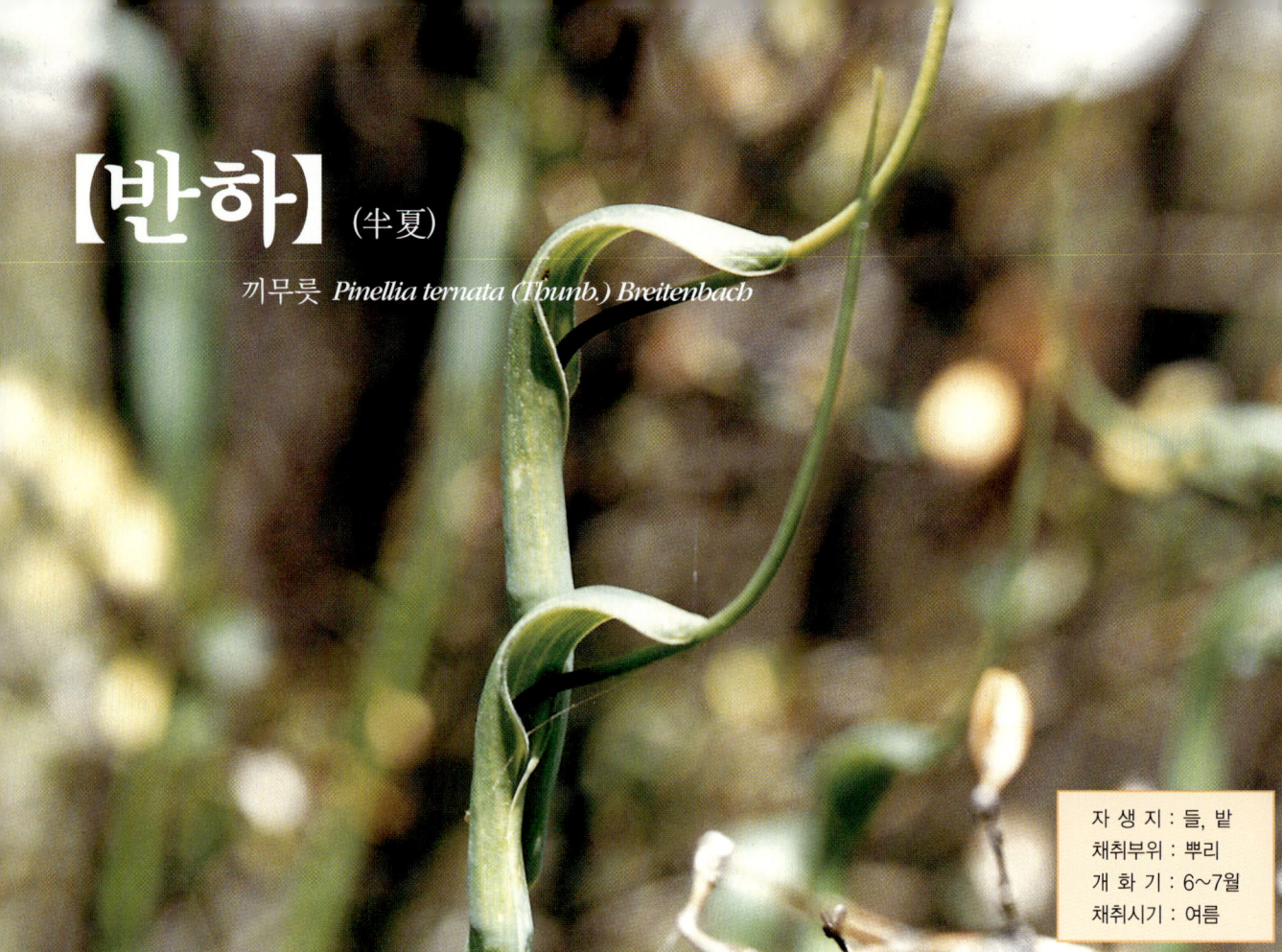

자 생 지 : 들, 밭
채취부위 : 뿌리
개 화 기 : 6~7월
채취시기 : 여름

🌿 생김새

반하는 우리나라 각처의 밭에 나는 천남성과의 여러해살이풀이다.

키는 30㎝ 내외이며 지름이 1~2㎝인 둥근 괴경에서 1~2개의 잎이 나온다. '끼무릇'이라고도 불리며, 하지가 지난 뒤 여름철 중간에 잎이 난다하여 '반하'라고 한다.

잎자루는 길이가 10~20㎝로서 밑부분 안쪽에 1개의 주아가 달리며 위쪽 끝에 달리는 경우도 있다. 1년생은 단엽이고 2~3년 후엔 3개의 소엽을 갖는 복엽이 된다.

꽃대는 높이가 20~30㎝로서 괴경에서 나오고 가늘고 길다. 꽃차례는 육수화서인데 녹색의 불염포 안에 들어 있는 암꽃은 밑부분에 달리며 약간 떨어진 윗부분에서는 수꽃이 꽃밥만으로 연한 황백색을 띤다. 열매는 7~8월에 달리고 장과로서 녹색이며 크기는 작다.

🌸 효능

반하의 덩이줄기에는 니코틴과 비슷한 알칼로이드와 피토스테린이라는 성분이 들어 있어 가래를 삭힌다.

뚜렷한 화담·진해작용 반하는 호흡기 질환에 대한 상용약이다. 기관지의 분비액을 증가시키고 담액을 배제하는 작용을 한다.

만성 기관지염에는 기관지염이 장기화되어 담이 기관지에 몰려 기침나며 숨이 가쁘면 복령, 진피, 백출을, 호흡이 가쁘고 희끄무리한 색의 담이 많을 때는 백출, 원지, 천남성을, 짙은 누런색의 열담이 있고 갈증내며 번열(煩熱)이 있을 때 황금, 과루인, 행인을 배합하여 쓴다.

건위작용을 한다 위의 허한증 치료에 효과가 있다. 맑은 위액을 토하고 식욕이 감소하고 헛배가 부른 증상이 있으면 황기, 백출, 복령과 배합하여 환제로 만들어 상시 복용한다.

> 성질은 따뜻하고 맛은 맵다. 효능은 진토·진해·거담·조습·소종작용을 한다.

🍲 질병에 따라 먹는 방법

식용방법 반하를 약으로 쓸 때는 꽃이 피는 여름에 둥근 뿌리줄기를 캐서 쓴다. 뿌리와 껍질은 다듬어 물에 씻은 다음 햇볕에 말린다. 그런 다음 하룻밤 동안 소금물에 담가 쓴맛을 뺀 뒤, 생강즙으로 법제하여 쓴다.

위염으로 급격한 구토가 자주 나오면 황금, 진피, 감초를 배합하여 쓴다.

습담에는 습담이 안에 모여 가슴이 막혀 답답하고 다량의 점액을 토하고 설태가 희면 지각, 후박, 죽여를 사용해 치료한다.

외용시 생반하를 외용하면 해독과 산결의 효과가 있어 외과에서 사용한다. 1회 용량은 4g으로 충분하다. 사용 전 식초나 생강즙으로 볶아 독성을 조금 누그러뜨려 사용하는 것이 바람직하다.

물집이 생겼을 때는 말린 반하를 곱게 가루 내어 밥과 섞은 뒤 고약처럼 이겨서 기름종이나 창호지에 발라 환부에 붙인다.

유방의 양성 종양에는 유방에 딱딱한 응어리가 생겼지만 통증이 그다지 심하지 않을 때는 생 반하가루 8g을 식초에 섞어 함께 볶은 후 환부에 바른다. 만약 피부에 자극반응이 나타나지 않으면 그대로 둔 채로 2일 후에 떼고 다음날 다시 바른다. 이러한 과정을 3~4회 되풀이 한다. 반하(강)에 원삼, 모려, 시호를 배합해 내복시키는 것도 소종과 결산에 효과를 얻기 위함이다.

【금불초】 (金佛草)

선복화(旋覆化) *Inulla britannica L. var. chinensis Regel*

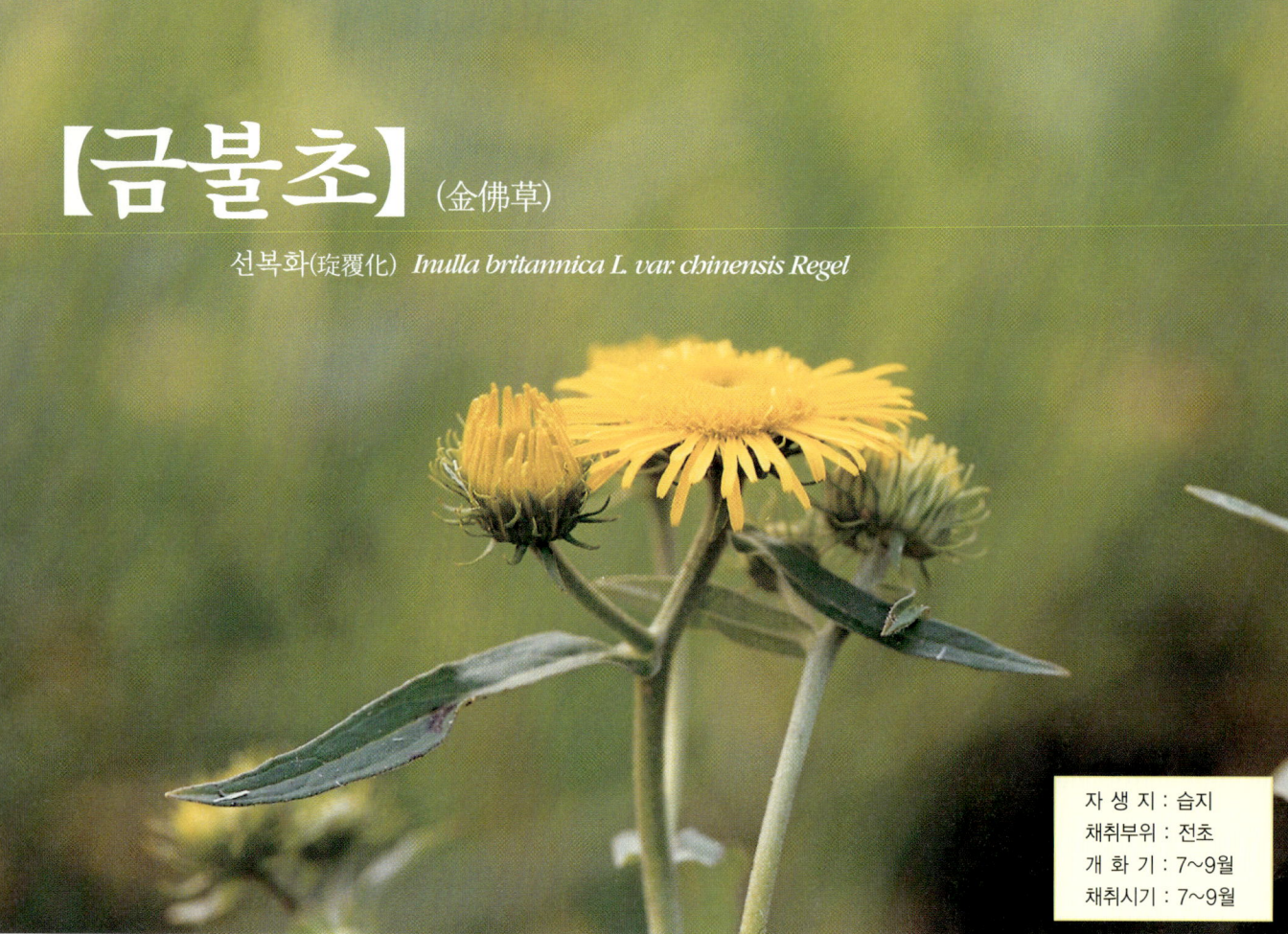

자 생 지 : 습지
채취부위 : 전초
개 화 기 : 7~9월
채취시기 : 7~9월

🍃 생김새

습지나 강가의 풀밭, 논둑 등에서 자라는 국화과의 여러해살이풀이다.

키가 20~60cm 정도 되며 근경이 뻗으면서 번식한다. 근생엽과 밑부분의 잎은 작으며 꽃이 필 때 쓰러지고 중앙부의 잎은 피침형으로 끝이 약간 뾰족하고 길이는 5~10cm이다.

가장자리에 가는 톱니가 있고 끝이 둔하며 기부는 어느 정도 줄기를 안는다.

습한 것과 추위에도 아주 강한 편이며 볕이 잘드는 곳이면 어떤 조건에서도 잘 자란다. 특히 우리나라처럼 여름에만 고온다습한 조건에서 재배하기 좋다.

꽃은 7~9월에 피며 지름이 3~4cm로서 가지 끝과 원줄기 끝에 달려 전체가 산방상을 이룬다. 두화 둘레의 설상화는 길이가 15~20mm이고 중심부에 관상화가 조밀하게 모여 있다.

꽃은 노란색으로 피는데 환하고 부드럽다. 총포 조각은 다수이며 꽃이 필 때 뒤로 젖혀진다.

열매는 길이가 1㎜가량의 수과이며 10개의 능선과 더불어 털이 있다.

🌸 효능

거담작용을 한다 천식과 호흡 곤란을 편안하게 하며 담을 없애는 작용이 뛰어나다.

주로 해수, 천식, 소화불량, 흉협창만, 심하비경을 치료하며 간, 폐, 위, 방광경에 들어간다. 용량은 1일 6~12g으로 하여 끓이거나, 알약 또는 가루약으로 먹는다.

🍲 질병에 따라 먹는 방법

식용방법 7~9월에 꽃이 활짝 피었을 때 채취하여 그늘에서 말린다. 그대로 쓰거나 약간 볶거나 꿀을 발라 살짝 구워서(혹은 태워서) 쓴다.

4~5월쯤 싹이 돋아나면 어린순을 먹는데 찬물에 하루 정도 우려내어 나물로 먹거나 된장국에 넣어 먹는다.

급성 위장염으로 입에서 냄새가 나고 갈증과 딸꾹질을 자주하면 반하, 석고, 죽여를 가미하여 사용한다. 만약 복용 후에도 딸꾹질이 멎지 않을 때 정향, 감꼭지, 지실을 선복화와 함께 사용하면 대변이 잘 통하고 딸꾹질이 멎는다.

한담증으로 해수가 심하면 숨이 가쁘고 목구멍에 담이 차면 마황, 세신, 반하, 소자를 배합하여 쓰면 담을 제거하고 해수를 멎게 한다.

열로 인한 해수에는 호흡이 가쁘고 끈적한 누런색 담이 많이 나오면 행인, 패모, 상백피, 과루피를 배합하여 복용하면 담열을 제거할 수 있다.

만성 기관지염에는 발작이 일어나 담열이 심할 때는 대황, 길경, 상백피를 배합하여 사용한다.

▶속명의 'Inula'는 옛날 라틴어의 이름으로서 '맑게 하다'는 뜻의 뿌리의 약효로부터 유래된 것이다.

▶선복화(璇覆化)
한방에서는 금불초의 꽃을 말린 것을 '선복화'라고 하며, 금불초와 유사한 종을 함께 약으로 쓴다.

성질은 따뜻하고 맛은 짜고 맵고 쓰다. 진해·거담·건위·진토·이수·하기 작용을 한다.

▶금불초와 같은 속의 식물로 '목향'이 있다. 목향은 유럽이 원산지인 다년초로서 전체에 짧은 털이 빽빽이 있다. 목향의 뿌리에는 발한, 이뇨 및 거담제로 사용하며 구충성분이 들어 있다.

〈목향순기탕〉 등에 쓰이는 목향은 운목향(Saussurea lappa Clarke)의 뿌리로서 꽃은 7~9월에 암자색으로 되고 다년생이며 뿌리가 크고 원주형이다.

【도라지】

길경(桔梗) *Platycodon grandiflorum (JACQ) A. DC.*

자 생 지 : 산지
채취부위 : 뿌리
개 화 기 : 7~8월
채취시기 : 가을

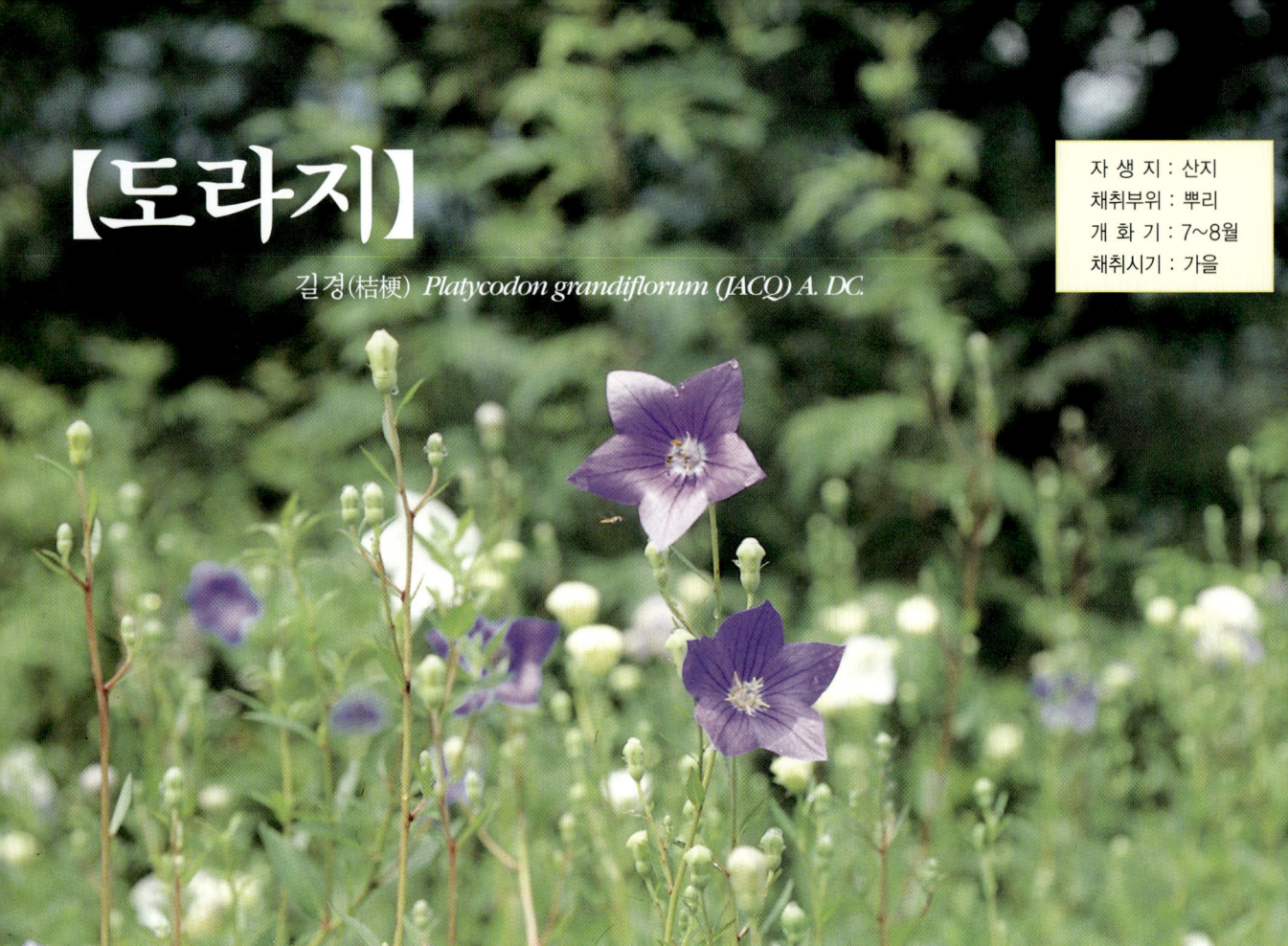

🍃 생김새

도라지는 초롱꽃과에 속하는 여러해살이풀로서 1속 1종의 식물이다.
뿌리가 굵으며 원줄기나 잎의 줄기를 자르면 백색의 유액이 나온다.
줄기는 높이가 40~100m 정도이고 긴 타원형의 잎은 잎자루가 없고 곧게 선 줄기에 어긋나게 달리거나 혹은 둘러서 달린다. 앞면은 연녹색이지만 뒷면은 회백색이다.
잎은 서로 엇갈려 붙고 길이는 3~7㎝의 계란형으로 끝이 뾰족하고 가장 자리가 깔쭉깔쭉하고 뒷면이 희끄스름하다.
꽃은 하늘색 또는 백색이며 원줄기 끝에 한 개 또는 여러 개가 위를 향하여 피고 꽃받침은 다섯 개로 갈라진다. 10월에 씨가 익는데 삭과로 거꾸러진 계란형이다.

도라지의 고향은 히말라야산맥의 고원지대이다. 그래서 지역이 한랭할수록 개화기가 빠르다.(한랭지역에서는 7월에 개화한다.) 따뜻한 지방에서는 8~9월에 꽃이 핀다.

🌸 효능

옛부터 부드러운 순과 잎은 나물로 먹었고 뿌리는 약재로 썼다. 도라지 뿌리는 본래 굵고 빳빳하며 뿌리 전체에는 이눌린 성분이 있다.

약용으로서의 유효 성분은 플라티코디닌(platycodinin)이며 기침을 그치고 가래를 없애는 약의 원료로 쓰인다. 약으로 쓸 땐 가을이나 봄철에 뿌리를 캐서 겉 껍질을 벗겨 말려서 쓴다. '길경(桔梗)'이란 이름 그대로 뿌리가 곧고 질기다.

> 맛은 맵고 쓰며 성질은 평하다. 진정·진통·해열·혈압 강하·소염·위액 분비억제작용을 한다.

기침약으로 최고의 효능 도라지의 '사포닌 성분'은 가래를 없애고 염증을 삭이는 작용을 한다. 아울러 고름을 내보내는 작용도 하므로 각종 염증에 쓴다.

도라지 뿌리에는 약 2%의 사포닌이 있는데 겉껍질을 벗기지 않는 것이 사포닌의 함량이 높다. 또한 재배한 것보다 자생한 것이 높다. 잎과 줄기에도 사포닌 성분이 있는데 특히 꽃이 필 무렵에 많다.

또한 사포닌 성분은 용혈작용이 있어 기관지 분비를 항진시켜 가래를 삭인다. 약리실험에 진정·진통·해열·혈압 강하·소염·위액분비 억제작용 등이 입증되었다. 가래가 있으면서 기침이 나며 숨이 찬 데, 가슴이 그득하고 아픈데, 목이 쉰 데, 목안이 아픈데 쓴다. 주로 폐경(肺經)에 작용한다.

도라지의 매운맛과 쓴맛 도라지는 하얗고 매우며 폐금(肺金)에 속하는 질을 갖추고 있다. 그런데 쓴맛이 우세하여 매운맛보다 먼저 느껴진다. 매운맛은 상승하고 쓴맛은 하강한다. 하강하였다가 다시 상승하는 도라지는 내부의 정체를 열어서 길을 뚫는다.

연한 뿌리는 황백색이고 싹은 쓴맛이 강하다. 가을철에 수확하면 쓴맛이 강해 여름철에 수확하기도 한다. 보통 5년 이상된 것을 쓴다.

기타 길경에는 청열·화담·배농·해독의 작용이 있어서 폐농양의 치료에도 좋다.

> 『신농본초경』에 "맛은 맵고 성질은 약간 따뜻하다. 가슴과 옆구리가 칼로 찌르듯이 아픈 증상을 치료한다. 배가 차오르고 장에서 소리가 들리거나, 놀라고 겁먹고 두근거림을 치료 한다."고 한다.
>
> 『명의 별록』에는 "맛은 쓰고 약간 독이 있다. 오장과 장위에 찬 혈기를 보한다. 한열과 풍으로 생긴 저림을 없앤다. 속을 데워 음식을 소화하며 인후통증을 치료하고 벌레의 독을 내려보낸다."고 하였다.

🍯 질병에 따라 먹는 방법

식용방법 도라지 뿌리를 식용할 때는 끓는 물에 삶아 작게 쪼갠 후 물에 헹구어 양념을 해서 먹는다.

> ### ♣ 『금궤요략』의 '길경탕'
>
> '길경탕'은 길경 40g에 감초 80g을 가미하여 물 3,000cc를 넣고 1,000cc가 될 때까지 달인다. 2번 나눠 따뜻하게 마시면 피고름을 토한다고 한다. 이것은 기침하면서 가슴이 차 오르고 한기가 들며, 맥이 빠르고, 목이 마르면서, 갈증이 있고 목에서 수시로 탁한 것이 올라와 비린내가 나고, 쌀죽 같은 고름이 나온 지 오래된 폐옹을 치료하는데 쓴다. 이와 유사한 처방으로서 배농산은 지실, 작약, 길경을 계란 노른자와 섞어서 복용하고 **배농탕**은 길경탕에 생강, 대추를 가해 쓰는 것이다.

감기로 인한 발열 증상에는 길경은 발산·퇴열·화담·지해의 효능이 있어 감기로 인한 발열 증상에 달여 마신다. 단, 급성 발작시에는 단기간만 사용한다.

풍한 감기에는 기침소리가 크고 호흡이 거칠며 담이 빡빡하고 추위를 느끼고 코가 막히면 형개, 소엽, 행인, 진피를 사용한다.

담열로 인한 해수에는 호흡이 거칠고 인후에 다량의 끈적한 황색 담이 괴어서 좀처럼 안 뱉어지면 황금, 행인, 과루인, 상백피를 배합하여 사용한다.

급성 인후질환에는 길경이 군약으로 쓰이며 방제에 길경탕이 있다. 다른 약을 추가해서 신속한 소염과 소종의 효능을 높인다.

급성 편도선염의 초기에는 충혈, 동통, 종창, 발열을 일으키면 길경에 감초, 금은화, 사간을 가미한다. 초기에 발열, 해수, 흉통 증상이 나타나므로 길경 12g에 금은화와 연교를 다량 가미해 사용하면 배농과 소종의 효과가 있다. 체력이 허약해서 만성 기침이 나면서 각혈을 할 때는 사용하지 않는다.

> **주의** 도라지만 쓰면 약효가 너무 강해 다른 약물과 배합해서 쓰며 돼지고기와는 같이 먹지 않는다.

> ### 도라지 발효액 담그기
>
> 주로 생뿌리를 쓴다. 겉껍질만 살짝 벗겨질 정도로 깨끗이 씻은 후 잘게 잘라 유리병에 넣고 흑설탕을 도라지의 무게와 같은 정도로 넣고 밀봉한다. 응달에 놓고 8~12개월 정도 발효시켜 음용한다. 대추, 감초, 생강을 달인 물을 함께 쓸 때는 물 800g에 대추, 감초, 생강 각기 20g을 넣고 200g이 되도록 달여 식힌 후 도라지 200g, 흑설탕 200g과 함께 푹 잠기도록 하여 밀봉해서 응달에 놓고 5~6개월 동안 발효시켜 음용한다.

[참나리]

백합(百合) *Lilium tigrinum Ker-Gawl*

자 생 지	: 산, 들
채취부위	: 뿌리
개 화 기	: 7~8월
채취시기	: 가을

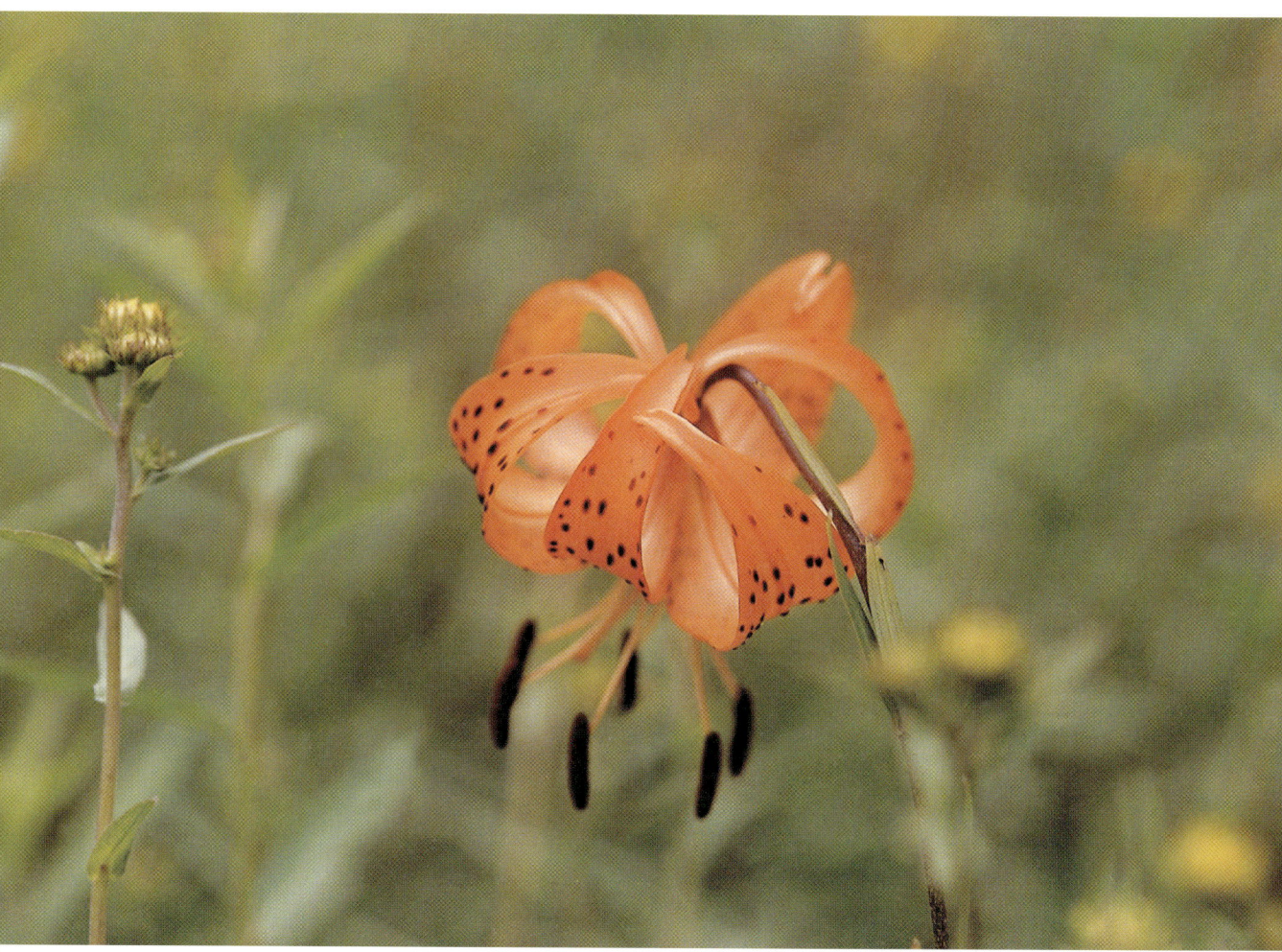

🌿 생김새

참나리는 산과 들에 널리 분포하고 있으며 열매가 맺기는 하나 씨앗이 발아되지 않는 것이 특징이다. 줄기와 잎겨드랑이에 콩알만한 점의 자주색의 주아(珠芽)가 각각 열리고 여름에 이것이 땅에 떨어져 싹이 나면 한 포기의 참나리가 된다.

참나리의 줄기는 검은 자주색이 도는데 점이 있으며 다 자라기 전엔 흰털로 덮여 있다.

잎은 어긋나며 빽빽이 많이 달린다. 꽃은 7~8월에 짙은 황적색 꽃이 피며 가지 끝과 원줄기 끝에서 밑을 향해 달린다. 화피의 갈래는 넓은 피침형으로서 황적색 바탕에 흑자색 점이 있고 뒤로 갈린다.

🌸 효능

비늘줄기엔 여러 종류의 알칼로이드와 많은 녹말, 글루코만난, 비타민 C 등이 함유되어 있다.

콜히친 성분은 세포 유사분열을 줄기에서 정지시키는 억제작용을 한다.

중초를 보하며 기운을 돕고 부은 것을 가라앉히며 대소변을 잘 통하게 한다.

백합은 약성이 온화한 생진·지해제로서 해수나 폐허로 인한 만성적인 해수의 건해, 무담 등의 증상에도 사용된다. 한방에서는 참나리를 '백합' 이라 부른다.

♣ 백합 뿌리의 법제

뿌리는 가을에 채취하여 깨끗이 씻어 인편을 끓는 물에 잠깐 담갔다가 건져내거나 살짝 쪄서 불에 쬐거나 햇볕에 말린다. 약재는 살이 두껍고 질이 단단하고 백색이며 맛이 쓴 것이 우량품이다. 윤폐작용을 증강시키기 위해 꿀로 법제를 한다.

일정량의 꿀을 약간 달 정도로 물로 희석한 후 백합 뿌리에 골고루 뿌려 잘 스며들게 한 후 밀폐시켜 솥에 넣고 약한 불로 볶는다. 표면이 누릇누릇하고 광택이 좀 나면서 손에 끈적거리지 않을 정도가 되면 꺼내어 그늘에서 식힌다. (꿀은 6kg에 참나리 100kg)

『신농본초경』에 "맛은 달고 성질은 평하다. 사기로 생긴 복창과 심장 통증을 치료한다. 대소변을 잘 내보낸다. 중초를 보하고 기를 북돋는다."고 한다.

『명의별록』에는 "부종, 노창, 비만, 한열, 전신두통, 유즙불통, 후비를 치료한다. 눈물과 콧물을 멈춘다."고 한다.

장경악의 『본초정』에서 "맛은 약간 달고 담담하며 성질은 평하며 효능은 완만하다. 기혈을 보익하고 폐를 윤택하게 하며 해수를 치료하고 놀란 것을 진정시키고 두근거림을 멎게 하며 유옹, 후비를 풀어주며 옹저도 치료한다. 중경이 이것을 사용하여 백합증을 치료한 것은 백합이 평안하고 모나지 않아 잃고 흩어버린 것을 수렴하는 완만한 공력이 있기 때문이다. 허로로 인한 기침은 치료하는데 사용하면 마땅하다."고 한다.

장중경의 『금궤요략』에서 백합병에 관한 처방 중 백합을 이용한 몇 예가 있다.
백합병의 환자를 발한시켰으나 낫지 않는 경우에 백합에 지모를 쓰는 '백합지모탕'이 있다. 또 백합병을 앓는 환자로서 하제를 썼으나 낫지 않는 경우에 백합에 활석, 대자석을 배합한 '활석대자탕'이 있다. 최토제를 썼는데도 안 낫는 백합병 환자에게 계자황을 가해 치료하는 '백합계자탕' 그 외에 '백합지황탕', '백합고금탕' 그리고 '백합활석산' 등이 있다.

질병에 따라 먹는 방법

식용방법 주로 어린순과 부드러운 잎, 주아 그리고 땅 속의 비늘줄기를 먹는다. 또한 나물로 먹거나 밥에 섞어 먹거나 볶아서 먹거나 국에 넣어 먹는다.

폐암에는 백합, 생지황, 금은화, 사삼, 천문동, 맥문동, 백모근, 황금 등을 달여 복용한다.

기관지 확장으로 장기간 신체가 허약하고 저항력이 약화된 상태라면 오미자, 자소자, 파극천, 북사삼을 배합해 사용하면 효과가 좋다.

결핵에는 황정, 백부, 단삼, 황련과 배합하면 결핵균을 억제한다.

열병 후에 나타나는 여러 증상에는 생지황, 석고, 연자심, 치자를 배합하여 사용한다.

신경쇠약증에는 산조인, 백자인, 원지를 배합해 환제로 상복하면 잠을 잘 자고 긴장감이나 불안감을 없앨 수 있다.

> 참나리(백합)의 성질은 평하고 맛은 달며 약간 쓰다. 윤폐·진해·안신·강장작용을 한다.

▶백합죽의 효능
백합을 가루 내어 멥쌀을 섞어 끓인 죽은 노인들의 만성 기관지염, 폐열로 인한 마른기침, 콧물, 눈물이 많이 나는데 효과가 좋고, 또한 열병 회복기에 내열이 지속되고 정신이 얼떨떨하고 누우나 앉으나 불안하며 신경쇠약, 폐결핵, 여성들의 갱년기 장애 등에 쓴다.

> **◀ 참나리 발효액 담그기 ▶**
> 백합을 발효시키기 위해선 어린순, 인경과 주아를 사용한다. 대추, 감초, 생강, 엿기름을 넣고 진하게 달인 물을 이용해 흑설탕과 함께 재료를 6개월 이상 발효시켜 음용한다.

【맥문동】 (麥門冬)

Liriope platyphylla Wang et Tang (맥문동)
Liriope spicata Lour. (개맥문동)
Ophipogen japonicus Ker-Gewl (소엽맥문동)

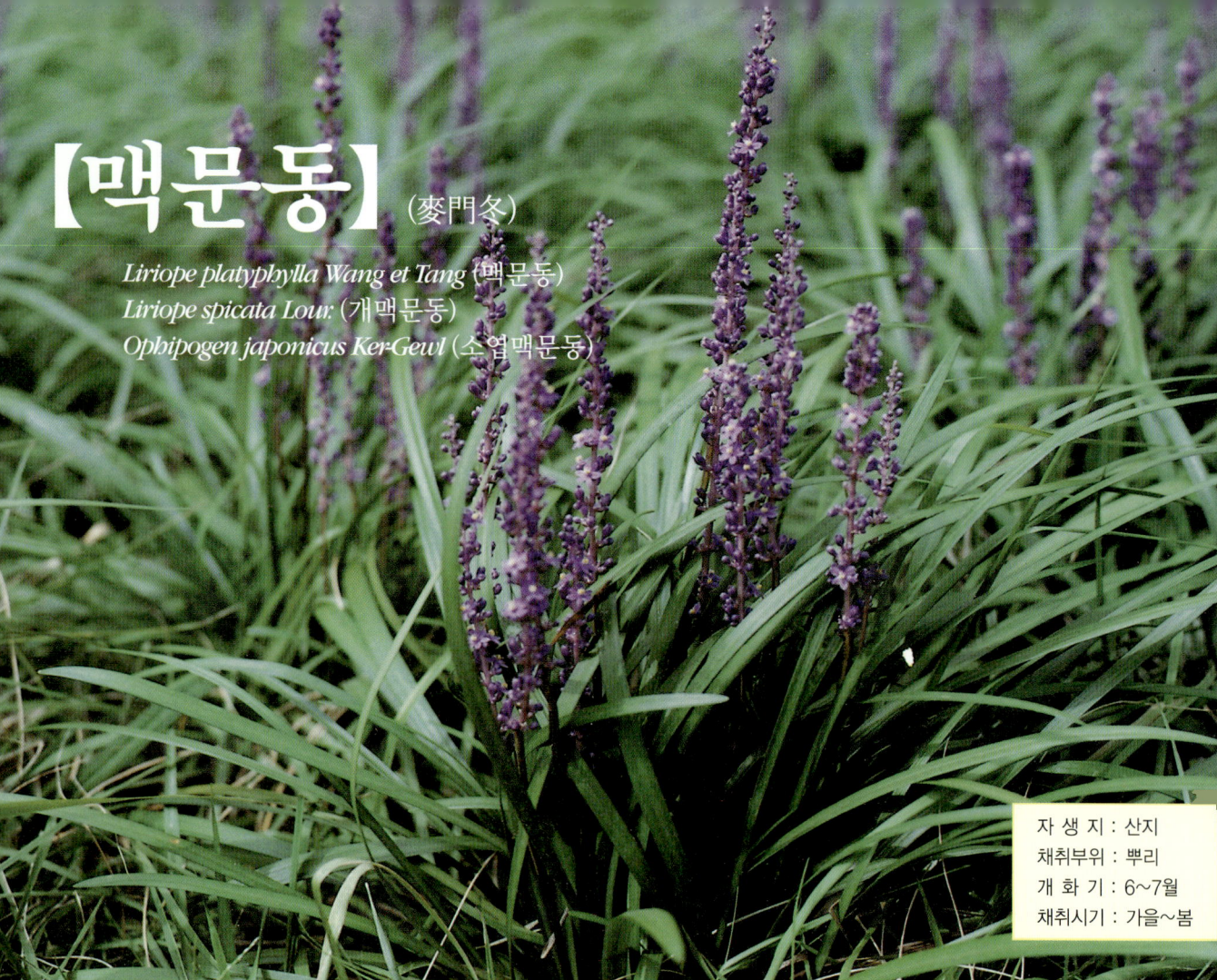

자 생 지 : 산지
채취부위 : 뿌리
개 화 기 : 6~7월
채취시기 : 가을~봄

🍃 생김새

뿌리가 달린 모양이 마치 껍질이 뚜꺼운 보리같다 하여 보리 맥(麥)자를 붙여 '맥문동' 이라 한다.

맥문동은 우리나라 중부 이남의 산지에서 나무 그늘아래 나는 백합과의 늘푸른 여러해살이풀이다.

키는 15~35cm에 이르고 근경은 굵고 짧으며 옆으로 포복경을 내어 길게 뻗는데 수염뿌리에 육질의 방추형 괴근이 달린다. 잎은 뿌리줄기에서 총생하며 선형이다.

꽃은 6~7월에 피는데 꽃대는 25~40cm로서 둔한 능선이 있으며 꽃이 3~5개씩 마디마다 모여 달린다. 꽃색은 백색 또는 연분홍색으로 꽃잎 갈래는 6장이다.

수술은 6개이고 수술대는 꾸불꾸불하며 암술대는 1개이다. 결실기는 10~11월로 열매는 장과로서 소엽맥문동은 열매가 짙은 하늘색이며 둥글다.

🌸 효능

가을과 봄 사이에 괴근을 채취하여 깨끗이 씻어 햇볕에 말린다. 물에 담근 후 부드러워지면 심지를 빼고 사용한다. 맥문동은 적응증이 넓어 진액이 부족한 증상엔 어떤 경우든 사용해도 된다.

예로부터 맥문동은 폐를 보하고 강장효과가 뛰어난 약재로 알려져 있다.

> 맥문동의 성질은 차고 맛은 달고 약간 쓰다. 자양·윤폐·진해·청심·생진 작용이 있다.

원기를 북돋는다 체력이 저하되는 것을 막아 준다. 특히 노인이나 병후 회복기의 사람 또는 평소에 몸이 허약한 사람에게 좋다. 비위가 허약해 설사를 자주하지 않으면 사용이 가능하다.

강심작용을 한다 맥문동에 인삼과 오미자를 더한 것이 '생맥산'이며 충혈성 심부전의 심계, 불면, 흉민, 기단, 자한에 쓴다.

장과 위의 열을 제거한다 만성 위염의 발작기에 나타나는 증상에 생진약을 사용하면 좋고 위안에 진액이 충분해지면 통증은 멈춘다.

기타 혈관을 부드럽게 하고 혈압을 내리며 위출혈을 억제하는 작용을 보조한다.

🍯 질병에 따라 먹는 방법

동맥경화성의 고혈압에는 두통, 두훈, 수족마비, 불면 등의 증상이 있으면 생지황, 조구등, 국화, 백질려를 가미해 함께 사용한다.

계속되는 고열에는 반드시 진액이 소모되고 그러면 다시 열이 높아져 기분이 조급해지고 구설의 수분이 마른다. 여기에 석고, 갈근, 천화분을 더해 진액을 증가시켜서 해열을 유도한다.

오랜 해수에는 인후의 가려움증이 낫지 않을 때나 마른기침을 치료할 때도 사용한다.

당뇨병으로 구갈이 심한 경우에는 북사삼, 석곡, 옥죽을 배합하여 사용한다.

체력이 약한자, 노인들 이들이 변비에 걸리기 쉬운 것은 모두 진액부족으로 장을 윤택하게 할 수 없기 때문이다. 이때에 맥문동을 사용하여 진액을 증가시키고 장을 윤택하게 하여 대변을 윤활하게 하는 것이 좋다. 이것은 산전, 산후의 변비에 응용해도 좋다.

위궤양으로 피를 토하고 매우 아픈 통증이 있으면 지혈약 외에 자양, 생진약을 가미해 쓴다. 이때는 백작약, 북사삼, 석곡을 배합하여 사용한다. 지혈 후에도 장기간 계속해서 복용하면 재출혈을 방지한다.

[천문동] (天門冬)

Asparagus cochinchininsis (Lour) Merr. (천문동)
Asparagus schoberioides Kunth (비짜루)

자 생 지	남부지방
채취부위	뿌리
개 화 기	5~6월
채취시기	가을~겨울

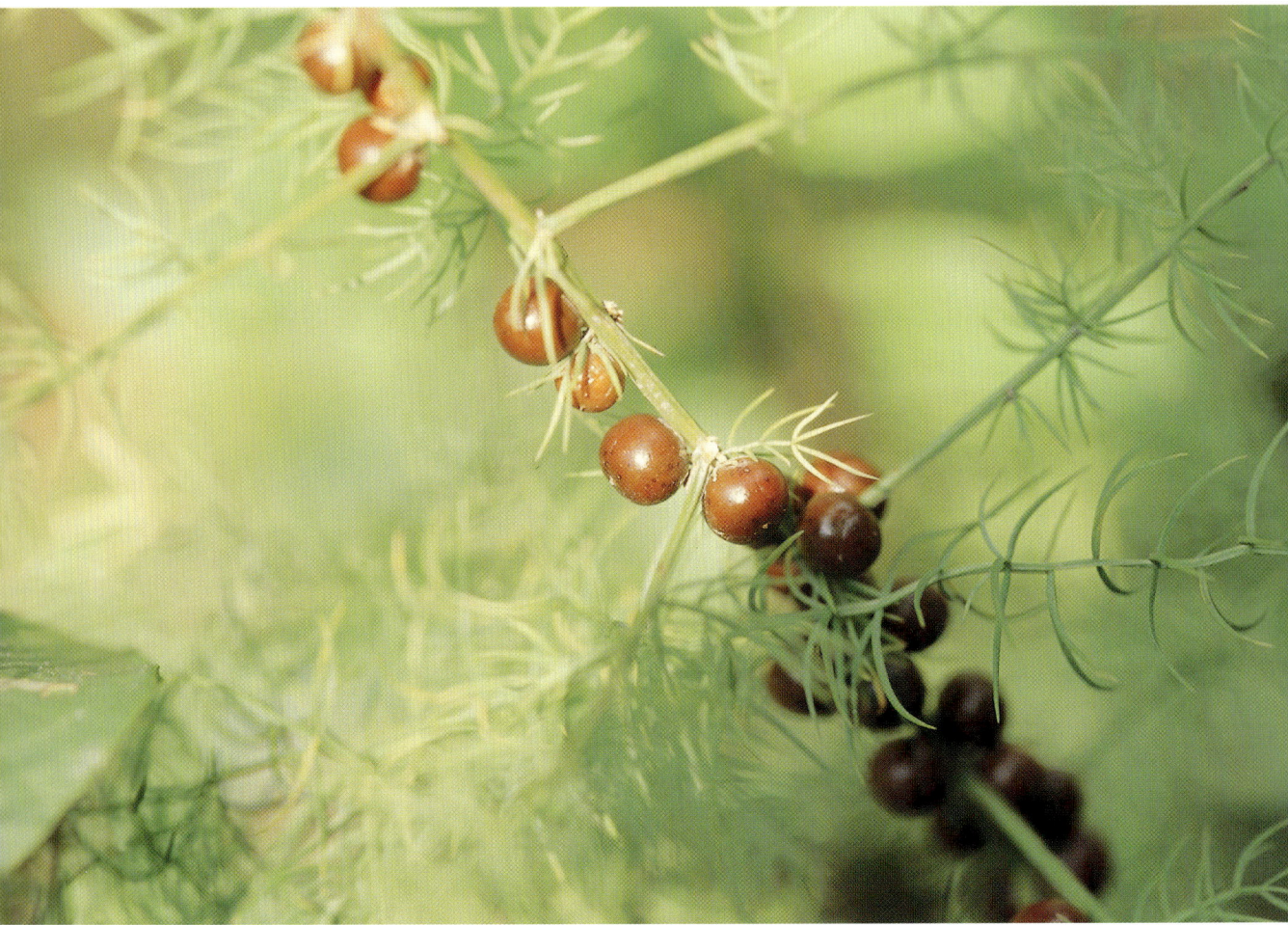

비짜루

🌿 생김새

천문동은 우리나라 남부 바닷가 및 산기슭에서 자라는 백합과의 여러해살이풀이다.
잎과 줄기는 아스파라거스를 닮았고 뿌리줄기는 짧고 굵으며 방추형의 많은 뿌리가 달린다.
이 고구마 같은 뿌리를 하늘의 문을 연다는 뜻의 '천문동' 이라 부른다.

천문동의 원줄기의 길이는 1~2m이며 덩굴성으로 가지가 가늘고 선형이다. 잎처럼 생긴 가지는 세모지고 1~3개씩 모여나고 끝이 뾰족하다. 또한 활처럼 휘며 광택이 난다.

꽃은 5~6월에 피며 잎겨드랑이에 1~3개씩 달리고 연한 황색이다. 꽃잎은 6장이며 옆으로 펴진다. 잎은 선상 타원형으로 6개의 수술은 꽃잎보다 짧다. 암술대는 3개로 갈라지며 열매는 백색이고 검은색 씨가 1개씩 들어있다.

효능

괴근을 가을에서 겨울 동안에 채취하여 껍질이 벗겨질 수 있게끔 찐 다음 맑은 물에서 껍질을 제거하고 약한 불에 말린 후, 그대로 썰어서 사용한다.

천문동은 맥문동과 같이 약성은 차고 맛은 달다. 천문동과 맥문동을 배합하여 사용하면 폐를 윤활하게 하고 생진하는 효과가 좋다.

> 천문동의 성질은 차고 맛은 달고 쓰다. 효능은 자음·청폐·윤조·강화작용이 있다.

생진·윤조작용을 한다 나이가 들어 체력이 약해져 생기는 변비나 산전산후의 변비를 치료한다. 병이 중하고 체력이 쇠약해 사하약을 사용하는 것이 좋지 않을 때 천문동을 쓰면 윤장통변하므로 단미로 사용해도 효과가 뛰어나다. 생지황, 원삼을 같이 써도 좋다.

폐기능을 좋게 한다 주로 폐의 허약한 증상에 사용되는데 해수가 장기간 치료되지 않고 기단, 담소, 도한이 있으며 담에 피가 섞인 경우에 쓴다.

폐농양의 치료를 보조한다

질병에 따라 먹는 방법

오래된 기관지 천식에는 기가 짧고 말하는데 힘이 없으며 땀이 저절로 나는 증상에는 인삼, 오미자, 북사삼, 패모를 가미해 사용한다.

폐농양이 터졌을 경우 농양이 터지면 해수와 함께 악취나는 다량의 농혈을 토출하기도 하고 객혈, 호흡곤란, 평와불능, 흉민통 등의 증상을 수반한다. 이때 생의이인, 용담초, 도인, 천산갑을 배합하여 사용한다.

인후종통에는 맥문동, 길경, 노근을 가미해 진하게 끓이고 설탕을 조금 가미해 인후종통의 치료에 사용하면 청열·생진·소종의 효과를 얻을 수 있다.

편도선염에는 금은화, 길경을 가미해 끓여 마신다. 어린아이의 경우 특히 효과가 좋다.

[지모] (知母) *Anemarrhena asphodeloides Bunge*

자 생 지 : 재배
채취부위 : 뿌리
개 화 기 : 5~6월
채취시기 : 가을~봄

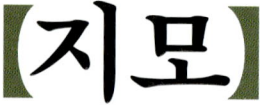
생김새

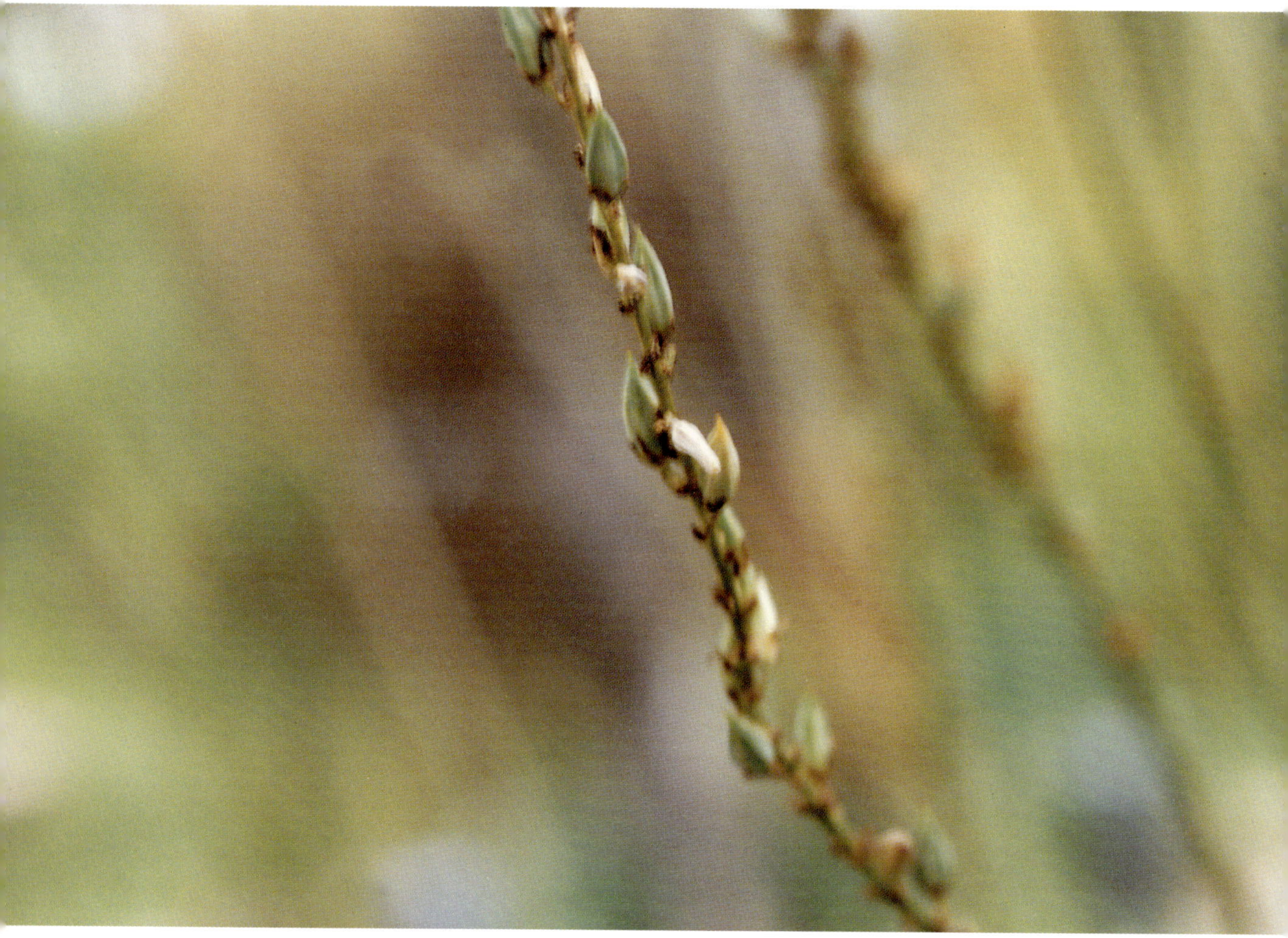

지모는 중국의 동북부와 서북부에 걸쳐 야생하는 지모과의 여러해살이풀이다. 우리나라에는 대부분이 황해도 서흥에서 자라며 주로 약용 또는 관상용으로 재배한다. 뿌리는 굵으면서 짧고 땅속에서 옆으로 뻗어 번식하며 많은 수염뿌리를 달고 있다.

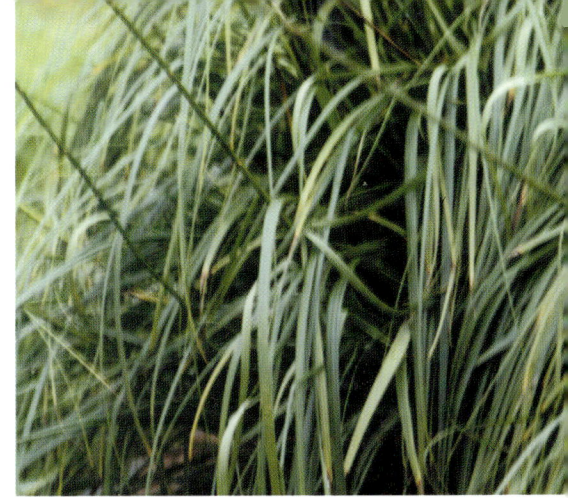

　지모의 뿌리는 다소 편평하고 굵은 노끈 모양을 이루고 있다. 그 길이는 3~15㎝ 정도로 약간 구부러졌거나 갈라져 있다. 성질은 가볍고 꺾어지기 쉽다. 특이한 냄새가 있고 맛은 조금 달고 점액성이며 나중에는 쓰다.

　잎은 전부 뿌리에서 나는 근생엽으로 가는 실 형태인 선형이다. 길이는 20~70㎝ 정도로 밑부분이 서로 안기어 원줄기를 감싼다. 꽃은 5~6월에 피며 60~100㎝가량 되는 곧게 서는 꽃줄기를 내어 위쪽에 이삭 형태의 꽃차례로 한 곳에 1~3개가 핀다. 길이가 7~8㎜ 정도의 좁고 긴 통 모양으로 밑이 좁고 위가 넓다.

　꽃잎은 6개가 두 층으로 되어 있는데 겉쪽에는 백색 또는 자색의 무늬가 있고 안쪽은 엷은 노란색이다. 8~9월에 익는 열매는 삭과로 긴 타원형이고 그 속에 3개의 검은색 날개가 붙은 씨가 들어 있다.

🌸 효능

　3년 이상 재배한 줄기뿌리를 가을에서 이듬해 봄 사이에 채취하여 약용으로 쓴다. 수염뿌리는 제거하고 햇볕에 말린 후 썰어서 사용하며, 소금물에 담궈서 축인 뒤에 볶아서 사용하기도 한다.

　항균작용을 한다　지모의 효력은 비교적 낮지만 항균작용이 있어 장티푸스나 이질, 콜레라 등의 항균보조약으로 사용되기도 한다.

　해열작용을 한다　각종 영양성분이 다량으로 함유되어 고열성 발병 후 자양청열제로 쓰면 효과적이다.

　허열을 제거하고 구갈을 치료한다　만성 기관지염으로 해수가 만성화되었을 때 사용한다. 지모는 윤기가 있고 매끈하므로 만성의 장염, 위염, 설사중인 자에겐 신중히 사용해야 한다.

> 지모의 성질은 차고 맛은 쓰며 자음·강화·해열·이뇨작용 등의 효능이 있다.

🍄 질병에 따라 먹는 방법

　청장년 남자의 성욕과다로 인한 유정에는　황백과 함께 쓰면 좋다. 이 처방이 바로 '지모황백환'이다.

　임산부의 정서불안으로 인한 불면에는　황백, 생지황, 산조인, 상기생을 가미하여 달여 먹으면 열을 내리며, 태아를 보호하고 편안한 잠을 자게 한다.

　방광의 습열이 심하면　소변이 붉고 잘 나오지 않거나 배뇨통이 심할 때는 오령산과 함께 쓴다.

　만성 신염에는　부종이 좀처럼 없어지지 않고 미열이 있고 소변을 자주 보면 복령, 택사, 숙지황을 가미하여 사용하면 소종, 양음, 해열을 하는 효과가 있다.

【마타리】

패장(敗醬) *Patrinia scabiosaefolia F. et L.*
뚜 깔 *Patrinia villosa Juss.*

자 생 지	산지
채취부위	전초
개 화 기	7~8월
채취시기	가을

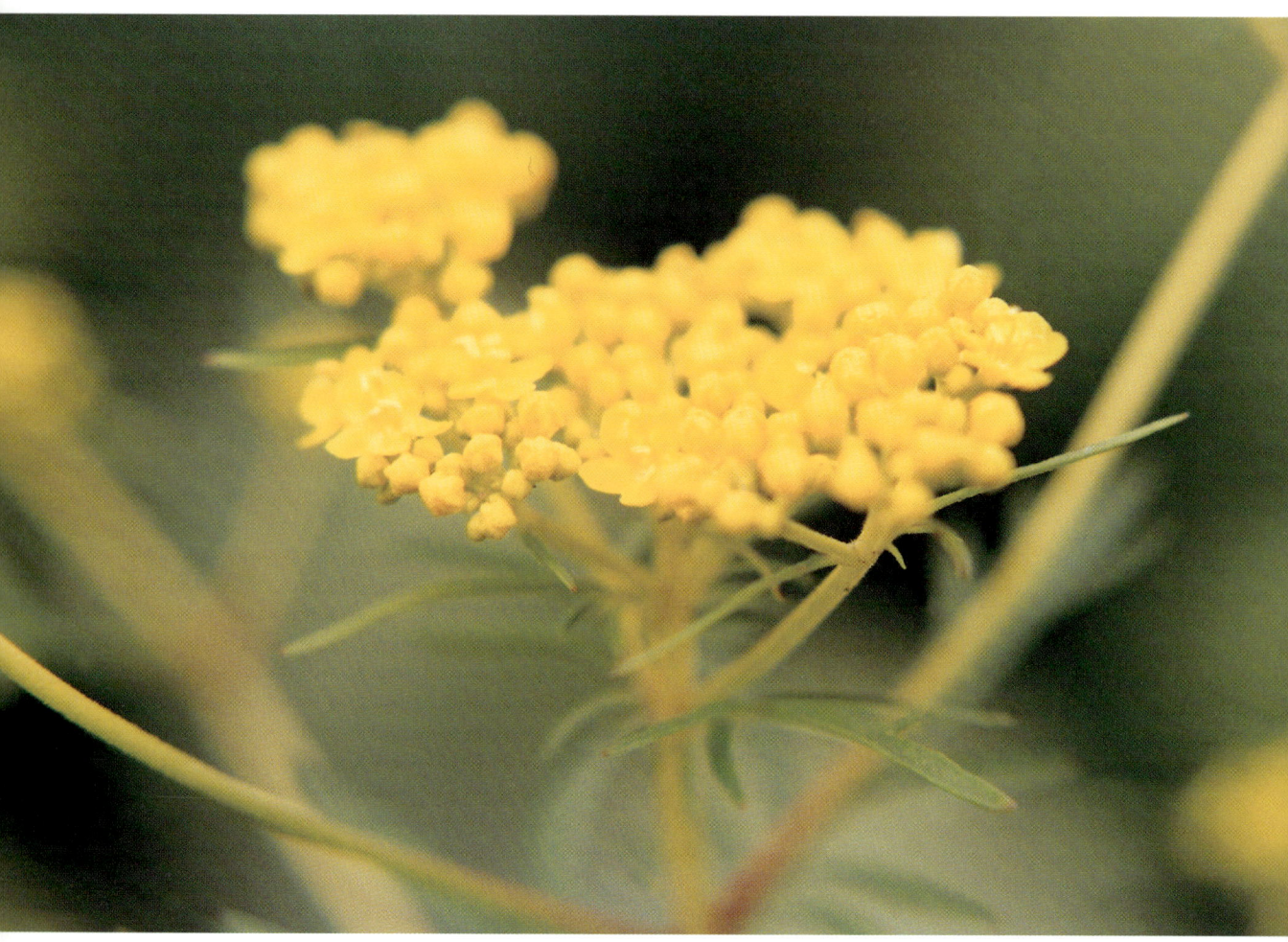

🍃 생김새

마타리는 꽃이 많아 꿀을 따는 벌과 나비들이 많이 오지만, 뿌리에서 간장 썩은 냄새가 심하게 난다 해서 '패장' 이라고도 불린다.

우리나라에서 피는 마타리과의 같은 속으로 '돌마타리', '금마타리', '뚜깔' 이 있는데, 뚜깔의 꽃만 흰 꽃이고 나머지는 모두 노란색이다. 이들 모두 마타리와 같이 약으로 쓰이며, 그 중 뚜깔이 가장 많이 쓰인다.

① 뚜깔

뚜깔은 양지에서 자라는 마타리과의 여러해살이풀로서 키는 1m 이상 자라며 전체에 짧고 흰털이 많이 모여나고 밑에서 뻗는 가지가 지하 또는 지상으로 자라면서 번식한다.

잎은 서로 마주보며 깃 모양으로 갈라진다. 양면에 흰털이 드문드문 있고 표면은 짙은 녹색이고 뒷면은 흰빛이 돌고 가장자리에 톱니가 있다. 밑에는 잎자루가 있으나 위는 없다.

꽃은 7~8월에 흰색으로 피고 가지 끝에 산방상으로 달린다. 열매는 도란형이며 날개는 둥글다.

② 마타리

마타리는 뚜깔과 비슷한 꽃으로 그 색은 노란색이다.

열매는 9~10월에 열리는데 타원형이고 뒷면에 세로로 능선이 있다.

뿌리는 원주형의 근경과 분지된 뿌리로 길이가 5~12㎝이다. 바깥면은 갈색 또는 흑갈색이며, 가로 주름과 뿌리 자국이 있다. 약간 특이한 냄새가 있으며 맛은 달며 조금 아리다.

🌸 효능

뿌리에는 정유, 여러 가지 사포닌과 탄닌질, 탄수화물 및 미량의 알칼로이드가 들어 있다. 피부의 각종 감염성 병증에 대해 뚜렷한 효과가 있으며 단미로 복용하든지 방제에 배합하든지 모두 괜찮다.

어혈이 막혀 생기는 복통을 치료한다 월경통, 경도가 시원치 않고 산후에 혈액 순환이 잘 안되는 증상에 쓴다. 늘 설사를 하는 임부에겐 사용해선 안 된다.

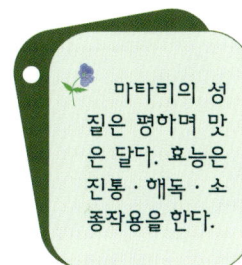
마타리의 성질은 평하며 맛은 달다. 효능은 진통·해독·소종작용을 한다.

🍚 질병에 따라 먹는 방법

식용방법 약용으로는 뿌리를 쓰며 마타리와 뚜깔의 전초를 쓴다. 나물로 먹을 때는 어린 싹을 끓는 물에 데친 후 물에 담가 쓴맛을 빼고 양념을 해서 나물로 먹는다.

폐농양으로 고열이 나고 해수와 함께 농혈을 토할 경우에는 어성초, 압척초, 길경을 배합해 사용하면 퇴열, 지해, 배농에 효과가 있다.

맹장 종양에는 패장, 금은화, 생의이인, 자화지정 각 30g 반지련 15g, 아출 15g, 삼릉을 각 9g을 달여 복용한다.

【차조기】

소엽(蘇葉) *Perilla frutescens Britton var. actura kudo*

| 자 생 지 : 들(재배) |
| 채취부위 : 잎, 열매, 줄기 |
| 개 화 기 : 8~9월 |
| 채취시기 : 가을 |

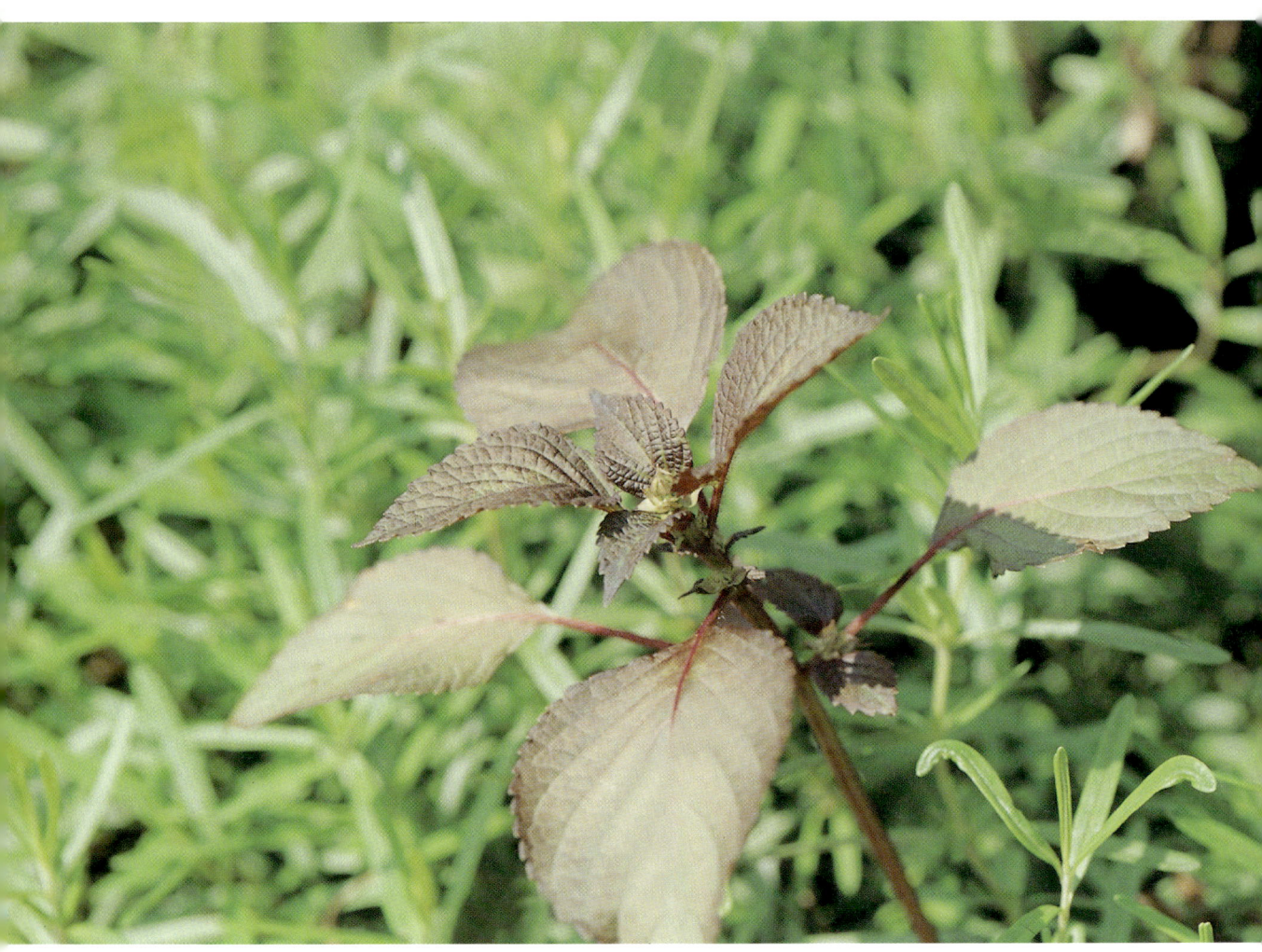

생김새

환자가 먹으면 기분이 좋아진다하여 '자서(紫舒)'라고 화타가 처음 지었다는 이름을 가진 차조기는 예전에는 등유에 쓰이는 기름을 얻기 위해 재배하였다고 한다. 그러나 요즘은 식용과 약용으로 쓰인다.

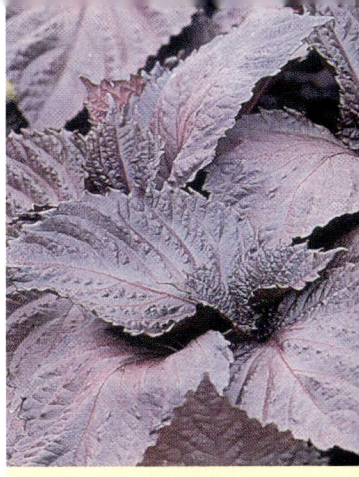

차조기는 꿀풀과에 속하는 한해살이풀로서 중국이 원산지이며 전국 각지에서 자생 또는 재배한다. 키는 20~80㎝이고 전체가 자주빛으로 향기가 있으며 줄기는 네모지고 곧게 성장한다.

잎은 들깻잎처럼 생기고 타원형으로 마주 달리고 끝이 뾰족하고 가장자리에 톱니가 있다. 잎자루가 길고 양면에 털이 있다.

꽃은 연자색으로 8~9월에 피고 독특한 향이 있다. 가지 끝의 총상화서에 달리고 꽃받침은 둘로 갈라지는데 위는 다시 셋으로 갈라지고 아래는 둘로 갈라진다. 꽃잎은 입술 모양이고 아래꽃잎이 약간 길다. 여름과 가을에 보랏빛이 섞인 빨간색 작은 꽃이 이삭을 이루며 핀다.

열매는 소견과로 10월에 열리고 두꺼운 껍질에 싸여 있는 작은 열매다. 잎은 '소엽' 이고 열매는 '소자' 라 하며 뿌리에 가까운 줄기는 '소두' 라 한다.

▶ 자주색 차조기
원산지인 중국 남부에서 오래 전에 들어온 차조기는 그 종류가 많지만 크게 구별하면 녹색과 자색이 있다.
자색의 차조기는 매실짱아찌의 색을 내거나 과자의 향료로 이용되며 잎은 보랏빛이 진할수록 좋고 앞뒷면까지 보랏빛이 나는 것이 좋다.

▶ 자홍색의 비밀
매실장아찌를 차조기로 담글 때 깨끗한 자홍색의 비밀은 잎에 들어있는 안토시안 색소인 시아니린으로 매실의 구연산에 의해 분해되어 자홍색이 된다.

🌼 효능

차조기는 입맛을 돋우고 혈액순환을 좋게 하고 땀을 잘 나게 하며 염증을 없애고 기침을 멈추며 소화를 돕고 몸을 깨끗하게 하는 등의 효능이 있다. 또한 비타민 A, C, 칼슘, 인, 철, 미네랄이 많이 들어 있다.

차조기의 소엽과 소두는 흥분·발한제로 쓰고 소자는 신경안정제로 노이로제, 두통, 불면증에 쓰고 가래를 삭인다.

소자는 가을에 종자가 성숙했을 때 이삭을 거둬들여 말리는 것이 좋다. 종자가 적고 통통하고 고르며 회갈색에 잡질이 없는 것이 좋다. 지방유를 45.3% 함유하고 건성유이고 비타민 B_1등이 함유되어 있다.

씨앗은 기름을 짜며 강한 방부작용을 하고 잎은 그윽한 향이 있다. 그래서 식욕을 돋구는 채소로 좋고 반찬이나 김치에 넣어 맛을 내는데 쓴다.

발한작용을 한다 차조기의 발한력은 비교적 약하기 때문에 가벼운 감기 치료에 상용된다.

여름철에 더위 먹었을 때 쓴다 발열, 오풍하며 땀이 조금 나고 목이 무겁고 가슴이 짓누르고 배가 그득한 증상이 나타날 때도 사용한다.

체했거나 심한 해수에 효과적 쳇기로 상복부 팽창, 트림, 구토(식중독이나 찬 기운으로 인한 구토)가 날 경우에 좋다. 해수가 심해 호흡이 어려운 경우에도 쓴다.

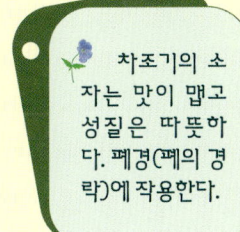

차조기의 소자는 맛이 맵고 성질은 따뜻하다. 폐경(폐의 경락)에 작용한다.

가래를 삭이고 기침을 멎게 한다 기침으로 숨이 찬 것을 낫게 한다. 주로 가래가 있어 기침이 나고 숨이 찬데 쓰고, 토하는 경우와 변비에도 쓴다.

> 이시진의 『본초강목』에서 차조기의 건위작용에 대해 쓴 처방에 의하면, "소엽과 진피를 2 : 1로 하여 끓인 것은 식사 사이에 1일 2~3회 나눠 마시면 위장의 기능을 강화시킨다."고 한다. 오늘날에도 위가 약한 사람이나 식중독 환자들에게 흔히 쓰는 '향소산' 이라는 한방약에도 소엽과 진피가 들어간다.

질병에 따라 먹는 방법

노인과 어린아이의 감기에는 오한과 발열 증상이 심하지 않으면서 땀이 적게 나오거나 안 나오는 경우에는 자소엽에 형개, 박하를 넣어 복용하면 발한작용이 강해진다.

잦은 메스꺼움, 구역질, 설사가 안 멎을 때는 소엽과 황련 뿌리를 함께 달여 마신다.

입덧에는 소경이 효과가 있다. 소경은 입덧을 가라앉힐 뿐만 아니라, 태아를 안정시키고 기를 잘 통하게 하므로 유산을 방지한다.

소엽이나 소자를 쓴 처방을 보면 우측을 참고한다.

 차조기는 신체가 허약하거나 땀이 많이 나는 사람은 반드시 조심해서 쓴다.

1 소자강기탕
소자강기탕은 해수, 기관지 천식, 폐기종, 역기(逆氣), 비혈, 담궐 등에 쓴다.
【재료】
반하, 소자 각 4g, 계피, 진피 각 3g, 당귀, 전호, 후박, 감초 각 2g

2 삼자양친탕
삼자양친탕은 습담에 의한 해수(만성 기관지염, 기관지 확장증, 폐기종)를 치료한다.
【재료】
향부자, 소엽, 창출, 진피, 소자, 백개자, 내복자 각 4g

《 차조기 발효액 담그기 》

자소엽을 발효시키는 기본방법은 잎을 잘게 잘라 흑설탕 1/2 정도 넣고 잘 눌러 밀봉해 둔다. 이외에 복방이나 종합방에 같이 넣어 만드는데, 자소엽은 일반적으로 맛이 맵고 성질이 따뜻한 바 다른 산야초의 기미를 참작하여 보태는 데 좋은 효과가 난다.

【개미취】

자원(紫菀) *Aster tataricus L. fil*

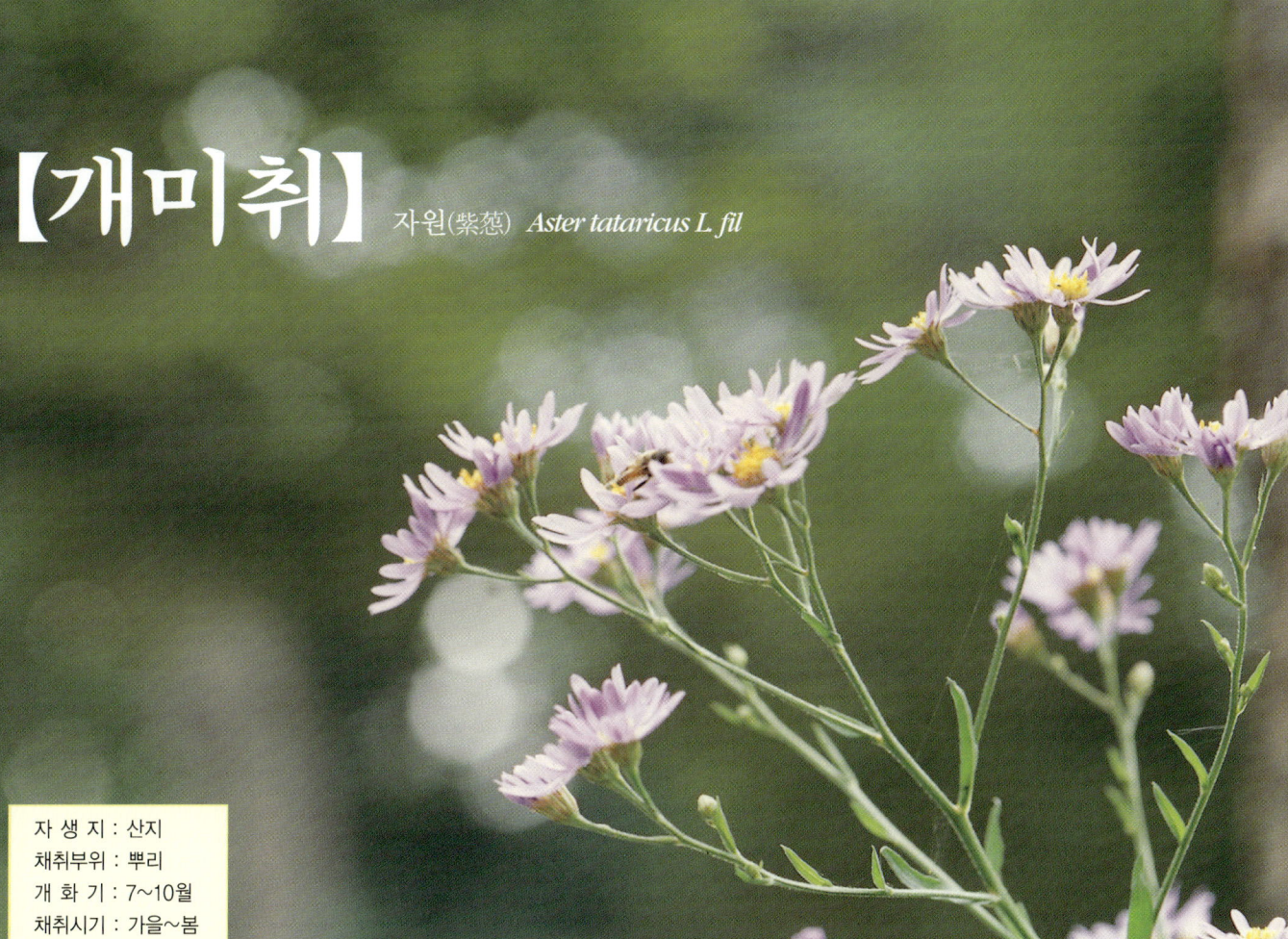

자 생 지 : 산지
채취부위 : 뿌리
개 화 기 : 7~10월
채취시기 : 가을~봄

🌿 생김새

　개미취는 깊은 산의 습지에서 자라는 국화과에 딸린 여러해살이풀로 '반혼초', '탱알' 이라고도 불린다. 3월이 되기 전에 땅으로 퍼지면서 싹이 나온다. 근경이 짧고 윗 부분에 가지가 갈라지며 짧은 털이 나 있다.

　뿌리에서 나는 잎은 꽃이 필 때쯤 되면 떨어지며 잘 자란 것은 깊이가 50~60㎝ 정도 된다. 가장자리에 물결 모양의 톱니가 있으며 5~6월에 부드러운 잎을 채취하여 데쳐 먹기도 한다.

　줄기에서 나는 잎은 어긋나서 자라고 계란형 또는 긴 타원형으로 끝은 날카롭고 밑은 둥글고 가장자리는 톱니 모양이다. 꽃은 7~10월에 엷은 자주색으로 핀다. 가지끝과 원줄기 끝에 산방상으로 달린다.

🌼 효능

개미취는 풀 전체에 향기가 나며 한방에서는 뿌리와 뿌리줄기를 '자원'이라 부른다.

자원에 함유되어 있는 성분은 사포닌으로 가수분해 후엔 포도당이 생긴다. 이외에도 시오논, 퀘르세틴 등의 성분이 더 들어있다.

자원은 지해제, 화담제로서 약성이 따뜻하고 질이 윤택하므로 각종 해수의 초기의 발열증이든 또는 만성증이든 모두 사용한다.

> 개미취(자원)의 성질은 따뜻하고 맛은 약간 맵다. 효능은 진해·거담·이뇨작용을 한다.

진해와 거담제 노인성 천식, 해수에 효과가 있으며 독성과 부작용이 없어 어린이나 임신부의 기침에도 좋은 약이다. 폐경에 작용하기 때문에 담을 삭이고 기침을 멈추게 한다.

가래에는 잔뿌리를 말려 두었다 달여 먹으면 가래를 삭이고 피부에 윤기가 흐르게 하며 갈증도 멎게 한다. 급성 기관지염, 폐농양에도 쓴다.

항암작용을 한다 약리실험에서 항암작용이 입증되었다. 뿌리엔 항암작용이 있어 달여서 먹으면 암을 억제할 수 있다.

소염·소종작용을 한다 소염과 소종을 돕는 작용도 있어 인후의 통증 치료에 좋다.

 성질이 따뜻하므로 실열증에는 쓰지 않는다.

♣ 자원을 꿀로 법제하기

1. 약재로 쓰기 위해서는 보통 2~3월에 뿌리를 캐어 잔뿌리를 없애고 맑은 물에 씻는다.
2. 1~3시간 정도 씻은 뿌리를 물에 담근다.
3. 뿌리를 물에서 건져 8~12시간 정도 수분이 스며들게 밀폐시켜 부풀게 한 다음 적당한 크기로 썰어 햇볕에 말린다.
4. 폐를 더욱 맑게 하고 담을 부드럽게 하고, 기침을 멈추게 하기 위해 꿀로 법제한다.
5. 일정량의 꿀에 약간 달게 느껴질 정도로 물을 부어 희석한다.
6. 뿌리에 희석한 꿀을 골고루 뿌려 섞고 2~4시간 밀폐해서 스며들게 한다.
7. 다시 솥에 넣고 약한 불로 볶아 표면이 누릇누릇할 정도로 한 다음 꺼내서 그늘에 말린다.
   (자원 100kg에 꿀 25kg)

『신농본초경』에 "맛은 쓰고 성질은 따뜻하다. 기침이 치밀어 오르는 상기증을 치료한다. 가슴 속에 한열이 생기거나 응결된 기를 치료한다. 벌레독과 다리에 힘이 없는 것을 없애고 오장을 안정시킨다."고 한다.

『명의별록』엔 "침에서 피고름이 나올 때 쓴다. 숨이 차고 가슴이 두근거림을 멈추게 하고 피로를 개선하고 허약체질을 보한다. 소아가 놀라고 발작하는 것을 치료한다."고 한다.

『본초비요』에서 "맛이 맵고 성질이 따뜻하여 폐를 윤택하게 하고 또한 맛이 쓰고 성질이 따뜻하여 기를 내린다. 부족한 허를 보하고 중토를 조절하고 담을 없애고 갈증을 그치게 한다. 한열로 맺힌 기를 풀고 해역 상기함을 고치고 기침하면서 피고름을 토하는 증상을 치료한다. 폐경과 허열과 소아의 경간을 치료한다."고 한다.

『본초삼가합주』에서 섭천사는 "자원은 성질이 따뜻하고 봄의 오르는 목기를 받아 수궐음 심포경에 들어가고 맛이 쓰고 무독하며, 땅의 남방의 쓴맛을 얻어 수소음 심경에 들어가 성질이 오르고 맛이 내려서 음이 된다. 화는 군화가 되는데 화가 폐경을 침범하여 해역상기하게 되니 자원이 심장에 들어가서 맛이 쓰므로 청심하여서 치료한다."고 한다.

질병에 따라 먹는 방법

자원이 들어간 처방을 보면 자원, 천문동, 길경, 행인, 상백피가 배합된 '**자원탕**'이 있다. 이 탕은 임산부의 기침으로 태가 불안한 것을 다스리며, 다린 물에 꿀을 넣고 다시 한 번 끓여 따뜻할 때 마신다.

풍한 감기에는 오한과 발열이 있고 심한 해수가 나올 때 그리고 백색담을 뱉으면 관동화, 형개, 박하, 전호, 행인을 배합해 쓴다.

건조한 해수로 담이 적지만 뱉기가 어렵고 구강이나 인후가 건조한 경우엔 밀구한 자원에 사삼, 맥문동, 원삼, 행인을 더해 자윤과 생진의 효과를 살린다.

편도염, 인두염, 후두염에는 인후가 부어 통증이 있고 인후의 건조와 해수를 동반하는 경우엔 사간, 산두근, 관동화를 배합해 사용한다.

개미취 발효액 담그기

뿌리와 함께 채취해 잘 씻어 물기를 뺀 후 적당한 크기로 잘라 용기에 같은 양의 흑설탕과 함께 넣어 발효액을 담근다. 나물로 먹을 만큼 싹이 오르면 잎을 따서 다른 산야초와 함께 복합방을 만들어 마시면 새봄의 좋은 미각을 느끼며 건강을 지킬 수 있다.

【머위】 *Petasites japonicus (S. et. Z.) Max.*

자 생 지	: 습지
채취부위	: 꽃, 줄기
개 화 기	: 4~5월
채취시기	: 4~5월

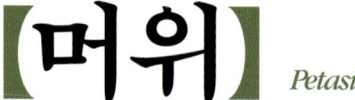

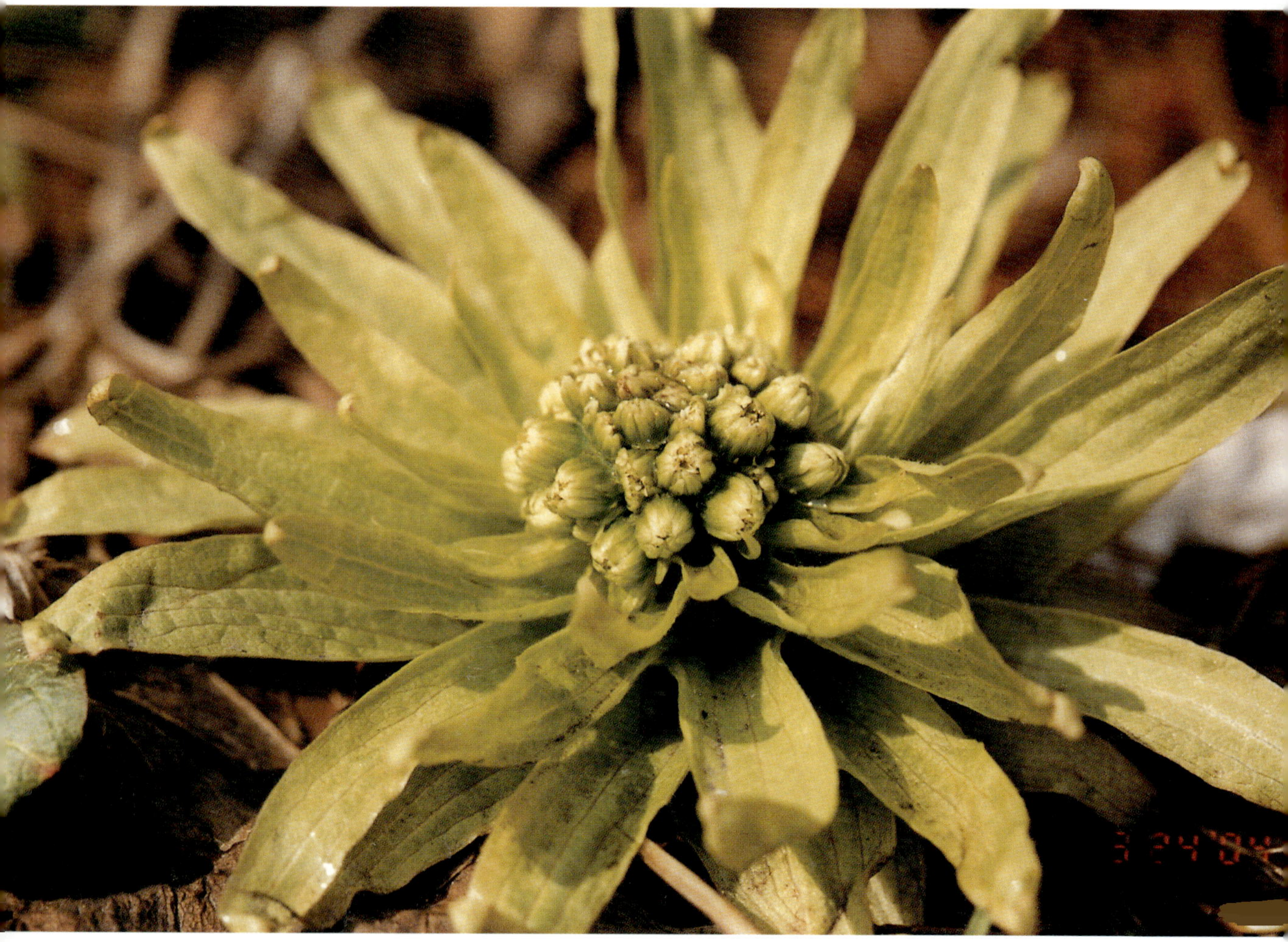

🌿 생김새

머위는 이른봄에 곰이 겨울잠에 깨어나 제일 먼저 먹는 꽃들 중의 하나로 새순을 먹는다.
'겨울을 깨고 나오는 꽃' 이라 하여 '관동화' 라는 이름도 있다. 머위는 산과 들의 습지에서 자라는 여러해살이풀로서 암꽃과 수꽃이 각기 다른 포기에서 핀다.

아주 짧은 뿌리줄기가 사방으로 뻗으면서 번식하며 이른봄에 잎이 내오기 전에 높이 5~45㎝의 꽃대가 나오고 꽃이 피어난다.

작고 연한 녹황색 꽃들이 모여 둥글고 작은 모양의 꽃차례를 만들고, 이것들이 또 다시 둥글게 모여 꽃차례를 만든다.

꽃은 비늘과 같이 생긴 받침 잎에 둘러싸여 땅 위로 나타나는데 꽃잎이 없고 여러 송이가 둥글게 뭉친다. 암꽃의 빛깔은 희고 수꽃은 연한 노란색이다. 꽃이 진 다음 잎은 뿌리줄기로부터 자라나며 길고 둥근 콩팥 모양으로 굵은 잎자루를 가지고 있다. 잎 가장자리에는 불규칙한 톱니가 있다.

녹색의 잎자루의 깊이는 60㎝나 되며 윗부분은 홈이 있고 밑부분은 자줏빛이 돈다. 양성을 모두 가진 작은 꽃은 씨를 맺지 못하고 자화서의 암꽃만이 열매를 맺는다.

머위와 비슷한 것으로 '털머위'가 있으나 진한 녹색에 두껍고 광택이 있다. 꽃줄기에 흰털이 밀생한다. 남부지방에서 자라고 상록성이다. 가을부터 꽃이 피기 시작하여 겨울 초까지 볼 수 있는 꽃은 샛노란색이다. 두상화서의 송이들이 다시 길쭉하게 산방상으로 달린다. 털머위는 해안가에서 자라고 개머위는 북부의 고산지대에서 자란다.

🌸 효능

머위의 전초를 '봉두채(蜂斗菜)'라고 하며 주로 해독과 어혈을 내보내고 편도선염, 창독 그리고 독사에 물린 데를 치료한다.

뿌리는 약재로 쓰며 가을에 채취하여 햇볕에 말려 잘게 썰어 쓴다. 적용질환은 기침, 인후염, 편도선염, 기관지염에 쓰고 뱀, 벌레 물린 상처의 치료에도 쓴다. 말린 약재는 1회에 3~6g씩 물에 달여 마시거나 생즙으로 복용한다. 외용으로는 생뿌리를 짓찧어 쓴다.

머위의 꽃봉오리에는 쓴맛 물질인 페라시틴, 정유, 쿠에르쩨틴과 캠페돌이 있다. 이 꽃봉오리를 '관동화(Tussilago-)'의 대용품으로 쓴 일이 있다.

> 머위의 성질은 서늘하고 맛은 맵고 달며 효능은 거담·진해·해독작용을 한다.

● 관동화(款冬花) Tussilago farfara L.

중국이나 몽고 지방에서 많이 자라며 우리나라의 한방과 민간에서는 이른봄 일찍 피는 머위 꽃봉오리를 '관동화'라고 부른다.

관동화는 국화과에 속하며 꽃봉오리가 꽃대 끝 부분에 달려 있으며 불규칙한 막대 모양이다. 꽃대에는 엷은 자색의 비늘 모양의 잎이 붙어있다. 이 비늘잎은 넓은 난형이고 끝이 뾰족하며 속은 백색솜털이 있고 맛은 쓰고 특이한 향기가 난다.

> 『동의학사전』엔 "관동화에 대해 맛은 맵고 달며 성질은 따뜻하다. 폐경에 적용한다. 폐를 보하고 담을 삭이며 기침을 멈춘다."
>
> 『본초비요』엔 "맵고 따뜻하며, 순양의 성질을 가진다. 열을 내리고 폐를 윤택하게 하고 담을 삭이고 답답함을 없애며 놀란 것을 안정시키고 눈을 밝게 한다."고 말한다.
>
> 장은암은 "관동은 물 속에서 나며 꽃은 붉고 희게 피고 맛과 성질은 맵고 따뜻하며 음에서 양이 나와서 수중에 나오는 양을 받아 상통하는 폐금의 약이 된다."고 하였다.

키는 10~20㎝ 정도이고 잎은 긴 잎자루를 가진 둥근 콩팥 모양이며 대체로 모양은 머위와 닮았다. 관동화는 자원과 비슷하며 급성이든 만성이든 여러 형태의 기침을 치료하는 효능이 있다.

화담작용이 지해작용보다 우수하며 약성이 신온하기 때문에 소산의 작용이 있다.

질병에 따라 먹는 방법

풍한 감기 초기에는 오한, 발열, 해수, 소량의 백색담, 인후의 가려움증이 있을 때 자소엽, 박하, 행인, 길경과 함께 사용하면 풍한을 흩어내서 기침을 멈추게 한다.

담이 많아 뱉어도 시원하지 않을 때는 전호와 패모를 더한다.

기관지 이완작용을 한다 기관지 확장증으로 기침이 심하고 숨이 급한 증상이 나타나며 담에 피가 섞여 있으면 관동화에 사삼, 원삼, 맥문동, 우절을 배합해 사용하면 진해·지혈효과가 있다.

목욕할 때 방향제로 쓴다 향기가 나는 방향성 식물이므로 목욕할 때 사용한다. 뿌리줄기 15g을 물 600g에 넣고 반으로 달인 다음 그 액을 아침, 저녁으로 복용한다.

폐허로 인한 기침, 가래가 나오는 기침, 폐농양, 후두염에는 하루 10~15g을 달여 먹는다.

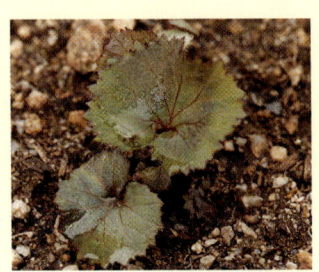

【머위는 어떻게 먹나요?】

'노대(露臺)'라고 하는 머위의 줄기를 데쳐서 껍질을 벗겨 간을 해서 먹는다. 잎도 우려서 나물로 하거나 기름으로 볶아 먹기도 한다. 갓 핀 꽃은 생것을 된장 속에 말아먹거나 튀김으로 해서 먹기도 한다.

봄에 돋아나는 잎을 따서 살짝 찌면 쌈이 되며 채 피기 전의 꽃은 찹쌀가루 반죽에 무쳐 말렸다가 튀긴다. 잎자루는 잘게 껍질을 벗기고 끓는 물에 살짝 익히고 찬물에 식혀 나물로 먹는다. 줄기의 껍질도 장아찌를 만들어 먹는다.

【사삼】

Adenophora triphylla var. japonica Hara (잔대)
Codonopsis lanceolata (S. et. Z.) Trautv. (더덕)

자 생 지 :	산, 들
채취부위 :	뿌리
개 화 기 :	8~9월
채취시기 :	가을~봄

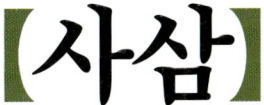

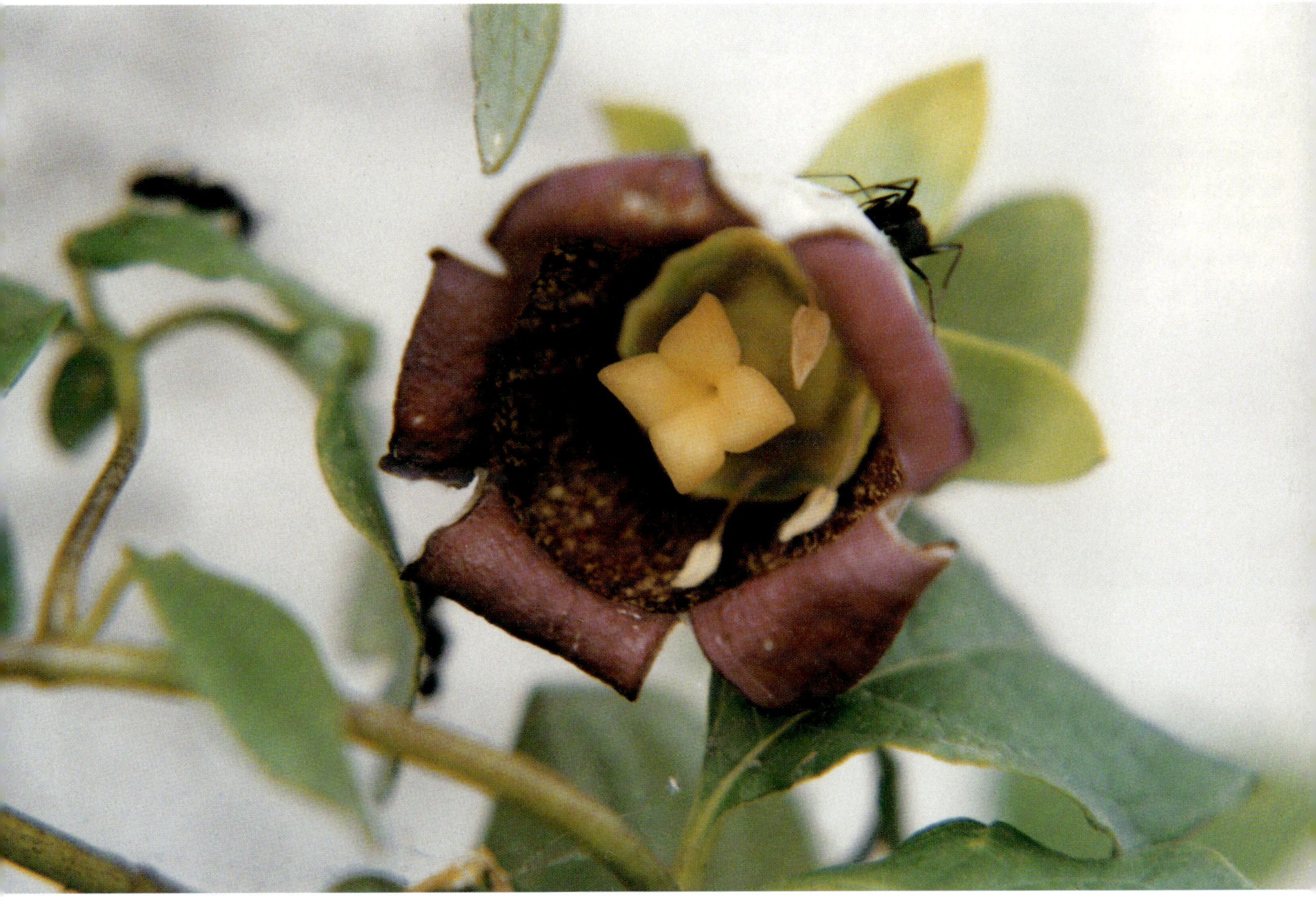

🍃 생김새

① 더덕

　더덕은 숲 속이나 들에서 자라는 여러해살이 덩굴식물로 뿌리를 자르면 흰 유액이 나온다. 줄기는 가늘고 긴 것이 30~60cm 정도로 뻗어나간다. 잎 뒷면은 백색이나 8~9월에 종 모양으로 생긴 자주색 꽃이 아래로 향해 피며 겉은 녹색이고 안쪽은 자주색이다. 종자는 흑갈색이며 날개를 달고 있다.

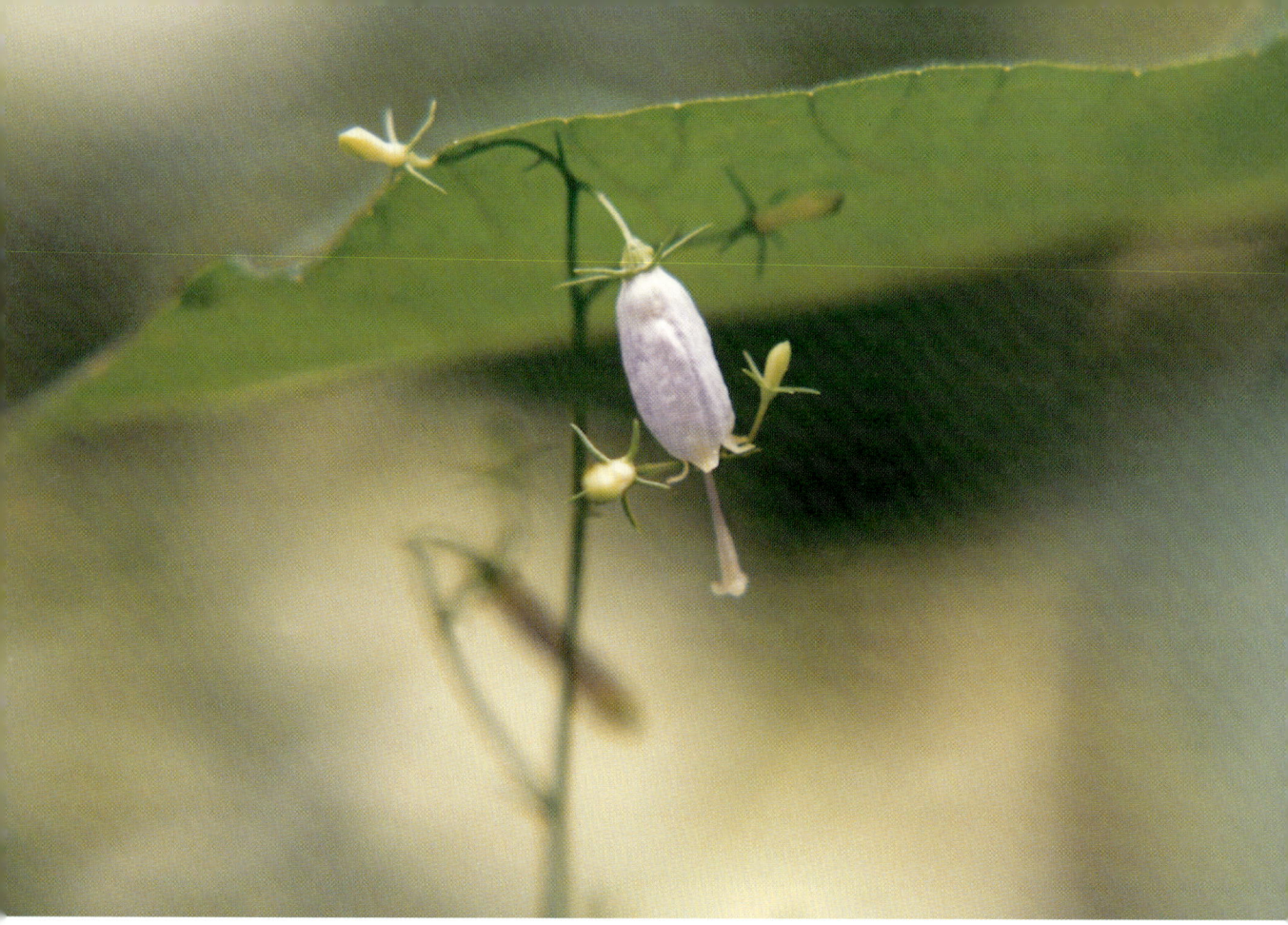

뿌리 자체에 혹이 많아 두꺼비 잔등처럼 더덕더덕하게 되어있다. 뿌리는 보음 약으로 폐열로 인한 기침과 거담 등에 처방한다. 이른봄의 어린 싹이나 잎은 데쳐 나물로 먹는다.

② 잔대

　잔대 또한 더덕과 같이 초롱꽃과에 속하는데 줄기는 둥글고 곧바라서 풀 전체에 작은 털이 있다. 자르면 역시 흰 유즙액이 나온다. 잎이 가늘고 긴 타원형이며, 끝이 뾰족하다. 가장자리가 껄쭉껄쭉하고 4~5개가 둥근형이 되어 줄기에 붙어 있다. 여름에 줄기 끝에서 청자색이 매달린 종같이 생긴 꽃이 4~5개 밑으로 향해 핀다.

　햇볕이 잘 드는 화원이나 산등에서 자란다. 잔대는 변화가 많은 식물로 잎은 바로 보던가 엇갈리던가 하고 잎 모양도 나무에 따라 장타원형, 난형, 피침형 등 각양각색이다. 식용이나 약용 모두 가능하며 사용방법은 더덕과 같다. 잔대류는 생명력이 대단히 강하다.

🌸 효능

한방에서는 더덕이나 잔대 뿌리를 말린 것을 '사삼'이라고 하는데, 사삼은 보통 '더덕뿌리'를 칭한다. 대부분의 중국의 의서(醫書)는 사삼을 잔대로 설명하고 있으며, 더덕을 '양유'로 말하기도 한다.

더덕의 맛은 달고 쓰며 성질은 약간 차다. (잔대보다 좀 크고 맛은 더 쓰다.) 폐경, 위경에 작용한다. 음을 보하고 열을 내리며 폐를 눅여주고 기침을 멈추게 한다. 또 위를 보하고 진액을 불려주기도 하며 고름을 빼내고 독을 푼다.

잔대는 맛이 달고 성질은 서늘하며 폐, 간, 비경에 작용한다. 강장, 청폐, 진해, 거담, 소종 작용을 한다.

한편 잔대와 유사한 모싯대가 있는데 다년생 초본으로 곧게 자라며 잎은 호생하고 엽병(잎자루)이 있으며 계란꼴이며 톱니가 있고 끝이 뾰족하다. 꽃은 원추화서로 푸른자색을 띠며 과기는 10월이다. 중심의 화서축이 발달되고 여기에서 가지가 나와 꽃이 달린다.

모싯대 뿌리를 '제니'라고 하며 성질이 차고 맛이 달며 백약의 독과 뱃속의 벌레독을 풀어주고 뱀이나 벌레 물린데를 치료한다. 더덕이나 잔대를 '사삼'으로 보고 모싯대는 '제니'로 보는 것이 타당하다고 생각한다. 또한 혼돈이 있어 '잔대'를 '제니'로 보기도 한다.

> 『향약집성방』엔 "더덕 즉, 사삼은 잘 놀라는 것, 가슴과 명치 끝이 아픈 것, 오한, 발열 등을 낫게 하여 기운을 보하고 폐기를 도우며, 늘 졸리는 것을 낫게 하고 간기를 보하고 오장에 풍사를 없애 편안하게 한다. 또한 허한 것을 보하며 잘 놀라고 답답해하는 증을 없애며 신장, 폐장을 보하고 고름을 잘 빼내며 잘 낫지 않는 헌데, 온몸이 가려운 것 등도 낫게 한다."고 한다.

사삼은 풍한의 감기에 걸려 기침하는 때나 설사하는 때에는 안 쓴다.

성분은 사포닌, 이눌린, 녹말, 당분이다. 사삼의 사포닌은 가래를 없애는 작용을 한다. 사삼은 음을 자양하며 열을 없앤다. 온열병을 앓는 과정에 폐와 위의 음이 상했거나 음허화왕으로 몸이 달아오르며 목안이 마르고 뺨이 벌겋게 되며 마른기침을 하는데 쓰고 맥문동, 생지황, 석곡 등을 배합하여 쓴다. 또한 폐에 열을 없애며 기침을 멈추며 대체로 낮은 열이 있으면서 마른기침을 하는데 쓴다. 패모, 맥문동을 배합하여 쓰는 것이 좋다.

> 『신농본초경』에 "사삼은 맛이 쓰고 성질은 약간 차다. 혈액이 쌓인 것과 경기를 치료한다, 한열을 없애고 중초를 보하며, 폐기를 보한다."고 한다.
>
> 『명의별록』에 "무독하며 흉미, 심복통, 열이 뭉친 것, 사기, 두통, 피부 사이의 열을 치료하고 오장을 안정시키며 중초를 보한다."고 한다.

사삼이 들어간 처방에 '온병조변' 중에 있는 **'사삼맥문동탕'**이 있는데 이것은 청양 폐위, 생진윤조하는데 사삼, 옥죽, 맥문동, 상엽, 천화분 등을 배합한 것이다.

북사삼은 생진·화담·지해의 효능이 있어 만성적인 해수를 치료한다. 옥죽, 맥문동, 황기와 함께 사용하면 좋다. 보통 잔대[Adenophora tetraphylla (Thunb.) Fisch]라고 한다.

만성 기관지염의 예방에는 저항력을 강화하여 기관의 경련을 진정시키고 담을 제거한다. 산약, 자하거, 자원, 관동화를 배합하여 사용하면 발작을 예방한다. 맥문동, 패모, 생지황을 가미해 사용하면 지해와 화담의 효과가 얻어진다.

◀ 더덕, 사삼, 모싯대 발효액 담그기 ▶

발효액을 만들 때는 잎과 줄기가 지고 난 뒤 뿌리를 캐거나 초봄에 새싹과 뿌리를 함께 캐서 쓴다. 흙을 털고 잘 씻은 후 잘게 잘라서 같은 양의 흑설탕과 함께 용기에 담아 응달에 놓아 8개월 정도 발효시켜서 음용한다.

제5장
지혈작용을 하는 산야초

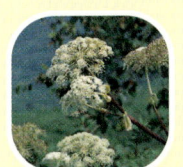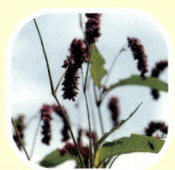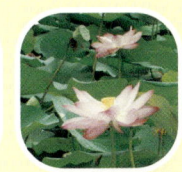
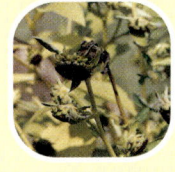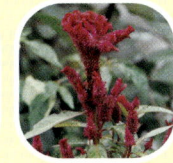

【구릿대】

백지(白芷) *Angelica dahurica Bentham et Hooker*

자 생 지	산골짜기
채취부위	뿌리
개 화 기	6~7월
채취시기	가을~봄

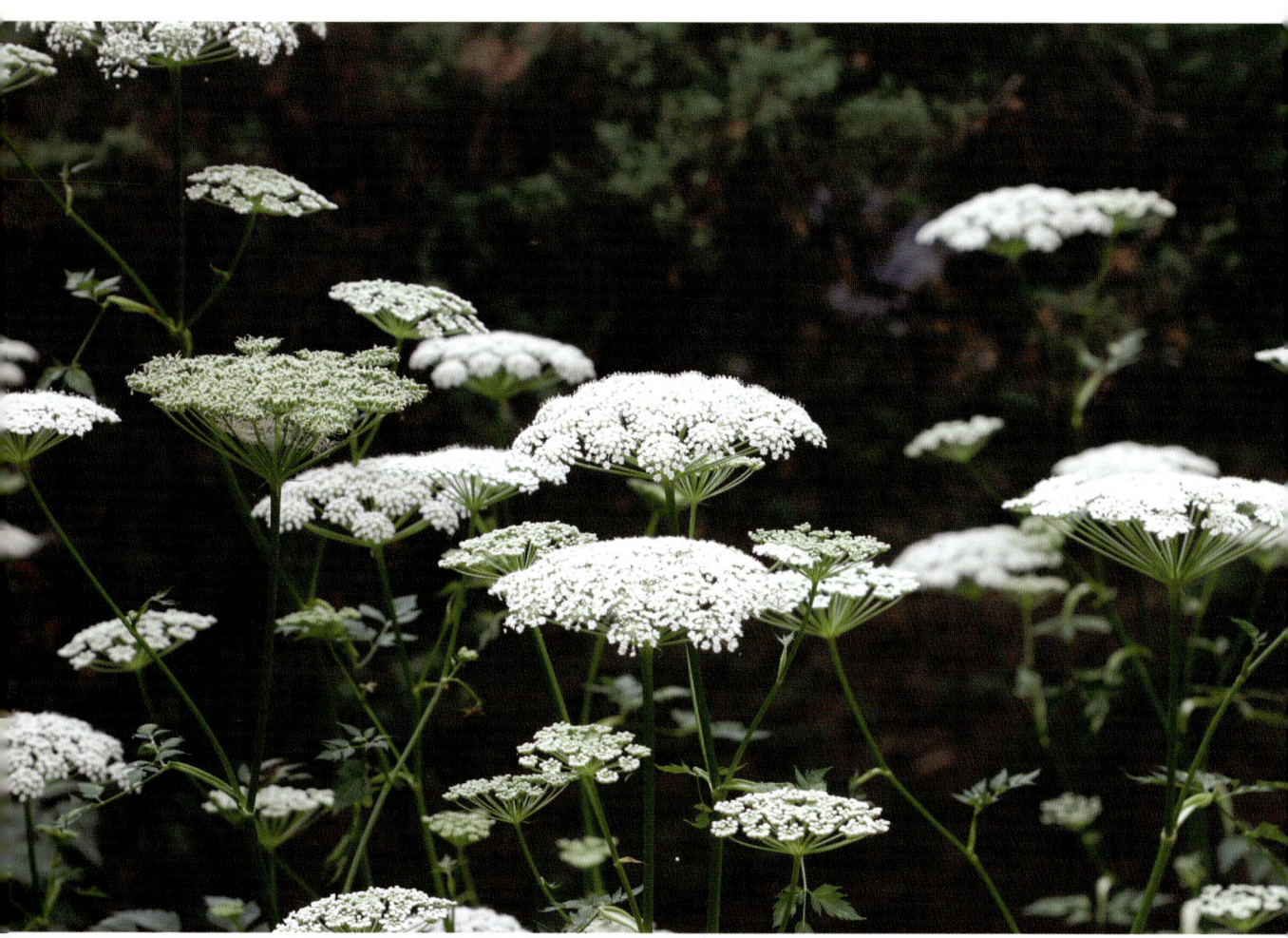

🌿 생김새

산골짜기의 냇가에서 자라는 산형과의 여러해살이풀이다. 전체에 털이 없고 땅속줄기는 굵으며 수염뿌리가 많다. 줄기의 높이는 1~2m 정도이고 줄기는 곧게 선다. 뿌리에서 나는 잎과 밑부분의 잎은 잎자루가 길다.

잎은 어긋나고 깃 모양의 겹잎이 2~3회 나오고, 가장자리에 예리한 톱니가 있고 뒷면에 흰빛이 돌며 위로 올라갈수록 잎이 작아진다. 엽초(葉鞘)에 굵어져서 긴 타원형이 된다. 꽃은 6~7월에 줄기 끝에서 나오며 길이가 같은 꽃자루들이 우산 모양으로 늘어선 꽃차례에 작은 흰 꽃이 총총히 핀다.

생약으로 뿌리를 사용하며 '백지'라 한다. 특이한 향취를 풍기고 자극성 있는 매운맛이 난다.

뿌리는 짧은 주근으로부터 많은 긴 뿌리가 갈라져 대체로 방추형을 이룬다. 길이가 10~25cm이며, 바깥면은 회갈색에서 어두운 갈색을 띤다. 특이한 냄새가 있고 맛은 약간 쓰다.

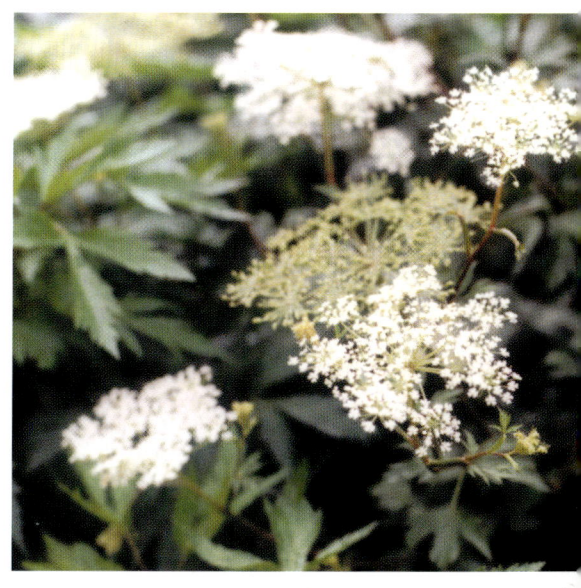

🌸 효능

뿌리에 들어있는 주요성분은 정유와 쿠마린이다.

정유의 함량은 약 0.5%로 69종이 알려져 있으며 그중 creatine류, tancarbene류, ester류가 약 60~85%를 차지한다. 주로 진통·진정·지혈작용이 있어 치통, 두통, 대하, 피부병들의 소염진통제로 사용된다.

폐경, 위경, 대장경에 작용한다.

진정·진경·억균작용을 한다 풍한을 없애고 피를 잘 돌게 하며 고름을 없애고 새살이 잘 돋아나게 하며 통증을 없앤다. 약리실험에서도 이미 이러한 작용들이 밝혀졌다. 이 모든 것들은 쿠마린 성분에 의해 나타난다. 외용약으로 쓸 때는 짓쩌서 붙인다.

해표·산한작용을 한다 백지는 주로 풍한 감기를 치료한다.

> 구릿대(백지)의 맛은 맵고 성질은 따뜻하며 진통·진정·지혈·조습·소종 작용을 한다.

『신농본초경』에 "맛은 맵고 성질은 따뜻하다. 여성 음부에서 흘러내리는 적백색 분비물, 생리불통, 음부, 부종, 한열, 머리로 침입한 풍으로 눈물을 흘리는 증상을 치료한다. 살결과 피부를 기르고 윤택하게 한다."고 한다.

『명의별록』에 "풍사와 오래된 갈증, 구토, 양쪽 옆구리가 그득한 것, 풍으로 생기는 통증, 풍으로 생긴 현훈, 눈이 가려운 것 등을 치료한다. 고약으로 만들어서 얼굴에 바르면 안색이 윤택해진다."고 한다.

『본초삼가합주』에서 장은암이 말하기를 "백지는 향기가 있고 백색이며 기세가 신온(新溫)하고 양명금토의 기화를 받는다. 한열두풍(寒熱頭風)과 침목누출(侵目淚出)을 치료한다는 것은 백지가 향기가 나는 꽃이고 기가 미보다 우월하며 다만 양명 조금의 하행하는 기를 받을 뿐만 아니라 양명중토의 상달하는 기도 받아서 가능한 것이다. 한편 토는 기육을 관장하고 금은 피부를 관장하는데 백지는 양명금토의 기를 얻어서 기부를 기르고 얼굴은 곧 양명의 부분으로 양기가 길러지면 얼굴이 빛나고 안색이 선명해지므로 안색을 윤택있게 하며 백지의 색은 연지처럼 부드러운 흰색으로 얼굴을 기름기 있게 한다."고 하였다.

장경악의 『본초정』에 의하면 "백지에 기미는 신온(新溫)하고 기는 두텁고 미는 가벼워 오르며 양이다. 그 성질을 온산시키니 풍한사열을 쫓아서 두통, 두풍, 두현, 목통, 목양누혈(目瘍漏血)을 치료하며 폐경의 풍한을 발산시켜서 피부반진, 조양(燥癢)과 비구(鼻衄), 비연, 치통, 미릉골통, 대장풍비(大腸風秘), 장풍, 요혈을 치료한다. 볶아서 사용하면 여인들의 혈붕, 누하, 적백, 혈폐, 음종을 치료하며 주근깨를 제거하자면 마땅히 생용한다. 그리고 뱀에 물린데, 비소, 금창손상(金瘡損傷)도 치료한다."고 하였다.

질병에 따라 먹는 방법

봄에 자라나는 연한 순은 데쳐서 우려낸 후 나물로 먹는다.

봄, 가을에 뿌리를 채취하여 말리며 뿌리는 노랗고 윤택한 것이 좋다. 구릿대는 삼복이 지나면 씨를 맺고 입추 후에는 바로 잎이 마른다.

백지가 들어간 처방엔 **곽향정기산, 오적산, 갈근해기탕, 구미강활탕** 등이 있다.

두통에는 천궁, 만형자, 백강잠 등을 섞어 두통을 치료한다.

유방에는 과루인, 몰약, 패모를 배합해 유방암을 치료한다.

발열이나 오한이 있고 땀이 없으면서 두통이 없을 없을 때는 백지에 세신, 방풍, 강활, 박하, 곽향 등을 배합하여 사용한다.

종기 초기에 발적이나 종열로 통증이 일어날 경우에 백지, 금은화, 황금 등을 사용하는데 내복시켜도 좋고 외용해도 된다.

구릿대 발효액 담그기

발효액을 만들기 위한 구릿대는 뿌리가 두텁고 즙이 잘 나와야 한다. 채취시기는 잎이 돋아날 때 뿌리를 캐서 잘 씻어 물기를 빼고 잘게 잘라 새싹과 함께 쓴다. 잎만 쓰는 경우는 봄에 무성할 때 채취해 쓴다. 뿌리만 쓰는 경우에는 잎이 지고 난 뒤 뿌리가 충실해진 뒤에 사용한다.

[오이풀]

지유(地楡) *Sanguisorba offcinalis L.*

| 자 생 지 : 산지 |
| 채취부위 : 뿌리, 새싹 |
| 개 화 기 : 7~10월 |
| 채취시기 : 뿌리(가을) |

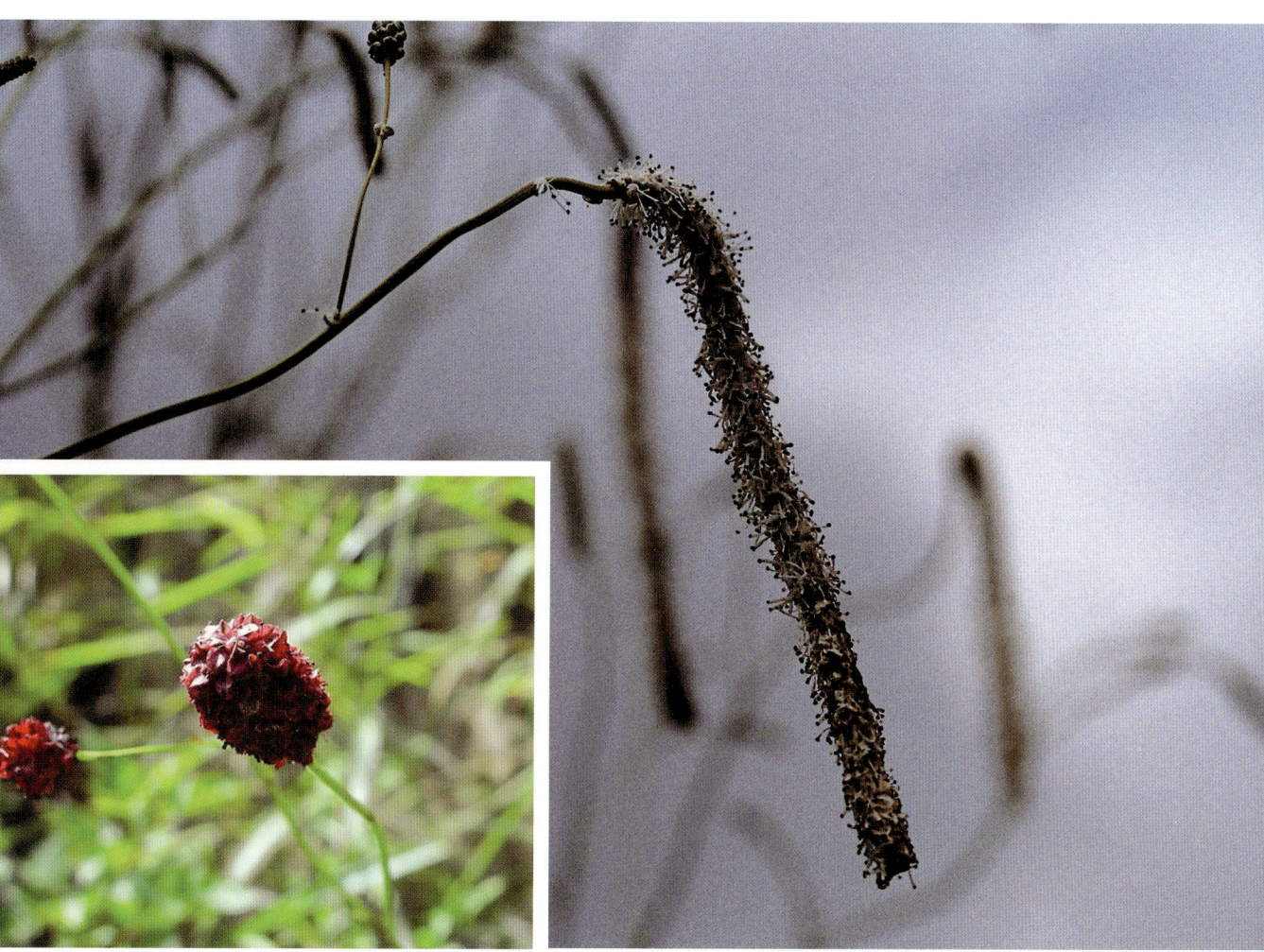

🌿 생김새

오이풀은 장미과에 속하는 여러해살이풀이다. 주로 양지 바른 산이나 들에서 자라며 바위틈과 같은 험한 곳에서도 자란다. 어린 줄기와 잎에서는 오이 또는 수박 냄새가 난다. 잎 모양이 오이를 닮았다 해서 '오이풀'이라고 하며 지유의 '유(楡)'는 느릅나무를 뜻한다.

꽃은 7~10월에 자주색으로 피며 그 모양은 긴 꽃자루 끝에서 둥글게 뭉쳐서 위에서부터 핀다. 꽃대는 길게 뻗어나며 가늘고 매듭이 없지만 강하다.

뿌리는 굵고 딱딱하며 옆으로 누워 길게 뻗으면서 번식한다. 줄기는 곧게 서고 털은 없다. 잎은 깃 모양의 겹잎으로 긴 타원형의 잎자루 끝에 소엽이 5~13장 어긋나게 나며 가장자리에는 거친 톱니가 있다. 열매는 수과로서 사각형이며, 8~11월에 씨앗을 맺는다.

오이풀과 비슷한 종류로는 '산오이풀(근엽지유)', '큰오이풀(고산지유)', '가는오이풀(백화세엽지유)'이 있다. 가는오이풀은 약간 습기가 있는 곳에서 자라고 산오이풀, 긴오이풀은 지리산, 속리산 및 이북에서 자라고 큰오이풀은 백두산 지역의 풀밭에서 자란다.

효능

오이풀은 부드러운 순과 잎을 나물로 먹었으며 잎과 줄기는 차로도 마셨다. 잎과 줄기에는 각종 영양소가 골고루 있으며 특히 각종 미네랄이 많이 들어있다. 주로 대장경, 간경에 작용한다.

민간에서는 지혈제, 거담제, 지사제 등으로 쓰였으며, 생리통에는 줄기와 잎과 함께 뿌리를 끓여 먹었다.

오이풀은 설사, 이질, 위장, 출혈, 월경과다, 위산과다, 악창, 화상 등에 쓴다. 약리실험에서 억균·장윤동억제·항염·혈관수축작용 등이 입증되었다.

> 맛은 쓰고 달고 시며 성질은 약간 차다. 지혈·해독·수렴·소종 작용을 한다.

급·만성 대장염, 설사에 쓴다 오이풀 뿌리를 달여 마시면 효과가 있다.

화상에 특효약이다 오이풀 뿌리와 성질이 차고 항염작용이 강한 금은화, 대황 등을 가루 내서 연고제로 바르면 더욱 효과가 빠르다. 약재는 굵고 길며 단단하고 잔뿌리가 없고 단면에 분홍색인 것이 좋다.

지혈작용을 한다 지혈작용을 강화시키기 위해서 '지유탄'을 만들어 쓰는데 지유생편을 깨끗이 씻어 솥에 넣고 센불로 볶되 표면이 회흑색이 되고 내부가 흑갈색이 나타날 때 약간의 물을 뿌려 불길을 없애고 다시 살짝 볶아 그늘에 널어 말린다.

지유탄 정제는 동물실험 결과 응혈시간, 출혈시간이 뚜렷하게 단축되었고 혈관 수축의 효능을 보였다. 이처럼 오이풀은 전세계에 걸쳐 지혈제로 사용되기도 하였다.

지유가 들어간 처방은 창출, 승마, 부자, 후박, 백출 등을 배합해 음증 변혈에 쓰는 **'평위지유탕'**을 들 수 있으며 당귀, 작약, 황금 등을 배합해 적리와 혈리를 다스리는 **'도적지유탕'**이 있다.

『신농본초경』은 "맛은 쓰고 성질은 약간 차갑다. 출산 후 유방 경련성 통증과 칠상(七傷), 대하를 치료한다. 진통작용이 있고 악육을 없애고 땀을 그치며, 여러 누창, 악창, 열창을 치료한다. 술독을 풀고 소갈을 그친다. 끊어진 손상을 보하고 출산 후 내부가 막힘을 치료한다. 외상에 쓰는 고약을 만들기도 한다."고 한다.

『본초삼가합주』에서 장은암이 말하길 "부인의 산유지병을 치료한다는 것은 출산 후에 젖을 먹여 혈허한 데 풍사가 들어가서 지병이 된 것으로 지유가 간이 저장하는 혈액을 보익하여 치료한다. 칠상(七傷)이란 식(食), 우(憂), 방실(房室), 기(飢), 노(勞), 경락위기상(經絡衛氣傷)으로 내부에 혈이 말라서 피부가 갈라져 떨어지고 양눈이 어둡게 되는데 지유는 초봄의 기를 얻어 능히 오장을 영양하여 칠상을 치료한다."고 하였다.

질병에 따라 먹는 방법

여성의 출혈에는 지유는 하혈, 자궁출혈, 월경과다 등 하부출혈에 대한 치료효과가 뛰어나다. 지유만 20g을 끓여 복용하면 장의 급성 출혈에 효과가 있다. 지혈능력도 괴화와 비슷하다.

만성의 하혈이 장기화되어 기혈이 쇠약해져 얼굴이 파랗고 정신이 피곤한 것은 장결핵 또는 종양에서 자주 보이는 증상이다. 만약 결핵성 출혈이면 황금, 황련, 괴화를 가미하고, 종양에 의한 출혈이면 지유 20g에 괴화 40g을 가미해 진하게 끓여 복용한다. 외용으로는 지유와 괴화를 각 40g을 진하게 끓여 웅황 8g을 가미해 좌욕이나 세정에 사용한다.

노인의 배변불능에는 노인의 신체가 허약해 진액이 부족하고 대변이 곤란해지며 장의 점막이 파열되어 출혈이 있으면 지유 12g에 생지황, 맥문동, 황금을 가미해 사용하면 진액을 나게 하고 열을 내리며 동시에 지혈 효과를 나타낸다.

세균성 이질에는 농혈이 있는 대변에는 지유 12g에 백두옹, 황련, 목향을 가미해 사용한다.

화상에는 지유에 함유되어 있는 탄닌의 수렴작용은 뛰어나서 화상에 많이 사용한다.

기타 오이풀은 주로 외용약으로 즙을 내서 바르거나 가루를 내어 환처에 뿌린다.

◀ 오이풀 발효액 담그기 ▶

오이풀은 봄에 싹이 나기 전이나 가을에 잎과 줄기가 마른 다음의 뿌리를 캐서 가는 줄기와 수염 뿌리를 제거하고 깨끗이 씻어 물에 약 8~12시간 담가 건져내 12~24시간 밀폐하여 두었다 썰어 햇빛에 말린다. 오이풀은 뿌리에 효능이 많으므로 생 뿌리가 아닌 건조된 뿌리인 경우엔 생강, 대추, 감초 달인 물을 이용하여 발효시킨다.

【연꽃】 *Nelumbo nucifera Gaertner*

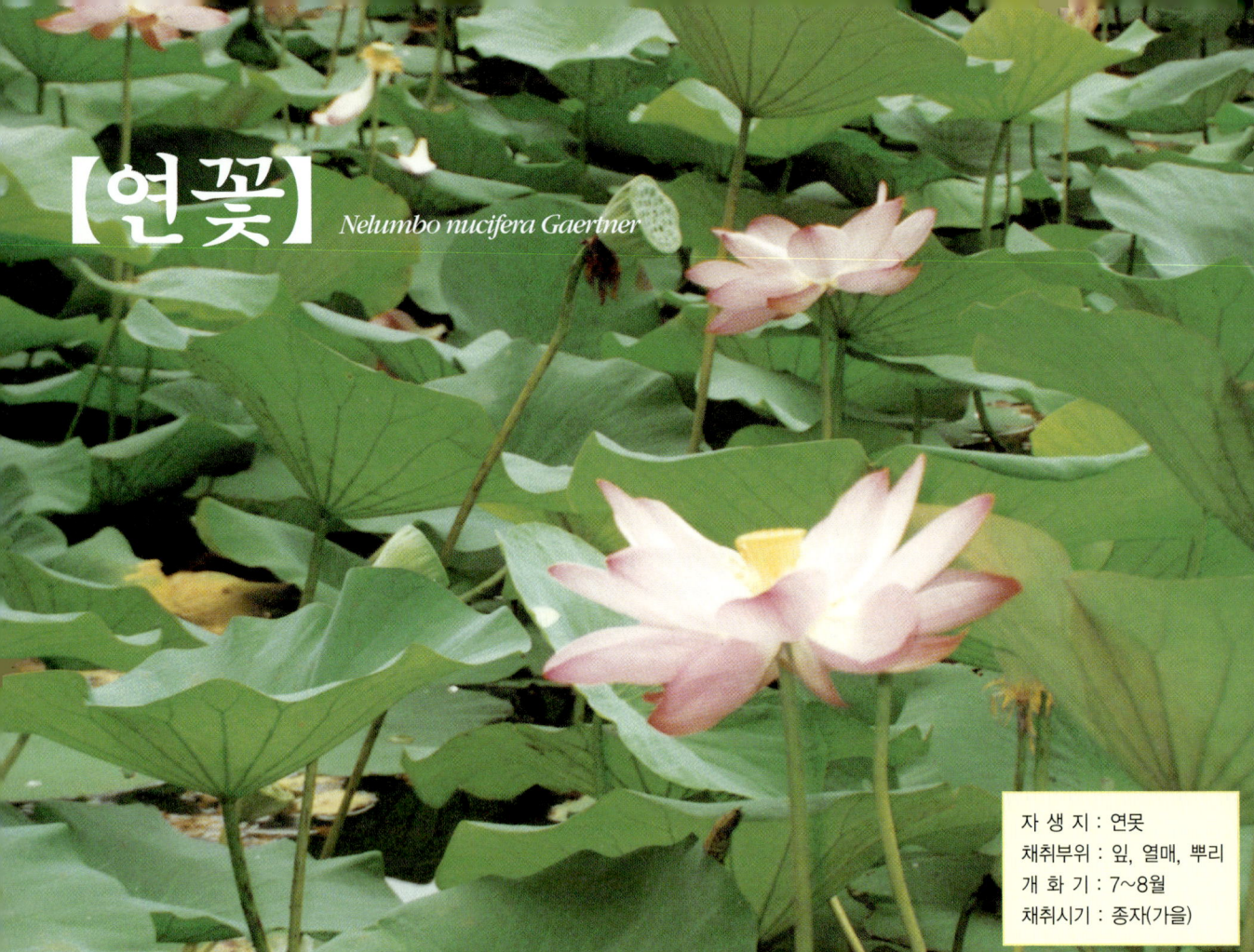

자 생 지 : 연못
채취부위 : 잎, 열매, 뿌리
개 화 기 : 7~8월
채취시기 : 종자(가을)

🌿 생김새

　연못에서 자라는 수련과의 여러해살이풀로서 뿌리가 옆으로 길게 뻗는다. 모양은 원추형이고 마디가 많으며 특히 가을철에 끝 부분이 굵어진다. 불교와 깊은 관련이 있으며, 옛부터 잎과 꽃을 감상하기 위해 재배해 왔다.

　각 마디에서 긴 잎자루를 내어 약 40cm가량의 원형인 큰 잎을 물 위에 띄운다. 잎은 물에 젖지 않고 잎맥이 방사상으로 퍼지며 가장자리가 밋밋하다. 7~8월경에 잎자루보다 조금 긴 꽃대를 내서 연홍색의 크고 아름다운 꽃이 한송이 핀다.

　꽃대에는 잎자루처럼 가시가 있다. 열매는 9월에 맺히는데 타원형이고 꽃이 진 후, 벌집처럼 생긴 구멍에 한 개씩 들어있다. 잎을 '하엽', 잎자루를 '하경', 꽃받침을 '연방, 연봉', 뿌리를 '연근', 뿌리의 마디를 '우절', 종자를 '연자' 라 하여 약용한다.

🌸 효능

가을철 종자 성숙시에 연방을 채취한 후 종자를 따로 모아 햇볕에 말려 둔다.

연자는 자양 강장제 연자는 단백질이 많은 영양 식품으로 자양강장, 신체 허약, 설사병, 몽정 등의 치료를 위한 약재로 쓴다. 연자의 껍질과 연자 속의 싹을 버리고 가로로 낸 뒤 쌀을 섞어 죽을 쑤어 먹으면 자양강장제로 좋다. 뿐만 아니라 내장을 보호해주고 마음을 안정시켜주며 정신력을 강하게 만들어 줄뿐 아니라 눈과 귀를 맑게 해주는 효능이 있다. 생것을 그대로 쓰면 헛배가 부르므로 익혀서 쓴다.

연방과 연근은 지혈제 연근은 탄닌, 아스파라긴, 비타민 C 등이 함유되어 있다. 탄닌 성분이 있기 때문에 수렴작용이 강해 출혈 시간을 단축시킨다. 연방도 연근 못지 않게 지혈효능이 크다. 특히 부인의 월경과다, 부정기적 자궁출혈, 임신 중 출혈로 유산의 징후가 보이는데 쓴다.

> 연꽃의 하엽은 성질이 평하고 맛은 떫으면서 쓰다. 연자의 약성은 맑고 맛은 달다.

주의 태워서 사용하며 생것을 생리 중에 먹으면 안 되므로 반드시 주의한다.

연꽃은 산한·지혈제 연꽃은 혈액순환을 돕고 습기와 풍기를 몰아낸다. 연꽃의 수술은 '연예' '연수' 또는 '불좌수'라고 하는데 지혈효과가 뛰어나다. 새벽이면 설사하는 증세, 대하증, 활정, 몽정 및 조루 등에 효과가 있다. 꽃이 피지 않은 봉오리를 6~7월에 채취하여 쓰며 맛은 쓰고 달며 약성은 따뜻하다.

🍲 질병에 따라 먹는 방법

여름철의 감기에는 여름 감기로 열이 나고 땀이 많이 나면서 두통이 있고 갈증이 나며 가슴이 답답하고 소변색깔이 붉고 시원하게 안 나오면 신선한 하엽에 곽향을 넣어 사용하면 좋다.

여름철의 각종 호흡기 전염병에는 병의 성질이나 경과에 관계없이 주 방제에 하엽을 가미하면 염증을 제거하는데 도움을 줄 뿐 아니라 예방하는 효과도 얻을 수 있다.

만성 장염에는 설사를 계속하면 치료제에 하엽을 가미하면 좋다. 하경의 약성과 효능은 하엽과 거의 동일한데 다른 점은 가슴에 통감을 느끼는 일이 잦다. 하경에 하엽을 가미해서 쓴다.

지혈 작용을 한다 유명한 지혈제인 사생환은 급성 위출혈, 비출혈, 객혈, 자궁출혈을 치료하는데 효과가 있는데 이 방제중의 군약은 생하엽이다. 약의 성질이 차므로 지혈후엔 투약을 즉시 중지해야 하며 장기간 복용시키는 것은 바람직하지 못하다.

하엽은 외과질환에도 요긴하게 사용된다. 특히 다른 약물과 같이 쓰여서 청열(淸熱)시키고 해독하는데 도움을 준다. 예를 들어 적유단을 치료하기 위해 빈랑, 적작약, 토복령, 홍화를 함께 쓰면 좋다.

정독(疔毒) 치료에는 지정초, 포공영, 황금을 써서 치료하고 농양에는 황련, 금은화와 함께 쓴다.

심마진에는 형개, 방풍, 백선피와 함께 사용하면 좋은 효과를 기대할 수 있다.

[쪽]

Polygonum tinctorium Lour.(persicara tinctoria H, Gross.)
Isatis tinctoria L. 대청(大靑), 송람(松藍)
Baphicacanthus cusia Brem. (마람) (판람근)

자 생 지	재배
채취부위	전초
개 화 기	8~9월
채취시기	여름~가을

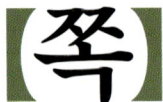 생김새

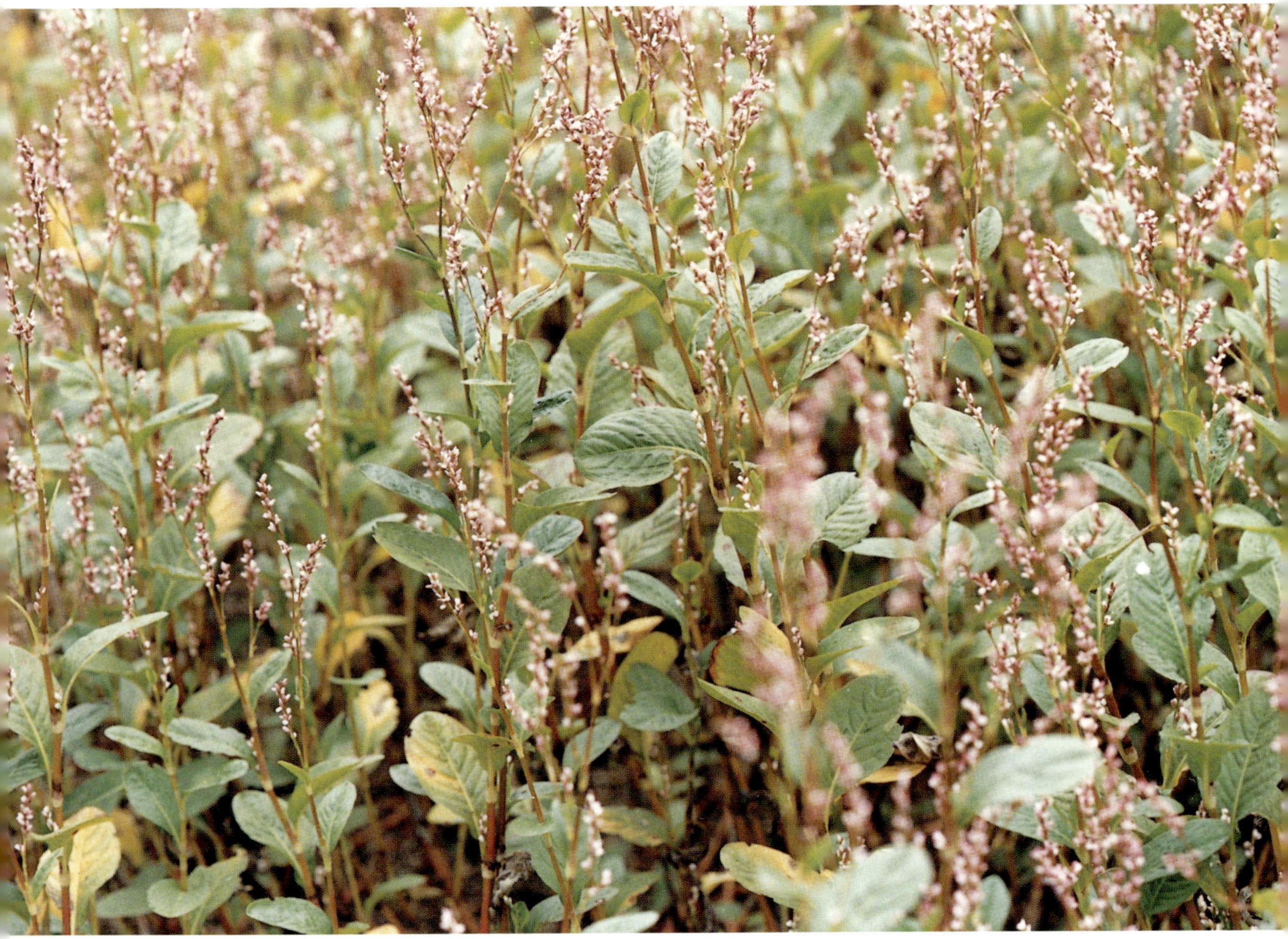

　쪽은 마디풀과의 한해살이풀로서 원산지가 중국이며 우리나라에는 오래전부터 재배하여 전통 염료로 사용하여 왔다. 키는 50~60㎝이나 거의 털이 없고 줄기는 원통 모양이며 붉은색을 띤 자주색이다. 잎은 서로 마주보며 긴 타원형으로 짙은 남색을 띤다.

칼집 모양의 턱잎은 막질이며 가장자리에 털이 있다.

꽃은 8~9월에 피는데 적색이고 원줄기 끝과 잎겨드랑이에서 이삭처럼 달린다. 꽃잎과 꽃받침은 5개로 깊게 갈라지며 꽃밥은 연한 홍색이다. 열매는 9~10월에 열리는데 씨앗을 남실, 잎가공품을 청대(靑黛)라 하여 약용한다.

십자화과의 대청도 함께 쓰인다. 대청은 원산이북 바닷가에 나는 두해살이풀로서 5~6월에 노란색 꽃이 총상화서로 달린다.

효능

쪽은 여름과 가을 사이에 잎 또는 전초를 따서 햇볕에 말린 후 썰어서 사용한다.

소종·해열작용을 한다 이하선염에 황백, 황금을 보조약으로 배합한 것을 복용하면 열이 내리고 염증을 없애고 부기를 가라앉는 효과가 있다.

> 쪽의 성질은 차고 맛은 쓰다. 효능은 해열·양혈·지혈·해독·소종작용이 있다.

질병에 따라 먹는 방법

어린아이의 갑작스런 경기에는 황련, 황백, 황금을 가미하여 진하게 끓여 수 차례 마시게 한다.

폐렴에는 판람근과 황련을 끓여 사용하면 예방도 되고 치료도 된다.

유행성 결막염에는 눈이 붉게 붓고 아프며 눈물이 많이 나고 열이 날때 황련, 석고, 담죽엽을 사용하면 눈의 충혈을 없애고 염증이나 부기를 없앤다.

편도선염에는 금은화, 사간, 산두근을 사용하면 불거져나온 종기를 없앤다.

유행성 감기에는 감염을 예방하기 위해 금은화, 연교 등을 끓여서 내복하면 좋다.

급성 기관지염에는 급작스럽게 해수가 심해지면 전호, 자원, 관동, 비파엽을 끓여 복용한다.

구내염에는 검붉은 포진이 생겨나 화농되어 그냥 터지는 경우가 지속되면 판람근과 함께 다른 소종약을 더해 열흘 정도 지속적으로 복용한다.

【속새】 목적(木賊) *Equisetum hiemale L.*

자생지	산지
채취부위	잎, 줄기
개화기	포자
채취시기	여름~가을

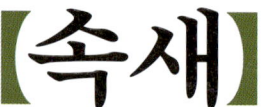

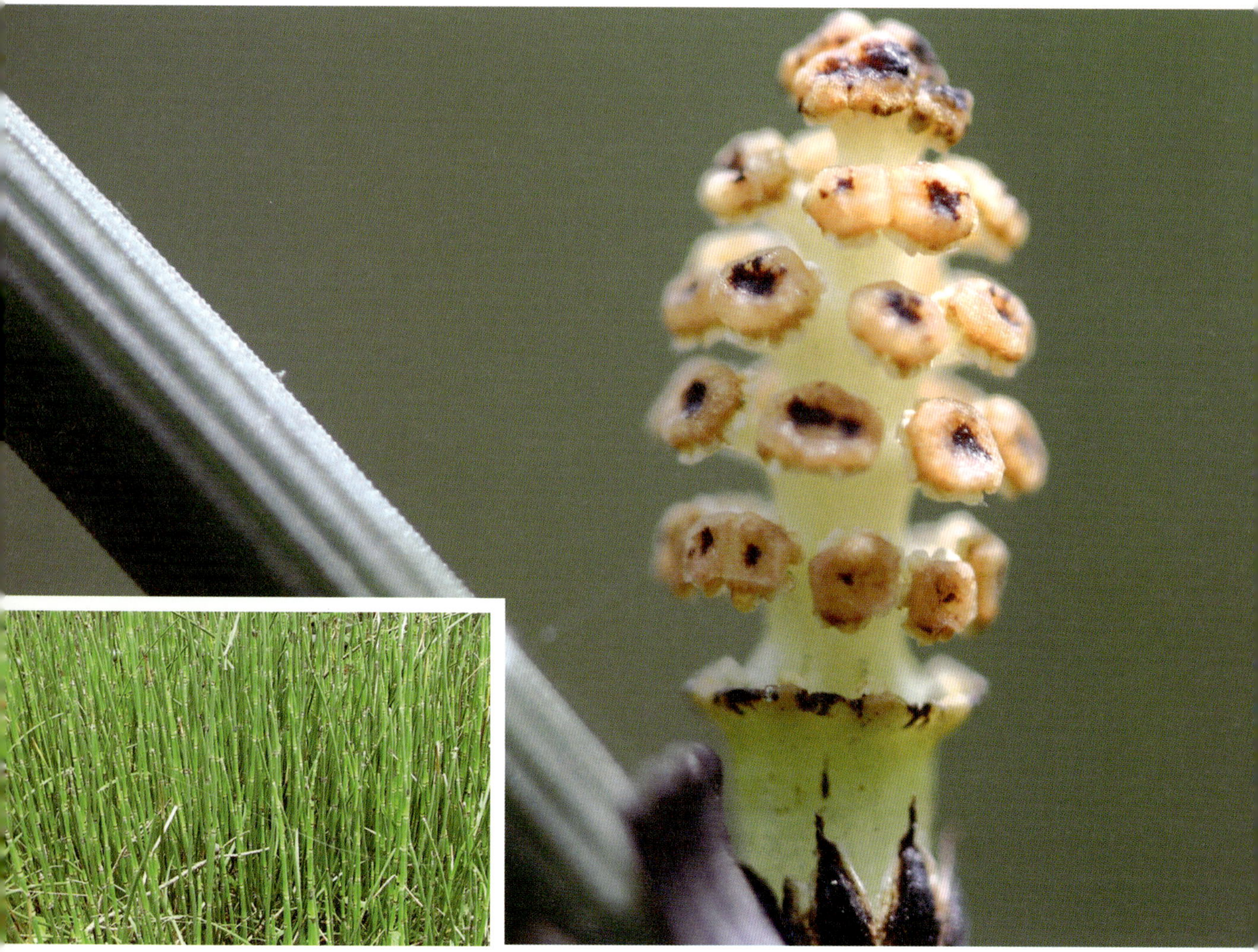

🌿 생김새

속새는 제주도와 중북부 지방의 산지의 나무 밑 음습지에서 자란다. 속새과에 속하는 늘 푸른 여러해살이풀로서 키가 30~60㎝ 정도 된다.

땅속줄기는 옆으로 뻗으며 자라고 지면 가까운 곳에서 여러 개로 갈라져 나오기 때문에 여러 줄기가 총생하는 것 같이 보인다. 색은 짙은 녹색이며 가지가 없고 뚜렷한 마디와 마디 사이에는 10~18개의 능선이 있다. 잎은 비늘 같이 보이며 서로 붙어 마디부분을 완전히 둘러싸서 칼집 모양으로 되며 끝이 톱니 모양이다.

효능

여름에서 가을 사이에 지상부분을 베어서 짧게 잘라 그늘에서 말리거나 햇볕에 말려 잘게 썰어서 사용한다.

안과 질환에 효과적이다 급성 염증의 소염·소종의 효과를 얻을 수 있으며 만성 질환에 대해서도 안구의 혼탁을 막고 눈의 기능을 좋게 한다.

하열과 배변을 다스린다 하열을 다스리며 배변회수가 많은데 시원스레 나오지 않고 배변시에 선혈이 나올 때도 목적을 사용하면 청열·지혈의 효과가 있다.

> 속새(목적)는 성질은 약간 차고 맛은 달고 쓰다. 효능은 해열·이뇨·소염 작용이 있다.

질병에 따라 먹는 방법

급성 안검종창에는 눈꺼풀의 피부 수종으로서 급·만성 질환으로 나타난다. 만일 눈꺼풀에 통증이 있으며, 벌겋게 되고 눈물을 흘리는 증상이 나타나며 발열, 오한이 생길 때는 목적에 차전자, 황금, 포공영을 가미하여 마시면 소염, 소종의 효과가 나타난다.

급성 결막염에는 형개, 국화, 상엽과 함께 복용한다. 조기에 치료하면 완전히 낫고 예방에도 좋다.

시력저하에는 수정체, 망막, 시신경 등의 조직에 병변이 있을 때는 시력이 천천히 처하되고 동공이 혼탁해지는데 이때 결명자, 석결명, 석곡, 곡정초 등과 함께 사용한다.

출혈이나 월경 이상에는 외상으로 인한 출혈이나 자궁출혈 및 월경과다의 경우엔 황백, 익모초, 오미자를 따로 가루 내어 가는 체로 쳐서 잘 섞어 복용한다.

급성 이질과 설사에는 급성 이질로 인한 출혈에 점액이 많이 섞이고, 설사를 해도 상쾌하지 않고, 배가 아플 때 목적, 마치현(馬齒莧)(비름), 목향을 사용하면 출혈과 설사를 멈추는데 효과가 있다.

만성적 해수에는 오랜 해수증을 개선시키며 호흡을 촉진한다. 이때는 패모, 반하, 사삼, 행인 등과 함께 사용한다.

황달성 간염에는 목적은 해독·소황의 작용이 있어 황달성 간염 치료에 효과적이다. 초기에 황달증상이 있고 간 기능 이상이 보일 때는 목적을 군약으로 하여 인진, 대청엽을 가미하여 먹는다.

【담배풀】

천명정(天名精), 학슬 *Carpesium abrotanoides L.*

자 생 지 :	산지
채취부위 :	전초
개 화 기 :	8~10월
채취시기 :	열매(9~10월)
	전초(8~9월)

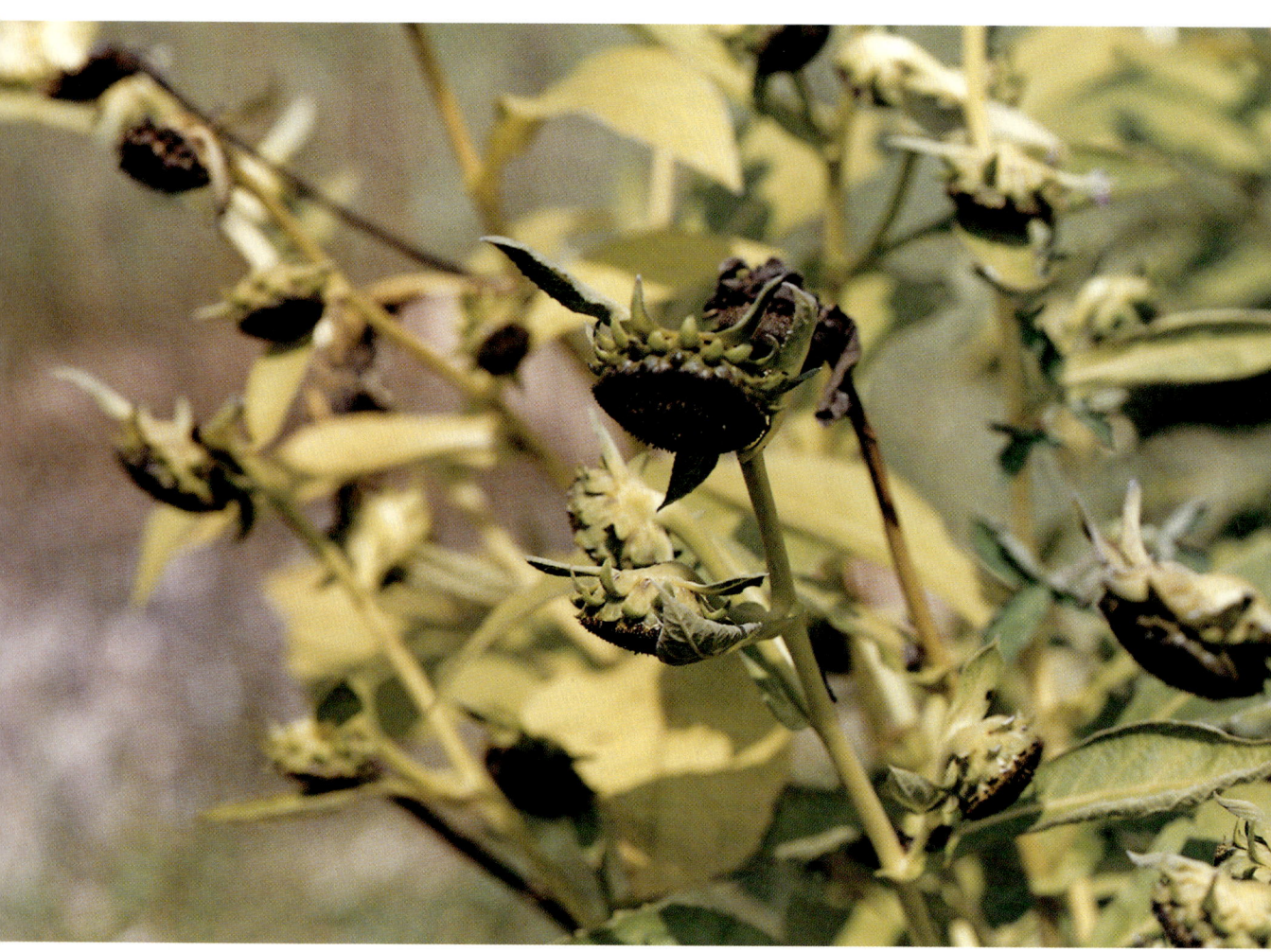

여우오줌

🌿 생김새

담배풀은 숲 가장자리에서 자라는 국화과의 두해살이풀이다. 키가 50~100cm이고 뿌리는 방추형이며 목질이고 근생엽은 꽃이 필 때쯤 없어진다.

전체에 가는 털이 있고 취기가 난다. 잎은 서로 어긋나고 밑부분의 것은 넓고 타원형이다. 끝이 둔하며 밑부분이 잎자루로 흘러서 날개로 된다. 뒷면에 선점이 있고 가장자리에 불규칙한 치아 모양의 톱니가 있다.

꽃은 황색으로 8~9월에 피고 잎겨드랑이에 이삭 모양이 달린다. 전초는 개화기의 청명한 날에 채취해 햇볕에 말리고 열매는 9~10월에 열리며 '학슬' 이라 하여 약용으로 쓴다.

효능

한방에서는 전초를 '천명정' 이라 하며 우리나라에서는 담배풀외에 긴 담배풀, 여우오줌(왕담배풀)의 꽃이 붙은 줄기를 '학슬' 이라 한다. 당개지치, 들치지의 열매도 포함시킨다. 현재 중국의 시장에서 유통되는 학슬은 당근이나 사상자의 열매도 대용으로 쓴다.

구충작용을 한다 여러 종류의 기생충을 없애는데 좋은 치료효과가 있다.

> 담배풀(청명정)은 성질은 차고 맛은 맵다. 효능은 해열, 거담, 파혈, 지혈, 살균 작용이 있다.

질병에 따라 먹는 방법

구충 제거에는 학슬의 구충작용은 온화하여 단용으로는 잘 안 쓰고 대개 복방으로 사용한다.

① **체질이 강건한 환자는** 학슬의 용량을 10g으로 하고, 빈랑, 고련피, 뇌환, 사군자를 배합하고 끓이고 대개 저녁 먹기 전에 복용한다.

② **회충이 오랫동안 기생하여 체력이 쇠약해진 경우는** 요충과 회충에도 학슬을 사용하면 효과가 있다. 전초 또는 열매 15g을 700cc의 물에 넣고 그 양이 절반이 되도록 달인 후에 아침·저녁으로 복용한다.

[부들]

포황(蒲黃) *Typha orientalis Presl.*
Typha angustata Bory et Chaub.

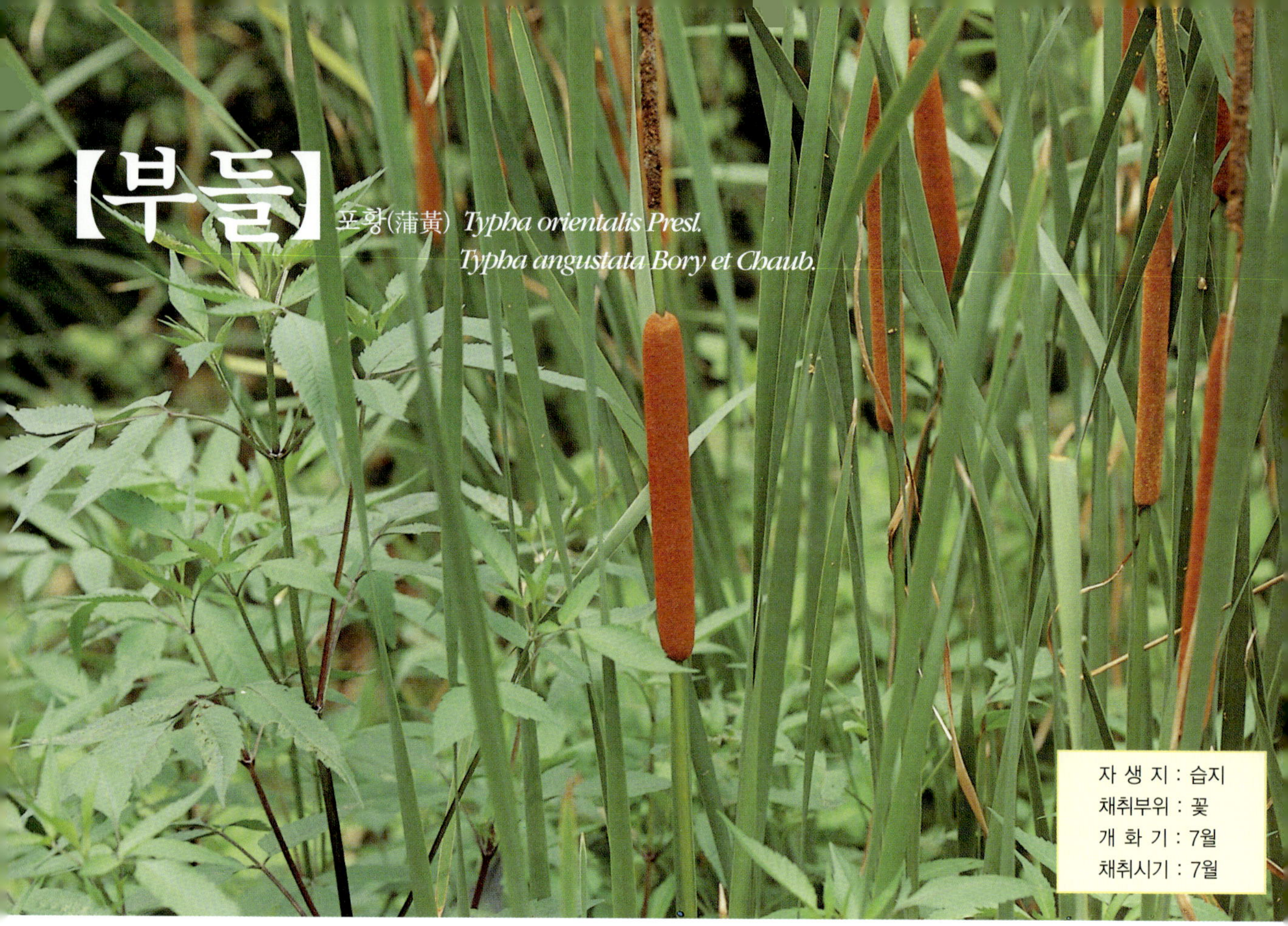

자 생 지	습지
채취부위	꽃
개 화 기	7월
채취시기	7월

생김새

부들은 전국의 들이나 연못가 혹은 논가의 물이 고여 있는 곳에서 흔히 자라는 부들과의 여러해살이 풀이다. 노란 빛이 나는 가루가 바람에 잘 날리고 물에 뜨며 만지면 부드럽고 매끄럽다. 꽃가루가 손에 묻으면 잘 떨어지지 않으며 냄새도 없다. '포초', '향포', '갈포', '약' 등으로도 불린다.

포황은 부들의 꽃가루를 약으로 쓸 때 부르는 이름이다. 약(蒻)이란 부들의 새싹을 말하고 포봉은 방망이 같은 꽃 전체를 뜻한다.

키는 1~2m까지 자란다. 잎은 줄 모양으로 어긋나고 줄기를 완전히 감싼다. 뿌리줄기는 땅속에서 옆으로 뻗어 나가는데 흰색의 수염뿌리가 많이 나 있다. 줄기는 곧게 서고 매끄러운 원추형이며 녹색이다. 잎은 선형이고 길이가 80~130㎝ 정도이며 털은 없다.

꽃은 7월에 피는데 수꽃은 꽃대의 윗부분에 나며 암꽃은 바로 밑에 달리며 좀 더 길다. 화수에 달린 포는 2~3개로 일찍 떨어진다. 꽃에는 화피가 없으며

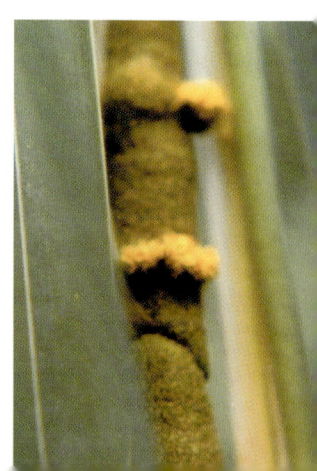

밑부분에 수염같은 털이 있고 수꽃은 노란색으로 서로 붙지 않는다.

암꽃은 어린 꽃턱잎이 없고 씨방에 대가 있으며 암술머리는 주걱과 비슷하고 적갈색이다. 암꽃 이삭이 그대로 익어 열매가 되면, 씨앗이 바람에 날리도록 흐트러져 솜같이 되는데 이것을 솜 대신 쓸 수 있다.

'부들'이란 이름은 이처럼 꽃가루받이가 일어날 때 부들부들 떨기 때문에 붙여진 이름이다.

부들의 줄기는 질기고 탄력성이 있어 가구 등을 만들고 방석이나 돗자리를 만들어 사용한다. 열매는 핫도그와 비슷한데 이를 과수라하며 길이가 7~10cm로 긴 타원형이고 적갈색이다.

애기부들은 부들과 비슷한 크기로 상부의 수꽃 이삭과 하부의 암꽃 이삭 사이에 빈자리가 있다. 여름철 개화기에 수꽃 이삭을 채취해 화분을 털어 가는 가루만 얻는다. 불순물을 제거하고 그대로 사용하거나 포황탄을 만들어 사용한다.

▶ 꽃가루는 철저하게 건조시켜 통풍이 잘되고 그늘지며 건조한 곳에 보관해야 한다. 손에 묻으면 잘 안 떨어진다.

▶ 꽃속명의 티파(Typha)는 '굽은 연못'이라는 뜻이 있으며 '다 태워 없애다'라는 뜻에서 유래되었다.

🌸 효능

지혈작용을 한다 대체로 출혈에 관한 증상이 있을 경우에 포황을 군약으로 삼아 볶아서 쓴다. 단미로 하든 복방으로 하든 모두 뛰어난 효과가 있다.

포황은 하혈을 멈추게 하는 작용이 있으며 특히 자궁출혈, 월경과다에 대해서도 지혈 효과가 대단히 좋다. 출산 후 출혈과다는 평소에 신체가 허약한 경우이거나 다산인 경우에 흔히 볼 수 있다.

통변·이뇨작용을 한다

청열·지혈작용을 하는 부들의 약성은 한량하고 맛은 달며 맵다.

🍳 질병에 따라 먹는 방법

갑자기 코에서 피가 나면 신속히 포황가루를 비강점막에 바르고 10g을 삼킨다. 이렇게 6시간에 1회 정도 멈출 때까지 한다. 만성 비출혈에는 포황에 당귀, 백작약을 가미할 필요가 있다.

위궤양에는 갑작스런 출혈이 다량 나오고 선홍색을 띠며 갈증이 생기는 경우에 포황 20g에 산칠, 백급, 백작약, 생지황을 가미해 사용하고 지혈이 되면 포황을 10g으로 줄인다.

산후 자궁수축에는 하고초를 배합하면 자궁수축작용이 더욱 좋아진다.

▶ 부들의 어린 싹은 김치를 담가 먹기도 하였다. 또는 그대로 먹거나 뿌리와 함께 쪄서 먹었으며 술로 담그기도 했다고 한다.

[자란]

백급(白芨), 대왐풀 *Bletilla striata (Thunb.) Reichb. fil.*

자 생 지	남부
채취부위	뿌리
개 화 기	5~6월
채취시기	가을

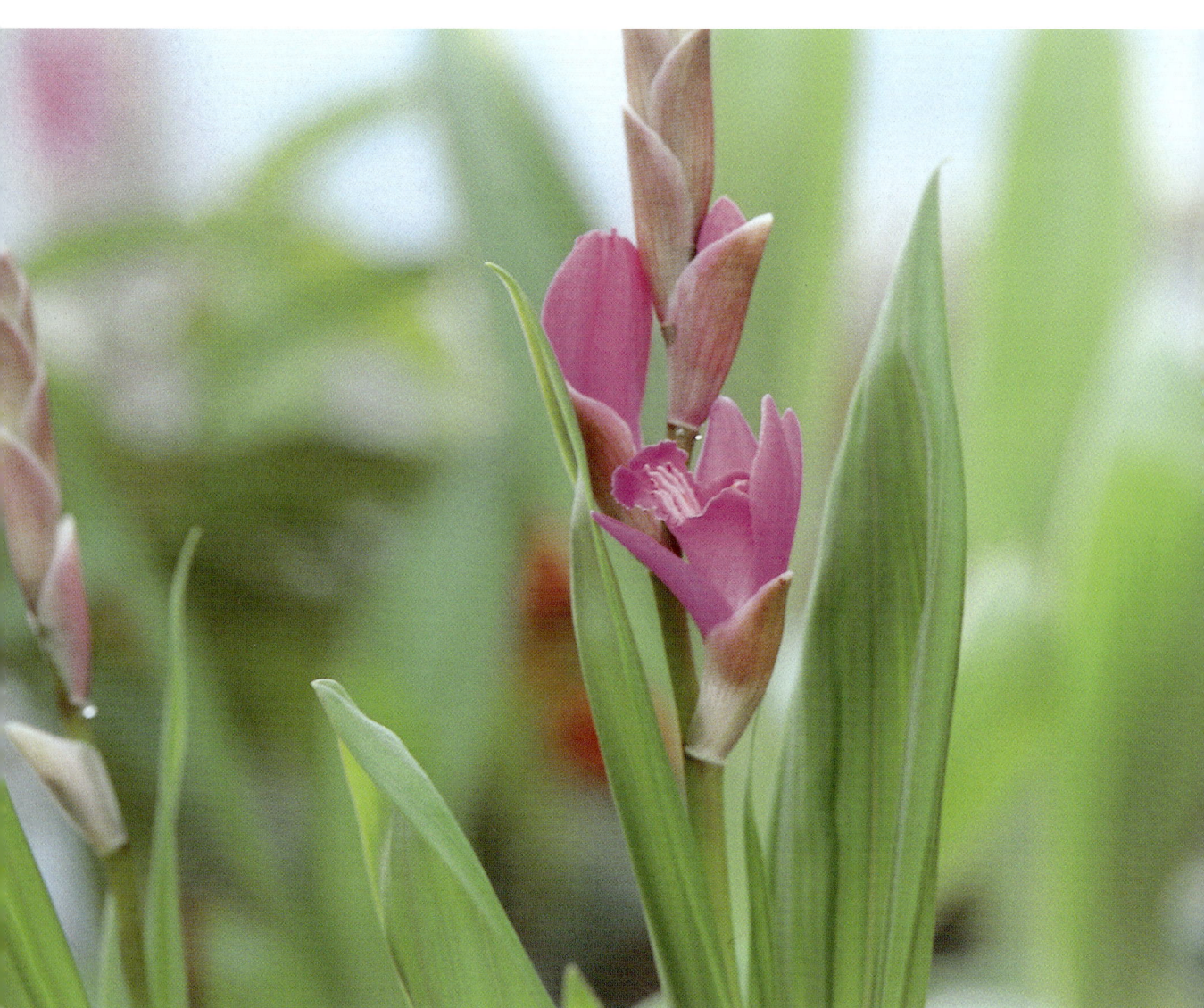

🌿 생김새

전남 일부지역에서 자라는 난초과의 여러해살이풀로서 구경은 달걀꼴의 둥근 형태이고 속은 흰색이다. 자생지에서는 찾아보기 어렵지만 시장에서는 싸게 구할 수 있다.

보랏빛 꽃을 가졌다해서 '자란'이라 부르고 한방에서는 '백급'이라 부른다. 종명의 스트리아타(striata)는 '힘줄이 있는'이라는 뜻인데 잎에 맥이 뚜렷해서 붙여진 이름이다.

잎은 밑부분에서 5~6개가 서로 감싸면서 원줄기처럼 되고 긴 타원형이다. 5~6월에 잎 사이에서 꽃대가 나오고 길이 50㎝ 정도 자란 다음 6~7개의 홍자색 꽃이 총상으로 달린다.

입술꽃잎은 쐐기 모양의 계란꼴이고 가장자리는 안으로 굽고 암술대를 반쯤 싼다. 윗부분은 3개로 갈라지는데 가운데 것은 거의 둥글고 가장자리가 물결 모양으로 안쪽에 5개의 능선이 있다. 열매는 긴 타원형으로 긴 삭과이다.

🌸 효능

가을철에 덩이뿌리를 채취해 수염뿌리를 제거하고 깨끗이 씻은 후 안쪽의 흰 심이 안보일 정도로 쪄서 말린다.

수렴·지혈작용을 한다 백급은 농후한 교점액질을 함유하며 단미로 사용해도 수렴, 지혈에 효과가 좋다. 내복에는 주로 분말을 사용한다.

독이 없어 궤양 출혈에 대해서 상시복용해도 괜찮다. 특히 위와 십이지장 궤양의 출혈을 멎게 하는데 좋은 효과가 있다.

항균작용을 한다 백급 가루에 점질 성분이 있어 항균작용을 한다.

> 자란(백급)의 성질은 서늘하고 맛은 달거나 쓰다. 효능은 수렴·지혈효과가 있다.

🍚 질병에 따라 먹는 방법

외상출혈에는 백급과 감초의 가루를 쓰며 지혈이 약한 듯 할때는 상표초 가루도 쓴다.

백급의 가루는 외용에도 뛰어난 지혈효과가 있다. 외상에 의한 출혈이라면 궤양, 자상에 모두 사용해도 좋다. 상처가 크고 양이 많으면 백급에 혈갈을 더해 사용한다.

수술 후 염증 예방에는 감염을 방지하고 새살이 잘 나게 한다. 화상, 창상 및 수술시 발생한 절개구에 대해서도 동등한 효과가 있다.

기타 백급가루로 풀을 쑤어 접착제를 만들어 쓰기도 한다.

【엉겅퀴】

대계(大薊) *Cirsium japonicum var. ussuriense Kitamura*
Cirsium japonicum DC.

자 생 지	: 산, 들
채취부위	: 전초
개 화 기	: 6~8월
채취시기	: 지상부(6~8월) 뿌리(가을)

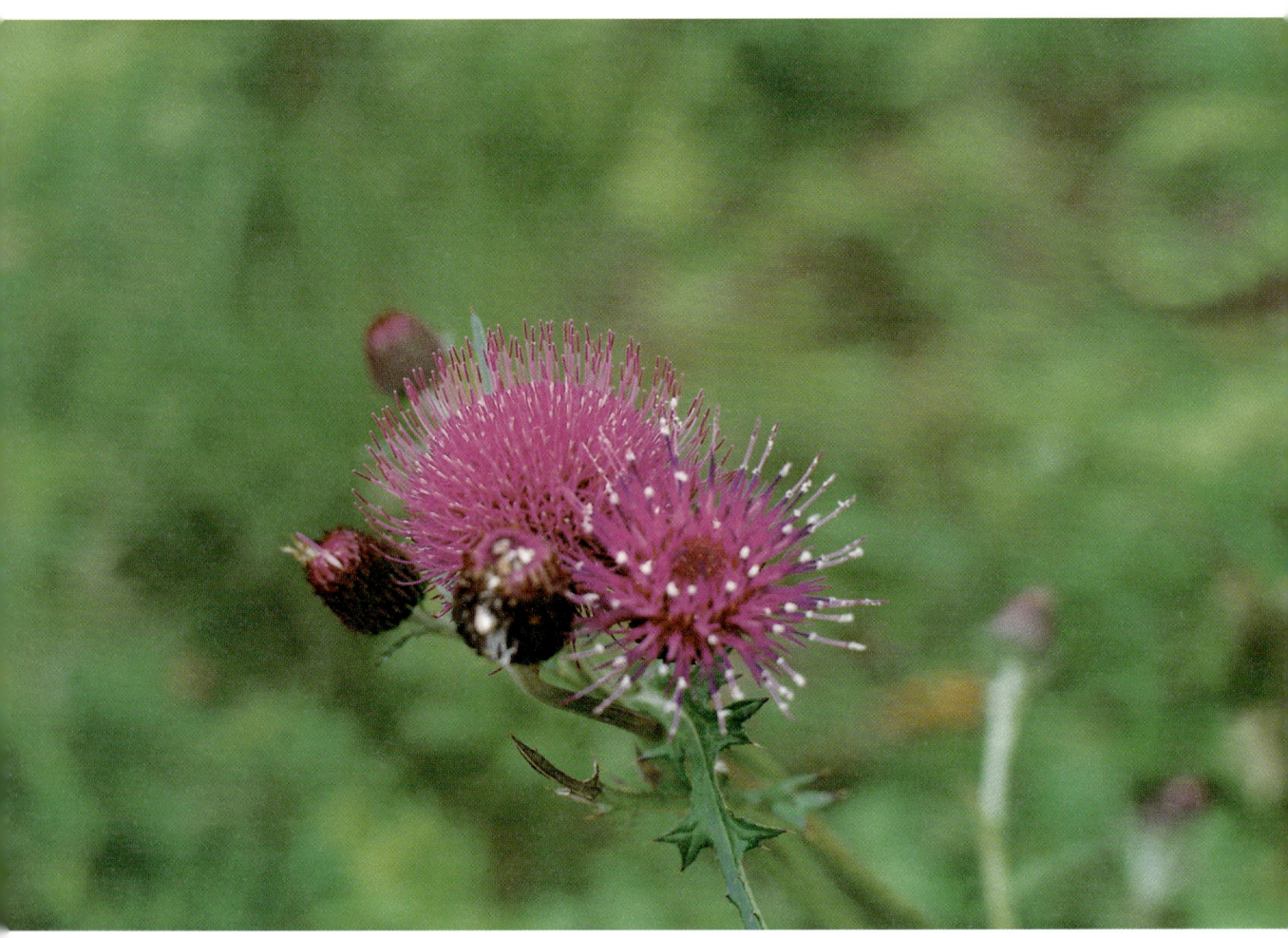

🌿 생김새

엉겅퀴의 키는 50~100cm로서 전체에 백색털과 거미줄 같은 털이 있으며 가지가 갈라진다.

뿌리에서 나는 잎은 꽃이 필 때까지 남아있고 잎 가장자리에 결각상의 톱니와 더불어 가시가 있다. 줄기에서 나온 잎은 원줄기를 감싸고 깃털 모양으로 갈라진 가장자리가 다시 갈라진다.

꽃은 6~8월에 피며 가지 끝과 원줄기 끝에 달리고 꽃잎은 자주색 또는 적색이다.

엉겅퀴는 마치 귀신을 닮았다해서 '귀계', 호랑이를 닮아서 '호계', 고양이를 닮았다해서 '묘계'라 하는데, '계(薊)'는 꽃이 상투 같아서 지어진 이름이다. 또한 잇꽃과 비슷하다해서 '들잇꽃'이라고도 한다. '엉겅퀴'란 이름은 피를 엉기게 한다해서 엉겅퀴가 되었다고 한다. 속명은 그리스어의 '정맥확장'이란 뜻에서 왔다고 한다.

우리나라에는 여러 가지 엉겅퀴가 산과 들에서 자란다. 이중 '지느러미 엉겅퀴'가 가장 먼저 꽃이 핀다. 5월에 피는 이 꽃은 지느러미 같은 날개가 달린 데서 온 이름이고 귀화식물이다.

제주도에는 '바늘 엉겅퀴'가 있는데 키는 작고 잎이 길고 크며 아주 억센 가시가 있다. 또 강원도 지역에서 곤드레 나물로 부르는 '고려 엉겅퀴'가 있다. 꽃이 훨씬 작고 잎이 타원형이다. '큰 엉겅퀴'는 키가 아주 크고 작은 꽃송이가 아래로 향해 핀다.

🌸 효능

청열·이뇨·지혈(뇨)작용을 한다 비뇨기 계통의 출혈증상에 사용된다.
급성 출혈을 없앤다 양을 많이쓰면 3일 만에 급성 출혈증을 없앨 수 있다.
토혈과 객혈의 치료에도 사용된다.

> 엉겅퀴(대계)
> 성질은 서늘하고 맛은 달다. 효능은 양혈·지혈·해열·소종작용이 있다.

🍄 질병에 따라 먹는 방법

식용방법 개화 시기에 전초를 베어 햇볕에 말려 쓰고, 뿌리는 가을철에 채취하여 햇볕에 말린 후 그대로 썰어서 사용하거나 검게 볶아 사용한다. 초봄에 뿌리와 함께 연한 잎을 삶아 먹는다. 엉겅퀴의 뿌리는 매우 떫어 삶은 후에 쌀뜨물에 하룻밤 담가 둔다. 어린순이나 잎은 튀김을 해서 먹거나 잘 삶아 헹구어 양념을 해서 무쳐 먹는다. 뿌리째 생즙을 내어 먹거나 차를 만들어 먹을 수도 있다.

위십이지장 궤양의 출혈에는 출혈 양이 많고 선홍색이며 갈증이 나면 측백엽, 황백, 백작약(초)을 가미해 끓인 것을 복용한다. 월경과다, 자궁출혈시 실열이든 허열이든 모두 대계를 사용한다.

고혈압에는 고혈압이면서 귀에서 이상한 소리가 들리며 얼굴이 붉고 머리가 혼미하여 걸음걸이가 떠다니는 것 같은 증상에는 결명자, 희첨을 배합해서 사용하면 계속적인 강압작용을 얻을 수 있다.

방광염과 요도염에는 청열과 이뇨작용으로 소변이 붉고 조금씩 나오며 통증을 느끼면 차전자, 편축, 활석을 배합한다.

황달성 간염에는 황적색 소변을 어렵게 보고 열이 있으면 인진, 치자, 차전자를 배합해 사용한다.

각종 창양에는 창양이 붉어질 때 사용하면 소종·지통의 효과가 있는데 지정, 포공영, 생지황을 가미해 복용하면 청열과 해독까지 한다.

【조뱅이】

소계(小薊) *Cephalonoplos segetum*(Bunge) Kitamura

자생지 : 산, 들
채취부위 : 뿌리
개화기 : 5~8월
채취시기 : 가을

🌿 생김새

조뱅이는 전국 각처의 밭둑이나 산기슭의 건조지 등에서 자라는 국화과의 두해살이풀이다.

키는 20~50㎝ 정도이며 근경이 길게 옆으로 뻗는다. 근생엽은 꽃이 필 때 쓰러지며, 경생엽은 긴 타원상의 피침형으로 끝이 둔하며 밑부분이 좁다. 길이는 7~10㎝로서 가장자리에 작은 가시가 있다. 윗부분의 잎은 잎자루가 없으며 밑부분이 둥글고 거미줄 같은 백색 털이 약간 있다. 또한 가장자리가 밋밋하거나 끝에 가시가 달린 치아 모양의 톱니가 있다.

꽃은 5~8월에 피며 지름이 3㎝로 자주색이고 가지 끝과 원줄기 끝에 달리고 암수딴그루이다. 열매는 8~9월에 달리고 수과로서 길이가 2~3㎜이며 관모는 회백색이다.

🌸 효능

항균 · 강압작용을 한다 소계와 대계는 비슷한 점이 많으며 용도 또한 거의 같아 양자를 합쳐서 '대계'라고 한다. 그러나 소계의 항균작용은 대계보다 뛰어나며 강압작용 또한 대계보다 훨씬 앞선다.

지혈 · 이뇨작용을 한다 소계는 비뇨기계의 각종 긴급성 출혈에 대해 경증과 중증에 모두 쓴다. 보통 목통(木通)(으름덩굴), 석위를 배합하지만 대계와 소계를 같이 쓰면 효과가 더욱 뚜렷하기 때문에 초탄해서 사용한다.

> 성질은 차고 맛은 달다. 효능은 양혈 · 지혈 · 청간작용이 있다.

🍵 질병에 따라 먹는 방법

잦은 소변과 심한 요도통에는 소변의 색이 누럴 때 차전자, 활석을 함께 쓰면 청열 · 이뇨작용을 한다.

황달성 간염의 초기에는 소계 40g을 약한 불로 진하게 끓여 마신다. 간기능에 큰 이상만 없다면 어떠한 간의 증상에도 소계를 사용할 수 있다.

정창종독 초기에는 붓고 열이 나고 아플 때 소계 80g을 진하게 끓여 백설탕을 가미해 먹는다. 1일 1첩씩 3일간 복용하면 통증과 부기가 없어진다.

구강의 미란과 궤양에는 소계에 금은화를 더해 끓이고 당분을 가미해 복용한다.

기타 소계의 이담 · 청열 · 해독작용은 인진의 효과를 도우므로 간염증상이 중증일 경우에 소계와 인진을 함께 사용한다. 소계만 단미로 복용하면 현기증과 구토가 날 수 있으며 2일 후엔 없어진다.

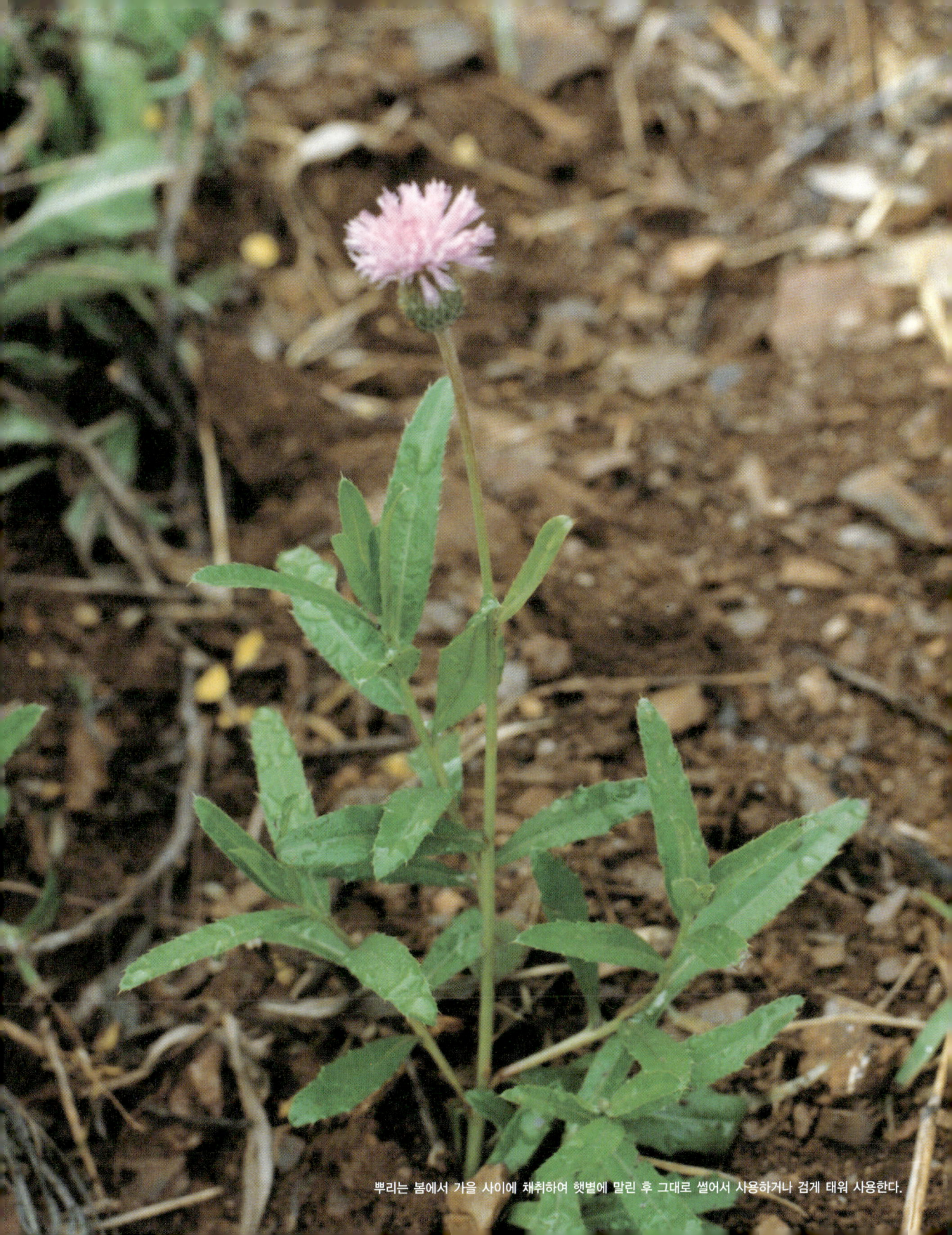

뿌리는 봄에서 가을 사이에 채취하여 햇볕에 말린 후 그대로 썰어서 사용하거나 검게 태워 사용한다.

【소루쟁이】

양제(羊蹄) *Rumex crispus* L (소리쟁이)
Rumex japonicus Houtt (참소리쟁이)

자생지	: 들
채취부위	: 뿌리
개화기	: 6~7월
채취시기	: 가을

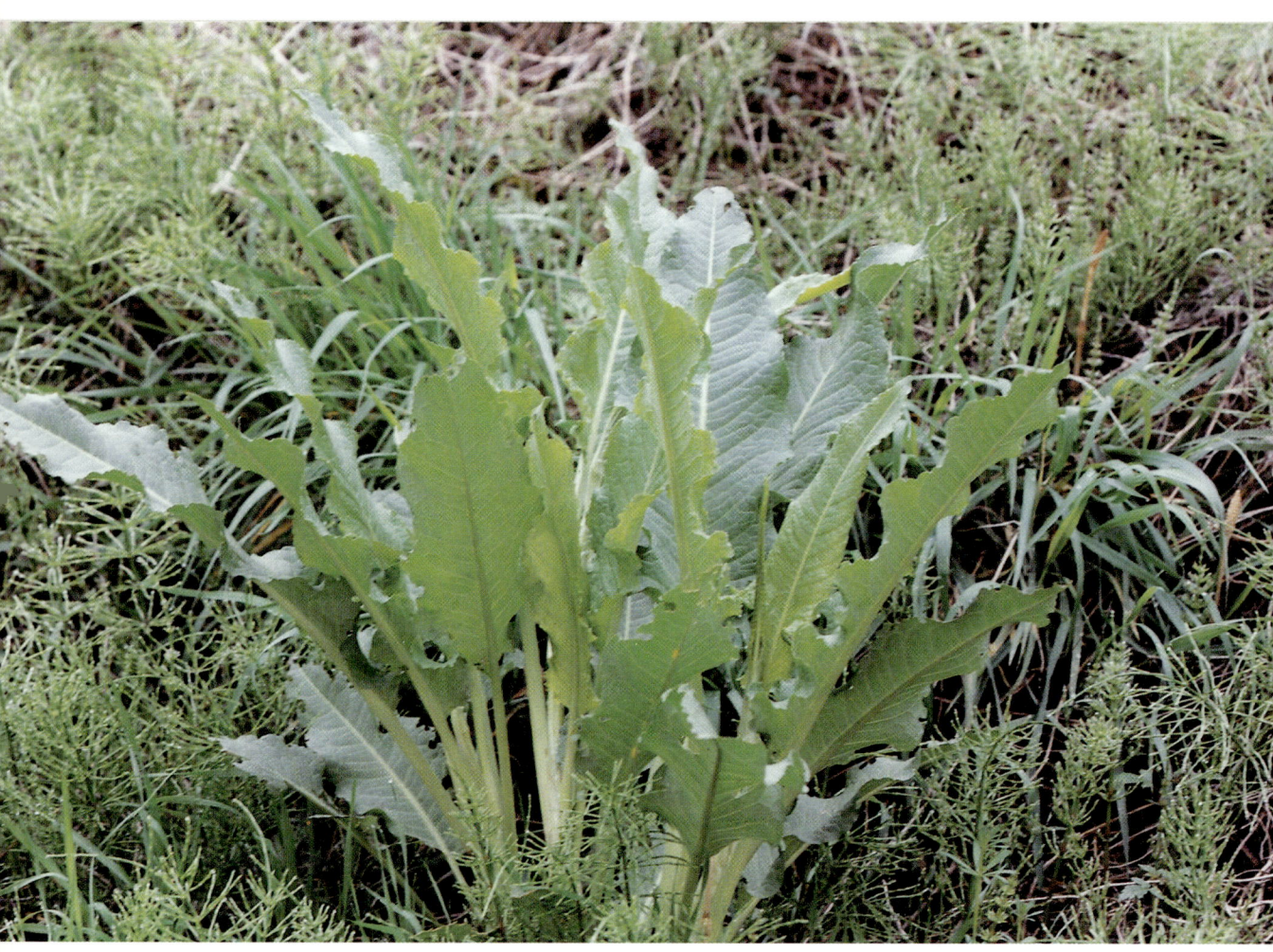

🌿 생김새

　소루쟁이는 마디풀과의 여러해살이풀로서 각처의 들이나 길가 부근에 어느 정도 습기가 있는 곳에서 난다. 지하 수위를 가늠하는 지표식물이다. 물길을 따라 길게 이어져 살아간다.

키가 30~80㎝이고 줄기는 곧고 녹색바탕에 자줏빛이 돌며 세로줄이 많이 나 있다.

땅속에 황색의 비대한 뿌리가 나무같이 굳어 깊이 들어가고 뿌리에서 나는 잎은 잎자루가 길고 가장자리가 물결 모양이다. 피침형이나 긴 타원형이다.

줄기에서 나는 잎은 잎자루가 짧고 양끝이 좁으며 주름살이 있다. 6~7월에 가지 끝과 원줄기 끝에서 원추화서가 발달하고 많은 연한 녹색 꽃이 돌아가며 핀다. 꽃잎은 없고 꽃지름이 4㎜ 안팎이고 초록색이다. 열매는 수과로서 8~9월에 결실을 맺고 세모진다. 꽃이 핀 뒤 날개가 돋친다.

▶가을에 열매가 익으면 바람에 요란한 소리가 난다. 메밀 겨 대용으로 베개에 넣어 쓴다.

효능

소루쟁이를 한방명으로는 '양제근(羊蹄根)'이라 부른다.

뿌리와 뿌리줄기엔 0.5%의 크리소판산, 크리사로빈, 네포딘, 크리소파놀, 0.12%의 에모딘, 신선한 뿌리에는 크리소파놀 안트론, 탄닌질, 사포닌, 잎에는 플라보노이드, 비타민 C가 있다.

지혈작용을 한다 양제는 신체 하부의 출혈을 막는데 매우 효과가 좋고 지유, 괴화와 기능이 비슷해서 배합하여 사용하면 지혈작용이 강해진다. 갑자기 대량 출혈로 혈색이 선홍빛을 띨 때 특히 적당하다.

완화작용을 한다 뿌리는 대황을 대신해 완화제로 쓰며, 손으로 분질러도 뚝뚝 부러진다.

피부진균을 억제한다 피부염에 두루쓰며 내복, 외용으로 두루 쓴다.

머리가 상쾌해진다 풀 전체가 녹색으로 수영보다 크고, 줄기도 수영처럼 빨갛지 않다. 꽃이 진 후 씨를 말려 베개에 넣으면 머리가 상쾌해진다.

이담·화습·이뇨·해독작용을 한다 황달성 간염 초기에 사용하며 대황 대신 사용함으로서 과도한 작용을 피할 수 있다.

통변·해독작용을 한다 대변을 잘 통하게 하고 독을 풀며 피나는 것을 멈추고 벌레를 죽인다.

살균·수렴작용을 한다 이미 약리실험에서 살균·수렴 작용이 있음이 밝혀졌다. 안트라키논 화합물에 의해 많은 양을 섭취하면 설사를 일으킨다.

소루쟁이(양제)의 맛은 쓰고 매우며 성질은 차고 독이 약간 있다. 효능은 이담·화습·이뇨·해독작용을 한다.

▶참소루쟁이
참소루쟁이는 소루쟁이보다 좀 크다. 묵밭 소루쟁이는 유럽이 원산지로서 우리나라 중남부 지방에 분포한다.
참소루쟁이는 뿌리를 다려서 급성 임파성 백혈병, 급성 단구성 백혈병, 급성 과립성 백혈병 등에 사용되며 환자의 혈구 탈수소 효소와 백혈구의 호흡을 억제하여 백혈구를 줄인다. 또한 뿌리 알콜 추출물은 여러 병원성 진균을 억제한다.

주로 변비, 피를 토하는 데, 설사, 이질, 습진, 옴, 가려움증에 쓰이며 위염, 대장염에도 쓴다.

🍲 질병에 따라 먹는 방법·사용법

8~9월에 뿌리를 채취하여 깨끗이 씻어 햇볕에 말려 썰어서 사용한다.

잎이 무성해지기 전에 살짝 데쳐 먹으며 고깃국에 넣으면 좋다. 둥그스름하고 미끈미끈한 주머니를 쓰고 있을 때는 미역국 맛이 난다.

자궁출혈에는 월경과다, 산후출혈에는 지유(탄), 측백엽 등의 지혈약을 배합해 쓰면 좋다. 신체허약에 따른 출혈에는 양제를 술에 담근 후 볶아 차가운 약성을 덜어내고 지유(탄), 천초근, 아교를 배합한다.

혈뇨에는 목통, 비해, 활석을 배합해 사용하면 좋고 출혈이 심할 경우 양제를 대계, 소계와 함께 사용한다.

여성의 피부병을 고친다 뿌리 삶은 물은 피부병에 좋아 그 물로 씻기도 하고 갈아서 즙으로 발라도 효과가 좋다.

특히 여성의 음부에 나는 부스럼에 생즙을 바르면 좋다. 또한 무좀, 옴에는 뿌리를 말려 가루로 만들어 식초나 술에 개워서 바르며 류머티즘에는 생즙을 바르거나 파의 흰 뿌리와 섞어 환부에 바른다.

이질에는 이질 초기에 장에 습열이 차 있으면 황금, 갈근, 황련을 배합해 습열을 맑게 하고 지사, 지리의 효과를 올릴 수 있다.

인후종통에는 인후통 초기에 길경, 사간, 박하, 감초를 배합하고 화농한 후에는 금은화, 연교, 황금을 배합한다.

▶『본초삼가합주』에서 장은암이 "양제는 수초인데 연못 또는 습지 근처에서 나며 가을의 기운을 받아 살고 겨울에도 시들지 않고 여름에 죽는다. 대체로 금수(金水)의 정기를 받아서 사는데 금(金)은 능히 풍을 제어하며 두독개소(頭禿疥瘙)를 치료하고 수(水)는 청열하므로 제열하며 쓴맛은 생기(生肌)하므로 음식(陰蝕)을 치료한다."고 하였다.

◀ 소루쟁이 발효액 담그기 ▶

가을에 뿌리를 캐거나 겨울 지나고 잎이 무성해지기 전에 뿌리와 줄기, 잎을 채취해서 발효액을 담근다. 뿌리를 잘 씻어 물기를 빼고 잘게 잘라서 쓴다. 같은 양의 흑설탕을 골고루 넣어준다. 윗 부분이 흑설탕으로 덮여 있어야 발효가 잘 진행된다. 밀봉하여 응달에 8~12개월 정도 발효시킨다.

【원추리】

훤초(萱草) *Hemerocallis aurantica Baker*
Hemerocallis fulva L.

| 자 생 지 : 산, 들 |
| 채취부위 : 꽃잎 |
| 개 화 기 : 6~8월 |
| 채취시기 : 뿌리(가을) |

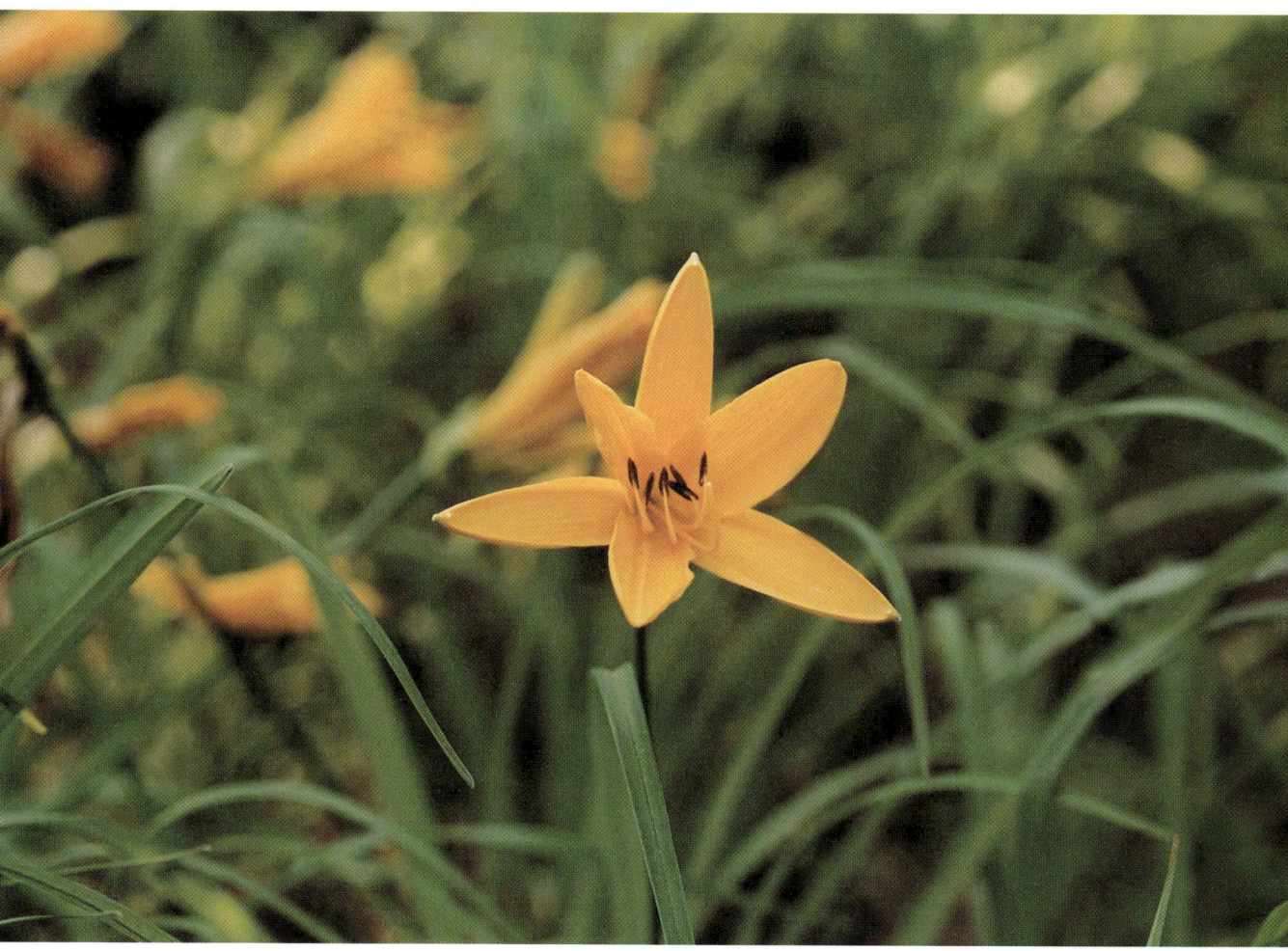

🌿 생김새

원추리는 백합과에 딸린 여러해살이풀이다.

뿌리 부분에 가늘고 긴 잎이 돋아나며 끝이 뾰족하다. 잎의 길이는 80㎝가량이며, 약간 두껍고 흰빛이 도는 녹색이다. 밑에서 두 줄로 서로 마주보고 끝이 둥글게 뒤로 젖혀진다.

▶속명은 그리스어의 '하루'라는 뜻과 '아름다움'이라는 뜻의 합성어로 하루씩만 피고 진다는데서 비롯되었다.

여름엔 꽃줄기가 나오는데 잎의 길이와 거의 같고 황색이며 긴 꽃줄기 끝에 노란색의 10개 전후의 백합을 닮은 꽃이 피니 이 꽃은 하루에 한 송이씩 피고 아침에 피면 저녁에 시든다.

안쪽의 화피는 긴 타원형이고 수술은 6개인데 꽃잎보다 짧다. 열매는 보통 달리지 않는다. 주로 산과 들의 햇볕이 잘 드는 곳에서 자생한다.

잎이 넓어 '넘나물'이라고 한다.

꽃이 크고 겹으로 피는 '왕원추리'는 수술이 꽃잎화되어 여러 겹이고 꽃이 피는 시기가 이르며, 꽃색이 약간 진하다. 홑꽃인 '홑왕원추리'는 홑꽃이지만 꽃이 크다고 해서 '큰 원추리', 그리고 '애기 원추리', '노란 원추리', '각시 원추리' 등이 있다.

▶임신한 부인이 몸에 지니고 있으면 아들을 낳는다 하여 '의남초', 사슴이 먹는 해독초라 하여 '녹총'이라 하고 근심을 잊게 한다고 해서 '망우초'라 한다. 또 '훤초'라고도 하는데 '훤'은 원추리를 뜻한다. 옛날에 어머니를 높여 부를 때 '훤당'이라 했는데 어머니가 거처하는 뜻에 원추리를 심었기에 전해진 말이라 한다.

🌸 효능

자양 강장제로 쓰인다 원추리 꽃은 말려서 술을 담그기도 하며 자양강장이나 피로회복에 좋다. 뿌리도 영양분이 많아 옛부터 자양강장제로 쓰였다.

이뇨·소종·지혈·해독작용을 한다 비뇨기 계통의 염증 치료에 사용된다.

🍲 질병에 따라 먹는 방법

원추리는 봄철에 어린 싹을 데쳐 초고추장에 무쳐 먹거나 여름철에 꽃을 따서 나물로 먹는다. 또한 정월대보름을 나물로 쓰기 위해 어린순을 엮어 처마에 매달아 두기도 하였다.

봄에 캐서 쌀이나 보리를 섞어 떡을 만들어 먹는 구황식물로도 쓰였는데 요즘은 살짝 피어난 어린 꽃을 기름에 튀겨 먹는다. 밥을 지을 때 꽃을 넣어 색반을 만들어 먹기도 한다.

어린 잎을 캘 때는 뿌리 근처의 하얀 곳부터 깊숙이 자른다. 점액이 있어 맛이 있으며 살짝 데쳐 무쳐 먹는다.

봉오리는 살짝 데쳐 건조시켜 보관하고 주로 끓는 음식에 넣어 먹는다. 암술과 수술은 제거한다.

주의
원추리의 꽃은 무독하지만 뿌리와 잎에는 약간의 독이 있다. 만약 사용한다면 부작용이 있을 수 있으므로 너무 많은 양과 오랜시간 동안 사용하지 않는다.

『동의학사전』엔 "기미(氣味)는 달고 성질은 차며 독이 좀 있다. 비경, 폐경에 작용한다. 오줌을 잘 누게 하고 혈분의 열을 없앤다. 약리실험에서 결핵균에 대한 억균작용을 강하게 나타낸다. 수종, 소변불리, 탁뇨, 월경 불순, 황달, 붕루, 대하, 변혈, 유즙불통, 유선염 등에 쓴다. 달여 먹거나 생즙을 내서 먹는다. 외용으로 쓸 땐 생것을 찧어 붙인다. 민간에서 전초를 위장병, 황달, 류머티즘에 달여 먹는다."고 한다.

『동의보감』엔 "성분이 차고 맛이 달며 독이 없고 온몸의 번열과 사림을 치료하고 수기를 내리고 주달을 낫게 한다. 집에서도 재배하며 싹을 채취해서 달이거나 나물을 만들어 먹게 하면 흉격을 이롭게 하니 일명 녹총이라 하고 꽃이름이 의남이니 임신부가 차면 생남한다고 한다. 양생론에 훤초는 걱정을 잊는다는 것이다."라고 한다.

장경악의 경악전서 『본초정』에서 "꽃과 잎의 기미는 달고 약간 서늘하므로 습열을 없애고 소변이 붉고 막히는 것을 잘 조절하고 번갈, 주습, 황달을 없애며 오장을 편하게 하고 흉격을 잘 풀어 사람을 즐겁게 하며, 눈을 밝게 한다. 뿌리는 사림대탁(沙淋帶濁)을 치료하고 수기(水氣)를 조절하고 주달을 풀어주니 찧은 즙을 복용하는 것이 마땅하며 토혈, 뉵혈(피가 나는 것)을 치료하는데는 같은 즙 한 그릇에 생강즙을 섞어 조금씩 마시며, 젖을 먹이다 생긴 유옹종통을 치료하는 데는 갈아서 술로 복용하고 찌꺼기는 붙인다."고 하였다.

방광염이나 요도염에는 소변의 배설이 시원치 못하고 요도에 가시로 찌르는 듯한 통증이 있다면 차전자, 택사, 석위를 끓여 복용한다.

혈뇨에는 천초근, 지유탄, 금은화를 끓여 복용하면 뛰어난 효과가 있다.

황달성 간염에는 각종 간염과 황달 치료약을 배합해서 사용하면 배뇨, 이담의 효과가 강화된다.

비출혈을 멎게 하려면 괴화탄, 황금, 생지황을 배합해 복용한다.

> **◀원추리 발효액 담그기▶**
> 재료를 채취하는 시기가 꽃, 뿌리, 줄기 등에 따라 모두 다르므로 시기를 구분해서 재료를 확보해야 한다.
> 먼저 가을에 뿌리를 캐서 다듬어 보관해둔 뒤, 봄이 와서 잎과 줄기가 충분히 자라면 발효액을 담근다. 그 뒤 꽃이 피면 첨가하는 방법이 좋다.

【맨드라미】

계관화(鷄冠花) *Celsoia criotata C.*
청상자(靑葙子) *Celsoia argentea C.* (개맨드라미)

| 자 생 지 : 관상 |
| 채취부위 : 꽃 |
| 개 화 기 : 7~8월 |
| 채취시기 : 9~10월 |

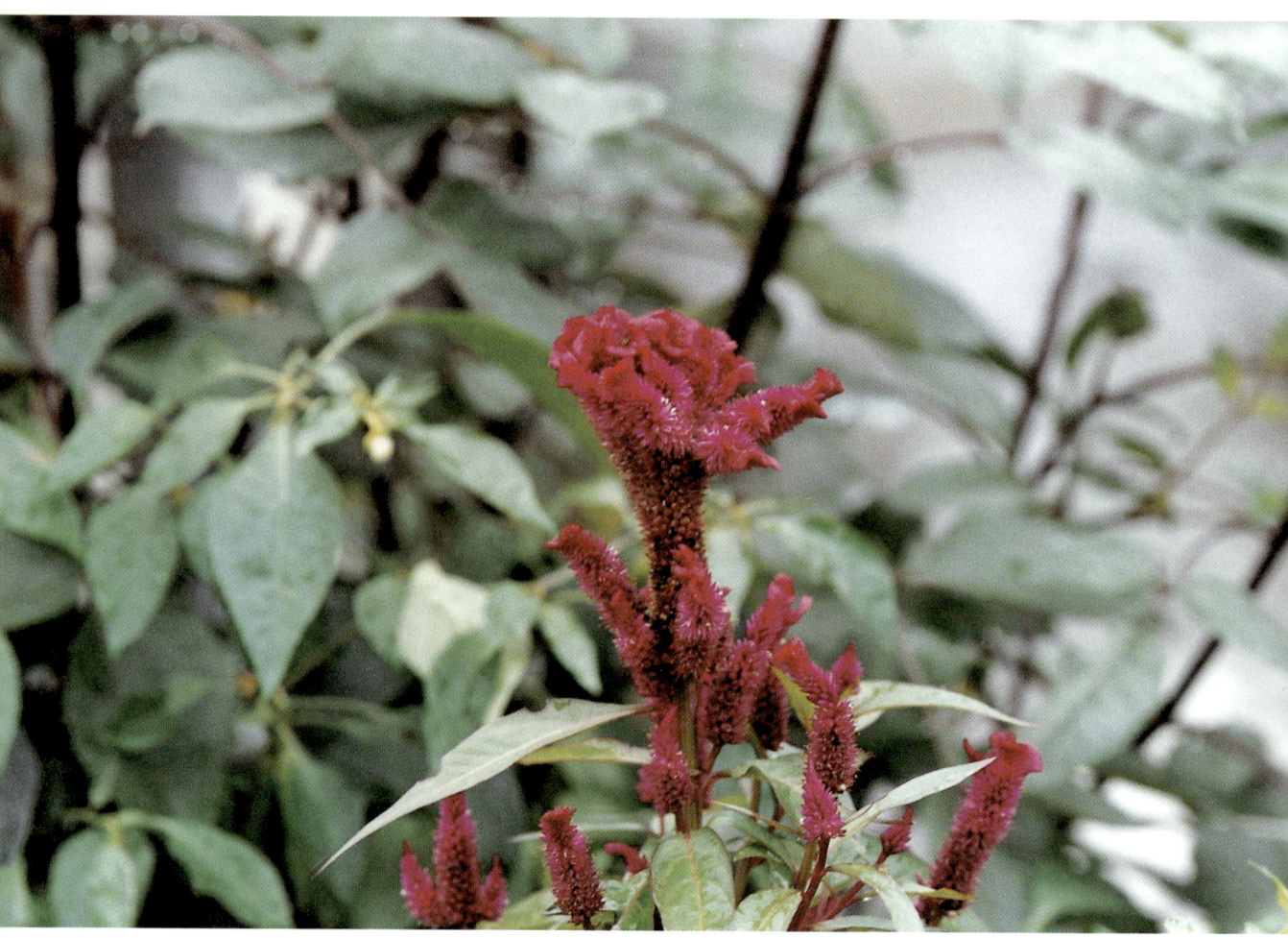

🌿 생김새

맨드라미는 관상용으로 재배하는 비름과의 한해살이풀이다. 키가 90㎝에 달하며 곧추 자라고 털이 없으며 흔히 붉은 빛이 돈다. 오래 전부터 아시아, 아프리카, 아메리카에 걸쳐 자라면서 오랫동안 사람들과 함께 지내온 정겨운 식물이다.

생김새가 매우 특이해서 동서(東西)를 하나같이 생각하며 이름을 붙여 불러왔다. 잎은 서로 어긋나고 잎자루가 길며 난형 또는 반상피침형이다. 끝이 뾰족하며 밑부분이 예저이다.

꽃은 7~8월에 피고 편평한 꽃줄기 끝에 달리는 이삭화서로서 홍색, 황색 또는 흰색이 핀다. 꽃줄기 상부는 닭의 벼슬 모양이고 중부 이하는 다수의 꽃이 밀착한다. 꽃받침은 5개로서 갈라지며 넓은 피침형이다.

수술은 5개로서 꽃받침보다 길고 수술대 밑이 서로 붙어 있다. 암술은 1개이고 그 속에 암술대가 길게 있다.

열매는 난형으로 개과이며 꽃받침으로 쌓여 있으며 끝에 암술대가 있고 옆으로 갈라져서 뚜껑처럼 열리며 3~5개의 흑색 종자가 나온다. 9~10월에 꽃차례가 충분히 크고 종자가 성숙한 때에 꽃차례를 절단하여 햇볕에 말린 후 종자와 분리시킨다.

▶속명은 그리스어의 '불타는 것처럼 붉다'라는 뜻이고, 종명은 '닭의 벼슬'이라는 뜻이다. 계관화란 이름은 이름 그대로 닭의 벼슬이요, 우리말의 맨드라미도 꽃 모습이 꼭 만들어 놓은 것 같다는 의미의 '맨드라미'다.

▶청상자
청상자는 계관화의 종자로서 약성이 약간 차고 맛은 쓰다. 눈이 벌겋게 붓고 아프면서 사물이 뚜렷이 안 보일 때 쓴다.

🌸 효능

청혈·지혈작용을 한다 대장, 방광, 자궁출혈, 월경과다 증상을 막으며 장의 습열제거를 한다.

대하증을 치료한다 계관화는 백대하의 치료에 주로 쓰이며 그 원인에 상관없이 쓰인다.

🍯 질병에 따라 먹는 방법

월경 이상에는 월경과다로 주기가 지나도 멎지 않고 진홍색 혈이 덩어리지면 계관화에 생지황, 백작약, 황련, 애엽을 가미해 쓰면 출혈이 멈춘다.

백대하에는 백대하가 1년 이상 계속되고 체질이 약해져 다량의 백대하가 흐를 때 토사자, 녹용, 육계, 육종용을 배합한다.

만성 변비에는 대장에 조열이 적체하면 만성 변비가 되는데 이때 괴화, 지실, 대황을 배합하여 사용한다.

오랜 설사와 이질에는 장염으로 오랫동안 하는 만성 설사엔 백출, 연자, 산약, 당삼을 더하고, 만성 이질에는 백출, 석류피, 가자를 더해 사용한다.

두드러기에는 부평, 형개, 방풍을 더해 쓴다.

시력회복에는 시력감퇴시 결명자, 석곡, 곡정주를 배합하여 사용한다.

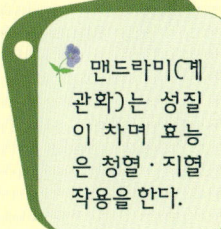

맨드라미(계관화)는 성질이 차며 효능은 청혈·지혈작용을 한다.

[한련초]

Eclipt prostrata L.

자 생 지	: 습지
채취부위	: 전초
개 화 기	: 8~9월
채취시기	: 8~9월

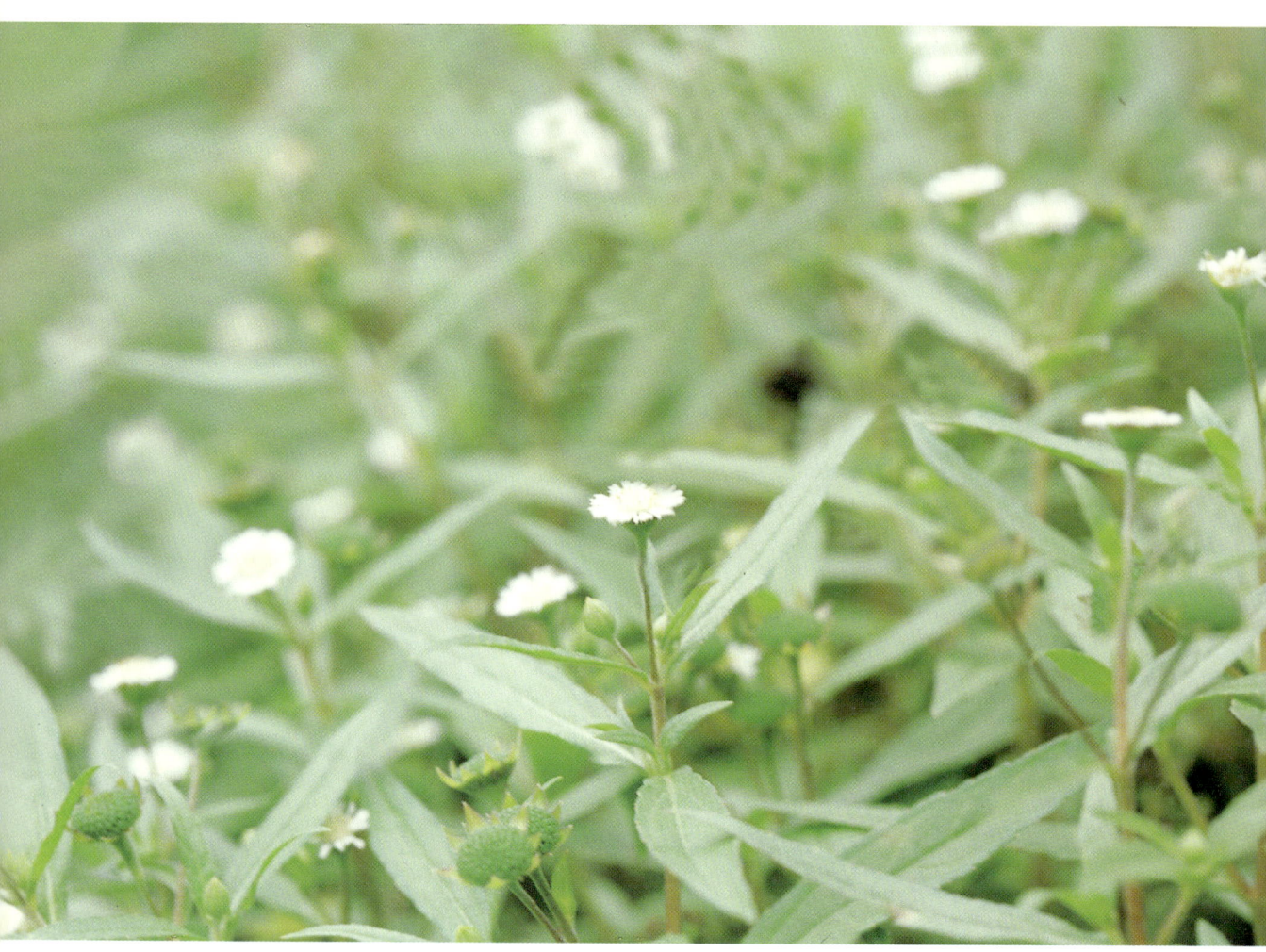

🌿 생김새

논둑이나 습지에서 자라는 국화과의 한해살이풀로서 키가 10~60cm이다. 곧추 자라고 전체에 센 가시가 있으며 가지는 잎겨드랑이에서 나와 마주보며 다시 가지 끝에서 1개의 가지가 달린다.

잎은 서로 마주나고 잎자루가 매우 짧다. 양면에 센 털이 있으며 잎밑 가까이에 굵은 세 개의 맥이 있고 가장자리에 잔 톱니가 있다. 두화는 흰색으로 8~9월에 가지 끝에 1개씩 달린다. 설상화를 끝이 밋밋하거나 2갈래지며 관상화는 끝에 4개의 톱니가 있다.

열매는 수과로서 9~10월에 검은색으로 익고 설상화의 수과는 세모지며 관상화의 수과는 네모진다. 8~9월 개화시기에 전초를 채취해 맡겨서 그대로 썰어 사용한다.

효능

한련초는 꽃을 포함해 전초를 약재로 쓰며 외용약으로도 쓴다.

사포닌 1.32%, 탄닌, 에클립틴, 비타민A, 니코틴이 약 0.08%의 성분이 함유되어 있다.

지혈작용이 매우 강하다 외상을 입어 피가 흐르거나 또는 아랫도리가 습하고 가려운 증세에는 생품을 짓찧어 환부에 붙이거나 또는 말린 것을 가루로 빻아 뿌린다.

자양보신의 효과가 있다 체력이 허약에 사용하면 효과적이다.

항암·항균작용을 한다 자궁암, 식도암, 피부암 등에도 쓴다.

질병에 따라 먹는 방법

비강출혈, 치육출혈, 대변출혈에는 한련초 40g을 끓여 복용시키면 좋다. 방광염, 요도염으로 혈뇨가 있는 경우에 측백탄, 지유탄, 차전자, 통초, 석위, 편축을 사용하면 소염·지혈·이뇨 효과가 있다.

노인의 동맥경화에는 단삼, 황백, 자초, 목단피, 황기를 배합해 사용하면 동맥경화가 있는 노인의 과민성 비염이나 피부과민으로 인해 생기는 심마진을 치료하는데 효과가 있다.

허약한 체력에는 머리가 멍하고 눈이 어지럽고 귀가 멍멍한 증상들이 복합적으로 수반되면 여정자, 하수오, 상심자, 구기자를 끓여 복용하면 자양보신의 효과가 있다.

▶『신수본초』에 예장(鱧腸)으로 기록되어 있으며 이시진은 "예(鱧)는 오어(烏魚)이며, 내장이 검은 고기이다. 이 풀은 줄기가 부드러우며 잘라보면 묵과 같이 즙이 나와 붙여진 이름이다."라고 하였다. 그래서 옛사람들은 한련초의 즙을 수염이나 머리카락을 검게 물들이는데 썼다.

▶『의방유취』에서는 "흰 머리카락을 검게 하는 처방에 한련초를 쓰는데 한련초 반 근과, 살짝 볶는 살구씨 한 근, 숙지황 한근을 함께 써서 벽오동나무 씨 크기로 알약을 만들어 한번에 30알씩 공복에 따끈한 술 한잔과 함께 하루에 두 번 먹으면 좋다."고 한다.

한련초는 성질은 평하고, 맛은 달고 시다. 효능은 보혈·지혈·강압·항균작용을 한다.

【냉이】

제채(薺菜) *Capsella bursa-pastoris(L.) Medicus*

자 생 지	들
채취부위	전초
개 화 기	5~6월
채취시기	여름

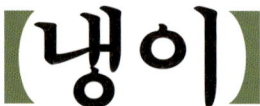

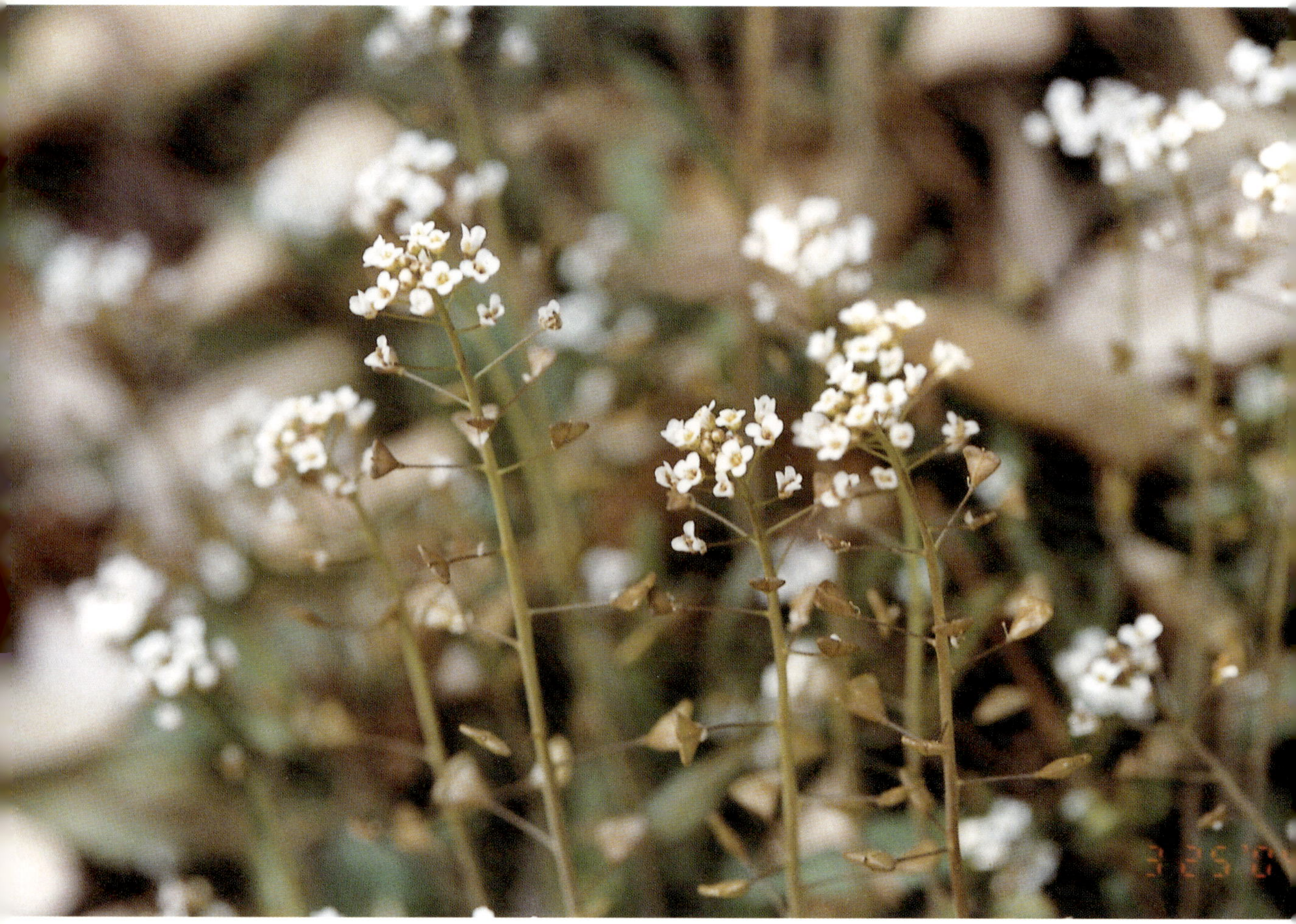

🌿 생김새

　전국의 산과 들, 인가 부근이나 논둑, 밭둑 등 어디서나 잘 자라나는 십자화과의 두해살이풀이다. 냉이는 흔히 자라는 풀로서 키가 10~50cm이고 전체에 털이 있으며 곧게 자라고 가시가 많이 가라지며 뿌리가 곧고 백색이다.

경생엽은 서로 어긋나고 위로 올라갈수록 작아져서 잎자루가 없어지며 근생엽은 많이 돋아서 지면에 퍼지며 새깃처럼 갈라지지만 끝부분이 보다 넓고 길며 길이가 10㎝ 이상이다.

5~6월에 원줄기 끝에 백색 십자화가 많이 달려 총상화서를 형성한다. 열매는 각과로 편평한 삼각형 모양이며 20~25개의 종자가 들며 도란형이다.

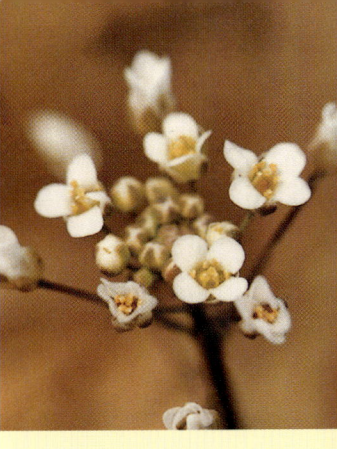

▶냉이의 종류
냉이는 종류도 많다. '나도 냉이', '두매 냉이', '는쟁이 냉이' 등이 있으며 한방에서는 '제채' 라 부른다.

🌸 효능

냉이는 채소가운데 단백질 함량이 가장 많은 것으로서, 칼슘과 인, 철분이 많은 알칼리성 식품이다. 비타민도 골고루 있으며, 특히 잎에는 비타민 A의 함량이 높다.

뿐만 아니라 냉이는 그 독특한 향기로 입맛을 돋구어 주고 소화액의 분비를 촉진시킨다. 맛이 좋아 가정의 상용식품으로 각종 요리에 응용하면 좋다.

제채엔 아세트(acetic)산, 타타르(tartaric)산, 유기산, 아미노산 등과 당류가 함유되었으며 제채자엔 디오스민(diosmin)과 지방유가 함유되어 있다.

한방에서는 냉이를 '제채' 또는 '제채자' 라 부른다.

이뇨작용을 한다 제채는 이비이수(利脾利水)해서 이질에 효능이 있고 전신이 붓고 소변을 잘 못 보고 색깔이 우윳빛인 증상에 효과가 있다.

지혈·명목작용을 한다 객혈, 토혈, 대변 출혈, 산후 자궁출혈증, 충혈된 눈을 다스리며 눈을 밝게 한다. 지혈을 위한 보조약으로도 쓰인다.

거풍작용을 한다 풍증을 제거한다.

보혈작용을 한다 혈을 보하고 간 기능에 좋은 영향을 준다.

건위작용을 한다 소화기능의 감퇴 및 간염 초기에 효과적이다. 소화기에서 출혈되는 경우엔 죽을 끓여 상용한다.

🌿 냉이(제채)는 그 맛은 달고 성질은 평하다. 효능은 지혈·이뇨·건위·소종·소염·퇴종 작용을 한다.

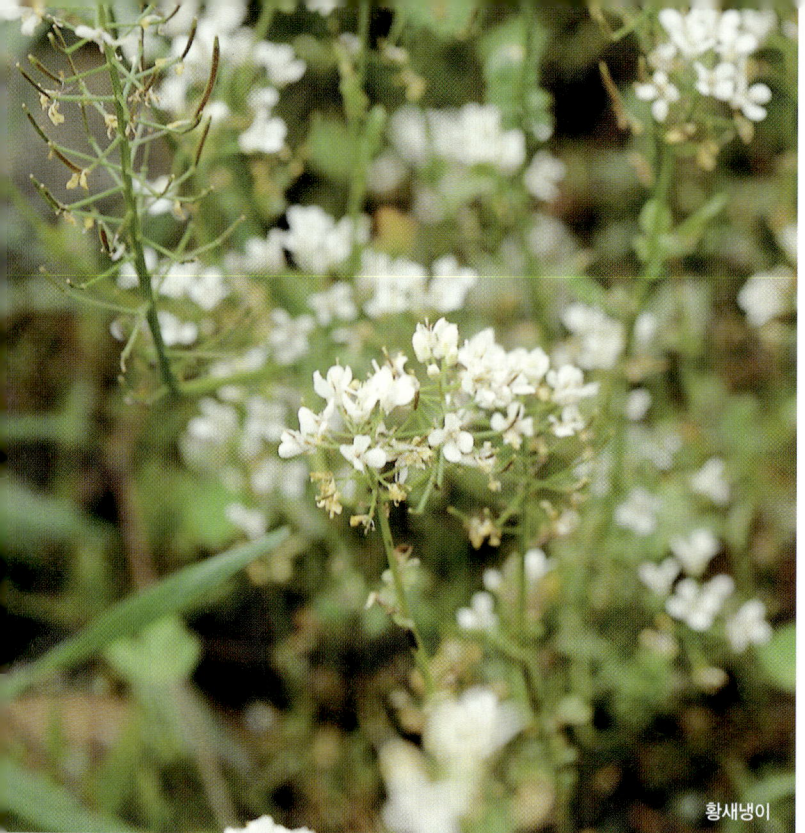
황새냉이

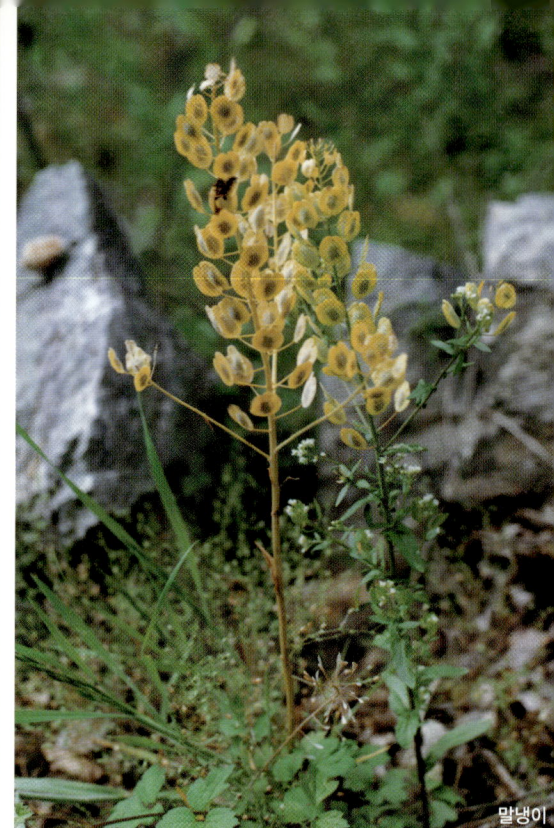
말냉이

🌱 질병에 따라 먹는 방법

씨를 이용한다 여름철에 씨가 익는 대로 모아 햇볕에 말린다. 말린 씨를 1회에 1.5~3g씩 200cc의 물로 달이거나 가루로 복용한다.

훌륭한 식탁요리가 된다 냉이는 쓰거나 매운 맛이 없어 담백하고 씹히는 느낌이 든다. 어린순을 김치를 담글 때에 같이 넣으며 먹거나 가볍게 데쳐 나물해먹고 국거리, 튀김으로도 먹는다.

눈이 붓고 아플 때는 명목·소염·퇴종작용도 있어 눈이 벌게지면서 아플 때는 황련과 목적을 끓여 내복하면 소염과 소증에 좋으며 눈을 맑게 한다.

이질에는 이질 초기 증상이나 만성 이질에 제채를 10일 정도 복용한다.

> **냉이 발효액 담그기**
>
> 발효액을 만들 땐 겨울이나 봄에 전초를 채취해서 쓴다. 뿌리의 기운이 가장 왕성한 때에 캐내서 잎과 줄기와 함께 잘 씻어서 잘라 물기를 뺀 후 용기에 넣어 같은 양의 흑설탕과 함께 발효시킨다. 이른봄에 나는 여러 산야초들과 함께 복합방을 만들어 마시면 많은 효과를 기대할 수 있다.

제6장
염증에 좋은 산야초

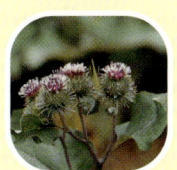
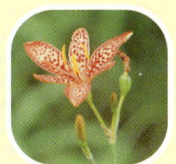
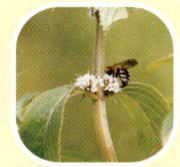
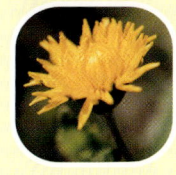
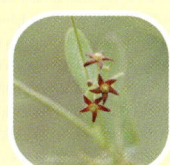

【우엉】

우방자(牛蒡子) *Arctium lappa L.*

자생지 : 재배
채취부위 : 씨, 잎, 뿌리
개화기 : 7월
채취시기 : 10월

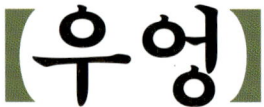

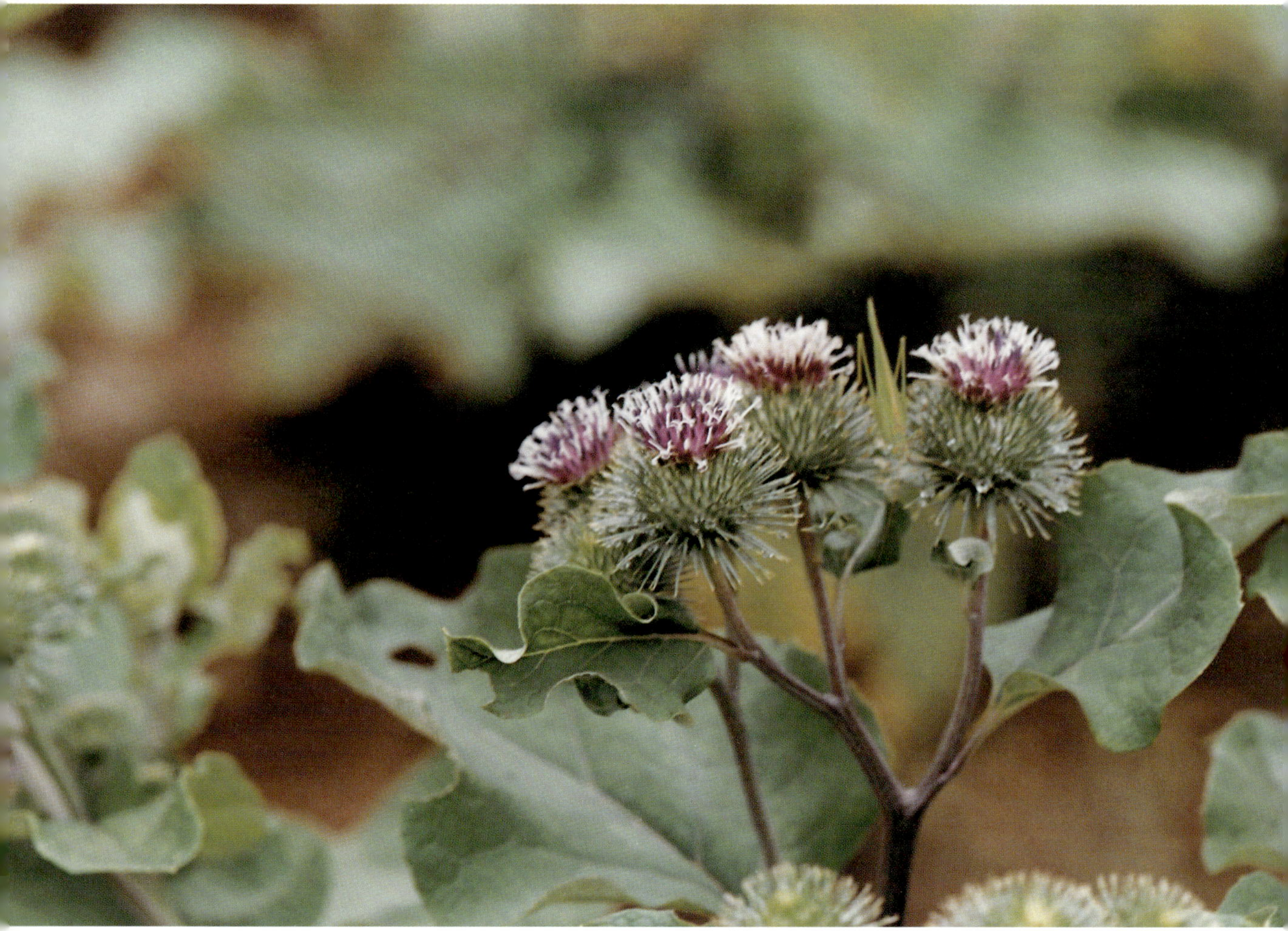

🍃 생김새

우엉은 소들이 잘 먹는다하여 '소풀(우방)' 이라하고, 꽃받침 조각의 끝이 굽어 갈퀴 모양인데 박쥐가 매달려 늘어져 있는 것 같다해서 '편복자' 라 한다. 또한 열매의 모양이 지저분하고 가시가 많아 '악실' 이라 하고 쥐가 지나가다가 걸리면 못 벗어난다해서 '서점자' 로 불린다.

각처의 밭에서 재배하는 귀화 식물로 원산지가 뚜렷하지 않으며 주로 유럽, 시베리아, 만주 등지에서는 야생종을 볼 수 있다. 우엉은 두해살이풀로서 키가 1.5m 정도 되며 비대한 뿌리가 30~60㎝ 정도 곧추 들어가고 약용·식용으로 쓴다.

우엉은 국화과에 속하며 뿌리잎은 여러 개가 모여나고 줄기잎은 어긋나 달리며 30㎝가량이 큰 잎에 긴 잎자루가 있고 심장형이며 가장 자리에 치아 모양의 톱니가 있다. 뒷면에는 털이 많이 모여 있다.

꽃은 7월에 피며 원줄기와 가지 끝에 산방상으로 달리고 총포는 둥글고 포는 뾰족해 끝이 갈고리 모양이다. 꽃은 검은 자줏빛이 돌고 종 모양의 관상화뿐이며 관모가 갈색이다.

열매는 8~9월에 익으며, 열매만을 햇볕에 말려 그대로 사용하거나 볶아 사용한다.

씨는 '우방자', '서점자', '악실'이라고도 부르며 잎도 약용한다. 한방에서는 우엉을 '우방자(牛蒡子)'라고 부른다.

🌸 효능

풍열소산·소염·해독작용을 한다 인후종통에 좋은 치료효과를 갖는다.

거담·지해작용을 한다 급성 기관지염 초기에 심한 해수로 맑은 담, 인후통을 치료하는데 사용된다. 우엉은 어느 부위든 항균물질을 함유하고 있다.

진통작용을 한다 두통, 후두부의 견인통을 치료하는데도 좋다.

통변작용을 한다 유지방을 25~30% 함유하고 있어 발열질환으로 대변이 건조하여 굳은 경우 대변을 원활하게 배설시킨다. 또한 배뇨가 순조롭게 못할 때도 효과가 좋다.

항균작용을 한다 우엉 전체에 항균물질이 함유되어 있으며 황색 포도상 구균에 대해 가장 민감하게 반응한다. 우방엽에 있는 항균성분은 꽃이 필때에 가장 높다.

이뇨작용을 한다 우엉에는 셀룰로스와 리그닌 등의 식물성 섬유가 들어 있어 변비를 풀어주고 당질 속의 이눌린 성분이 신장의 기능을 도와 몸 안의 노폐물을 배설되도록 돕는 이뇨작용이 있다.

> 우엉의 성질은 차고 맛은 맵고 쓰다. 청열·소염·해독·거담·지해·이뇨 작용을 한다.

"민간에서 열매에 가시가 많고 그 모양이 사납게 생겨 악실이라고 한다. 뿌리는 몸을 보하는 강장약으로 쓰이며 위염, 위십이지장궤양, 소화약, 구풍약으로도 쓴다. 뿌리를 식물성 기름에 담가서 우려낸 액은 머리털을 강하고 든든히 한다고 하여 털이 빠지는데 사용한다. 또한 추출액으로 머리를 감기도 한다."고 『약초의 성분과 이용』에 써 있다.

▶우엉죽을 쑤어 먹으면 고혈압과 중풍예방에 효험을 발휘하며 피부미용에 좋을 뿐만 아니라 이뇨제로도 많이 쓰인다.

우엉술 담그기

뿌리, 줄기, 잎 모두 살짝 찌거나 또는 그것을 2배의 소주와 함께 2~3개월 서늘한 곳에서 익힌 뒤 1일 2~3회 공복에 한잔씩 마시면 좋다. 동맥경화가 있거나 피가 탁해서 피부가 거친 경우에도 마신다.

 질병에 따라 먹는 방법

염증이 있을 경우 열독을 제거하는 작용이 뛰어나므로 이하선염, 편도선염에 사용되고 급성 유선염 초기에 즙을 내어 개어서 환부에 직접 바르기도 하며 포공영, 금은화, 연교와 함께 내복하기도 한다.

뿌리는 풍열로 인해 얼굴이 붓고 종기가 있을 때 쓰면 좋고, 동맥경화가 있거나 온몸이 여기저기 쑤시며 피부가 까칠해진데 좋으며, 입안에 염증이 생겼거나 잇몸이 부었을 때도 좋다.

소변이 잘 안나오면 우엉 잎을 찧어 즙을 내어 같은 량의 생지황의 즙과 섞은 뒤 같은량의 꿀을 타서 녹인 후, 물 반 컵으로 끓여 활석(곱돌가루) 4g을 타서 한번에 한 컵씩 마시면 효과가 좋다.

습진, 두드러기, 땀띠 등에는 우엉의 뿌리든 잎이든 적당히 씻어 자루 속에 넣고 목욕물에 우려서 쓴다. 심한 경우에는 진하게 달여 식힌 후에 목욕하고 나서 피부에 바르고 분을 바른다.

월경 불순에는 혈액을 원활히 순환시키므로 월경 불순일 경우에 우엉술을 담가 마시면 좋다.

[범부채]

편죽, 사간(射干) *Belamcanda chininsis. DC.*

| 자 생 지 : 산지 |
| 채취부위 : 뿌리 |
| 개 화 기 : 7~8월 |
| 채취시기 : 가을~봄 |

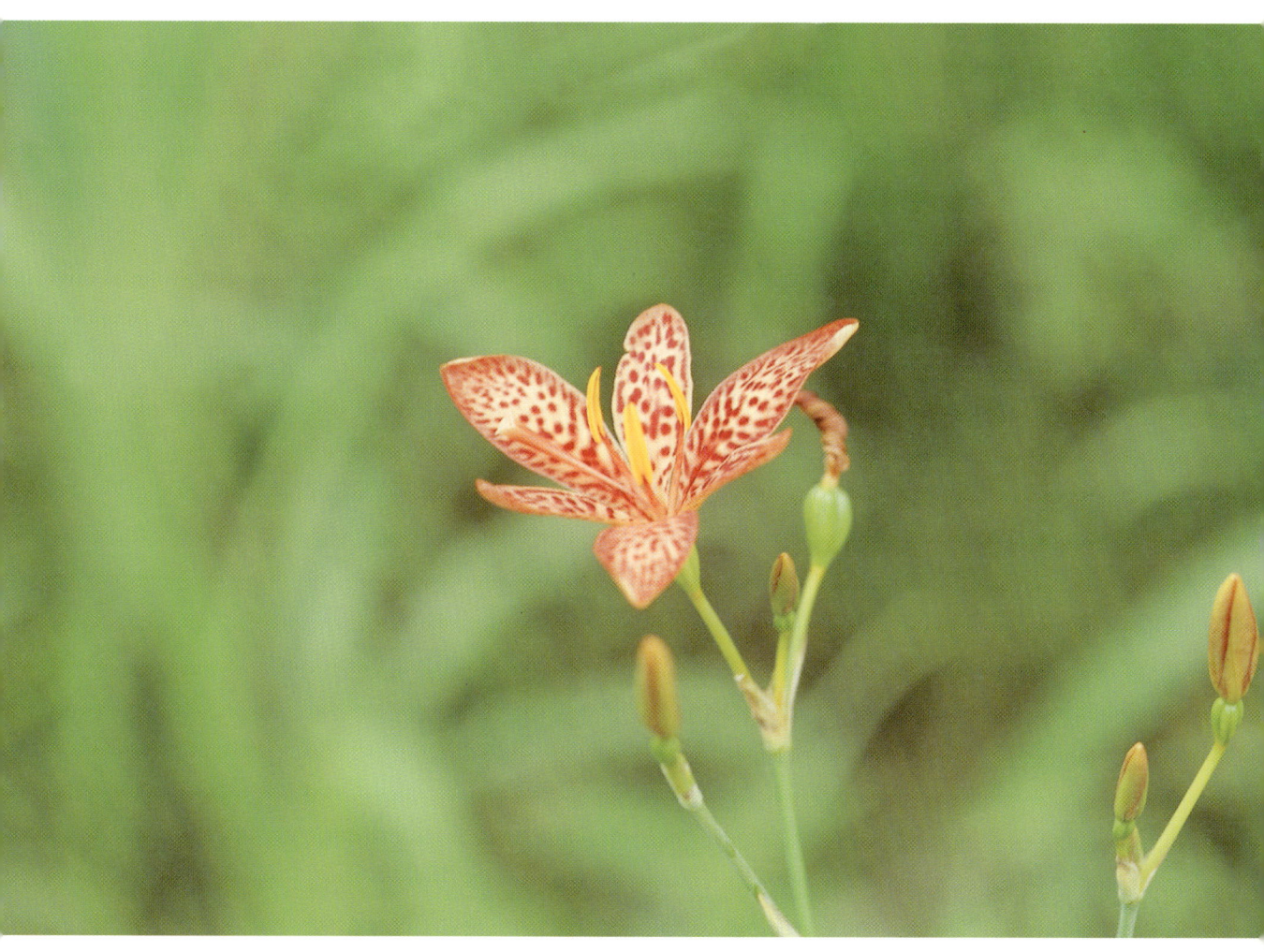

🌿 생김새

범부채는 전국 각처의 들과 산지에서 나는 붓꽃과의 여러해살이풀로 길이가 1m가량 된다.

뿌리줄기는 맑은 황색으로 기는 줄기 밑에 수염뿌리가 많이 난다. 잎은 호생하는데 좌우로 편평하며 2줄로 부채살처럼 배열되고 녹색바탕에 흰빛이 다소 돌며 길이가 30~50cm이고 끝이 뾰족하고 밑부분

▶ 자생지와 생태

원래 자라던 곳은 산기슭이었으나 현재는 자생지를 찾기 어려운 귀한 꽃이 되었다. 재배하기는 비교적 쉬운 편이다. 토질은 별로 가리지 않지만 물빠짐이 잘되는 사질토에서 잘 자란다.
특히 볕이 드는 양지를 좋아한다. 옮겨심기도 쉽고 어떠한 환경에서도 잘 견딘다.

범부채(편죽)의 성질은 차며 냄새는 없고 맛은 쓰고 맵다. 효능으로는 해열·소염·이뇨·거담작용이 있다.

이 서로 얼싸안는다.

꽃은 7~8월에 피며 지름이 5~6㎝로 수평으로 퍼지고 황적색 바탕에 짙은 반점이 있으며 원줄기 끝과 가지 끝에 1~2회 갈라져서 한 군데에 몇 개의 꽃이 달리고 끝 부분에 4~5개의 포가 있다.

뿌리는 덩어리가 불규칙하게 갈라져 있고 바깥면은 황갈색을 띠고 쭈글쭈글하고 치밀한 무늬가 있다. 위쪽에는 몇 개의 줄기가 떨어져 나간 흔적이 있다. 줄기가 남아 있는 것도 있다. 아래쪽에는 가는 뿌리가 있거나 뿌리의 흔적이 남아 있기도 하다. 질이 단단하고 황색을 띤다.

비슷한 식물로는 대청도에서 처음 발견된 '대청부채'로 잎 모양은 범부채와 같고 연한 보랏빛 꽃이 피는 희귀식물이다. 키가 무릎 정도이며 백령도에도 있다.

범부채는 아침에 한 송이가 피어나고 강한 햇볕아래에서는 더욱 싱싱하게 피며, 밤이 되면 꽃잎은 도르륵 말려서 떨어지지 않는다. 다음날에는 더욱 더 꼬부라져 마른 상태에서도 안 떨어진다. 단 하루를 피고도 뒤에 남는 모습이 이색적이다.

가지 끝에서 갈라진 꽃송이들은 이렇게 수없이 피고 진다. 꽃이 지면 씨가 맺히는데 윤기가 나는 검은색의 씨앗이 옹골지게 달려 겨울까지도 보낸다.

🌸 효능

약용으로는 뿌리를 사용하는데 가을 또는 봄에 뿌리줄기를 캐서 물에 씻어 햇볕에 말린다. 한방에서는 사간이라 범부채를 '사간(射干)'이라 부른다.

해열작용을 한다 주로 폐, 비, 간경에 작용하면서 열을 내리고 독을 풀며 담을 삭이고 어혈을 없앤다.

주로 목안이 붓고 아픈데, 열담으로 기침이 나면서 숨이 찬데, 월경이 없거나 입에서 냄새가 나는데, 부스럼 등에 쓴다.

거담·진통작용을 한다 특히 인후과의 요약으로서 열독을 맑게 하고 종통을 없애고 담열을 제거하고 인후의 기능을 좋게 한다.

소염·해독작용을 한다 목 부위의 임파선 종대 혹은 임파선 결핵의 치료에 사용하면 소산작용을 발휘한다.

🍳 질병에 따라 먹는 방법·용법

인후의 급성 염증에는 우방자, 길경, 감초와 배합하면 그 효과가 신속히 나타난다. 유행성감기 등으로 후두가 염증을 일으켜 종통이 있을 때는 3~4g을 해열약에 더해 사용하면 후두염증을 없애는데 효과가 있다.

급성 편도선염에는 사간과 우방자를 끓여 서서히 복용하면 소염지통의 효과와 화농을 막을 수 있다. 이미 화농하였으면 금은화, 연교, 천산갑을 배합해서 쓴다.

임파선염의 초기 발열에는 임파선염의 동통 증상에는 사간에 금은화, 연교, 생지황을 배합하여 사용하면 효과가 있다.

치주염, 치육염에는 환부가 붓고 아프며, 음식을 씹으면 더욱 아픈 경우에 사간을 진하게 끓여 입안에 넣고 있으면 소염효과를 얻으며, 골쇄보와 사간을 함께 진하게 끓여 먹으면 치통에 좋다.

백대하증에는 트리코모나스 질염으로 백대하가 많아지고 비린내가 나며 외음부나 질에 가려움증이 있을 때 사간에 비해가루, 백련꽃수술, 계관화를 배합해 복용한다. 외용으로는 사상자를 끓인 것을 목욕할 때 사용한다.

하루에 3~9g 이내의 사간을 달여 먹는다. 외용으로 쓸 때는 가루 내어 목안에 불어넣거나 가루를 개어 붙인다.

사간이 들어간 방제는 **'사간고'**와 **'사간마황탕'** 등이 있다.

▶부르는 이름은 범부채 외에 꽃 모양과 무늬가 나비와 같다하여 '나비꽃' 또는 '호접화' 라고도 하며 '편죽' 이나 '사간' 으로도 부른다. 영어로는 'blackberry lily' 라고 하는데 뜻은 '까만 열매의 백합' 이란 뜻이다. 또한 꽃무늬가 표범을 닮았다 하여 'leopard flower' 라고도 한다.

주의
범부채는 반드시 비위가 허한한 사람이나 임산부에게는 쓰지 않는다.

[박하] (薄荷) *Mentha arvensis var. piperascens Malinv.*
Mentha haplocalyx Briq.

자 생 지	산야습지(재배)
채취부위	잎, 줄기
개 화 기	8~10월
채취시기	여름~가을

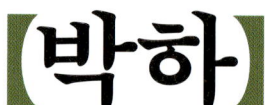

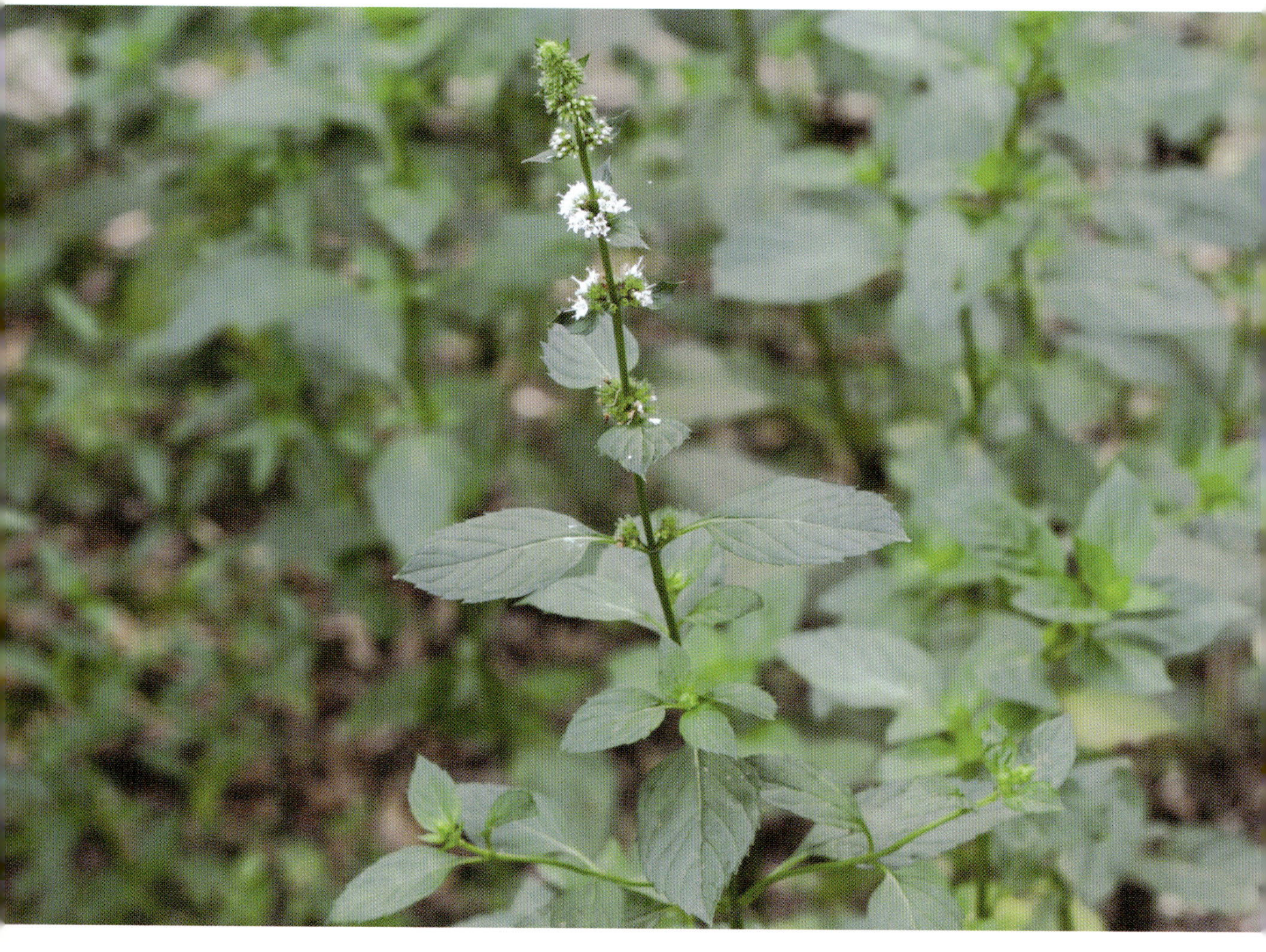

🌿 생김새

　박하는 우리나라 각처의 개울가와 저지대의 습지에서 나는 꿀풀과의 여러해살이풀로서 약초로 재배한다. 주로 식용, 공업용, 약용으로 쓰이며, 독특하고 산뜻한 향이 사탕이나 치약의 향료로 쓰인다.
　박하는 '영생이', '승하'로도 불린다.

키는 60㎝가량인데 전체에 짧은 털이 있고 향기가 좋으며 많은 땅속줄기를 사방으로 뻗어 번식한다. 땅위 줄기는 모가지고 곧게 서며 가지가 갈라진다. 잎은 마주 달리고 3~10㎝의 잎자루가 있는 긴 타원형의 홑잎으로 두 끝에 날카롭고 가장자리에 뭉툭한 톱니가 있다. 잎 표면에 성근 털이 나 있고 양면에 기름샘이 있어 정유를 저장하고 있으며 특유한 향을 풍긴다. 정유함량은 맑은 날의 한 낮에 높다. 8~10월경 잎겨드랑이에 연보라색이나 흰색의 입술 모양의 꽃이 밀집해서 핀다. 잎 끝이 4개로 갈라지고 수술은 4개, 암술은 2갈래진다.

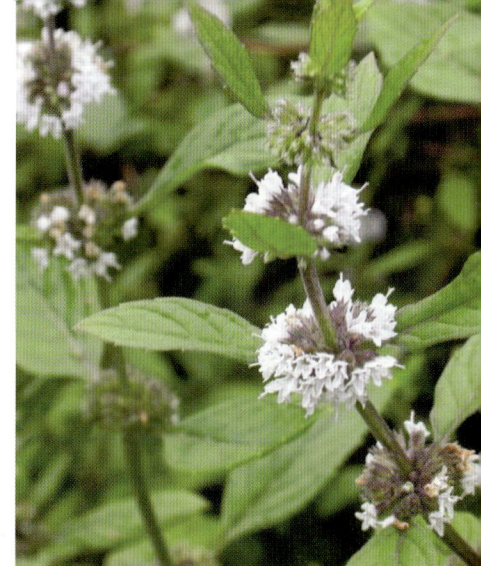

꽃

효능

여름부터 가을까지 잎과 줄기를 채취하여 햇볕이나 그늘에서 말리며 그대로 잘게 썰어서 사용한다.

청량·해열작용을 한다 박하를 소량 복용하면 중추신경을 흥분시키는 작용이 있어 생체의 열을 흩어지게 하여 청량·해열작용을 한다.

항염작용을 한다 인후의 염증을 가라앉히고 종창과 통증을 완화시킨다. 박하기름을 분무하면 공기 중의 바이러스를 억제하는 효과가 있다.

소염·지통작용을 한다 피부를 자극하여 가려움을 방지한다. 피부에 천천히 침투해 시원하고 상쾌하게 하여 피부점막에 혈관을 수축시킨다.

질병에 따라 먹는 방법

두통에는 박하는 백지, 천궁, 국화와 함께 쓰면 풍열에 의한 두통을 치료하기도 하며 담이 나오는 것을 부드럽게 한다.

급성 기관지염에는 기침이 심하고 담이 많으며 목구멍이 간질간질하면 길경, 행인, 감초를 배합해 사용하면 좋다.

급성 편도선염에는 우방자, 사간, 길경을 배합한다. 급성 인후염 및 인후의 화농성감염증에도 증상에 따라 박하를 사용한다.

입속의 염증치료에는 청대, 붕사, 용뇌와 함께 분말로 하여 입안에 바르면 소염효과가 좋다.

치통에는 세신, 용뇌를 가미해 분말로 해서 통증 부위에 바른다.

> 박하의 성질은 차고 맛은 매우며 건위·구풍·산열·소종작용이 있다.

▶박하에는 휘발유가 함유되어 있고 기름중의 주성분은 멘틀이다.

▶붉은 줄기와 푸른 줄기가 있는데 약으로는 붉은 줄기의 약효가 더 있다.

【황금】 (黃芩) *Scutellaria baicalensis* Georgi

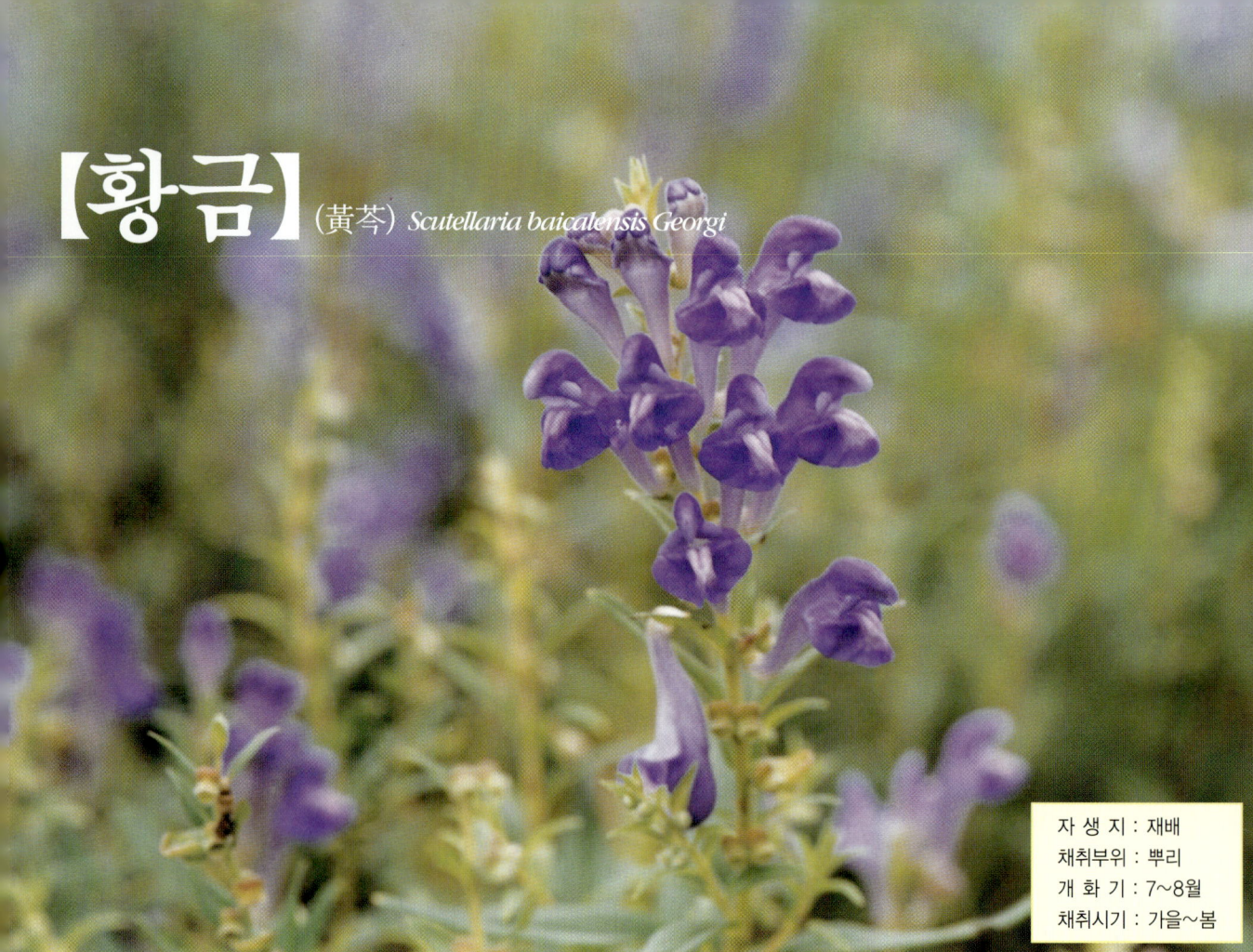

| 자 생 지 : 재배 |
| 채취부위 : 뿌리 |
| 개 화 기 : 7~8월 |
| 채취시기 : 가을~봄 |

🌿 생김새

황금은 동아시아 대륙이 원산지로 몽고, 중국 북부에서 동북부지방, 시베리아 동부지방 등지에 분포하는 꿀풀과의 여러해살이풀이다. 우리나라에서는 주로 약용으로 재배한다.

키는 60㎝에 달하며 전체에 털이 많고 원줄기는 네모지고 강하며 여러 개가 모여 포기로 자라면서 곧게 선다. 잎은 마주 달리고 양끝이 좁고 피침형으로 가장자리가 밋밋하다. 잎자루는 매우 작다.

꽃은 7~8월에 입술 모양의 선명한 자주색 꽃이 총상화서로 가지 끝에 이삭 모양을 이루는데 한쪽 방향으로 기울어져 핀다. 꽃받침은 종 모양으로 꽃이 핀 후에 닫히며, 가장자리가 밋밋하고 2개로 갈라지며 뒤쪽에 돌기가 있고 꽃이 진 다음 젖혀진다.

꽃잎은 길이가 2.5㎝ 정도로 밑부분이 굽고 윗부분이 2개로 갈라지는데, 뒤의 갈래는 투구형이고 겉에 잔털이 있다. 밑의 갈래는 퍼진다.

🌸 효능

'편금'은 폐화를 없애고 기포의 열을 맑게 하고, '자금'은 대장의 열을 없애고 방광의 수기를 보한다. 9월에 익는 열매를 '황금자'라 하며 약용한다.

황금은 심은지 3~4년 후 가을에서 봄에 채취하여 말려서 쓰거나 볶거나, 또는 술에 볶거나 탄으로 하여 사용한다.

항균·소염작용을 한다 장티프스 초기에 쓰면 열을 내리고 장내의 세균을 제거한다. 여러 형태의 간염에 나타나는 황달에도 좋은 효과가 있다.

부인과 질환에 사용한다 월경과다, 월경주기 이상 등의 부인과 질환에 광범위하게 사용된다.

▶뿌리의 비대한 부분을 채취하여 건조시키는데 오래된 뿌리의 일부는 썩어서 비어 있으므로 '속 썩은 풀'이란 별명이 있다.
속이 빈 것을 '고금', '편금(片芩)'이라고 속이 꽉차고 충실한 것을 '조금', '자금(子芩)'이라 한다.

🍚 질병에 따라 먹는 방법

각종 염증에 특효약 화농여부를 불문하고 급성 편도염, 급성 후두염, 구강점막의 염증 등 구강의 여러 염증에 대해 황금을 진하게 달여 입속에 머금고 천천히 마시면 좋은 효과를 얻는다.

구강질환에는 수면부족이나 말을 많이 해서 구강질환이 생겼을 경우에 금은화, 연교, 국화 등을 끓여 복용하면 구강점막에 염증이 생기는 것을 예방하고 유행성감기의 예방도 된다.

월경 이상에는 월경의 색이 붉고 양이 많을 때는 황금을 군약으로 하고 천초, 포황, 목단피를 더해 사용하면 월경주기를 정상화시킨다. 월경기간이 길어져 소량의 출혈이 지속되면 황금을 까맣게 태워 여기에 측백탄, 당귀, 백작약을 더해 사용하면 조경·지혈의 효과를 얻을 수 있다.

임산부의 초조와 불안증에는 임부가 잠을 잘 못 이루는 경우에 상기생, 백작약, 백복신, 백출, 대추 등을 배합해 사용하면 좋다.

각종 부종에는 이뇨작용이 있어 요폐(尿閉)를 위한 치료의 경우 차전자를 배합하고 각종 부종의 초기에 황금을 진하게 끓여 환부에 바르면 염증과 부기가 없어지고 화농을 방지한다.

각종 원인의 고혈압에는 황금을 군약(君藥)으로 사용한다. 조구등, 석결명, 백질려를 배합하면 강압효과가 빨리 나타나고 그 효과가 오래 지속된다.

황금의 성질은 차고 맛은 쓰며 해열·사화·이담·이뇨·소종 작용을 한다.

▶혈중에 지질이 많이 차지해 콜레스테롤 수치가 높다면 황금, 황련, 대황의 3약을 배합한 '삼황탕'을 사용한다. 황금만을 사용할 경우에는 결명자, 산사, 하수오 등을 추가로 배합한다.

【백미꽃】(白薇)

백 미 *Cynanchum atratum Bunge*
민백미[백전(白前)] *Cynanchum ascyrifolium Matsumura*

자 생 지 : 산지
채취부위 : 뿌리
개 화 기 : 5~7월
채취시기 : 가을~봄

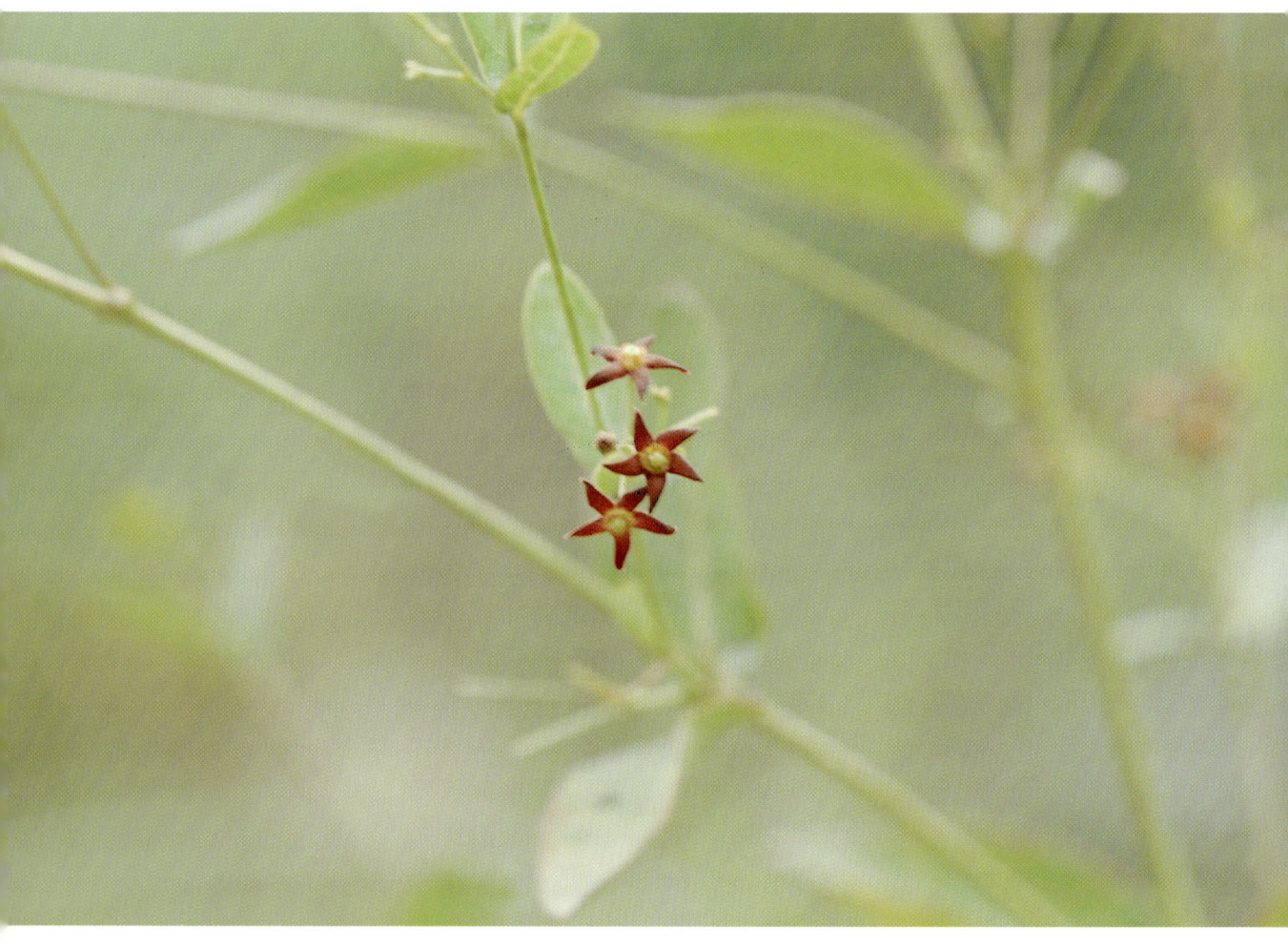

🌿 생김새

　백미꽃은 우리나라 각처의 산지에 주로 나는 박주가리과의 여러해살이풀로 키는 60㎝ 정도이며 줄기는 곧게 서며 전체에 짧은 털이 밀생한다. 식물체를 꺾으면 흰색의 유액이 나온다.
　잎은 서로 마주보고 나며 잎자루는 짧고 타원형이며 잎 가장자리에는 톱니가 없으며 밋밋하다. 뿌리의 길이는 10~25cm로 엷은 황갈색의 가늘고 긴 뿌리가 짧은 뿌리줄기에 모여 붙어 말꼬리 모양을 이루며 특이한 냄새가 있고 맛은 조금 맵다.

꽃은 5~7월에 피는데 검은 자주색이다. 잎겨드랑이에 모여나고 꽃잎은 다섯 갈래이다. 열매는 9~10월에 맺히는데 골돌형이다. 뿌리가 가늘고 표면이 희기 때문에 이렇게 부르고 백전과 자주 혼돈되는 식물이다. 비슷한 식물로 푸른 백미꽃이 있는데 꽃에 녹색이 돈다.

민백미꽃은 전체에 가는 털이 있고 줄기는 곧게 서며 가지가 갈라지지 않는다. 잎은 서로 마주보고 가지가 있으며 꽃은 흰색이다.

효능

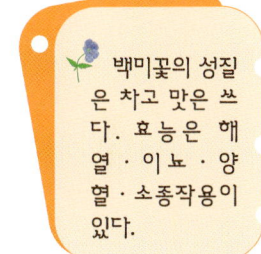

백미꽃의 성질은 차고 맛은 쓰다. 효능은 해열·이뇨·양혈·소종작용이 있다.

가을에서 이듬해 봄 사이에 뿌리를 채취하여 불순물을 없애 햇볕에 말린 후 그대로 썰어서 사용한다.

발열에 의한 의식불명에 효과적이다 백미는 발열이 계속되어 의식이 분명치 않고 반진이 나오는 증상을 없앤다. 단, 실열성 고열에는 거의 사용하지 않는다. 미열의 원인은 다양하지만 백미는 광범위하게 응용할 수 있다.

혈압강하, 혈관연화(軟化)의 효능이 있다 뇌일혈과 중풍 등에 효과적이다.

소종작용을 한다 종창과 인후종통에 효과적이다.

질병에 따라 먹는 방법

여름철 현기증에는 갑작스러운 현기증으로 전신에 열이 나며 인사불성의 증상이 일어나면 백미에 청호, 황련을 배합하여 사용하면 열을 내리는데 효과가 있다.

방광염, 요도염에는 소변의 양이 적고 잘 안나오거나 혈뇨가 나오면 석위, 차전자 등을 배합하여 사용하면 습열을 제거와 이뇨·지혈의 효능을 볼 수 있다.

간염의 초기에는 눈과 피부가 누렇게 뜨고 소변과 땀으로 노랗게 될 때 바로 백미와 인진을 사용하면 좋다. 그 효과는 빠르면 빠를수록 좋고 증상의 진행을 억제할 수 있다.

월경 불순에는 매회 주기가 빨라지고 경혈이 선홍색이며 양이 많고 열감과 불면증상이 있다면 백미를 조경·양혈약의 군약으로 하여 황금, 시호, 적작약, 목단피 등을 가미해서 사용한다.

뇌일혈, 중풍에는 뇌일혈로 인한 중풍으로 혈압이 올라 하강하지 않을 때에 백미를 대량으로 사용하고 백작약, 목단피를 배합해서 쓴다.

종창, 인후종통에는 청열, 해독제와 함께 복용한다. 또한 백미를 바로 채취해 찧은 후 즙을 내어 환부에 바른다.

【이질풀】

노관초(老鸛草) *Geranium thunbirgii S. et Z.*
Geranium sibercum L. (쥐손이풀)

자 생 지 :	산, 들
채취부위 :	지상부
개 화 기 :	8~9월
채취시기 :	여름~가을

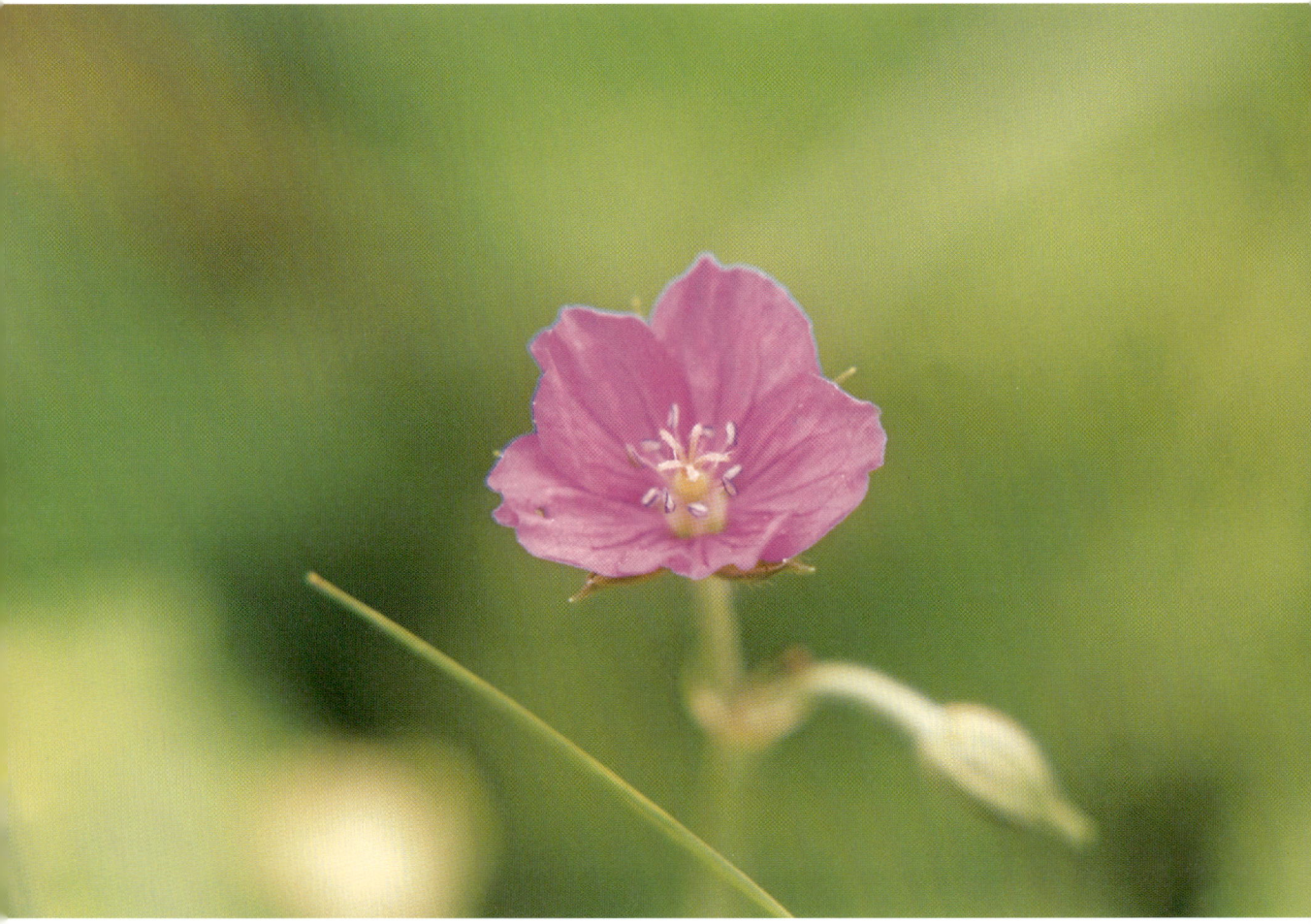

🌿 생김새

각지의 풀밭이나 길가에서 흔하게 자라는 쥐손이풀과의 여러해살이풀이다. 현초(玄草), 노학초(老鶴草)라고도 부른다. 속명 제라늄(Geranium)은 그리스어로 '학'이라는 뜻을 가진 제라노스에서 유래되었는데, 열매 모양이 마치 학의 부리를 닮아서 붙여진 이름이다.

옆으로 비스듬히 또는 기어가면서 전체에 긴 털이 난다. 키는 50~100㎝이며 잎은 손바닥 모양으로 서로 마주보고 나고 잎자루가 있고 양면에 흔히 흑색무늬가 있다.

너비는 3~7㎝로 표면에 복모가 있고, 뒷면 맥 위에 비스듬히 선 곱슬털이 있다. 갈래는 도란형으로 끝이 둔하고 얕게 3개로 갈라지며 윗부분에 불규칙한 톱니가 있고 턱잎은 서로 떨어진다.

꽃은 8~9월에 피며 연한 홍색으로 지름이 1~1.5㎝이고 꽃대에서 2개의 작은 꽃대가 갈라져 각각 1개의 꽃이 달린다. 9~10월에 열매가 열리며 삭과로 5개로 갈라져서 위로 말리며 5개의 종자가 들어있다. 같이 쓰는 식물로 쥐손이풀, 둥근이질풀 등 쥐손이 풀 속의 여러 풀들이다.

🌸 효능

여름에서 가을철 사이에 열매가 맺기 시작할 때 쯤에 지상부를 채취하여 햇볕에 말려 잘게 썰어서 사용한다. 한방에서는 '노관초(老鸛草)'라고 불린다.

풍습(風濕)을 제거한다 여러 급성 관절염의 치료에도 사용된다. 만성의 경우에도 단방으로 연고를 만든 노관초고도 관절통에 외용으로 사용해도 좋은 효과가 있다. 약성이 부드러워 보익의 기능을 가진 약물과 배합하여 상시 복용시킬 수 있다.

이뇨작용을 한다 배뇨가 잘 안될 때 사용한다.

활혈·화어작용을 한다 여성의 월경 이상이나 월경통에 좋은 효과가 있다.

> 이질풀(노관초)는 성질은 평하고 맛은 쓰고 맵다. 효능은 수렴·거풍·환혈·해독 작용이 있다.

🍚 질병에 따라 먹는 방법

급성 장염에는 황금, 갈근, 석류피 등과 함께 사용하면 지사효과가 더욱 빠르다.

요도감염에는 이뇨의 효능이 있어 요도감염의 치료에 사용되는데 배뇨가 잘 안되고 통증이 있으며 색깔이 황색이고 결석이 있는 경우에는 차전자, 인진, 편축 등과 함께 사용된다.

만성적 안과질환에는 시력이 약해졌을 경우에도 결명자, 석곡, 목적, 곡정초와 배합하여 끓여 마시면 좋은 효과가 있다.

월경통에는 산후에 오로가 전부 나오지 않을 때, 월경이 늦어져 배가 부르고 통증이 있으며 색이 너무 진하고 덩어리가 질때, 월경통이 자주 반복해서 일어나는 경우에도 노관초에 단삼, 천궁, 작약을 가미하여 함께 사용한다.

타박상에는 환부가 자색이 되어 없어지지 않고 통증이 있으며 부어오를 경우에도 백지를 가미해 내복하거나 외용으로 쓴다.

【미나리아재비】

모간(毛茛), 놋동우 *Ranunculus japonicus Thunb.*

자 생 지	: 습지
채취부위	: 전초
개 화 기	: 6월
채취시기	: 여름~가을

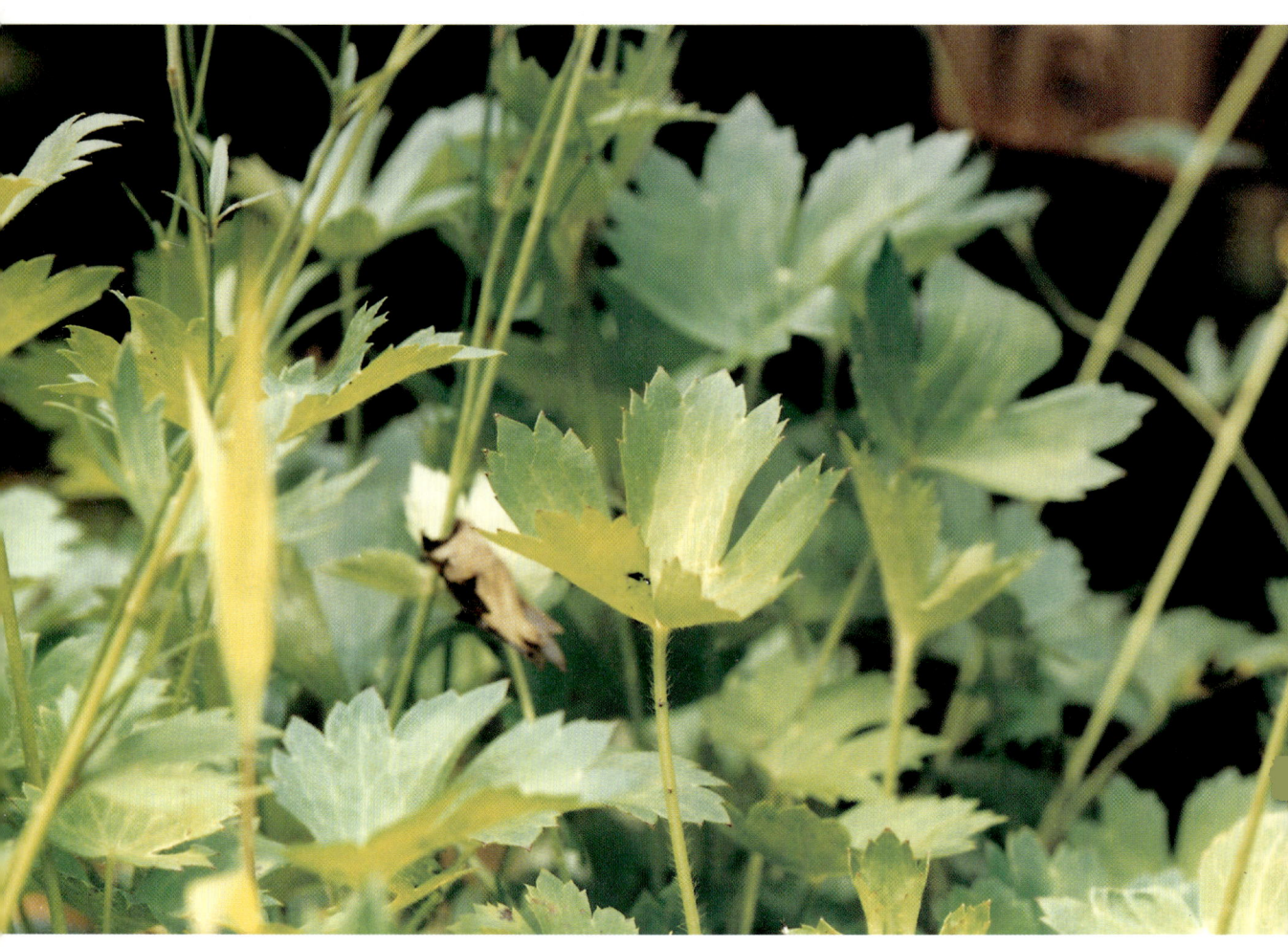

🍃 생김새

　습기가 있는 양지에서 자라는 여러해살이풀로서 온 몸에 짧으면서 거친 털이 생긴다. 줄기는 곧게 서고 가지를 치면서 60㎝ 정도의 높이로 자란다.

　뿌리에서 자라 나오는 잎은 잎자루가 길며 3개로 깊이 갈라진다. 가운데 갈래는 다시 3개로 갈라지

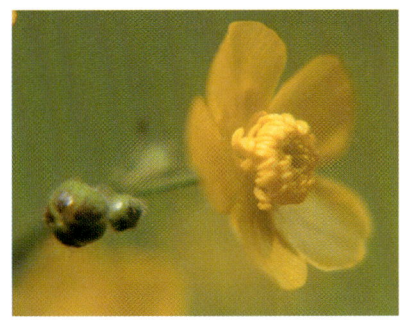

며, 옆의 갈래도 다시 2개로 갈라진다. 줄기에서 자라 나오는 잎은 잎자루가 없으며 3개로 갈라지고 갈래는 선형으로서 톱니가 있다.

꽃은 6월에 줄기와 가지 끝에 노란 꽃이 1개씩 핀다. 5개의 꽃받침은 타원형으로 겉에 털이 있고 수평으로 퍼지며 안으로 오목해진다. 꽃잎도 5개로서 꽃받침보다 2배 이상 길다. 많은 수술과 암술이 있고 암술대는 거의 없다. 열매의 다수가 모여 덩어리 형태를 이루며 수과로서 도란상 원형이고 약간 편평하며 털이 없고 끝에 짧은 돌기가 있다.

🌸 효능

뿌리를 포함한 모든 부분을 약재로 쓰는데 여름부터 가을 사이에 채취하여 햇볕에 말린다.

진통·소종작용을 한다 학질, 편두통, 위통, 관절통 등에 쓰이며 간과 위경에 들어간다.

발포요법에 쓰인다 발포시키지는 않으나 지통효과를 얻을 수 있다. 또한 자극 성분을 함유하고 있기 때문에 점막에 수포를 발생시키는 작용을 한다.

🍄 질병에 따라 먹는 방법

종기나 옴에는 말린 약재를 1일 한도 3~6g에서 1회 1~2g씩 200cc의 물로 달여 복용한다. 종기나 옴에는 짓찧어서 환부에 붙인다.

두통, 편두통에는 모간을 짓찧어 소량의 소금을 첨가해 이마에 바르고 약간의 작열감이 있으면 제거한다.

발포요법 신선한 전초를 짓찧어 콩 크기의 작은 환제로 만들어 약 30분간 환부에 두면 작열감과 함께 발포를 일으킨다. 이것을 제거한 후 주사침으로 수포증의 물을 뽑아내고 겐티아나 바이올레트를 발라서 감염을 방지한다.

▶ 『중약대사전』에 "모간은 Protoanemonin및 Anemonin을 함유한다. 신선한 식물에는 프로토아네모닌이 0.5% 함유되어 있다. 프로아네모닌은 종양세포에 급성괴사를 일으키는 경우가 많으며 따라서 종양의 억제력도 크다는 것을 임상 또는 동물실험에서 증명되었다. 성숙하며 신선한 것의 효과가 마른 것 보다 크다. 뿌리는 어린 싹 보다 효력이 높다. 소화기 점막을 자극하여 염증을 일으키기 때문에 외용만하고 내복하지 않는다."고 한다.

성질은 따듯하고 맛은 맵고 독이 있다. 효능은 해열·진통·소종작용을 한다.

주의

봄에 어린순을 나물로 해 먹는데 이때 독성분을 잘 우려내야 한다. 또한 매운 맛이 강렬해 내복하면 극렬한 위장염 및 중독증상을 일으킨다. 따라서 짓찧어 바르든지 끓인 물로 세정하여 사용한다.

【민들레】

Taraxacum mongolicum H. Mazz
Taraxacum officinale Weber (서양)
Taraxacum coreanum Nakai (흰민들레)

자 생 지 :	밭, 들
채취부위 :	전초
개 화 기 :	3~4월
채취시기 :	가을~봄

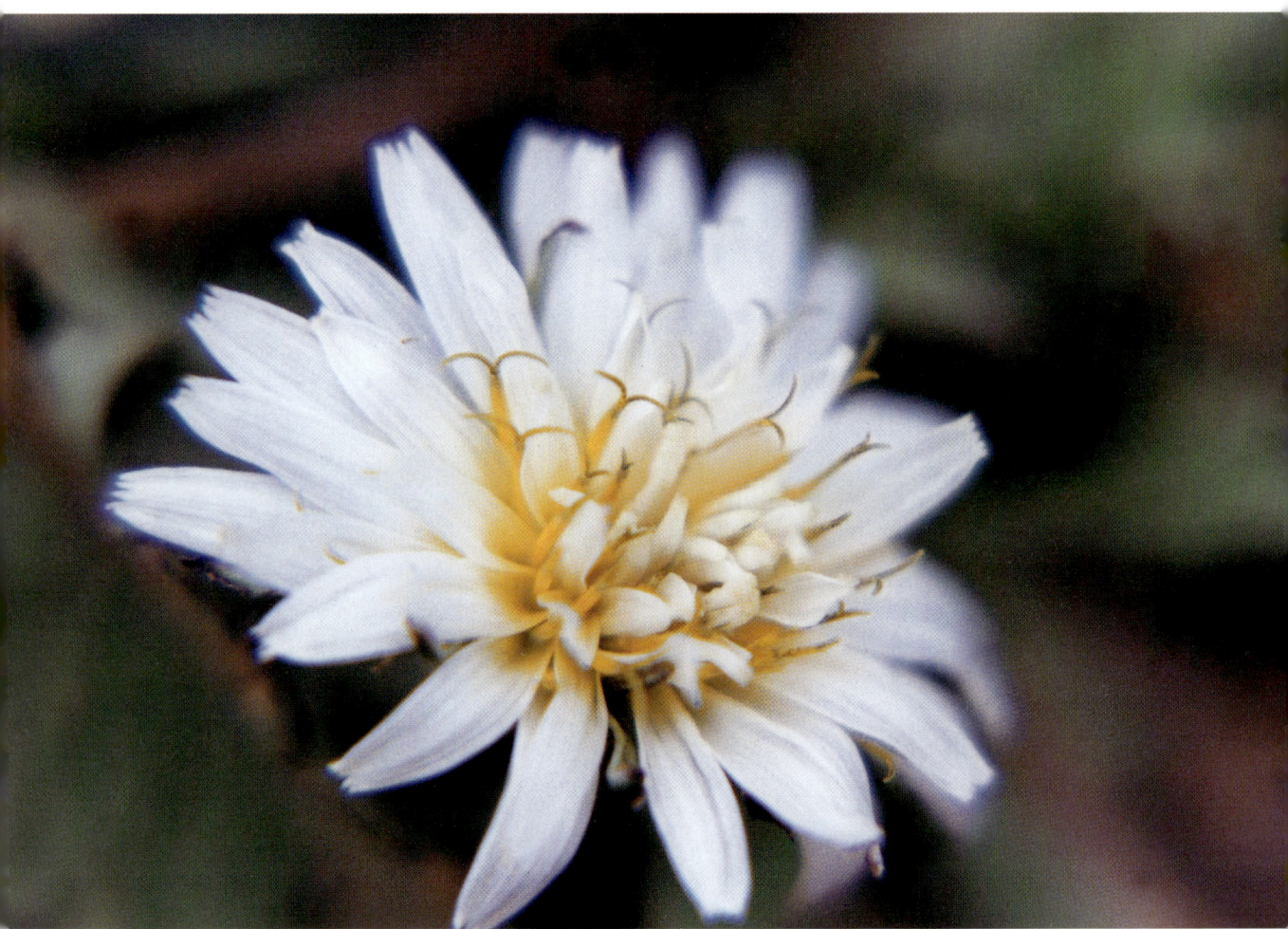

🌿 생김새

이른봄에 양지 바른 들이나 길가에 국화꽃 모양으로 핀다. 민들레는 암술과 수술이 모두 갖춰 있는 한 장의 꽃들이 각기 모여 탐스런 큰 꽃을 이룬다.

잎은 원줄기가 없고 뿌리에서 잎이 난다. 옆으로 퍼지는 근생엽으로 풀잎 모양은 로젯형으로 매우 특이하다. 잎은 둥글게 배열되며 대개 땅에 누워 자란다.

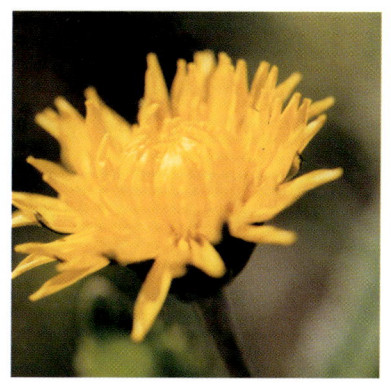

꽃은 3~4월에 풀잎 사이 중심 속에서 올라와 그 끝에서 한 송이 꽃을 피운다. 두상화서로 잎과 같은 길이의 꽃줄기 위에 붙으며 꽃줄기는 처음에는 흰털로 덮였다가 없어지며 바로 꽃 밑에만 붙는다.

총포의 바깥조각은 좁은 계란꼴로 작은 뿔 모양이 곧추서며 돌기가 있다. 꽃이 시들면 그 자리에 씨앗의 날개가 돋아나 희고 둥근 모양으로 부푼다. 2~3일 사이 바람에 멀리 날아가 번식한다.

민들레의 잎은 봄부터 가을까지 광합성을 하여 생산물을 땅속 깊이 있는 뿌리에 저장한다. 한 줄기에 한 개의 꽃이 피고 키는 30㎝ 정도지만 밑을 파보면 깊게 뻗어 있다. 뿌리는 주먹처럼 크고 옆으로 사람 모양으로 둘러싸고 있다.

♣ 서양 민들레

서양 민들레의 특징은 일년 내내 꽃이 필 정도로 생장기간이 길고 총포의 바깥 잎이 봉오리 때부터 뒤로 젖혀져 있다. 그 뿌리는 자생능력이 뛰어나기 때문에 뿌리를 몇 토막으로 잘라 흙 속에 묻어 두어도 뿌리 끝에서 새로운 개체가 생겨 나와 자란다. 서양 민들레는 발아해서 그 해 안에 꽃을 피우고 제꽃가루받이를 통해 씨앗을 만들어낸다.

🌼 효능

잎이나 뿌리를 끊이면 쓴맛을 내는 이 흰색 액체엔 타락세롤과 카페인 등이 함유되어 있다.

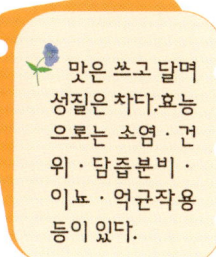

맛은 쓰고 달며 성질은 차다. 효능으로는 소염·건위·담즙분비·이뇨·억균작용 등이 있다.

뿌리는 11~2월경까지의 것을 쓰고 잎이나 줄기는 2~3월경의 것을 각각 채취해 건조시켜 사용한다. 잎은 청록색이고 뿌리의 지름은 10㎜ 이상의 것이 양질의 약재이다. 한방에서는 민들레를 '포공영(蒲公英)'이라 부른다.

포공영은 내복하면 청열·해독하고 외용하면 소종·배농의 효과가 있다.

건위작용을 한다 옛부터 민간에서는 가래약으로 기침과 폐결핵에 사용했다.

이뇨·억균작용을 한다 포공영은 항균과 소염작용에 대해 우수한 약물이다. 또한 이뇨제로서 신석증, 대장염, 위궤양 등에 쓰며, 비경과 위경에 작용한다. 열을 내고 독을 풀며 목감기를 흩어지게 한다.

『본초정』에 "포공영은 황화지정이다. 기미는 약간 쓰고 평하다. 인동과 같이 끓인 즙에 물을 조금 더하여 복용하면 궤견(潰堅)소종시키고 결핵, 나력을 흩어내는데 좋다. 체기를 부수고 식독을 해독하며 독화살을 빼는 데도 좋다. 여성의 유방 옹종에는 술과 물로 끓여 마시고 찌꺼기를 붙여 놓으면 즉시 없어진다."고 하였다.

『본초비요』에 "포공영은 성미는 달고 평하다. 꽃이 황색이라서 토에 속하며 태음비경과 양명 위경에 들어간다. 열독을 화(化)하고 식독을 풀며 종핵을 없앤다. 오로지 유옹, 정독(疔毒)을 치료한다. 또한 통림(通淋)하는 데서 오묘한 효과가 있다. 치아에 문지르고 수염과 머리를 검게 한다." 하였다.

기타 의서에서 포공영을 쓴 경우를 살펴보면 "유방이 부풀지 않고 유즙이 부족해지면 포공영탕을 쓰며 배합에는 포공영, 당귀, 향부자, 목단피, 산약을 쓴다. 부인의 유옹종과 유독에는 생으로 짓찧어 쓴다. 그리고 포공영은 금은화보다는 옹종을 없애는 면에서 비길 수는 없으나 금은화는 포공영을 함께 써야 그 효능이 커진다."고 하였다.

질병에 따라 먹는 방법

식용방법 식이요법에 사용하려면 봄에 꽃이 필 무렵 전초를 채취해 햇볕에 말려 보관한다. 이른봄의 어린 잎은 나물로 먹거나 된장국에 넣어 먹는다. 뿌리는 쪄서 기름에 튀겨 영양 간식으로 먹는다. 또는 김치를 담가 먹거나 볶아서 커피처럼 마시기도 한다.

백혈병에는 만성 암세포성 백혈병에 생지황, 반지련, 다래 뿌리, 금은화, 석고 등을 배합하여 달여 마신다. 경악 종상에는 금은화, 산자고, 연교, 토복령, 천화분 등을 배합해 달여 마신다.

치은암에는 하고초, 백석영, 백화사설초, 지정을 달여 마신다.

인후통에는 편도선염이나 후두염의 초기에 화농하고 있을 때 대량으로 사용한다.

요도감염, 기도감염에는 뛰어난 효과가 있으며 생것을 진하게 달여 쓴다.

> **◀ 민들레 발효액 담그기 ▶**
>
> 발효를 시킬 때는 주로 민들레의 전초 또는 뿌리를 채취해서 쓴다. 가을에 잎이 지기 시작하면 뿌리를 캐거나 이른 봄에 잎이 다 지기 전에 전초를 채취해서 쓴다. 뿌리의 흙을 잘 털어 내고 물에 씻은 후 물기를 쭉 빼고 나서 잘게 잘라 용기에 넣으면서 같은 양의 흑설탕을 충분히 골고루 넣어 주고 위가 흑설탕으로 잠기도록 한다. 밀봉하여 응달에서 8~12개월 정도 발효시킨다. 필요에 따라 감초, 생강, 대추 달인 액을 쓴다.

제7장
대소변을 잘 나가게 하는 산야초

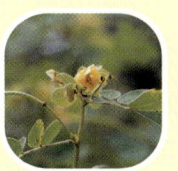 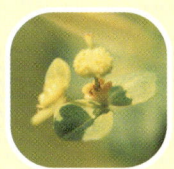 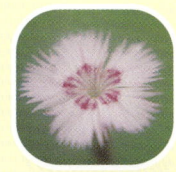
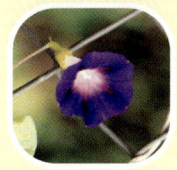 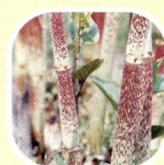

【결명자】 *Cassia tora L.*

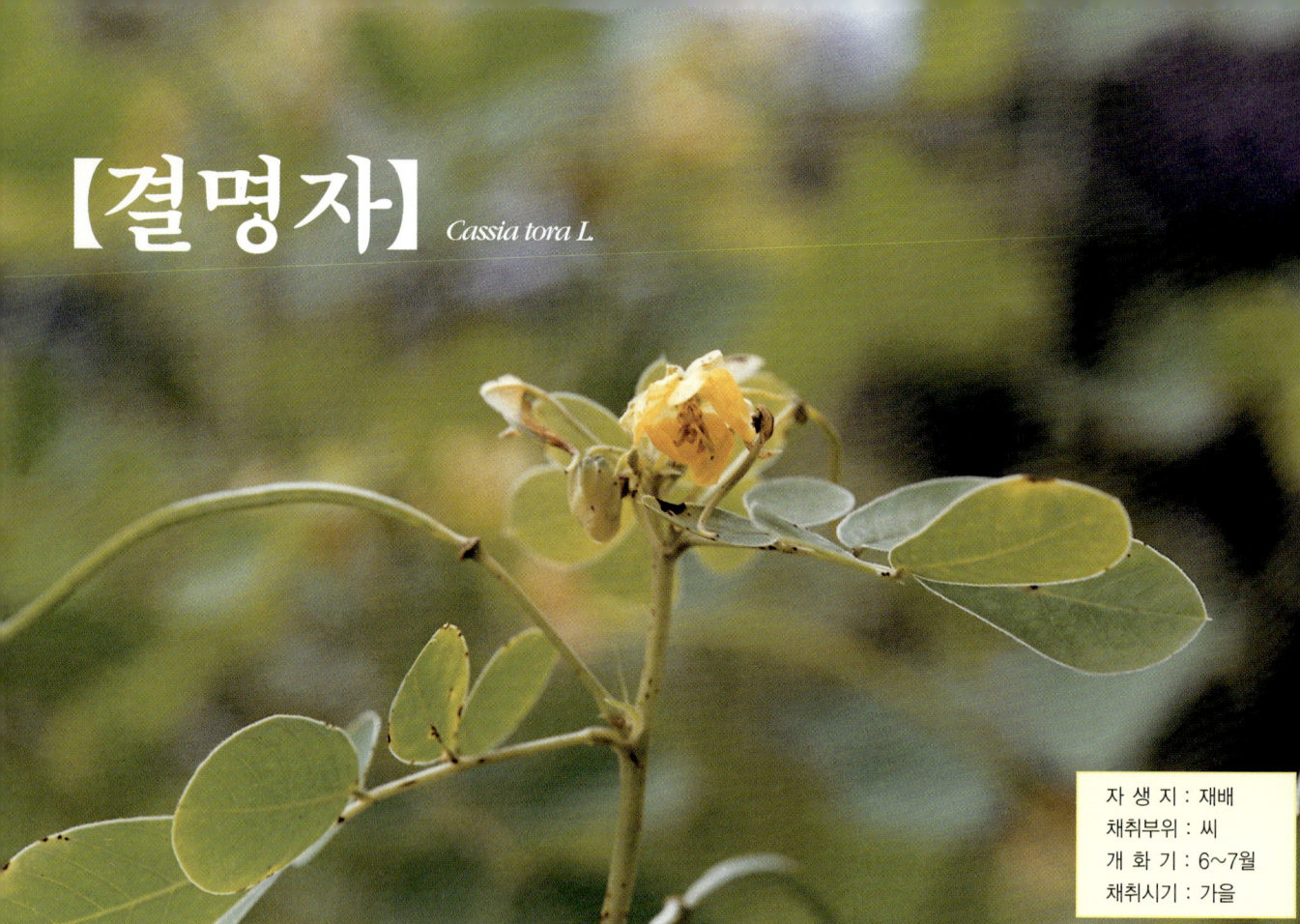

자 생 지	재배
채취부위	씨
개 화 기	6~7월
채취시기	가을

🌿 생김새

결명자는 멕시코가 원산인 콩과의 한해살이풀로서 '하부차', '긴강남차' 로도 불린다.

약용식물로 재배하기 위해 들여온 일종의 귀화식물이다. 오래전부터 중국에서 재배되어 왔으며 키는 1.5m에 달하고 전체에 털이 있다. 잎은 호생하고 깃꼴 겹입으로 소엽이 2~3쌍 있으며 도란형이다.

꽃은 6~7월에 잎겨드랑이에 1~2송이가 노랗게 핀다. 꽃잎은 5장으로 난형이며 수술은 10개로 길이가 같지 않다. 열매는 9~10월에 열리는데 협과로 길이가 15cm로 긴 기둥 모양으로 구부러진다. 네모진 마름모꼴의 씨는 한 줄로 늘어선다.

🌸 효능

가을의 종자 성숙 시에 전체를 베어 햇볕에 말린 뒤 종자를 털고 난 후에 다시 말리고 볶아서 사용한다. 주로 차의 재료로 많이 쓰이며, 한방에서는 눈병에 많이 쓰인다.

명목작용을 한다 결명자를 베개에 넣어 베고 자면 눈이 밝아지고 전초를 욕탕에 넣고 목욕하면 혈액순환이 잘 되며 정신이 맑아진다.

완화·강장작용을 한다 안트라키논 유도체라는 성분이 소화불량, 고혈압, 위장병 등에 유효하다.

혈압강하작용을 한다 효과는 비교적 느리지만 상당히 안정스럽다. 에모딘 성분을 함유하고 있어 경미한 사하작용이 있지만, 혈압강하에는 유리해서 만성 장질환만 없으면 효과가 나타나기 때문이다.

노인의 배변을 원활히 한다 고혈압 장액이 감소하여 변비가 있고 혈압도 높다면 결명자는 노인에게 가장 적합한 약물이 된다. 대변이 순조롭게 배설되므로 다른 증상도 제거되며 특히 뇌졸중 예방효과도 크다.

> **주의**
> 결명자는 약재의 성질이 아주 차기 때문에 볶아서 쓴다. 그래도 오래 복용하면 속이 차가워질 우려가 있고 잠이 잘 오지 않는 수도 있다. 설사가 있거나 저혈압인 경우에는 안 쓴다.

질병에 따라 먹는 방법

장년층의 스트레스에는 혈압은 높지 않으나 비만이 있고 정신적 스트레스에 의해 머리가 혼미하고 양 눈이 튀어나오는 듯한 증상이 나타나는 경우, 결명자에 구기자, 한련초, 국화를 배합하여 복용하면 좋다.

심혈관 질환에는 콜레스테롤 치수가 정상범위를 초과한다면 심장질환 치료약 이외에 결명자를 사용하면 좋다. 결명자에 함유된 에모딘 다로인 완화작용에 의해 효과가 나타나기 때문이다.

노인의 배변불능에는 고혈압은 아니나 진액부족 때문에 항상 입이 마르고 변비 증세가 있어 배가 더부룩하고 잠을 잘 이루지 못할 때에도 결명자에 원삼, 맥문동을 함께 넣어 진하게 끓여 천천히 복용하면 좋다. 진액을 증가시키기 때문에 대변을 잘 나오게 하고 편히 잠을 자게 한다.

> 결명자의 성질은 차고 맛은 쓰고 달다. 효능은 청간·명목·이수·완화작용이 있다.

> 『본초강목』에 "결명자는 청맹(靑盲), 백막(白膜)을 생기게 하는 것, 눈이 충혈되는 것, 눈물이 자꾸 나는 것을 치료한다. 비혈을 그치게 하고 베개에 넣으면 두통을 낫게하고 눈을 밝게 한다. 간열에 의한 풍안적루(風眼赤漏)를 치료한다."고 한다.

【대극】 (大戟) *Euphorbia pekineinsis Rupr.*
Euphorbia jolkini Boiss. (암대극)

자생지	산지
채취부위	뿌리
개화기	6월
채취시기	가을~봄

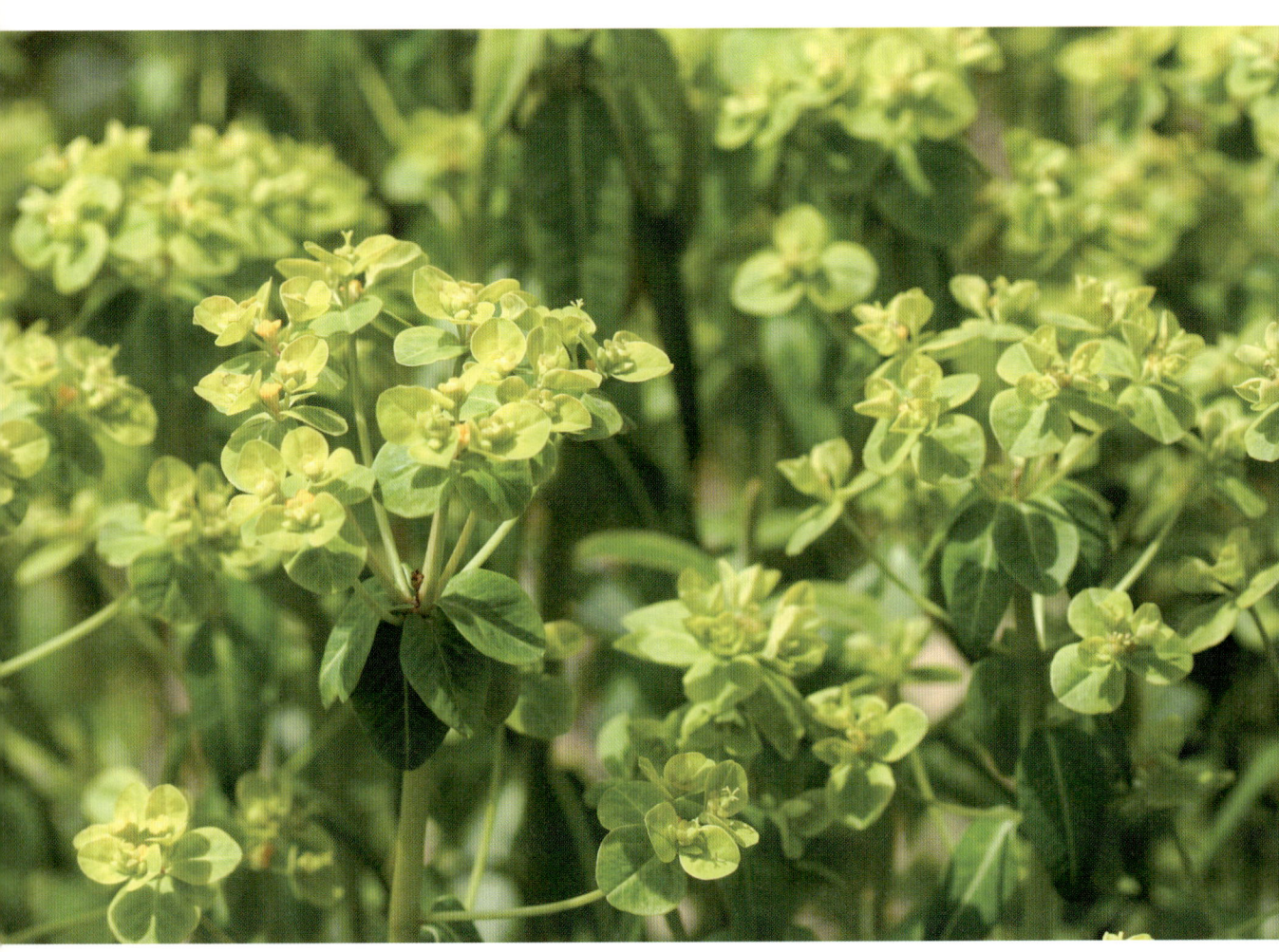

🌿 생김새

① 대극

줄기와 잎의 갈라진 모습이 마치 날카로운 창과 같다. 약성이 강해서 '대극'이라 한다.

대극은 원색의 화려한 꽃잎은 아니지만, 신기하면서도 매력적인 식물로서 전국 산야의 볕이 잘 드는 풀밭에서 자라는 대극과의 여러해살이풀이다.

키는 80㎝ 정도로 땅속줄기는 비대하다. 줄기는 곧게 서고 잔털이 있으며 밑둥에는 흔히 가지가 갈라지고, 자르면 흰 유액이 나온다.

잎은 어긋나고 잎자루는 없고 길이는 5~8㎝이며 작은 톱니가 가장자리에 있다.

양면에 털이 없고 표면은 진녹색, 뒷면은 흰빛으로 중앙맥의 흰색이 뚜렷하다. 줄기 끝에 5개의 잎이 방사상으로 돌려나고 5개의 가지가 우산형으로 갈라진다. 가지마다 총포엽과 배상화서가 달린다.

총포엽은 넓은 난형 또는 난상 원형이며 배상화서의 선체는 긴타원형이고 검은 다갈색이다.

꽃은 6월에 피는데 녹황색으로 수꽃과 암꽃이 있는데 소총포안에 1개의 암술로 구성된 1개의 암꽃과 1개의 수술로 구성된 몇 개의 수술이 들어있다. 암술대는 3개이고 끝이 둘로 갈라진다. 열매는 삭과로서 사마귀같은 독기가 있으며 종자는 넓은 타원형이며 겉이 밋밋하다.

대극의 뿌리는 고르지 않은 긴 원추형으로 조금 구부러졌고 곁뿌리가 난 것도 있으며 길이가 10~20㎝이다. 성질은 단단하고 좀처럼 꺾이지 않으며 약간의 향기가 있다

② 암대극

암대극은 대극보다 더욱 아름답다.

우리나라에서는 남해안에서 드물게 자라며 대개 바닷가 바위틈에 몇 포기씩 무리지어 핀다. 대극보다 좀 작고 잎은 대극과 마찬가지로 어긋나게 달리지만 돌려나는 것처럼 보인다.

산형화서의 꽃차례의 자루는 5개인 대극보다 많다. 꽃잎이 없는 작은 꽃들은 이른봄에 피어나며 수꽃은 수술만 있고 암꽃은 암술과 수술이 함께 있다. 그리고 작은 꽃을 보호하는 잎처럼 생긴 기관이 발달한다.

가을에서 다음해 봄 사이에 뿌리를 채취하여 햇볕에 말린 후 사용한다.

③ 감수

대극과 비슷한 식물인 '감수'는 꽃차례가 한 두번 갈라지고 달리는 꽃의 수도 적다.

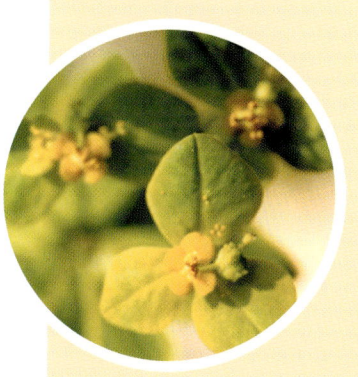

▶북한에서 대극을 '버들옻'이라 부르는데, 잎이 버드나무 잎을 닮았고 자르면 유액이 나오기에 옻나무 같다해서 이렇게 부른다.

④ 흰대극

흰대극은 전체에 털이 없고 분백색이다. 이외에도 '두메대극', '등대풀'이 있다.

🌸 효능

대극의 뿌리를 그대로 잘게 썰어서 사용하거나 식초에 볶아 사용한다. .

강한 사수작용을 한다 대극의 사수작용은 매우 강하기 때문에 효과가 빨리 나타난다. 따라서 사하가 일어나면 곧 투약을 중지하고 증상을 보아 다시 복용시킬 것인지를 결정해야 한다.

일반적인 용량은 4g으로 복용 후의 사하상태를 잘 관찰해야 하며 많은 양을 복용하는 것은 좋지 않으므로 기타의 온보약으로 전환해서 치료하는 것이 좋다.

🍯 질병에 따라 먹는 방법

각종 창양종독에는 발적, 종창, 열감의 증상이 갑자기 나타나면 많은 양을 찧어 천화분 가루를 조금 가미한 후 식초를 조금 넣고 약하게 끓여 환자의 상처에 바른다. 하루에 한번씩 다시 바꿔준다.

🌼 대극의 성질은 차고 맛은 맵고 쓰며 떫다. 효능으로는 강한 사수작용을 한다.

주의

신체에 허약한 증상이 나타나면 사용해선 안 된다. 간경화의 복수는 만성 간염 후기에 나타나는 위험한 징후로서 복수가 괴어있는 환자는 고통이 크므로 서둘러 복수를 빼내야 한다.

【질경이】

차전초(車前草), 차전자 *Plantago asiatica L.*

자 생 지	산, 들
채취부위	종자
개 화 기	6~8월
채취시기	가을

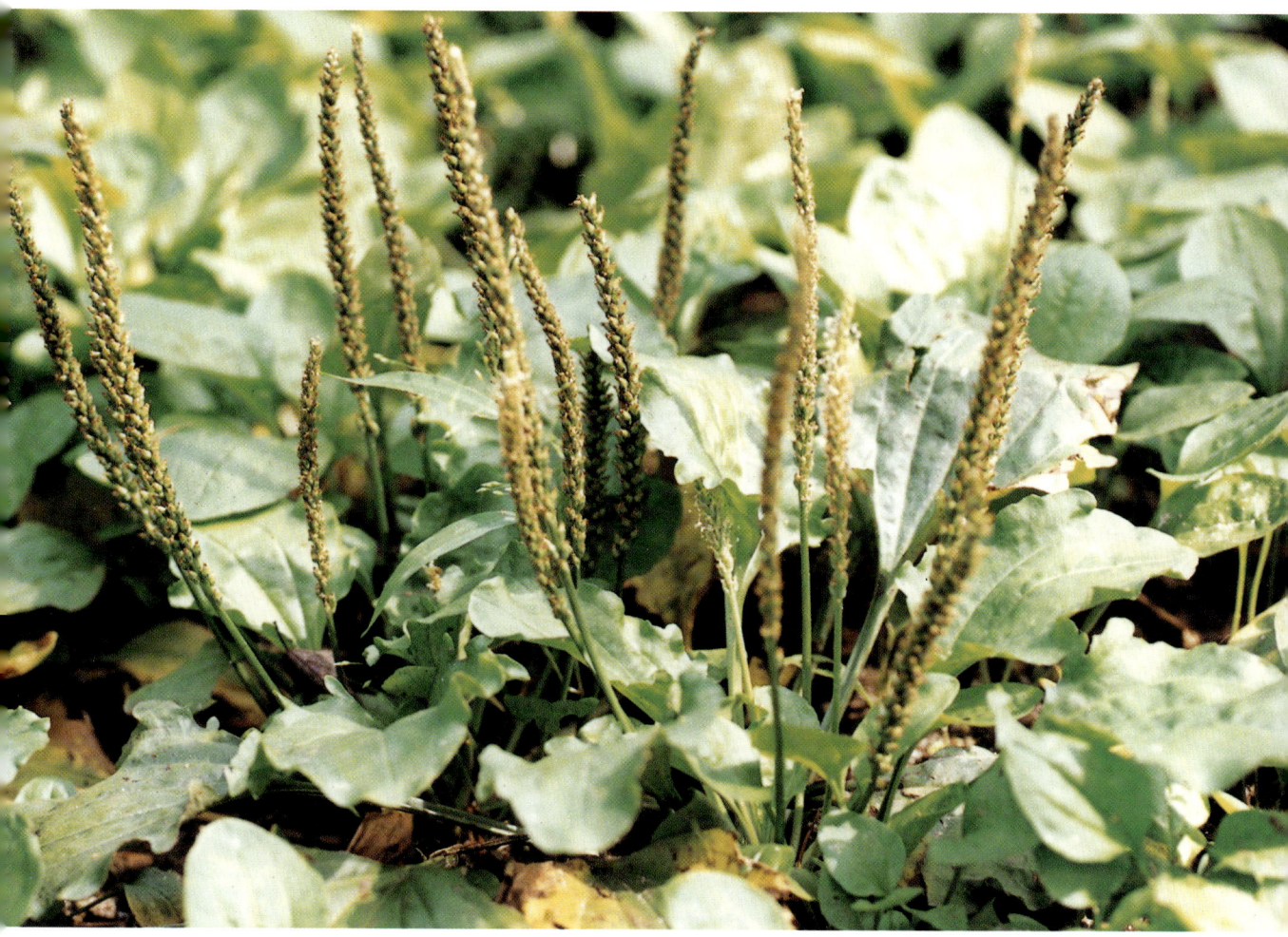

🍃 생김새

　질경이는 산이나 들, 길가 등에서 자라나는 질경이과의 여러해살이풀이다. 특히 단단한 땅에서도 자라며 밟혀도 잘 자란다. 마차가 다니는 길가나 바퀴자국이 난 곳에서 자란다 하여 '차전초', '차전자'라는 이름이 붙여졌다. 심한 가뭄과 뙤약볕 아래에서도 살아 남는다.

원줄기는 없고 많은 잎이 뿌리에서 나와 옆으로 퍼진다. 잎은 땅바닥에 숟가락처럼 퍼지고 줄기가 몇 가닥 나오고 쥐꼬리 같은 긴 이삭을 이룬다. 잎자루의 깊이가 일정하지는 않으나 대개 풀잎과 길이가 비슷하다.

잎은 타원형 또는 계란 모양으로 잎의 맥은 평행맥이 있고 가장자리가 물결 모양으로 6~8월에 흰색 꽃이 피는데 잎 사이에서 꽃줄기가 나와서 꽃이 이삭 모양으로 핀다. 털이 없으며 10월에 익는 삭과는 꽃받침보다 2배 정도 길며 완전히 익으면 옆으로 갈라지면서 6~8개의 검은색 씨가 나온다. 아주 작은 씨는 물속에 담그면 물을 흡수하는데 몇 배나 커진다.

질경이는 『신농본초경』에 당도(當道)라고 했고, 『시경』에는 부이(芣苢)라고 했다.

질경이 종류엔 여러 가지가 있다. 섬질경이, 가지질경이, 개질경이, 털질경이, 왕질경이 등이다. 길바닥에서 자란다 하여 '길짱구' 라고도 한다.

🌸 효능

가을에 씨앗이 익으면 이삭을 거둬들여 햇볕에 말린 후 종자를 비벼 껍질과 협잡물을 제거한다. 약재는 입자가 크고 고르면서 통통하고 흑색인 것이 좋다.

차전자의 효능을 더 발휘시키기 위해 소금으로 법제를 한다.

이때 깨끗한 차천자를 솥에 넣고 약한 불로 볶아 종자가 부풀어오르면 식염수를 뿌리고 다시 계속해서 볶되 식염수가 마르고 향기가 나면 꺼내서 그늘에 말린다.

> 차전자의 맛은 달고 짜며 성질은 차다. 효능으로는 이뇨, 해소, 진해, 항궤양, 소염, 위산도조절 등의 작용 등이 있다.

무기질과 단백질, 비타민, 당분 등이 들어 있는 차전자는 옛부터 봄철에 나물로 즐겨먹고 삶아서 말려두었다가 묵나물로 해먹었다. 소금물에 데쳐 나물로 무치고, 기름에 볶거나 국을 끓여도 튀김, 쌈으로도, 김치를 담가도 맛이 괜찮다. 질경이 씨앗으로 기름을 짜서 메밀국수를 반죽할 때 넣어도 국수가 잘 끊어지지 않는다.

옛부터 질경이를 민간에서는 '만병통치약' 로 부를 만큼 다양한 약효를 지녔다.

이뇨 · 완화 · 진해 · 해독작용을 한다 소변이 잘 안 나오는데 변비, 천식, 백일해 등에 효과가 크다.

방광경, 폐경에 차전자는 소변을 잘 보게 하고 열을 내리며 정을 늘려 주고 눈을 밝게 하며 기침을 멈춘다. 임증, 방광염, 서습설사, 장염, 이질 등에 쓴다.

『신농본초경』에 "질경이는 맛은 달고 성질은 차갑다. 기를 다스리고 진통작용을 하며 소변정체를 치료한다. 습으로 막히고 저릴 때 쓴다."고 한다.

『명의별록』에 "차전자란 맛은 짜고 무독하다. 남성의 중초손상, 여성의 소변불리, 입맛 없을 때 쓴다. 폐를 기르고 음을 강화하며 정(精)을 보하며 불임을 치료한다. 눈을 밝히고 충혈되고 아픈 눈을 치료한다. 잎은 맛이 달고 성질이 차갑다. 외상으로 생긴 출혈, 코피와 어혈, 핏덩어리 하혈, 소변 출혈을 그친다. 갑갑함을 그치고 기를 하강하고 작은 벌레를 없앤다."고 하였다.

질병에 따라 먹는 방법

비뇨기 계통의 염증에는 일반적으로 씨가 많은 식물은 모두 신장에 좋고 독을 배출한다.

'오자연종환'에 차전자가 사용되는데 구기자, 토사자, 오미자, 복분자 등을 배합하여 밀환으로 만들어 먹고 습관적으로 유설이 있는 경우에 차전자를 연자로 바꾸어 쓴다. 빈뇨, 혈뇨, 요폐 등의 증상에 적용된다.

혈뇨증상에는 차전자가 군약인 '8정산(八正散)'은 모든 비뇨기 계통의 급성 간염으로 소변을 볼 때 아프고 잘 안나올 때 쓴다. 요도가 감염되어 혈뇨가 보이면 차전자 2g에 통초, 금은화를 더해 끓여 마시면 지혈효과가 빠르다.

전립선 염증, 비대해서 생긴 요폐에는 택사, 저령, 대황 등과 함께 사용하면 소염과 이뇨효과를 볼 수 있다.

여름철 설사에는 불결한 음식을 먹고 설사가 나서 아픈 경우 차전자에 산사, 신곡, 복령, 내복자(萊菔子)(무)를 가미해 사용하면 좋다.

안과 질환에는 세균감염으로 인한 안질환에는 결명자, 상엽, 국화, 적작약을 배합해 복용한다.

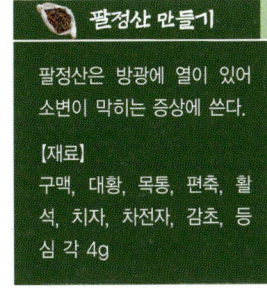

팔정산 만들기

팔정산은 방광에 열이 있어 소변이 막히는 증상에 쓴다.

[재료]
구맥, 대황, 목통, 편축, 활석, 치자, 차전자, 감초, 등심 각 4g

질경이 발효액 담그기

발효액을 이용할 때는 전초를 사용한다. 채취시기는 푸른 잎이 살아 있다면 연중의 어느 계절에도 상관없다. 그러나 가장 좋은 계절은 잎이 파릇파릇 올라오는 때나 씨가 맺히기 전 왕성할 때가 바람직하다. 씻어 물기를 뺀 뒤 잘게 잘라 흑설탕과 함께 용기에 넣어 응달에 놓고 5~6개월간 발효시킨다. 가능하다면 일 년도 좋다. 특별한 경우가 아니라면 다른 산야초와 함께 복합처방으로 발효시키는 것이 바람직하다.

【자리공】

상륙(商陸) *Phytolacca esculenta van Houtte*

| 자 생 지 : 민가 주위 |
| 채취부위 : 뿌리 |
| 개 화 기 : 5~6월 |
| 채취시기 : 가을~봄 |

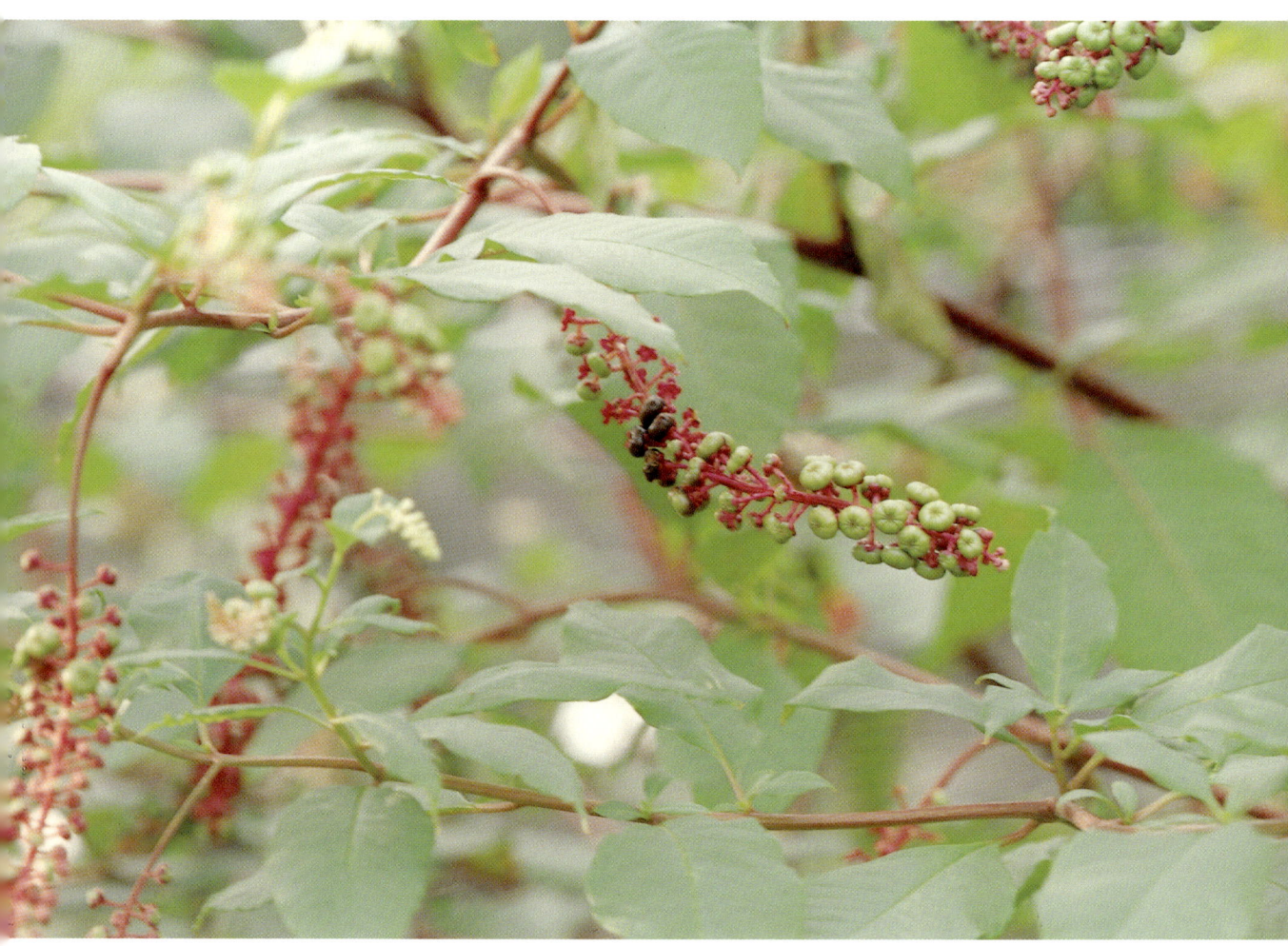

🌿 생김새

자리공은 중국이 원산으로 약초로서 재배도 하며, 전국적으로 민가 근처에서 자라는 자리공과의 여러해살이풀이다. 열매가 검붉은 포도송이처럼 달려나며 술을 담가 약용으로 쓰고, 무명천을 붉게 물들이는데 썼던 식물이다.

키가 1m에 이르며 뿌리가 크게 비대해진다. 잎은 서로 어긋나고 피침형이다. 양끝이 좁고 가장자리가 밋밋하며 잎자루는 1.5~2.5㎝이다.

꽃은 5~6월에 피고 백색이며 총상화서에 달리고 길이가 약 15㎝가 된다. 꽃차례는 잎과 서로 마주보고 곧추서거나 비스듬히 위를 향한다. 꽃받침은 5개이며 수술은 8개이고, 꽃밥은 연한 홍색이며 수술은 8개, 씨방은 8개로서 윤생하고 1개씩 암술대가 밖으로 젖혀진다.

열매는 7~8월에 익으며, 익으면 갈라진다. 또한 장과로서 8개의 분과가 돌려져 달리고 흑색이다. 열매이삭은 안쳐진다. 자라면서 뿌리가 아주 비대해져 전체적으로 덩이를 이룬다.

미국 자리공은 줄기가 붉고 크며 열매와 꽃차례가 아래로 처진다. 자리공은 암술을 구성하는 심피 부분이 8개로 떨어져 있고 섬자리공은 7~10개로 붙어 있다.

한방에서는 뿌리를 '상륙' 이라 해서 여러 처방에 쓰인다.

🌸 효능

이수·소종작용을 한다 대변 및 몸의 수분을 뽑아내는 작용을 한다. 복수를 빼는 효능은 뛰어나지만 가슴에 쌓인 물을 빼내는 효과는 약하다. 이러한 작용은 그다지 강하지 않아 많은 양을 써도 무방하다. 생용시에는 독성이 감소되므로 용량을 증가할 수 있다. 감수, 대극과 함께 사용해도 무방하다. 상륙의 수액을 사하는 작용은 다소 약하므로 복수가 그다지 심하지 않을 때 사용한다.

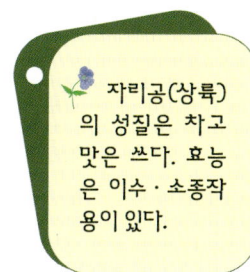

자리공(상륙)의 성질은 차고 맛은 쓰다. 효능은 이수·소종작용이 있다.

🍯 질병에 따라 먹는 방법·용법

식용방법 가을에서 다음해 봄 사이에 뿌리를 채취하여 햇볕에 말린 후 그대로 썰어서 쓰거나 식초로 볶아 복용한다. 자리공은 독성이 있지만 그리 위태롭지는 않아 어린순을 우려내 나물로 먹기도 하고 열매는 염료로 활용되어 왔다. 특히 꽃은 따서 그늘에 말린 뒤 술을 담가 복용한다.

만성 기관지염에는 진하게 끓여 호흡이 곤란하고 담이 많아 눕기가 불편한 경우에 복용하면 좋은 효과가 난다.

목의 임파선 결핵에는 아직 터지지 않았을 때 상륙과 패모를 진흙처럼 반죽해서 우유를 가미하고 고약으로 만들어 환부에 바른다. 매일 한 차례씩 열흘 동안 계속하면 응어리가 없어진다.

각종 상처에는 상처에는 짓찧어 붙이기도 한다.

【아주까리】

피마자(蓖麻子) *Ricinus communis* L.

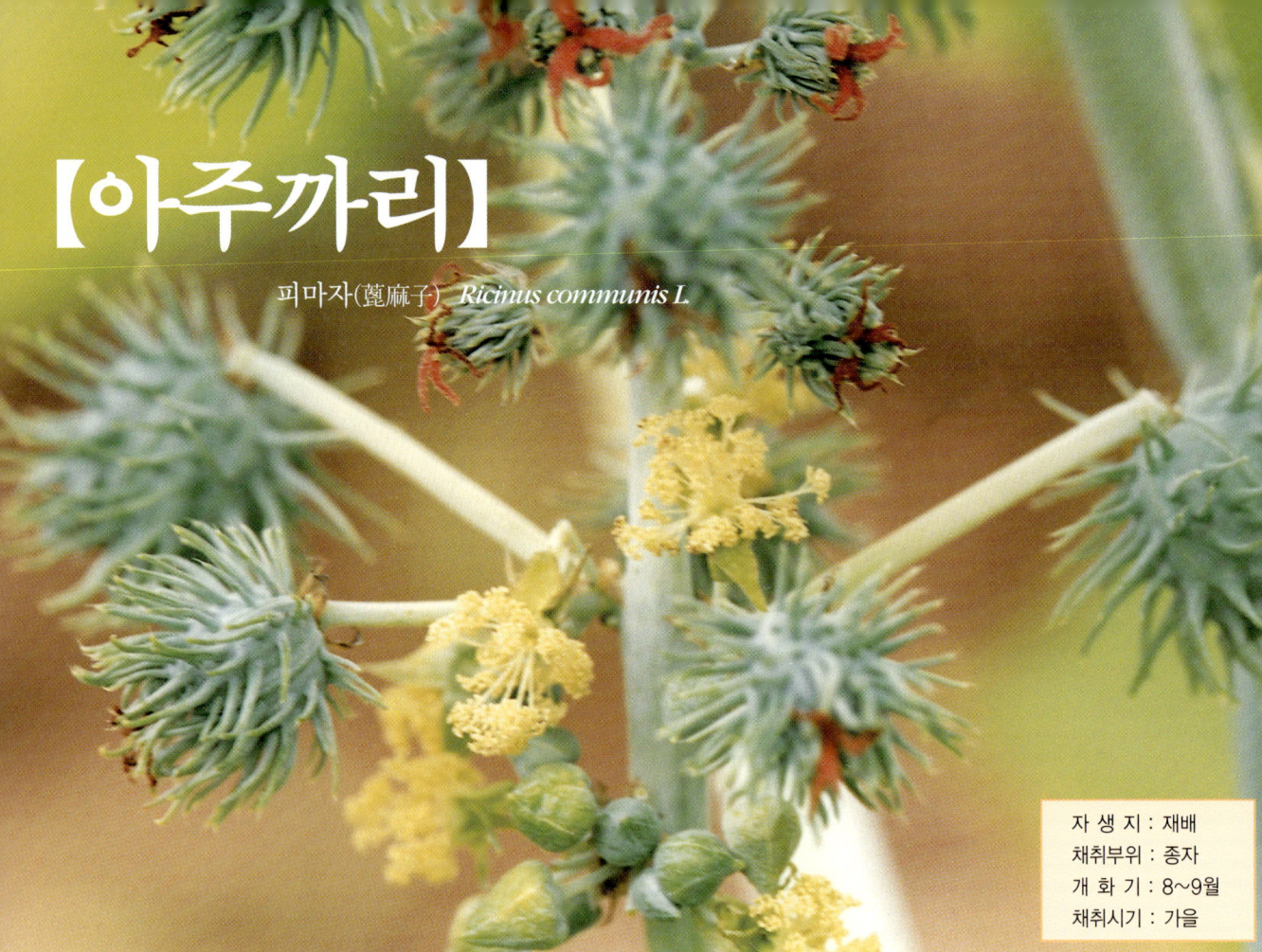

자 생 지 : 재배
채취부위 : 종자
개 화 기 : 8~9월
채취시기 : 가을

🍃 생김새

열대지역이 원산으로 우리나라 각처에서 재배하는 대극과의 한해살이풀로서 키가 2m이다.
아주까리는 머릿기름뿐만 아니라 염료, 윤활유 등 여러 방식으로 열매를 이용하였다.
밭에서 나무처럼 크게 자라며 노란색과 붉은색의 꽃이 아주까리하게 아름답다.
줄기는 원기둥 모양이고 잎은 서로 어긋난다. 잎자루가 길며 방패 같고 잎은 손바닥 모양으로 얕게 5~11개 갈라진다. 갈래는 달걀 모양으로 끝이 뾰족하고 날카로운 톱니가 있다. 2~3m에 이르는 붉은 줄기는 속이 비었고 마디가 있다. 잎이 대마초와 비슷하여 '비마', '피마'로 불린다.
뿌리는 고르지 않은 구형이나 원추형으로 길이가 3~8㎝이다. 때로는 2~4갈래로 갈라져 부정형인 것도 있다. 바깥면은 엷은 황갈색 또는 회갈색을 띠며 위쪽에는 드물게 줄기의 잔기가 남아 있고, 아랫면에는 많은 뿌리 자국이 작은 돌기를 이룬다.

자른 면은 치밀하며 회갈색이다. 성질은 가볍고 깨뜨리기 힘들다.

꽃은 8~9월에 피는데 암수한그루이며 원줄기 끝에 길이가 20㎝ 정도의 총상화서가 달린다. 연한 노란 수꽃은 밑부분에 달리고 붉은색 암꽃은 윗부분에 모여 달린다.

열매는 삭과로 9~10월에 열리고 겉에 가시가 나고 3개의 방이 있으며 각 방에 씨가 1개씩 들어있다. 가을에 열매가 성숙하면 종자를 채취하여 햇볕에 말린 후 씨앗만 사용한다. 열매의 껍질에는 가시가 많고 열매 속에는 알록달록한 씨앗이 있다.

> 열매의 성질은 평하고 맛은 달고 맵다. 독이 있다. 사하·소종·통변작용을 있다.

효능

통변작용을 한다 많은 양의 지방유를 함유하고 있어 배변을 원활히 한다. 다만 신체가 강건하면서 변비인 자에게만 적합하다. 내복과 관장에 모두 쓴다.

건위작용을 한다 소화를 돕고 쳇기가 있을때 사용하면 효과적이다.

피부미용에 좋다 자극성이 있는 피마자 기름은 피부병에 좋고 피부 윤활제로서 미용에도 사용된다.

질병에 따라 먹는 방법

변비에는 피마자는 냄새가 심해 내복으로 사용하려면 약한 불로 약간 볶아 쓰거나 꿀을 섞어 복용하거나 환제로 하여 사용한다. 변비에 피마자유와 벌꿀을 반반씩 섞은 다음 뜨겁게 하여 조금씩 자주 마신다.

소화불능, 급체에는 우유 반잔에 피마자유를 넣어 팔팔 끓인 다음 설탕을 타서 식힌 뒤에 복용한다.

중풍으로 인한 반신불수에는 피마자유 한 되와 술 한 말을 구리 그릇에 넣고 끓여 뜨거울 때 조금씩 마신다.

두통에는 피마자는 외용으로 넓게 이용된다. 두통에는 피마자와 유황을 같은 분량으로 섞은 뒤 짓찧은 다음 소금을 조금 넣고 눈초리끝과 귓바퀴 사이에 움푹 파여 있는 경혈인 태양혈에 붙이면 통증이 사라진다.

중풍으로 안면신경이 마비되면 입과 눈이 비뚤어지는 구안와사가 오면 피마자를 짓찧어 도인과 계란 흰자를 더해서 고약을 만들어 환측에 붙인다.

> **주의**
> 피마자는 어린아이나 노인에겐 적합하지 않으며 산후 또는 수술 후에 생기는 변비에도 좋지 않다.

▶왼쪽이 마비되면 오른쪽에, 오른쪽이 마비되면 왼쪽에 하루에 한번씩 붙인다.

【택사】 (澤瀉) *Alisma canaliculatum A. Br. et Bou.*

자생지 : 습지
채취부위 : 뿌리
개화기 : 7~9월
채취시기 : 가을

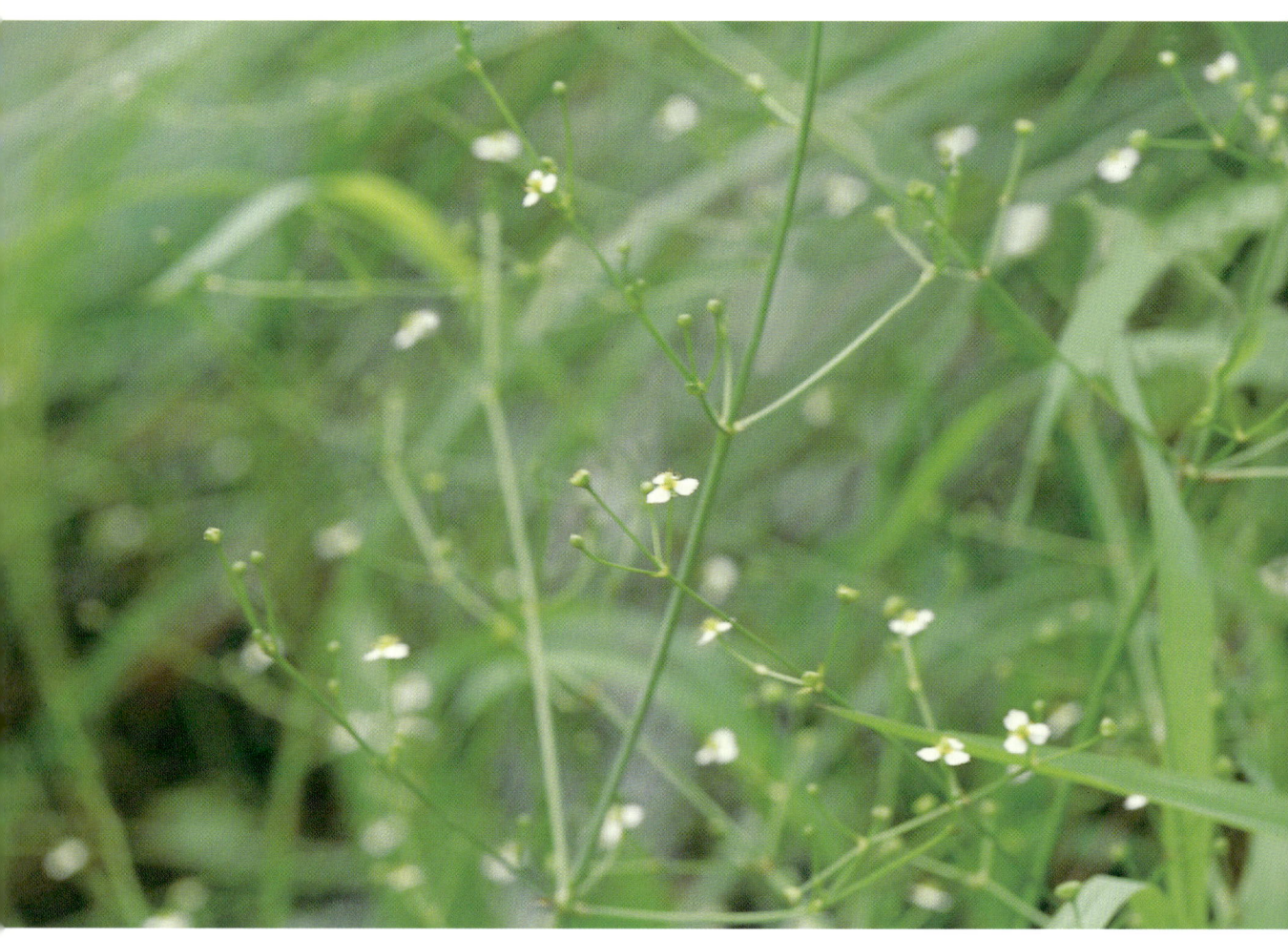

🌿 생김새

택사는 잎이 소의 귀를 닮았으며 '쇠귀'이라고 부른다.

우리나라 각처의 논이나 습지에서 나는 택사과의 여러해살이풀인 택사는 근경은 짧고 둥근형이며 겉껍질은 갈색이고 수염뿌리가 많다. 잎은 뿌리에서 모여 나오며 밑부분이 넓어져 서로 감싸는 잎자루가 있다. 잎몸은 달걀꼴로 끝은 뾰족하다. 가장자리는 밋밋하고 5~7개의 평행한 맥이 있다.

꽃은 7~9월에 흰색으로 피고, 꽃대는 잎 중앙에서 나오며 많은 꽃이 돌려나기로 달린다. 열매는 9~10월에 열리고 수과로 고리처럼 달린다.

택사는 주로 경기, 충북, 강원지역에서 재배하며, 특히 보은 것이 유명하다.

우리나라에 나는 것은 '상택', 중국산은 '당택'이라 한다.

🌸 효능

잎은 '택사엽'이라 하여 약용으로 쓰지만 덩이뿌리를 주로 쓴다. 늦가을에 잎이 마르면 채취하는데 줄기와 수염뿌리는 제거하고 햇볕에 말린 후에 다시 조피를 제거한다. 잘게 썰어 쓰거나 소금에 담근 후 사용한다.

> 택사의 성질은 차고 맛은 달다. 효능은 이수·지사·지갈작용이 있다.

이뇨작용을 한다 소변량이 적고 빈도가 많은 병증에 대해 요량과 요소의 양을 증가시킨다. 또한 신염에 대해 현저한 효과를 발휘하는데 급·만성을 불문하고 부종과 요핍증상이 나타날 때 택사를 사용하면 좋다.

혈압 강하작용을 한다 관상동맥경화에 의한 심장병으로 나타나는 고혈압에 대해 동맥을 확장하고 혈류의 저항을 적게 하여 혈류량을 증가시키며 동시에 말초혈관을 확장시켜 혈압 강하작용을 한다.

콜레스테롤을 감소시킨다 중성지방을 감소시키는 효과가 우수해서 지방간의 형성을 억제하는 효과가 뚜렷하다.

🍲 질병에 따라 먹는 방법

결석증에는 특히 신장결석에 효과적이다. 이 경우에는 저령, 차전자, 금전초를 배합하면 결석 용해작용을 더 한층 강화시킬 수 있다.

혈뇨에는 각종 원인으로 일어나는 혈뇨에는 택사에 대계, 소계, 포황, 치자, 우절의 탄을 배합하여 사용한다. 또한 신성(腎性)부종을 치료하는 작용 이외에도 간장질환에 의한 부종의 치료에도 효과가 있다.

고혈압에는 맛이 달아 택사만을 끓여도 충분히 차처럼 복용할 수 있으며 고혈압이나 변비가 동반할 경우, 결명자를 더하면 콜레스테롤 감소 효과가 한층 더 강화된다. 단방이나 복방 모두 가능하다.

【패랭이꽃】

석죽(石竹), 구맥(瞿麥) *Dianthus chinensis L.*
Dianthus superbus var. longicalycinus will. (술패랭이꽃)

자생지	: 산, 들
채취부위	: 지상부
개화기	: 7~9월
채취시기	: 여름~가을

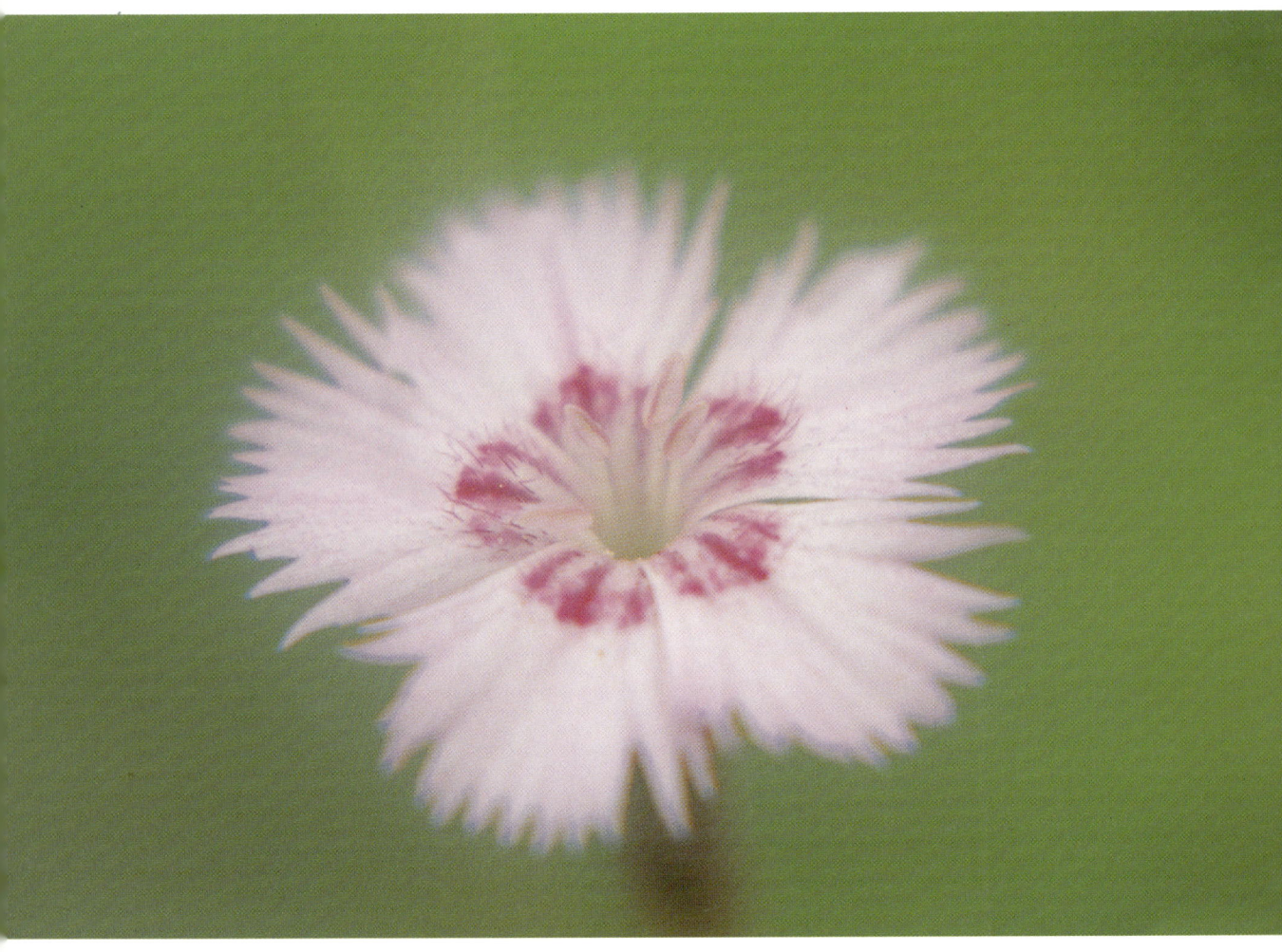

🌿 생김새

'패랭이꽃'은 우리나라 각처에서 나는 석죽과의 여러해살이풀로서 키는 30cm 내외이다.
야트막한 산과 들의 약간 건조한 땅이나 냇가의 모래밭, 비탈, 길가 돌 틈 같은데서 잘 자란다.

여러 개의 줄기가 모여 나는데 전체가 흰 가루로 덮인 것 같은 녹색이다.

줄기는 곧게 서고 가지가 갈라진다. 잎은 서로 마주보고 줄기 끝에 1송이 또는 2~3송이씩 달린다. 열매는 9~10월에 삭과로 달리며 길이가 3~4㎝의 원추형이다. 끝에서 네 갈래지고 꽃받침이 감싼다.

'술패랭이꽃'은 비교적 깊은 산골짜기 습윤한 곳에서 자란다.

꽃이 대개 분홍색으로 희거나 연분홍 빛인 것도 있지만 원예종으로 개량된 것은 여러 가지 색이다. 꽃잎은 다섯 갈래지고, 끝은 깊이 갈라지고 밑둥에 수염털이 있다.

효능

여름에서 가을 사이의 개화시에 전초를 채취하여 햇볕에 말려 그대로 썰어서 사용한다. 한방에서는 패랭이꽃과 술패랭이꽃을 '구맥' 또는 '석죽'으로 부른다. 씨앗은 '구맥자'라 하며 이뇨제, 통경제로 쓴다.

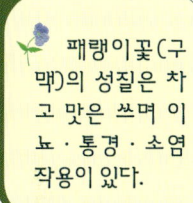

패랭이꽃(구맥)의 성질은 차고 맛은 쓰며 이뇨·통경·소염 작용이 있다.

습열이 생긴 방광염에는 소변량이 적어 물 떨어지듯 나오며 요도가 열이 나고 깔깔한 느낌이 든다. 대황, 목통, 편축, 차전자를 가미해 진하게 끓여 복용한다.

배뇨작용이 뛰어나다 특히 염소 화합물의 배설이 뛰어나 비뇨기 계통의 급·만성 염증에 대해 소염·이뇨의 효과를 얻을 수 있다. 줄기와 잎보다 꽃 이삭의 이뇨작용이 우수하다.

청열·해독작용이 우수하다 구맥은 쓰고 찬 약이므로 각종 종창에 효과적이다.

질병에 따라 먹는 방법

각종 열성병에는 열이 나고 목이 타면서 대소변이 잘 안 나오고 누런 소변이 혼탁하면 활석을 가미해서 쓰면 이뇨와 소염 효과가 있을 뿐만 아니라 해열에도 도움이 된다.

요폐증에는 전립선이 비대해져서 갑자기 소변이 막히면 구맥, 저령, 생지황, 차전자를 끓여 내복한다. 각종 종창의 열이나고 곪는 것에 상관없이 청열과 해독 성분이 함유된 약과 함께 사용하면 좋다.

무월경증에는 임신이 아닌데도 한달 이상 월경이 없고 배가 창만(脹滿)하고 번조로울 때 목단피, 단삼, 택란, 도인을 배합해 사용한다.

월경통에는 현호색, 향부자 등을 가미하면 효과가 있다. 갑작스런 목적종통의 증상이 나타난 경우에 황련, 금은화 연교를 더해 복용한다.

기타 활혈·통경작용에 대해선 도홍경의『본초경 집주』이래 널리 활용되어 왔다. 임상상 구맥의 통증작용은 실열어혈에 적용된다.

> **주의** 허약한 자에게 반드시 조심해서 써야하며, 임산부에게는 쓰지 않는다.

[석위] (石葦) *Pyrrosia lingua (Thunb.) Farwell*
세뿔석위, 애기석위

자 생 지	남부
채취부위	잎
개 화 기	포자
채취시기	봄~가을

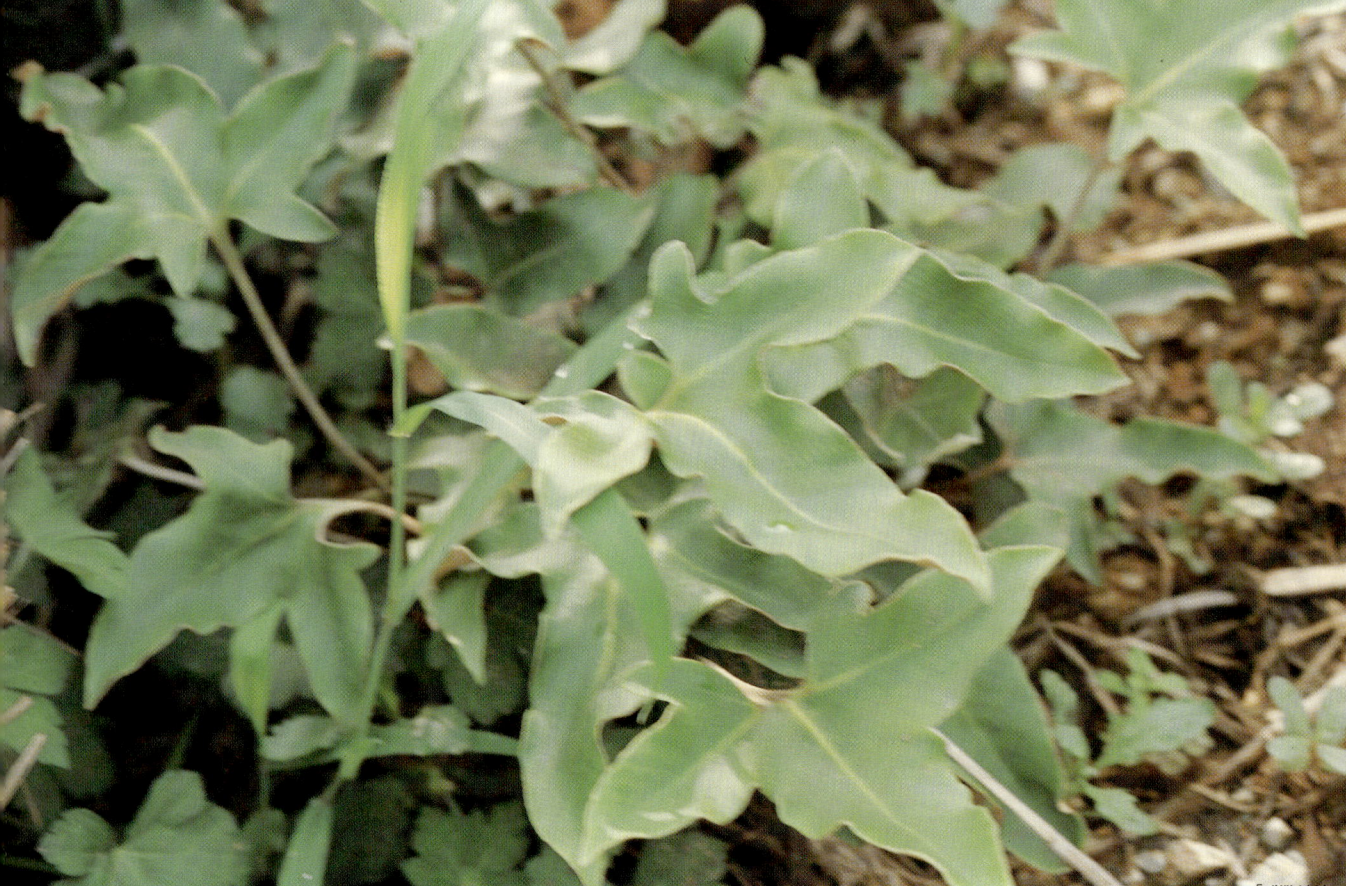

「세뿔석위」

🌿 생김새

잎이 가죽처럼 반질거리고 바위에 자란다하여 한방에서는 '석위'라 한다.

석위는 우리나라 남부지방에서 자라는 양치식물이다. 바위 또는 노목의 곁에 붙어서 자라는 고란초과의 늘푸른 여러해살이풀로서 옆으로 길게 뻗으며 적색 또는 다갈색 비늘 조각으로 덮인다.

인편은 선형의 피침형으로 밑부분은 흑갈색이지만 끝과 가장자리로 갈수록 연해져서 회갈색으로 변하고 가장자리에 털 같은 돌기가 있다. 잎몸은 넓은 피침형 또는 달걀 꼴의 피침형으로서 양끝이 좁고 두꺼우며 표면은 짙은 녹색이고 털이 없으나 뒷면은 갈색이고 성상모가 밀생한다.

속명의 'pyrrosia'는 그리스어의 화염색에서 유래되었다. 포자의 색이 마치 불꽃과 같아 그 이름이 붙었으며 종명은 혓바닥을 말하며 잎의 모양에서 나왔다.

효능

봄부터 가을 사이에 전초를 채취한다. 근경과 잔뿌리를 제거한 후 잎을 햇볕에 말려 털을 깨끗이 닦은 후 썰어서 사용한다.

이뇨·소염작용을 한다 결석을 부수고 소변을 내보내는데 매우 강한 작용이 있어 비뇨기계 각 부분의 감염, 출혈 등의 통증에 석위를 군약 또는 보조약으로 사용한다.

거담·기관지 평활근을 이완한다 급성 기관지염이나 해수와 담에 효과적이다.

지혈작용을 한다 혈뇨를 치료하며 자궁 출혈이나 월경과다에도 유효하다.

> 성질은 차고 맛은 달며 쓰다. 이뇨·청폐·소종·청열·해독·양혈·소염 작용을 한다.

질병에 따라 먹는 방법

비뇨기계의 감염에는 방광의 습열이 제거되지 않아 소변이 자주 마렵고 시원하지 못할 때, 소변을 볼 때 요도에 자극이 있을 때, 색깔이 진누런 색이고 아랫배가 땡길 때는 비뇨기계의 급성 감염증을 나타내는 주요증상이다. 이런 경우에 구맥, 편축, 저령, 차전자를 더하면 이뇨와 소염의 효과가 매우 좋다. 보통의 염증에는 석위에 차전자를 가해 차를 만들어 먹는다.

급성 기관지염에는 초기 증상으로서 해수가 자주 나오고 담이 많고 색이 누럴 때, 인후가 가렵고 통증이 있으면 전호, 길경, 행인, 생강 등과 배합하여 사용하면 좋다.

월경과다에는 혈색이 선홍색이면서 복통이 있고 열이 나는 경우에는 양혈, 지혈약 속에 석위를 가미하면 지혈효과가 강화된다.

이질에는 증상 초기 황금, 백두옹을 배합하여 쓴다. 특히 설사변에 혈이 많아 혼합된 경우 적합하다.

기타 열이 있는 외과 초기 증상에 사용한다. 벌겋게 부어오르든 곪는 단계든 모두 석위에 포공영, 금은화, 연교, 생지황, 적작약, 목단피 등을 가미하여 사용하면 좋다.

【마디풀】 편축(萹蓄) *Polygonum aviculare L.*

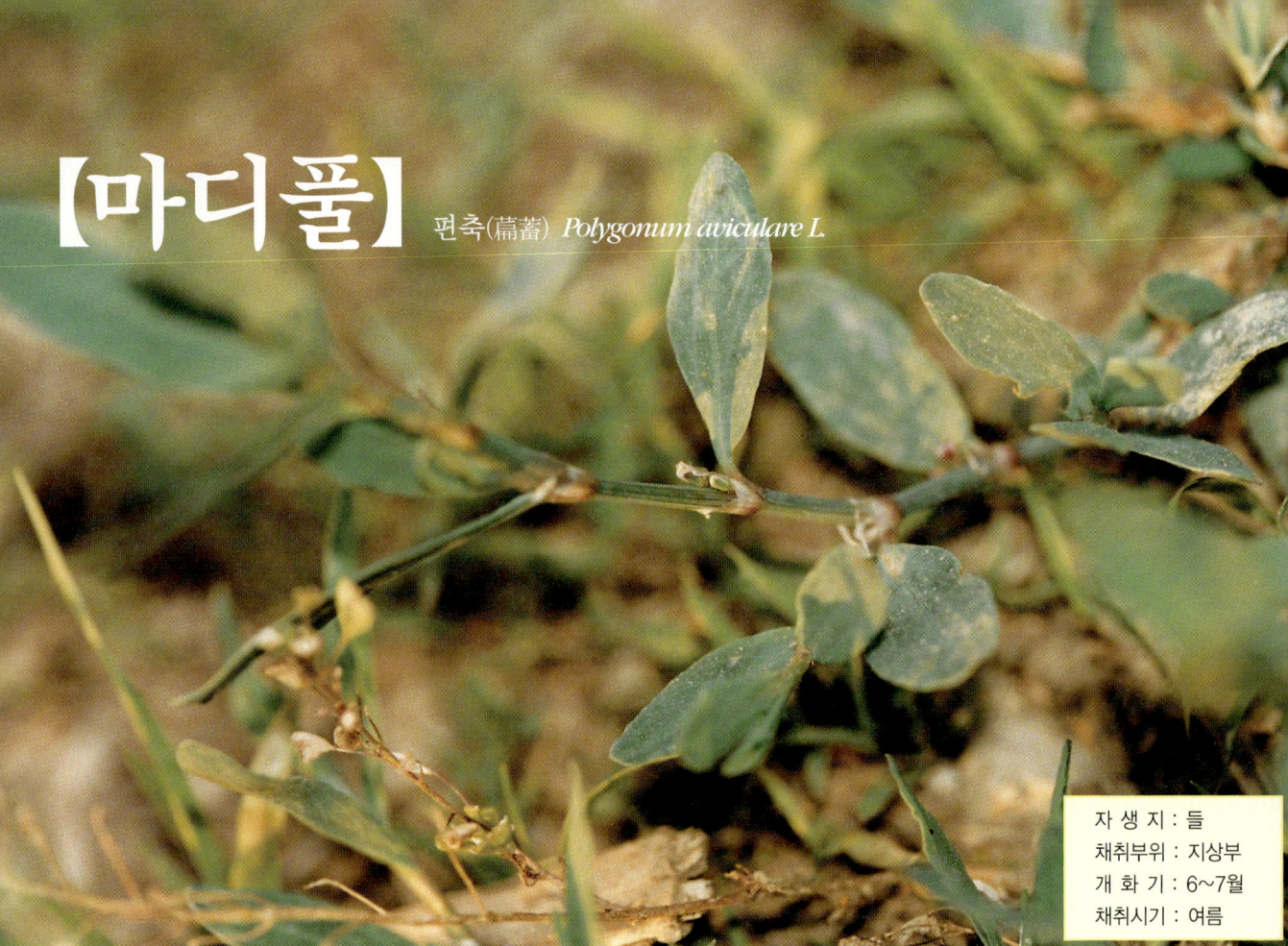

자생지 : 들
채취부위 : 지상부
개화기 : 6~7월
채취시기 : 여름

🌿 생김새

마디풀은 전국의 길가나 풀밭에서 흔히 나는 마디풀과의 한해살이풀이다.

한방에서는 마디풀을 '편축'으로 부른다. 참고로, 이름은 비슷하지만 전혀 다른 식물로서 '마디꽃', '매듭풀'이 있다.

키가 30~40㎝이고 줄기는 털이 없고 약간 단단하며 옆으로 비스듬히 퍼지며 가지가 많이 갈라진다. 잎은 서로 어긋나고 잎자루가 짧으며 긴 타원형으로 양끝이 둔하다. 엽초 모양의 턱잎은 막질이며 흰색이고 2개로 크게 갈라진 다음 다시 잘게 갈라진다. 길이는 5~10㎝로서 가는 맥과 더불어 가장자리에 굵은 털이 있다.

꽃은 6~7월에 피며 양성으로서 잎겨드랑이에 한 개 또는 여러 개씩 달린다. 꽃잎은 없고 꽃받침은 녹색에 흰빛 또는 붉은 빛이 돌고 5개로 갈라진다. 수술은 6~8개이고 암술은 1개인데 대가 3개로 갈라진다. 열매는 수과로서 세모지며 작은 점이 퍼져있다.

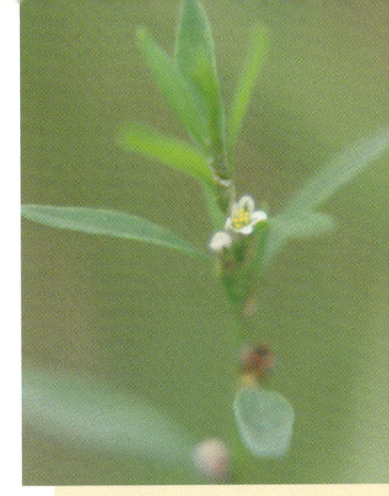

🌸 효능

여름철 개화시에 전초를 채취하여 햇볕에 말린 다음 그대로 썰어서 사용한다.

이뇨와 거습작용을 한다 방광과 요도의 염증을 치료하는데 적합하다.

여름철에 소변이 짧으며 붉은색을 띠는 일이 자주 있다. 이런 경우와 위장의 열성질환에 의한 배뇨부조(소변 나오는 것이 일정치 않음)에는 편축을 보조약으로 사용하는 것이 좋다.

소염·소종·배농작용을 한다 편축은 적리균을 억제하는 작용이 있기 때문에 세균성 이질의 치료약으로 사용된다. 또한 해독작용은 여러 종류의 염증치료에 사용되기도 한다.

🌰 질병에 따라 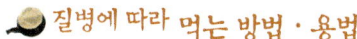 먹는 방법·용법

방광염에는 오줌이 진 누렇거나 양이 소량인데 누어도 시원치 않고 아랫배가 은근히 아픈 증상이 있는 경우에 구맥, 차전자, 택사를 가미하여 사용하면 이뇨작용이 명확하게 나타난다.

혈뇨에는 비뇨기계 질환에서는 많든 적든 혈뇨가 나타나기 마련이다. 황련, 소계, 차전자를 가미하여 쓴다. 이때 복령, 택사와 같은 자양제도 함께 사용한다.

비뇨기계 결석에는 계골초, 금전초를 사용하여 이뇨·화석 효과를 보조하게 한다. 편축의 결석 용해작용은 금전초만 못하나 이뇨작용은 금전초보다 좋다.

질염에는 트리코모나스가 질염을 일으켜 백대하가 많아지고 가려움이 심할 경우에 편축, 사상자를 끓여 좌욕시 사용하면 좋다. 또한 살충효과가 있어 분말로 만들어 발라도 좋다.

> 마디풀(편축)은 성질은 평하고 맛은 쓰다. 효능은 이뇨, 살균작용이 있다.

> **주의**
> 편축의 약성은 쓰고 차서 열을 제거하는 작용을 한다. 급성 요도염에는 좋으나 만성 염증에는 사용하지 않는 것이 좋다. 많은 양을 사용하거나 장기간 복용하면 위가 상할 수 있다.

【도꼬로마】 비해(萆薢) *Discorea tokoro Makino*

자 생 지	산, 들
채취부위	뿌리
개 화 기	5~6월
채취시기	가을~봄

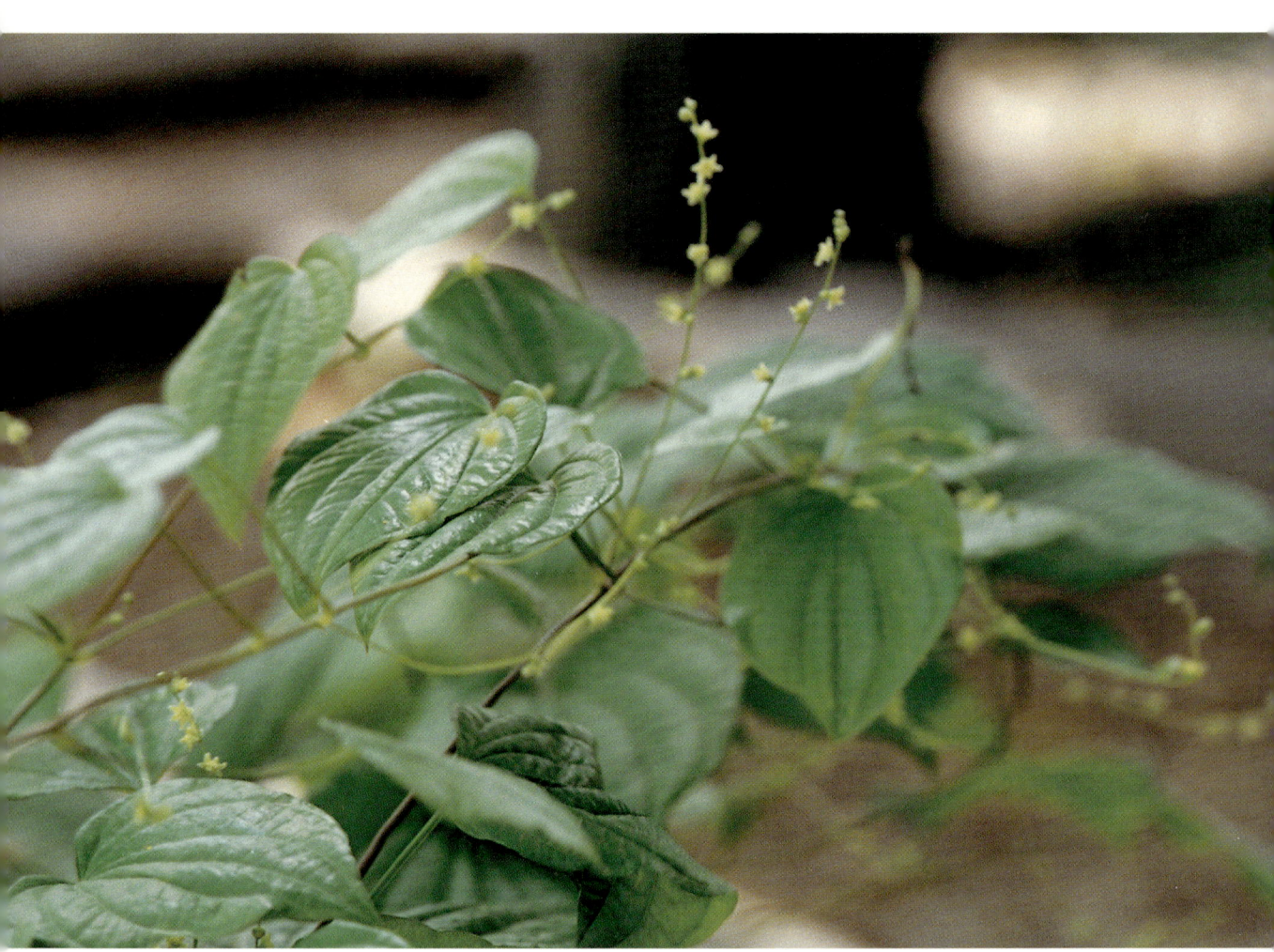

🌿 생김새

우리나라 각처의 산이나 들에 나는 마과의 여러해살이풀로 근경이 깊게 옆으로 뻗으며 굵다. 잎은 어긋나고 심장형으로 끝이 뾰족하다. 꽃은 5~6월에 황록색으로 피는데 암수딴그루이다.

열매는 8~10월에 열리며 씨의 한 쪽에만 넓은 날개가 있다.

🌸 효능

가을에서 이듬해 봄 사이에 근경을 채취한다. 뿌리털을 제거하고 햇볕에 말려 그대로 썰어서 쓴다.

소염·이뇨작용을 한다 요도감염에 사용하면 결석용해 및 혈뇨를 멎게 하는 효과가 크다. 뿐만 아니라 이뇨작용도 있어 배뇨를 원활하게 하며 습열을 제거하는 작용을 한다.

거습·활혈작용을 한다 류머티성 관절염, 황달에 효과적이다.

풍습을 제거한다 관절염이나 근육의 풍습을 제거하고 근육을 이완시켜 통증을 멎게 한다.

반신불수의 보조적 치료효과 중풍의 반신불수는 시일이 경과함에 따라 수족의 관절이 위축되며 구부러지고 말초부분이 마비되는 경우가 많다. 이에 대해 보신, 보혈, 근육이완 등을 하는 약에 비해를 가미하면 배뇨기능을 촉진시켜 치료를 돕는다.

유정의 치료에도 효과적 청년의 유정으로 꿈의 유무에 관계없이 소변 색이 적황색이고 소변을 볼 때 열감이 있으면서 잘 안 나오고 입이 쓰며 현기증을 수반하는 경우에 차전자, 복경, 택사, 황백, 검실 등을 더해 사용한다.

> 성질은 평하고 맛은 쓰다. 효능은 거풍·이뇨·소염작용이 있다.

🍲 질병에 따라 먹는 방법

류머티성 관절염, 근육 류머티즘에는 산통이나 마비가 나타나고 한냉에 의해 그 증상이 무거워진다. 이런 경우에 오가피, 방기, 진교, 당귀를 배합해 사용한다.

간염에 의한 황달, 관절염에는 차전자, 활석, 구맥, 편죽 등을 가미해 사용한다.

백대하에는 여성의 경우 하부에 습열이 집중되어 백대하가 자주 생기는데 그것이 흘러 황, 백색이 섞이고 비릿한 냄새가 나면서 가려움증이 있고 소변이 누런색을 띠며 그 양이 소량이면 복령, 창포, 택사, 황백을 가미해 사용한다.

배뇨 이상시 소변 색이 유백색으로 혼탁하거나 쌀뜨물처럼 표면에 기름이 뜨고 조금 후에 가라앉아 오줌에 면화실 같은 것이나 덩어리진 것이 섞여 있고 요도에 자통이 오며 소변볼 때 무언가 막히는 느낌이 있을 경우에 비해 익지인, 창포, 오약 등을 더해 사용한다.

【삽주】

창출(蒼朮), 백출(白朮) *Atractylodes japonica* Koidz
Atracylodes lancea (Thunb.) DC.

자 생 지	산지
채취부위	뿌리
개 화 기	7~8월
채취시기	가을

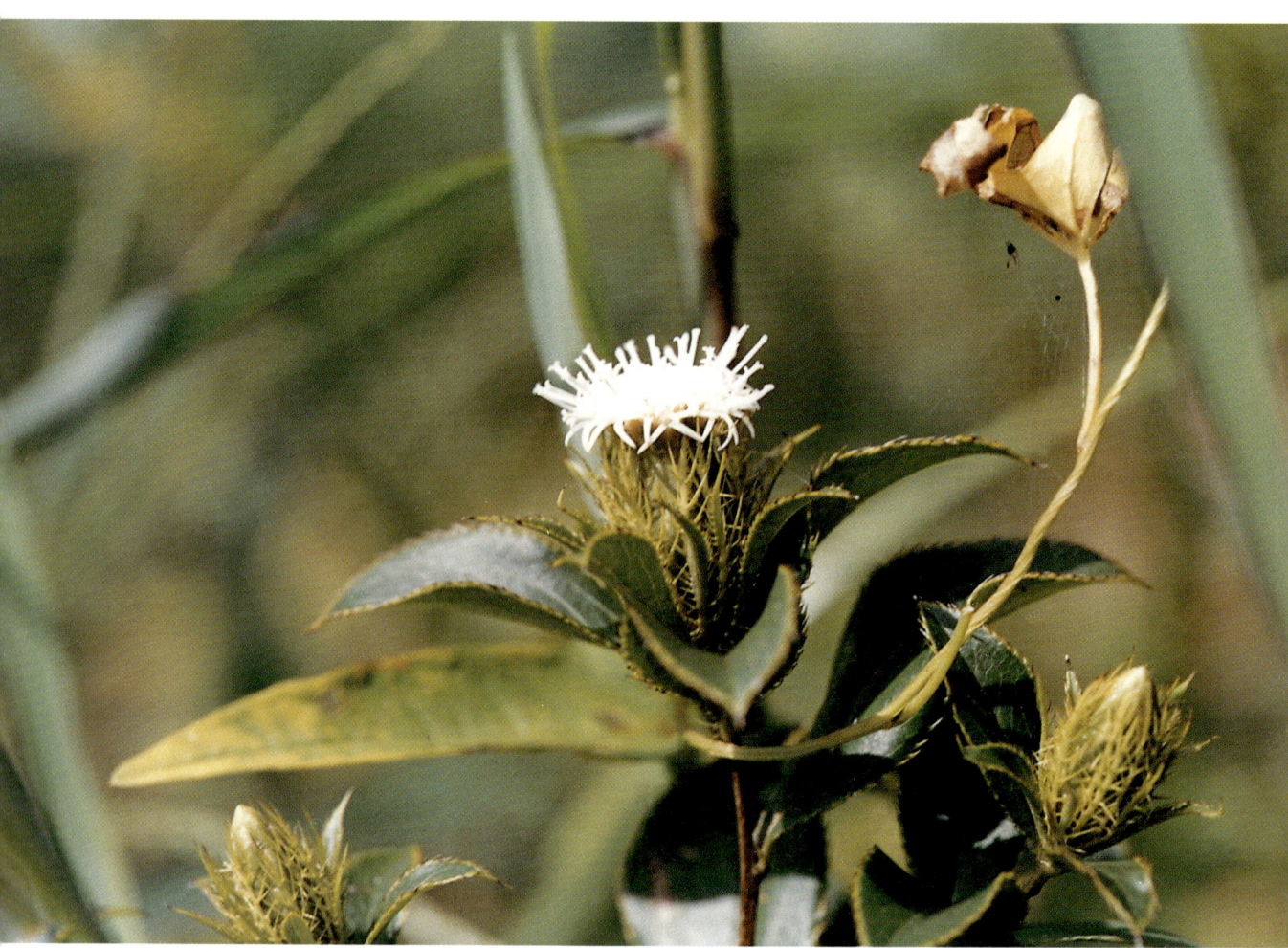

🌿 생김새

삽주는 산이나 들의 양지바른 건조한 곳에서 자라는 국화과에 속하는 여러해살이풀이다.
줄기는 곧게 서고 키는 30~100㎝로 비교적 단단한 둥근 기둥꼴이다.
어릴 때는 잎 전체에 흰솜털이 난다. 잎은 어긋나게 달리고 뿌리에서 나온 잎은 꽃이 피면서 없어지고 줄기에서 나온 잎은 긴 타원형이다. 표면은 광택이 나고 뒷면은 흰빛이고 끝은 뾰족하다. 가장 자리에 짧은 바늘 같은 가시 형태로 된 작은 톱니가 있다.

꽃은 암수 한 그루이고 흰색과 붉은색이 있다. 7~8월경에 브러시형으로 줄기 끝에 한 송이씩 핀다.

뿌리는 깊고 굵고 마디가 있고 단단하다. 불규칙적으로 굴곡이 지고, 해마다 덩어리 형태의 마디를 만들면서 커간다. 외면은 갈색, 내면은 황갈색을 띠고 절단면의 각처에 기름기가 돌면서 특유한 향취가 난다. 열매는 수과이며 길고 털이 있으며 관모는 갈색이며 깃 모양이다.

이른봄에 새싹을 나물로 먹는데 하얀 액이 나오며 맛이 쓰다. 쓴맛을 우려내고 국거리, 묵나물로 먹는다. 가을에 캐낸 뿌리는 껍질을 벗기고 사나흘 쓴맛을 우려내 삶아 음식으로 먹는다.

> ### '백출' & '창출'
> 삽주의 뿌리를 약으로 쓸 수 있도록 다듬은 것을 '백출' 또는 '창출'이라 한다.
> 여러 가지 기준으로 구별하지만, 우리나라에서는 가을에 수염뿌리를 없애고 말린 것을 '창출', 그 껍질을 벗겨 말린 것을 '백출'이라 한다. 덩이줄기를 '출(朮)'이라 하는데, 이는 '탁하다'는 뜻으로 '뿌리의 속이 하얗다'하여 붙인 이름이다.

🌸 백출

11월 경에 채취하여 잔뿌리와 경엽을 제거하고 가볍게 겉 껍질을 벗긴 후 말린다. 약재는 크고 무겁고 빈 곳 없이 충실하며 진한 향기가 있는 것이 좋다.

거담·건위·이뇨작용을 한다 백출은 비기를 보하고 입맛을 돋구며 음식물의 소화를 돕는데 습을 없애고 담을 삭이며 소변을 잘 누게 하고 담을 멈추며 태아를 안정시킨다.

 백출의 성질은 따뜻하며 맛은 달고 쓰다. 비, 위, 소장, 심경에 작용한다.

1 영계출감탕
'영계출감탕'은 장중경의 『상한론』에 있으며 심하에 담음이 많고 흉협지만, 목현에 쓴다.
[재료] 복령, 계지, 백출, 감초 등을 배합

2 오령산
태양증이 안으로 들어가 번갈하며 소변이 안 나오는 것을 다스린다.
[재료] 택사, 저령, 복령, 백출, 계지 등을 배합

3 백출작약탕
작약감초탕에 백출을 가한 것으로 물설사가 멈추지 않고 몸이 무겁고 피곤함에 쓴다.

> ▶ 백출을 법제할 경우 ◀
>
> ① 솥을 중불로 가열한 후, 부소맥 껍질을 넣어 진한 연기가 날 때, 백출을 넣는다. 그다음 빨리 젓고 볶아 진한 황화색이 되면 탄 부소맥 껍질을 제거하고 시원한 그늘에 말린다. 이 경우엔 백출의 건조한 성질을 완화시켜 건비익기 작용이 증강되어 보익제로 쓰인다.
> ② 황토를 솥에 넣고 약한 불로 볶는다. 그다음 연해지면 백출을 넣고 다시 볶아 표면에 흙이 입혀져 황색이 되고 향기가 나면 체로 쳐서 그늘에 말린다.(100kg에 20kg)

🌼 창출

창출은 습을 없애고 비를 든든하게 하며 땀이 나게 하고 풍을 없애며 눈을 밝게 한다. 약리실험에서 이뇨·조혈·건위작용 등이 입증되었다.

건위·제습·통기·소적작용을 한다 습기가 많아서 일어나는 증상에 효과적이다. 위가 부르고 혀에 이끼가 두껍게 끼고, 식욕이 떨어지고 머리가 어지러우며 피곤이 쌓이고 설사가 나는 등의 증상을 치료하는 효과가 있다.

급성 장염에는 창출은 지사작용이 있어 물같은 변을 한꺼번에 보게되는데 이때 탈수증상이 나타나기도 한다. 복령, 차전자, 신곡, 석류피를 더해 사용하면 설사가 멈춘다.

만성 장염에는 평소 대변이 묽고 배가 부르고 장에서 꾸륵꾸륵 소리나는 경우 편두와 백출을 가미하면 좋을 뿐 아니라 만성 장염에는 창출 4~8g에 황기와 후박을 가미해 쓴다.

관절과 근육의 통증을 없앤다 하지의 습열로 생기는 수종을 없애는 작용이 있다.

 창출의 성질은 따뜻하며 맛은 쓰고 맵다. 비경, 위경, 폐경, 대장경에 작용한다.

1 평위산(平胃散)

평위산은 비위가 불화하여 음식 생각이 없는 증세를 말한다. 심복(心腹)이 창통(脹痛)하며 토하고 메스꺼운 증세로 얼굴이 누렇게 뜨고 비쩍 마르는 힘이 없는 증세에 쓴다. 창출을 군약으로 하며 습을 말리고 비를 운화시켜 행기화위하는 효능이 있다.

【재료】 창출 8g, 진피 5g, 후박 4g, 감초 2g

2 향소산(香蘇散)

향소산은 신통, 수통, 오한, 발열로 외감내상의 증상을 치료한다.

【재료】 향부자, 소엽, 창출, 진피 등을 배합

3 이묘환(二妙丸)

이묘환은 하지가 힘이 없고 뻣뻣해지면서 붓는 것은 관절과 근육의 통증을 치료한다. 열이 나며 수종이 커지면 창출에 황백을 더해 쓴다. 창출의 거습과 황백의 청열 작용에 의해 치료효과를 얻는다.

【재료】 창출, 황백을 배합

장은암이 말하기를 "백출은 창출보다 우수하다. 일반적으로 비장을 보하자면 백출을 사용하고 운비하고자 하면 창출을 사용한다. 『신농본초경』에선 창출과 백출을 구분하지 않았고 장중경의 『상한방』 중에는 모두 백출을 사용하고 『금궤방』 중엔 적출(赤朮)을 사용한다"고 하였다.

『신농본초경』에 "출은 맛이 쓰고 성질은 따뜻하며 풍한습으로 생긴 비증을 치료한다. 죽은 살과 경련을 일으키는 옹저를 치료한다. 담을 그치고 열을 제거하여 음식을 소화한다."고 한다.

『명의별록』에 "출은 맛이 달고 무독하다. 신체와 얼굴의 대풍을 치료한다. 풍으로 생긴 현훈과 두통, 흐르는 눈물을 치료한다. 담수를 없앤다. 풍과 물이 피부사이에 응결하여 생긴 종기를 몰아낸다. 명치 밑이 급하고 곽란으로 계속 토하고 설사하는 증상을 치료, 임신중기에 허리와 배꼽 사이 피를 원활하게 하며 진액을 북돋고 위를 데우며 음식을 소화하고 입맛을 좋게 한다."고 하였다.

◀ 삽주 발효액 담그기 ▶

발효액을 만들땐 창출, 백출 가리지 않고 달여낸 물에 엿기름과 흑설탕을 넣고 발효시켜 음용한다. 또는 생강, 대추, 감초를 진하게 달인 물에 삽주뿌리를 잘게 썰어 흑설탕과 함께 넣고 밀봉하여 응달에 놓고 7~8개월간 발효시킨 뒤 음용한다. 엿기름을 사용하는 경우는 발효가 조금 빠르고 소화기능이 약한 사람에 도움이 된다.

【장구채】

왕불류행(王不留行) *Melandryum Firmum Rohrbach*
여루채(女婁菜) *Melandryum apricum Rohrbach*

자 생 지	산, 들
채취부위	전초
개 화 기	7월
채취시기	여름

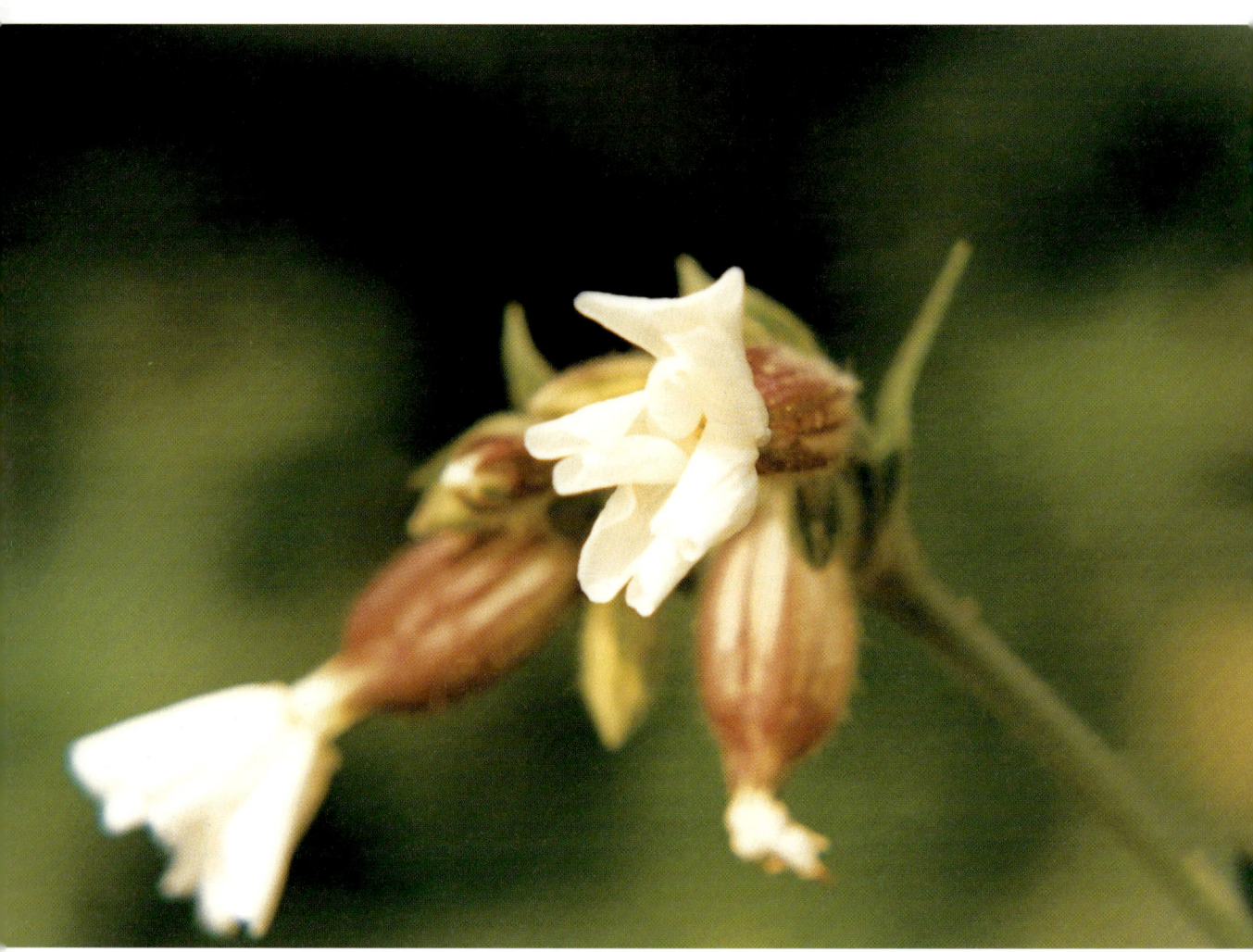

🌿 생김새

장구채는 전국 각지의 산야에서 자라는 석죽과의 여러해살이풀이다. 키는 30~80㎝ 정도로 곧추 자란다. 털이 없고 매끈하며 녹색 또는 자줏빛이 도는 녹색이지만 마디부분은 흑자색이다.

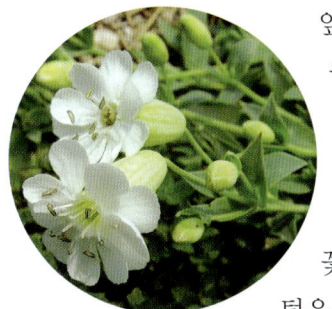

잎의 길이는 3~10cm이며 서로 마주보는 긴 타원형 또는 난상의 넓은 피침형이다. 꽃은 7월에 피고 곧추서며 잎겨드랑이와 원줄기 끝에 취산화서가 층층으로 달리며 흰색이다. 포는 밑부분 양쪽이 막질이다. 작은 꽃자루에 털이 없고 꽃받침은 끝이 얕게 5개로 갈라지며 난형이고 털은 거의 없다. 꽃잎은 5개이며 끝이 2개로 갈라지고 10개의 수술과 3개의 암술대가 있다.

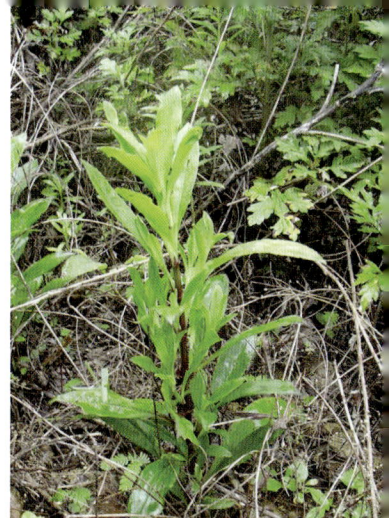

열매는 8~9월에 열리는 삭과로서 길이가 7~8mm 된다. 대가 짧으며 끝이 6개로 갈라지고 종자는 콩팥 모양이고 자갈색이며 겉에 작은 돌기가 있다.

애기장구채는 전체에 가는 털이 있으며 잎은 선상의 피침형이다. 여름에서 가을 사이에 전초를 채취하여 진흙 제거 후 햇볕에 말려 썰어서 사용한다.

🌸 효능

지혈작용을 한다 혈뇨에 사용하면 효과적이다.

항균·소염·배농작용을 한다 비강의 염증, 유선염에 효과적이다.

유즙을 정상으로 나오게 하는 요약 천산갑과 동일한 효과가 난다.

🐌 질병에 따라 먹는 방법

월경통에는 어혈이 막힌 월경통에는 천궁, 도인, 생강, 설탕을 가미해 끓여 온복한다. 만약 피가 뜨거워서 생기는 월경통으로 경혈이 선홍색이고 복통이 있을 경우에는 적작약, 목단피, 황금을 가미해서 끓여 따뜻하게 해서 마시면 좋은 효과가 있다.

혈뇨에는 십이지장 출혈에 의해 대변 후 혈색이 자갈색이 되거나 대변에 붉은 기름 모양의 것이 혼합될 때는 지유탄, 황련, 마치현을 배합해서 쓴다.

비점막의 염증에는 탁한 콧물이 나올 때 장구채를 분말로 하여 콧구멍에 넣으면 좋은 소염 효과가 난다.

유옹, 유선염에는 황련, 포공영, 금은화를 배합하여 사용하면 항균·소염·배농의 효과를 얻을 수 있다.

장구채의 성질은 평하고 맛은 달고 담담하다. 효능은 활혈·조경·이수·건비 작용이 있다.

▶ 중국에서는 맥람채(麥藍菜) (*Vaccaria segetalis* Neck. Garcke)를 쓰기도 하는데, 이는 비누풀 속에 들어가는 식물이다. 우리나라에는 이와 비슷한 것으로 말뱅이나물이 있다.

주의

장구채는 비교적 온화하며 약성이 홍화나 도인만큼 강렬하지 않다. 다른 약물과 배합해서 응용하는 것이 보통이며 단용(單用)을 사용하는 것은 바람직하지 않다. 또한 다량으로 장기 복용하는 것도 좋지 않다.

[괭이밥]

초장초(酢漿草) *Oxalis corniculata L.*

자 생 지	들
채취부위	전초
개 화 기	4~5월
채취시기	7~8월

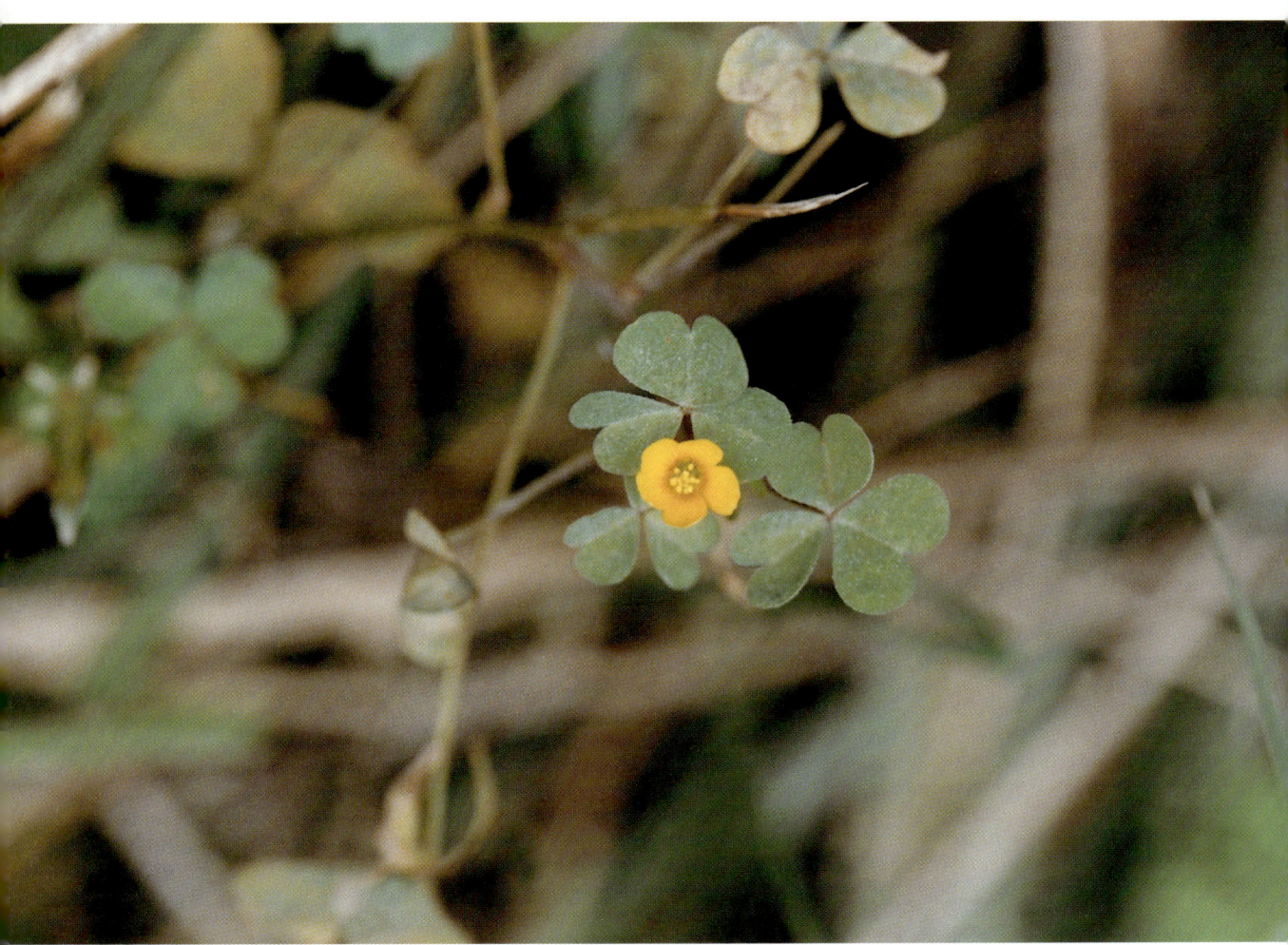

🌿 생김새

괭이밥은 전국 각처의 볕이 잘 드는 길가나 평지의 풀밭 등지에서 흔히 자라는 괭이밥과의 여러해살이풀이다. 보통 손톱에 봉선화 물들일 때 사용한다. 봉선화 꽃잎에 소금을 약간 넣고 찧은 후, 백반대신 괭이밥을 넣으면 봉선화 물이 붉게 잘 들기 때문이다. 씹어보면 신맛이 난다.

길이는 10~30㎝ 정도되며 많은 가지가 기부에서 갈라져 땅을 기며 잔털이 많다.

잎은 서로 어긋나고 긴 잎자루 끝에 3개의 소엽이 옆으로 퍼져있다. 작은 잎은 심장형으로 가장자리에 톱니가 있다.

봄부터 가을까지 잎겨드랑이에서 긴 꽃대가 곧추 나와 그 끝에 1~8개의 꽃이 우산 모양으로 달리며 포가 있고 화관은 작다. 꽃잎은 5장이며 긴 타원형으로 꽃받침도 5장인데 피침형이다.

수술은 10개로 5개는 길고, 5개는 짧다. 씨방은 5실이고 암술대(화주)는 5개이다.

열매는 6월부터 맺고 삭과로서 원주형이다. 속에 많은 씨앗이 들어 있으며 렌즈 모양으로 양쪽 옆으로 주름살이 진다. 잎이 적자색을 띠며 괭이밥에 비해 전체적으로 작은 것을 '붉은 괭이밥'이라 한다.

효능

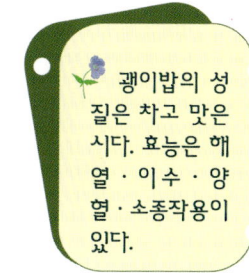

괭이밥의 성질은 차고 맛은 시다. 효능은 해열·이수·양혈·소종작용이 있다.

괭이밥의 화학 성분으로는 다량의 초산, 수산염 등이 들어있다.

소종·양혈·이수작용을 한다 감염성 염증, 황달성 간염, 비뇨기계 염증, 피부염을 치료한다.

질병에 따라 먹는 방법

식용방법 전초를 7~8월에 채취하여 햇볕에 말리거나 생것으로 사용한다. 어린 것은 캐다가 나물로 해 먹는다. 이때 가볍게 데쳐 한번만 헹구어서 간을 한다.

피부염에는 여름이나 가을에 피부에 열이 나고 아픈 창절이 발생하면 향유, 금은화와 함께 끓여 내복하거나 외용한다. 말린 약재를 1회에 3~5g씩 500cc의 물로 달여 복용한다. 생즙을 내어 복용해도 같은 효과가 있다.

외과 질환과 치질에는 생풀을 짓찧어 환부에 붙이거나 달인 물로 환부를 자주 씻어 낸다. 또는 찜질을 한다.

갑작스런 이질에는 열이 나고 배가 아프면서 대변을 자주보지만 배변량이 계속 감소한다면 황금, 황련, 목향, 백두옹을 3일간 계속 복용한다. 증상이 호전된 후에도 괭이밥을 계속해서 며칠동안 복용하여 재발을 막는다.

편도선, 인후의 염증에는 발열로 편도가 붓고 아플 때 도라지, 범부채, 산두근, 감초를 가미하여 끓인 후 3일간 복용하면 좋은 효과가 있다.

비뇨기계 염증에는 급성 신염, 방광염, 요도염에 제비꽃, 질경이, 통초, 편축, 금전초, 계골초를 함께 끓여 5~7일간 복용하면 효과가 좋다.

[나팔꽃]

견우자(牽牛子) *Pharbitis nil. Choisy*

자 생 지 : 관상
채취부위 : 종자
개 화 기 : 7~9월
채취시기 : 8~10월

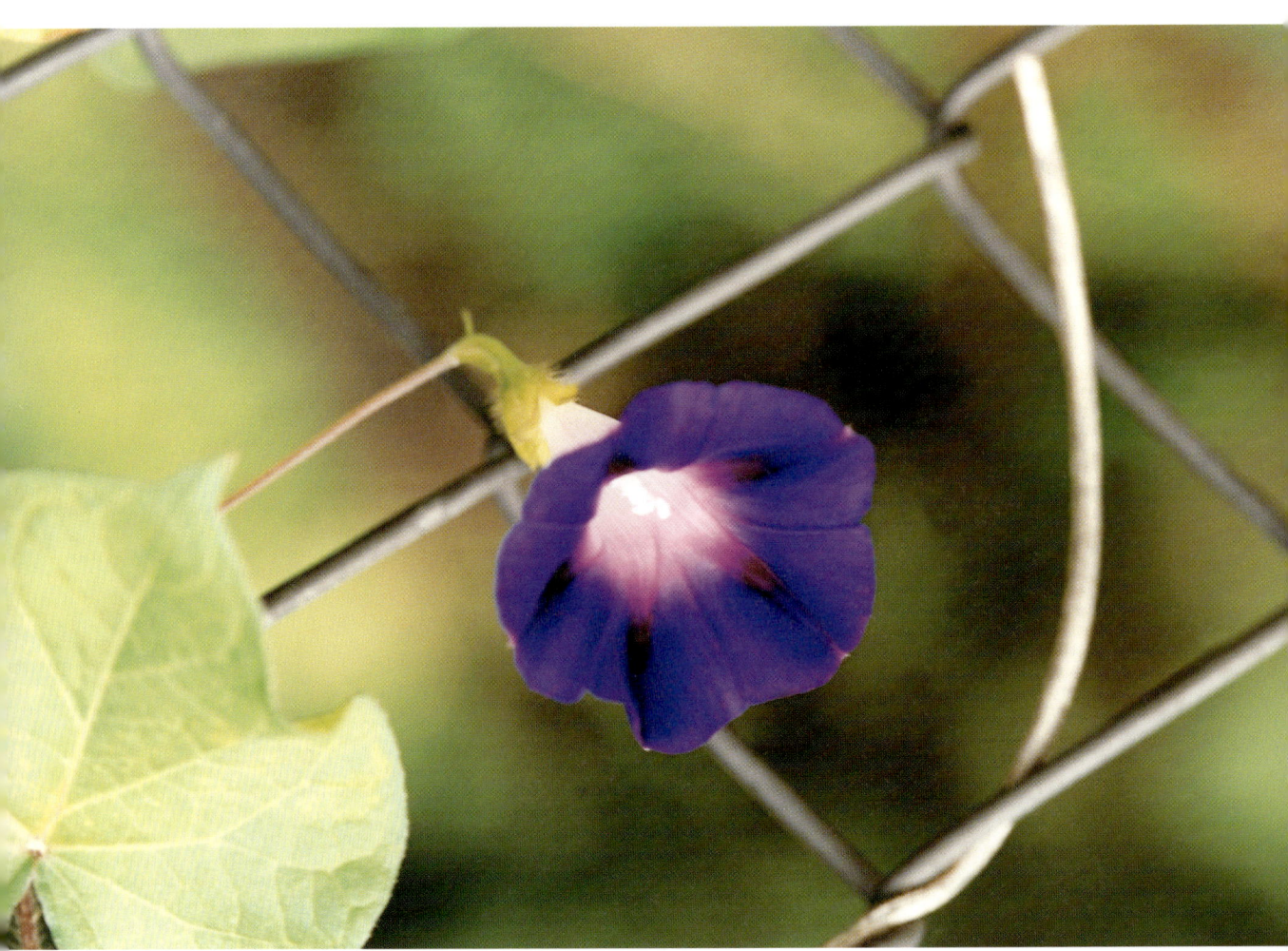

🌿 생김새

아시아가 원산지로 흔히 나는 메꽃과의 덩굴성 한해살이풀이다. 길이는 2~3m되고 전체가 밑을 향해 털이 있다. 잎은 서로 어긋나고 심장형으로 보통 3갈래진다. 갈래는 끝이 뾰족하며 가운데 갈래는 타원형이고 양쪽 갈래는 삼각상의 달걀꼴이다.

가장자리는 밋밋하다. 꽃은 7~9월에 피는데 흔히 보라색, 흰색, 붉은색으로 핀다. 잎겨드랑이에 1~3송이씩 달리고 꽃받침은 깊게 5갈래진다. 열매는 8~9월에 열리며 성숙기(8~10월)에 채취하여 햇볕에 말린다.

씨앗이 검거나 희고 그 약효가 소 한 마리와 바꿀 수 있을 정도로 높다하여 '견우자(牽牛子)' 라 한다. 또한 소를 뜻하는 '축(畜)' 자를 써서 씨앗이 검으면 '흑축', 황색이면 '백축' 이라고도 부른다.

효능

견우자는 보통 가루 내어 쓰거나 끓이거나 볶아서 쓴다.

약성을 지켜 법제를 할 때는 보통 막걸리에 버무려 3~4시간 찐다. 원래 성질이 차기 때문에 그것을 완화시키고자 함이다. 그 후 다시 말려 찧어서 가루 내어 채서 첫물만 약으로 쓴다.

속명은 견우자에 함유되어 있는 '파르비틴' 이라는 성분에서 나왔다.

원래 파르비틴은 장내에서 담즙과 장액에 접촉되면 특정한 산이 발생되는데 이것이 장관에 강렬한 자극을 주어 장의 유동작용을 강화하고 그로 인해 장점막이 충혈되고, 분비액을 증가시킨다. 그래서 심한 변비에 효과적이다. 많은 양을 내복하면 중독현상이 생기므로 주의한다.

강한 사하작용이 있다 소변을 통하게 하고 적체를 내려보내고 수종을 물리친다.

거담작용을 한다 천식 환자로서 담이 너무 많아 토해낼 수 없을 때, 누워 있을 수도 없을 때, 거담제가 효과가 없을 때 견우자를 사용하면 효과적이다.

> 나팔꽃(견우자)의 성질은 차고 맛은 쓰며 독성이 있다. 사하, 거담, 이수작용을 한다.

질병에 따라 먹는 방법

변비에는 위장에 실열이 꽉 차서 생기는 변비, 복부창만, 복수 등의 치료에 사용된다. 견우자 4~12g을 사용하면 장의 점막을 자극하여 분비액의 증가를 촉진해 배설작용을 원활하게 한다.

간경화, 신염에는 복수가 있거나 소변 보기가 힘들어지면 견우자에 망초, 대황을 배합하여 쓰면 체내에 쌓인 수분이 대소변으로 나가게 된다.

오랜 변비에는 발열이 장기간 계속되어 체내에서 수분이 소모되고 변비와 복부 팽만을 초래하면 황련, 황금, 망초를 배합하여 사용한다.

벌레 물린 상처에는 주로 외용으로 쓰는데 꽃잎을 짓이겨 즙을 짜서 상처에 바른다.

피부미용에는 견우자는 미용 재료로 이용되기도 한다. 견우자 가루를 달걀 흰자에 개서 자기 전에 바르고 아침에 잘 씻어낸다. 피부의 노폐물을 제거하고 탄력을 높인다.

【호장근】
Polygonum cuspidatum S. et. Z.,
Reynoutria japonica Houtt.

자생지	: 산, 들
채취부위	: 뿌리
개화기	: 6~8월
채취시기	: 가을~봄

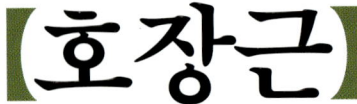

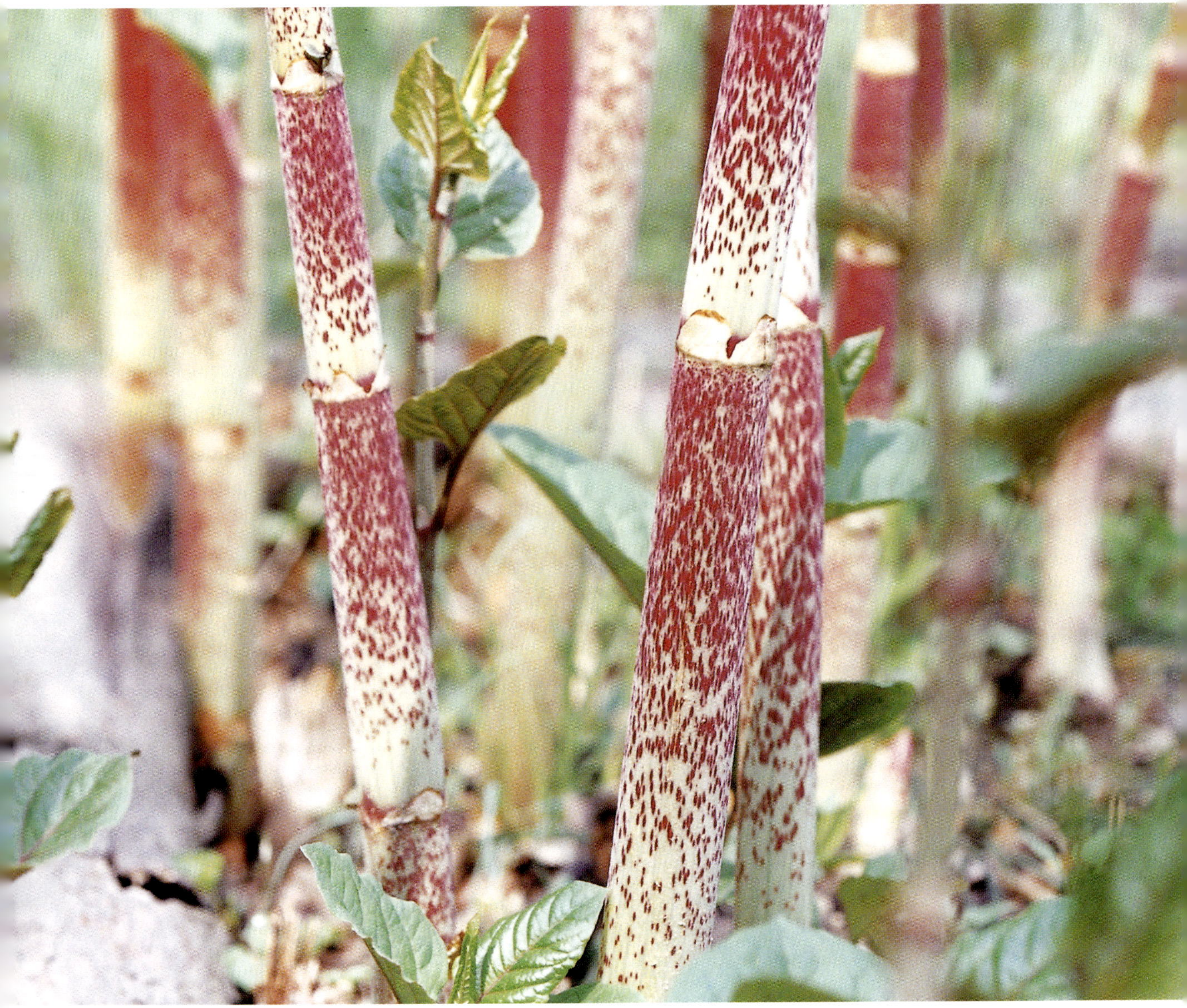

🌿 생김새

전국 각처의 풀밭이나 길가에서 자라는 대형의 마디풀과로 여러해살이풀이다.

땅속줄기는 목질이며 길게 뻗으면서 군락을 형성한다. 굵은 줄기가 여러 대 곧게 또는 비스듬히 뭉쳐 나며 높이가 1~1.5㎝에 이르고 속은 비어있다. 어린 때는 줄기에 적자색 반점이 있고 마디에 원줄기를 둘러싼 탁엽이 있다.

잎은 서로 어긋나고 길이가 6~15㎝이다. 끝이 뾰족하고 기부는 수평하며 양면에 털이 없고 가장자리가 밋밋하다. 꽃은 6~8월에 핀다. 암수딴그루에 작은 흰 꽃이 줄기 상부와 잎겨드랑이에 조밀하게 이삭 모양으로 달려 전체가 대형의 원추화서를 이룬다.

꽃받침 조각은 5개이고 바깥쪽 3개는 뒷면에 날개가 있고 꽃잎은 없다. 수꽃에 8개 수술이 있고 암꽃에는 암술머리가 3개로 갈라진 1개의 암술이 있다. 열매는 수과로 세모진 흑갈색의 타원형이고 광택이 있다. 날개가 있는 3개의 꽃받침 조각에 싸인다.

🌼 효능

어혈을 몰아낸다 혈중의 지질을 감소시킨다. 호장근 80g을 짙게 끓여 20일 동안 계속 복용한다. 혈액검사 후 비정상이면 다시 20일간 복용을 하며, 혈중 지질이 정상화 될 때까지 반복하여 복용한다.

이담, 소황효과가 높다 황달성 간염에 사용하면 항균소염, 이뇨작용을 한다.

기타 풍습성동통, 황혈, 수종, 월경 불순 등에도 좋다.

> 호장근의 성질은 평하고 맛도 달다. 효능은 거풍·이뇨·소종하며 어혈도 몰아낸다.

🍲 질병에 따라 먹는 방법 · 용법

식용방법 가을에서 이듬해 봄 사이에 캐어 쓰며 먹는 부위는 주로 어린 잎이나 줄기이다.

잎이 아직 나지 않았고 줄기가 하나일 때 꺾어서 껍질을 벗기고 잘라 소금에 저린다. 그런 다음 소금기를 빼서 먹는다. 연한 잎은 따서 튀겨먹기도 하며 살짝 데쳐 기름에 지져 먹는다. 약용으로 쓸 때는 뿌리를 건조시키든가 검게 쪄서 구워 사용한다.

류머티성 관절통, 신경통, 마목, 마비에는 40g 정도 진하게 끓인 액을 한번에 복용한다. 급·만성에 모두 쓴다.

황달성 간염에는 발병초기에 인진, 치자, 차전자를 배합해서 쓴다.

가려움증에는 호장근을 끓인 물로 씻으면 거습·지양·소종·지통의 작용을 발휘하므로 피부의 가려움증에 외용약물로 좋다. 말린 약재를 가루로 빻아 달여 씻거나 기름으로 갠 후 환부에 바른다.

【인진쑥】

사철쑥, 인진호(茵蔯蒿) *Artemisia capillaris Thunberg*

자 생 지	산, 들
채취부위	지상부
개 화 기	8~9월
채취시기	여름

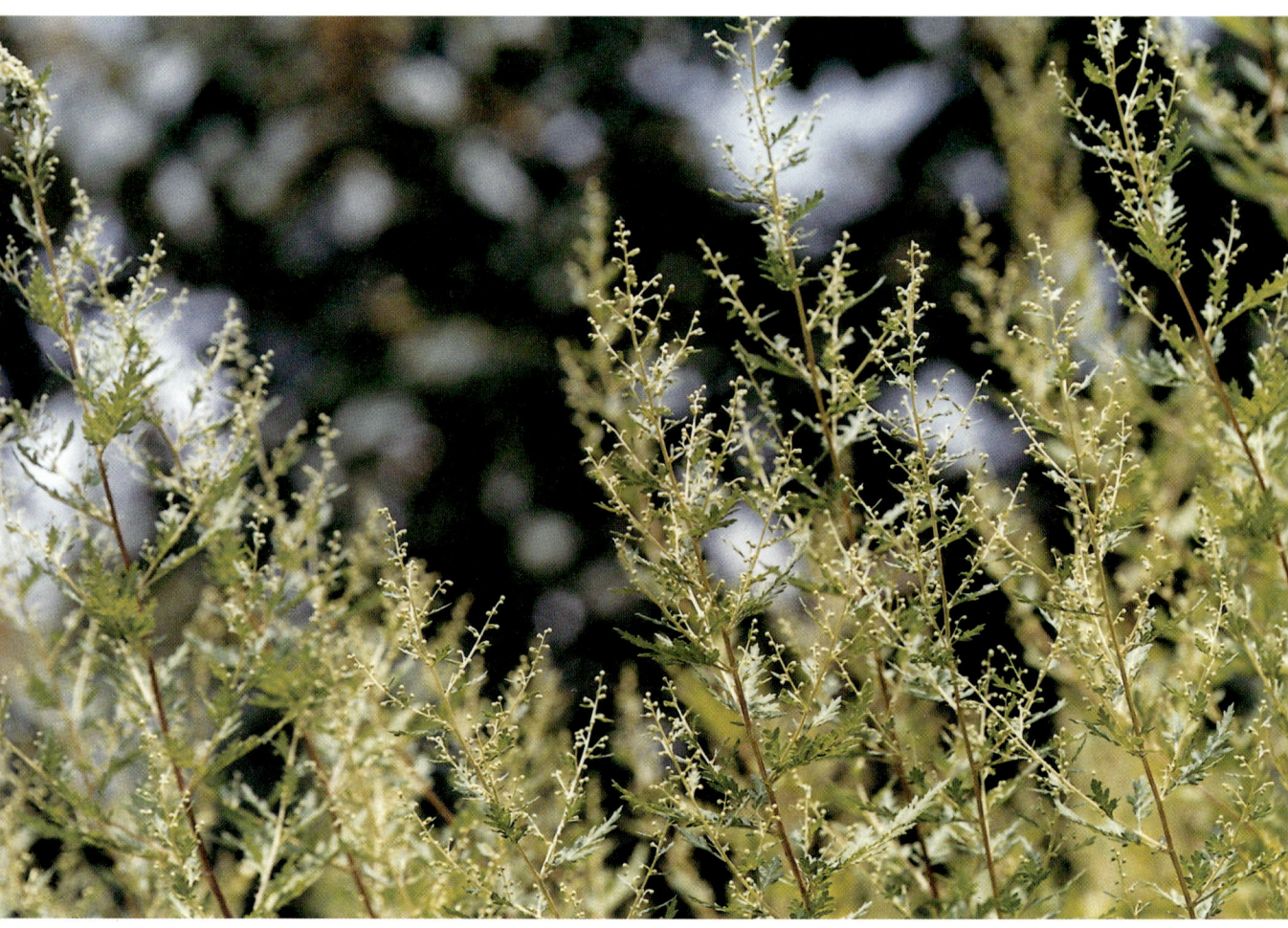

생김새

국화과에 속하는 여러해살이풀인 사철쑥은 '인진호' 라고도 불린다.

바닷가의 모래나 묵은 밭, 냇가 자갈밭 등에 야생하며 포기상으로 자란다. 4~5월 초봄에 한 뼘쯤 자란 것을 베어 말려 쓴다.

길이는 1.5m까지 자란다. 줄기의 밑 부분은 나무처럼 딱딱하고 가지가 많이 갈라진다. 처음에는 비단 같은 털로 덮인다.

봄에 뿌리에서 나온 잎은 두 차례 깃털 모양으로 갈라지고 솜털이 빽빽하게 나며 개화 후에 없어진다. 꽃이 달리지 않은 가지의 잎은 넓으며 로제트(Rosette)형이다. 줄기의 잎은 털이 없고 가늘게 갈라진다. 뿌리에서 나온 잎은 여름에 마르고 줄기에서 나온 잎은 가을에 마른다.

줄기나 가지 끝에 많은 황색 꽃이 원뿌리꼴로 모여 핀다. 꽃잎은 없고 꽃(암술과 수술)은 8~9월에 피며 9~10월에 열매가 수과로 맺는다.

▶ '생당쑥', '인진쑥', '더위지기' 등의 여러 이름이 있다. 어린순은 나물로 무쳐 먹고 약초로 쓴다.
북한에서는 '흰 더위지기(Artemisia messerschmidtiana Besser var. discolor(Komarov) Nakai)'라고도 하며, 그와 비슷한 생당쑥을 여름철 꽃피기 전에 전초를 베어 그늘에서 말려 쓴다.

효능

담즙분비 · 청간작용을 한다 소염성 이담제로서 담즙을 많이 나오게 하는 동시에 담즙 속의 덩어리를 밖으로 배출하여 간을 깨끗하게 한다.

이뇨, 혈압강하, 항균, 해열작용을 한다 주성분은 쿠마린, 클로로겐산, 카페인산과 정유이며 황달과 관련된 증상을 치료한다.

이담 · 퇴황작용을 한다 간염의 전 과정에서 황달, 배뇨곤란이 나타나면 수시로 이것을 복용케 한다. 또한 전염성 간염의 급성기에 활동기간을 축소시키고 증상을 가볍게 하는 효과가 있다.

습열을 제거한다 인진은 습기가 원인이 되어 생기는 병을 치료한다.

중추를 통해 내장 및 말초 혈관을 확장시키기 때문에 혈압 상승에 대해 유효하다. 피부와 관련하여 열통이 있는 증상에 내복용, 외용으로도 사용된다.

인진쑥의 성질은 차며, 맛은 맵고 쓰다. 효능은 담즙분비, 이뇨, 항균, 습열제거를 한다.

질병에 따라 먹는 방법

열증을 수반한 황달에는 장중경의 『상한경』에서 처방한 **'인진호탕'**이 대표적인 약물이다. 급성적으로 열이 나며 입이 쓴 양증으로, 열증을 수반, 이뇨와 황달을 치료하는데 효과가 매우 좋다. 대황, 치자, 황금, 울금으로 구성된다. 음황에는 **'인진사역탕'**이 있는데 인진에 건강, 부자 등을 가한다.

▶ 음황은 황달로 지체가 역냉(逆冷)하고 가만 있어도 땀이 나는 경우이다.

『동의학사전』의 설명에 의하면 "맛은 쓰고 매우며 성질은 차다. 방광경, 비경, 위경에 작용한다. 열을 내리고 습을 없으며 오줌을 잘 누게 한다. 약리실험에서 물엑스가 열물내기 작용(담즙분비의 촉진), 이뇨 작용, 해열 작용을 나타낸다. 향기름 성분과 스코폴레틴 성분도 열물내기 작용을 나타낸다는 것이 밝혀졌다. 황달, 급성 및 만성 간염, 위염, 오줌 누기 장애 등에 쓴다. 하루 8~20g씩 달여 먹는다. 엑스를 뽑아 환약이나 알약에도 넣는다. 다른 나라에서는 사철쑥을 생당쑥으로 쓴다."고 하였다.

『신농본초경』에 "맛은 쓰고 기는 평하다. 풍습으로 생긴 한열, 사기(邪氣)와 열이 응결된 것은 황달을 치료한다. 오래 복용하면 몸이 가벼워지고 기를 보하고 노화를 막는다."고 하였다.

『명의별록』엔 "전신 발황(發黃), 소변불리를 치료하고 머리 발열을 없애며 잠복한 덩어리를 없앤다. 얼굴이 환해지고 오래 산다. 5월과 입추 사이에 채취하여 그늘에 말린다."고 하였다.

『본초비요』에 "비위에 습열이 있으면 황달을 발하는데, 황색은 비장의 색이다. 열이 심한 것은 몸이 귤색과 같으며 땀은 황백즙과 같다. 또한 한습으로 황달이 발하는 것은 몸이 그을린 황색이면서 색이 어둡다. 대개 인진을 위주로 하여 다스리고 양적인 황달에는 대황, 치자를 더하고 음적인 황달엔 부자, 사간(射干)을 가하여 치료하는데 각각 한열을 따라서 치료하여야 한다."고 하였다.

원발성 간암에는 인진, 산치자, 삼릉, 아출, 천산갑, 울금, 지각, 모려, 백화사설초 등을 가해 치료를 할 수 있다.

황달, 간염, 간경화에는 민간에서는 생즙을 먹기도 하며 달여서 먹기도 하고 조청을 만들어 먹기도 한다. 보통 소화가 잘 안 되는 사람도 차처럼 끓여 마시거나 엿으로 만들어 먹는다.

◀ 인진쑥 발효액 담그기 ▶

인진쑥을 발효시키기 위해선 음력 3월경에서부터 4월경쯤 한 뼘 정도 자랐을 때 지상부만 베어서 쓴다. 잡질과 흙을 털어 내고 짧게 잘라서 항아리에 넣고 흑설탕을 재료의 1/2 정도 넣고 밀봉하여 5~6개월 지난 뒤 음용한다. 말린 인진쑥을 사용할 때는 감초, 대추와 생강을 적당히 넣어 약한 불로 진하게 고아 낸 뒤 흑설탕과 엿기름을 넣고 발효시킬 수 있다. 성질이 차기 때문에 열성 체질에 특히 좋다.

제8장
해독을 잘 시키는 산야초

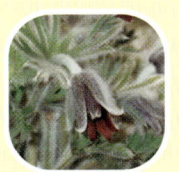 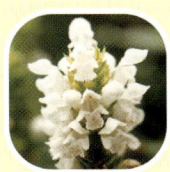 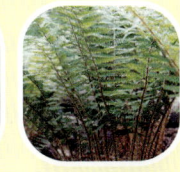
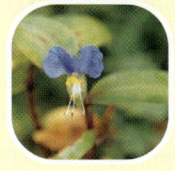 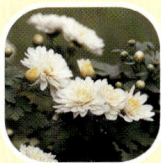

【할미꽃】 *Pulsatilla koreana Nakai*
Anemone koreana Nakai

자 생 지	양지바른 산
채취부위	뿌리
개 화 기	4~5월
채취시기	가을~봄

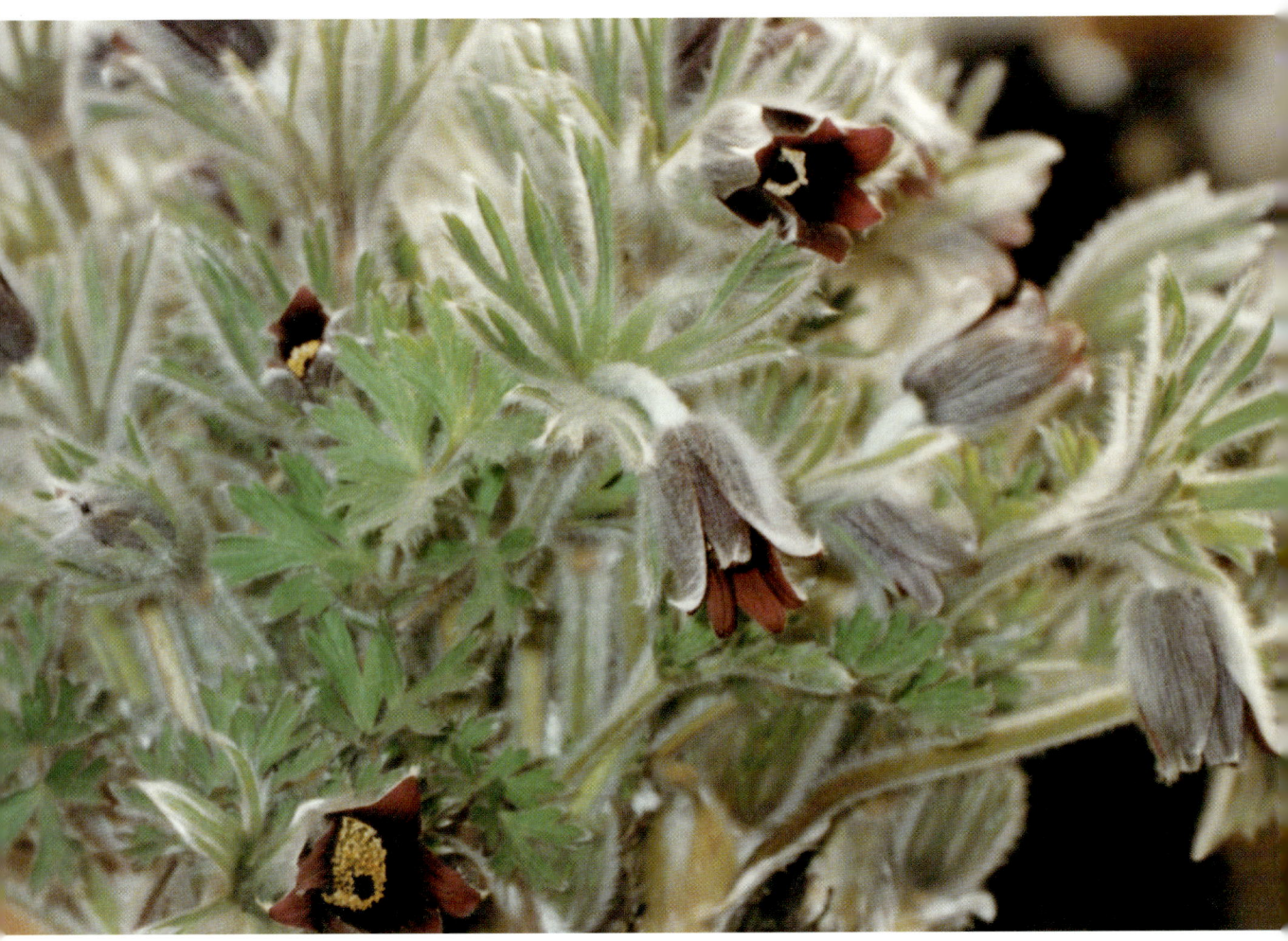

🌿 생김새

들과 산의 이른봄, 양지 바른 곳에서 잘 자라는 미나리아재비과의 여러해살이풀이다. 노고초(老姑草), 백두옹, 호왕사자(胡王使者) 등으로 불린다.

할미꽃의 종류로는 제주도에서만 자라는 '가는 할미꽃', 북부지방에서 자라는 '분홍 할미꽃', 백두산 등지에서 자라는 '산 할미꽃' 등이 있다.

뿌리는 비대한 편이며 곧게 땅속에서 뻗어 내린다.

지름은 2㎝ 정도까지 자라며 0.7㎝ 이상이 되어야 개화할 수 있다. 뿌리 부근에서 여러 개의 잎이 나온다. 잎자루가 길고 5개의 소엽이 새의 깃 모양처럼 겹잎으로 되어있다.

개화기는 4~5월로 꽃대 높이는 30~40㎝ 정도로 자란다. 꽃대 끝에 한 개의 꽃이 머리를 아래로 숙이며 붉은 자주색으로 핀다.

꽃봉오리 때 곧게 자란 꽃대는 꽃이 피면서 굽어진다. 이것은 암술과 수술이 비에 젖지 않도록 보호하는 구실을 한다. 그러다가 꽃이 지고 난 뒤에 희고 긴 털이 달린 둥근열매를 맺는다. 이때, 꽃대는 다시 곧바로 일어서서 불어오는 바람에 씨를 날려보낸다.

할미꽃은 겨울 추위가 아주 심한 곳에서는 자라지 못한다. 우리나라에서는 회분이 많이 있는 낮은 산의 무덤가에서 잘 자란다. 단 500m 이상의 산지에서는 자라지 않는다.

열매는 4㎜ 정도의 수과이며 암술대가 4㎝ 정도로 길게 자라고 흰털이 모여 있다. 뿌리는 가을에서 봄 사이에 채취한다.

▶속명은 라틴어 Pulsatilla의 '소리치다'라는 의미로 종같이 생긴 꽃의 형태에서 유래되었다. Anemone는 '바람의 딸'이란 뜻이다.
바람이 없어도 움직이며 이는 동방의 기를 받아 풍(風)이 동하는 형상이고 바람이 있어도 움직이지 않으니 이는 서방의 기(氣)를 얻어 금(金)이 목(木)을 억제하는 것이다.

『신농본초경』에 의하면 "맛은 쓰고 기는 따뜻하며 무독하다. 학질과 미친병으로 생기는 한열을 치료한다. 징가, 적취 그리고 혹을 치료한다. 피를 몰아내고 진통작용이 있다. 외상을 치료한다."고 쓰여 있다.

『약초의 성분과 이용』에서 "뿌리에 아네모닌과 탄닌질이 있다. 뿌리 달임액은 혈압 내림작용, 아메바 원충을 죽이는 작용이 있다. 전초 달임액은 말초혈관 확장작용과 떼낸 심장의 수축작용을 강화시킨다. 동의 치료에서 뿌리를 염증약, 수렴성 피멎이 약, 설사 멎이 약, 장의 열을 내리고 독풀이 약으로 설사, 치질출혈, 대장염, 적리에 10~15g을 달여서 하루에 세번 나누어 먹는다."고 한다.

『동의학 사전』에는 "맛은 쓰고 성질은 차며 독이 있다. 위경, 대장경에 작용한다. 열을 내리고 독을 풀며 혈열을 없애고 어혈을 흩어지게 한다."고 한다.

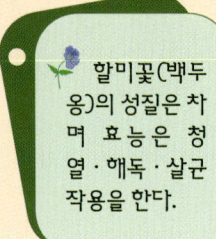

할미꽃(백두옹)의 성질은 차며 효능은 청열·해독·살균 작용을 한다.

🌸 효능

할미꽃 뿌리의 독성 여부와 성질(찬지 더운지)은 명확하지 않지만 선인들이 사용한 실례를 조심스럽게 살펴보면 뿌리는 성질이 차고 약간의 유독성이 있으리라고 추정된다.

청열·해독작용이 있다 구강의 열을 조절하여 항상 건강하게 한다.
살균·소염작용을 한다 피부에 생기는 피부질환을 개선시킨다.

🍲 질병에 따라 먹는 방법

『상한론』의 저자인 장중경이 백두옹을 사용한 처방인 『금궤요략 334조』에는 '백두옹탕'이 있다. 여기에서 열성의 설사로 속에서는 급하지만 잘 나오지 않는 경우에 이것을 쓴다. 그리고 산후에 설사를 심하게 하여 쇠약해진 경우엔 '백두옹가감초아교탕' 으로 다스린다.

피부병에는 병인이 되는 진균의 멸살작용으로 각종 피부 질환에 효과를 얻는다. 토복령, 지정초와 함께 사용한다.
입과 혀가 허었을 때는 구강의 열이 심해 입과 혀가 헐면 치자, 황금, 금은화를 가미하여 사용한다.
시력 저하에는 눈이 충혈되었거나 사물이 잘 안보이면 백두옹, 황련, 결명자, 국화를 배합해 며칠 동안 복용하면 염증을 없애고 시력을 정상으로 하는데 효과가 있다.

> **주의**
> 체질이나 질병의 조건이 냉성일 경우엔 소량씩 사용하며, 혹시 조건이 잘 맞는다 하더라도 신중하게 사용해야 한다.

《 할미꽃뿌리 발효액 담그기 》

자연, 저속, 저온, 발효를 시킴으로 백두옹 뿌리의 유독성을 완화시키고 장내에 섭취가 용이하도록 도와준다. 발효시키는 방법은 전초를 채취하여 물로 잘 씻어 말려 생강, 대추, 감초를 진하게 달인 액과 함께 용기에 넣고 동량의 흑설탕을 넣어서 8~10개월 동안 발효시킨 뒤에 음용한다.

【꿀풀】

하고초, 꿀방망이 *Prunella vulgaris Linne var. asiatica(Nakai) Hara*

| 자 생 지 : 들 |
| 채취부위 : 꽃 |
| 개 화 기 : 5~7월 |
| 채취시기 : 6월 |

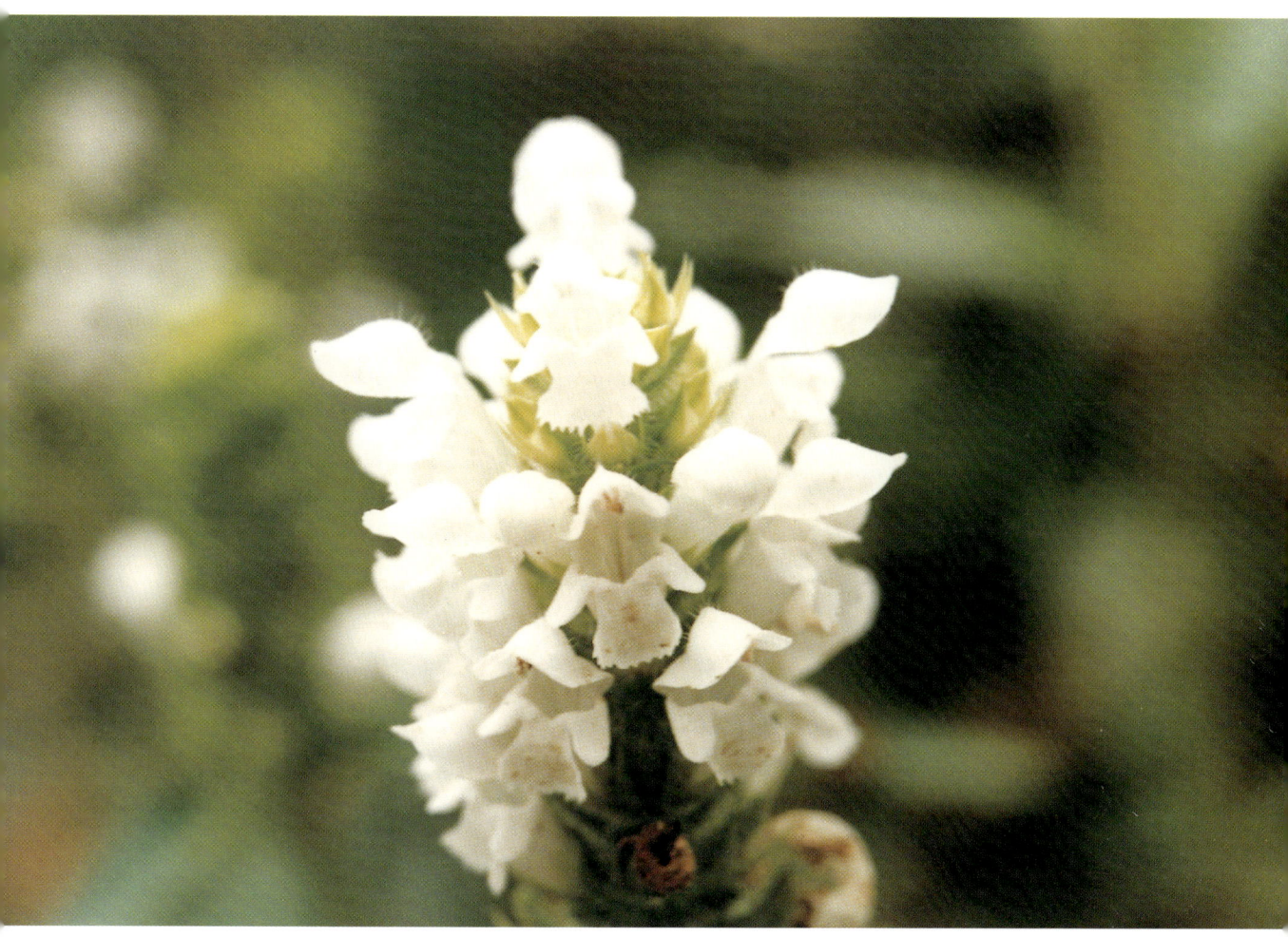

🌿 생김새

　꿀풀은 습기가 적당히 있는 땅을 좋아하며 보통 20~30㎝ 정도의 높이로 자라고 몸 전체에 흰색 털이 덮여 있다. 프루넬라(prunella)는 독일어의 '편도선염'이란 뜻에서 유래되었다.
　원줄기는 네모나며 꽃이 지고 나서 옆에서 새 가지가 뻗는다. 잎은 마주나고 긴 타원형이다.

가장 자리는 밋밋한 편이며 5~7월에 꽃이 피는데 붉은 자주색이다.

흰꽃이 피는 것은 '흰꿀풀'이라 하며 방망이 같은 꽃차례에 꿀이 빽빽이 달린다 하여 '꿀방망이'라고도 한다. '하고초(夏枯草)'란 이름처럼 6월부터 꽃대가 말라죽는다. '붉은꿀풀', '두메꿀풀'란 이름도 함께 쓴다. 또한 초여름부터 이삭 안에 연보라색의 작고 아름다운 꽃이 피며 꿀이 많아서 '꿀풀'이라고도 한다.

하고초는 동지 후 싹이 나온다. 싹은 하지가 되면서 바로 마르는데 반드시 마르기 전에 채취해야 한다. 또한 꽃이 필 때 전초를 베어 그늘에서 말린 후 사용한다.

🌸 효능

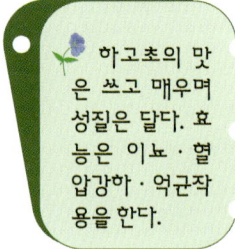

하고초의 맛은 쓰고 매우며 성질은 달다. 효능은 이뇨·혈압강하·억균작용을 한다.

이뇨작용을 한다 잎과 꽃 이삭은 이뇨제로 널리 쓰인다.

해독·명목작용을 한다 주로 간경에 작용한다. 간염초기 증상에 대해 열독을 없애고 눈을 밝게 한다.

소염작용을 한다 종기 치료에 사용된다. 종기로 딴딴해지면 하고초는 이를 누그러뜨리고 없앤다.

지혈작용을 한다 여성의 자궁의 출혈을 치료하는데 사용한다.

기타 약리실험에서 혈압강하작용과 이뇨·억균작용 등이 입증되었으며 간화로 벌개지면서 아프고 붓는 눈, 구완와사 등에도 쓴다.

🍯 질병에 따라 먹는 방법

식용방법 봄에 어린순을 하루 정도 우려내어 나물로 먹는다.

꽃은 이삭 채 뜯어 씻고 물기를 빼 이삭에서 꽃만 뜯은 후 데쳐서 묽은 간을 하여 무쳐 먹는다. 반죽을 하여 튀김을 할 수도 있고, 잎은 잘게 썰어 무쳐 먹기도 한다. 쓴맛이 강하므로 잘 우려내어 쓴다.

눈이 아플때는 향부자, 감초를 배합해서 눈이 아프고 찬 눈물이 흐르며 햇빛과 밝은 것을 싫어하는 증세에 쓰는 '하고초산'이 있다. 일명 '보간산(補肝散)'으로도 불린다.

고혈압에는 관상동맥경화로 인한 고혈압증이나 본태성 고혈압증에 좋고 두통이 있고 눈이 어지럽고 이명이 들리고 머리가 혼미하면 하고초를 사용한다. 일시적인 고혈압에는 단기간 사용하며 이질균을 억제하고 열을 내리고 담의 작용을 이롭게 한다. 황달성 간염에 대한 효과는 인진과 비슷하다.

변비에는 울금, 시호, 치자를 더해 복용하면 열을 내리고 대소변의 작용을 편하게 한다.

결막염에는 눈이 발갛게 부어오르면서 열이 나서 아프고 눈물이 흐르면 생지황, 국화, 목적을 더해 복

『신농본초경』에 "맛은 쓰고 매우며 성질은 차갑다. 한열을 일으키는 나력과 서루(鼠瘻)를 치료한다. 머리창상을 치료한다. 징(癥)을 부수고 혹과 응결한 기를 흩어 버린다. 종아리 부종과 습으로 생긴 순환 장애를 치료한다"고 하였다. 『본초경』엔 "맛은 약간 쓰고, 매우며 기는 뜨면서 오르고 음중의 양이다. 간기를 잘 풀어주고 간혈을 잘 기르는 까닭으로 능히 산결 개울시키니 크게 나력, 서위(鼠瘻), 유옹, 영기(癭氣)를 치료하며 아울러 두창, 목질도 치료한다"고 하였다.

당종해가 쓴 『본초문답』에서 말하기를 "하고초는 겨울의 막바지에 나서 봄에 커서 바로 수목(水木)의 기를 얻은 것이다. 여름을 만나 시드는 것은 목이 불을 만나 그 기운이 스스로 물러나기 때문이다. 그러므로 간담경의 화(火)를 없애는 데 쓴다. 하고초는 몸의 소양지기(少陽之氣)를 받아 생(生)하나 여름이 되면 마르고 맛이 쓰므로 간담과 삼초의 화를 맑게 한다. 나력이라는 것은 목위의 근맥이 맺힌 것이다. 하고초는 무더기로 자라 사람의 근맥을 닮았으며 성질이 가볍고 뜨므로 상초(上焦)로 달린다. 그러므로 경상(頸上)의 결(結)을 고친다. 또한 스스로 마르는 것을 선택하니 소모시킨다는 뜻이 있다."고 했다.

용한다. 각종 안과질환으로 여러 증상이 있을 경우에도 쓴다.

각종 염증에는 곪는 증상에도 언제나 금은화, 연교를 배합해 사용한다.

부인의 유방에 생긴 종괴(덩어리)에는 만지면 아프거나 또는 아프지 않더라도 시호, 울금, 아출, 당귀를 배합해 사용하면 없앨 수 있다.

자궁의 갑작스런 출혈에는 색이 검붉고 덩어리지면 천초, 측백엽, 애엽, 천궁 등을 배합해서 사용한다. 신체가 허약해서 나오는 출혈이라도 어혈이 수반되는 경우에는 하고초를 사용할 수 있다.

신경성 고혈압에는 혈압을 내리는데는 하고초만으로 단방을 하거나 두충, 조구등을 배합해서 치료하면 효능이 뛰어나다.

폐결핵에는 하고초를 매일 60g씩 달여서 마시면 좋은 효과가 있다.

꿀풀 발효액 담그기

발효액을 만들 땐 5~7월경에 전초를 채취하여 쓴다. 잎과 뿌리는 잘 씻어 물기를 말리고 나서 꽃과 함께 잘게 썰어서 용기에 넣는다. 같은 양의 흑설탕을 골고루 뿌리고 마지막으로 위에 충분히 덮어준다. 밀봉하여 응달에 5~6개월 동안 발효시킨다.

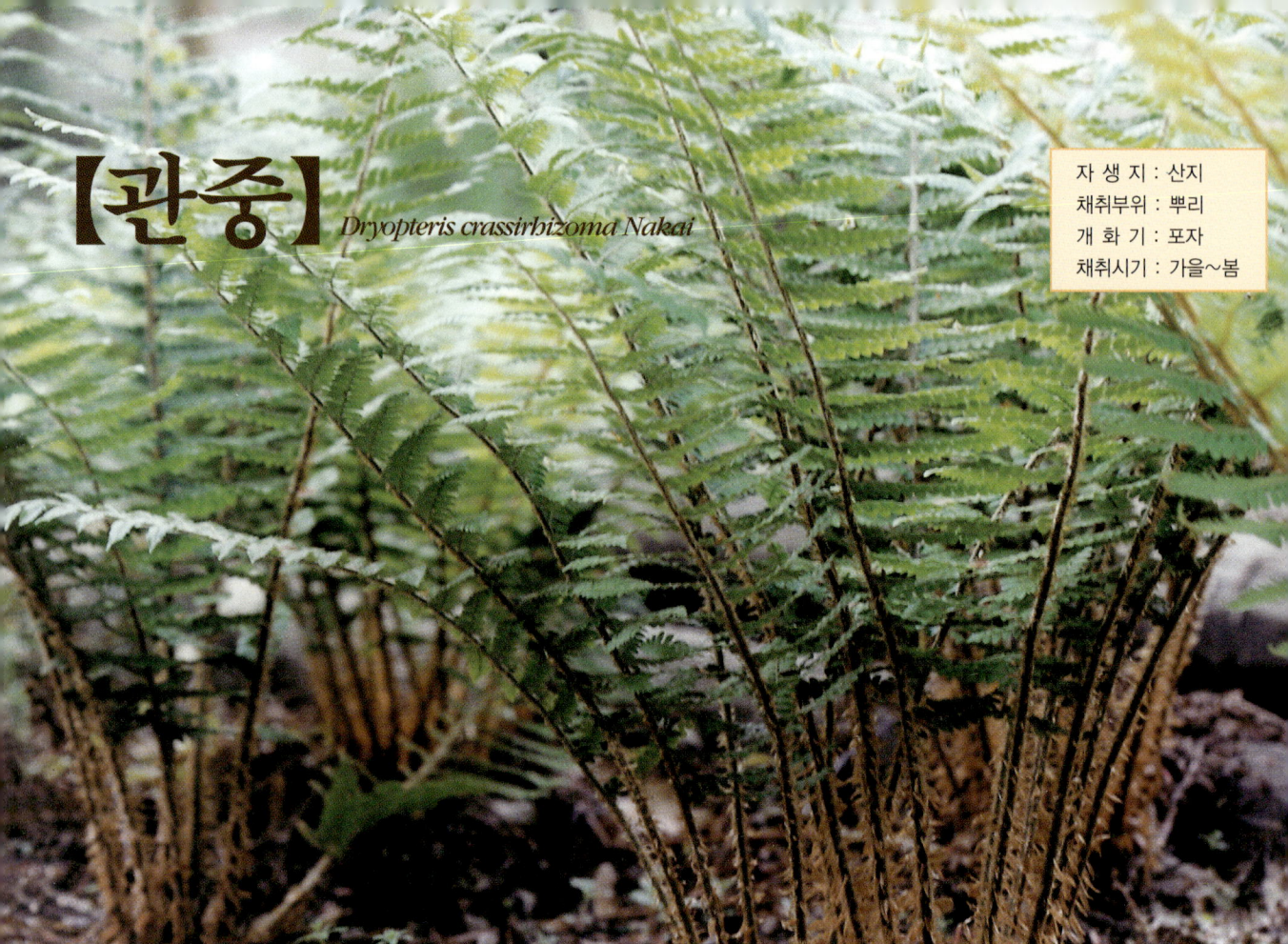

【관중】 *Dryopteris crassirhizoma Nakai*

자 생 지 : 산지
채취부위 : 뿌리
개 화 기 : 포자
채취시기 : 가을~봄

🍃 생김새

그늘에서 자라는 면마과의 여러해살이풀로서 굵고 곧은 뿌리줄기에서 잎이 돌아가며 난다.

길이는 1m 내외이고 너비는 25㎝에 달하며 잎자루는 잎몸보다 훨씬 짧다. 중축과 더불어 인편이 밀생한다.

인편은 윤이 나고 황갈색 또는 흑갈색이다. 밑부분의 것은 2㎝ 정도로 가장자리에 돌기가 있으나 위로 올라갈수록 점차 좁아지며 작아진다.

잎몸은 2회 깃 모양으로 깊게 갈라진다. 깃조각잎은 대가 없으며 깃 모양으로 완전히 갈라지고 아래로 갈수록 작아지며 간격이 넓어지고 곱슬털 같은 인편이 있다. 포자낭은 잎 윗부분의 깃조각에 달리고 중심맥 가까이에 그물로 붙는다. 포막은 둥근 심장형이며 가장자리가 밋밋하다.

"관중은 봄에 빨간 싹을 낸다. 잎은 고사리처럼 청황색인데 앞면은 짙고 뒷면은 옅다. 구척과도 비슷하지만 가장자리에 톱니가 없다. 줄기에 능선이 3개 있으며 젓가락만 하고 매끄러우며 검은 털이 총생한다. 뿌리는 말리면서 생겨나고 구부러진 끝이 뾰족하다. 껍질은 검고 내부의 육질은 붉다. 관중은 뿌리가 겹겹이 얽혀있으며 줄기와 수염이 사방으로 뒤섞여 나온다. 처음에 나오는 줄기와 수염도 억세고 거칠다."라고 『본경속소(本經續疏)』에서 말한다.

▶속명은 가시나무와 양치식물의 합성어로 '가시나무에 붙어사는 양치식물'이란 뜻이다. 종명은 뿌리가 굵다는 뜻이다.

효능

기생충을 구제하는 작용이 있다 관중은 옛부터 강이나 못가의 충류를 죽이는 작용이 있어 식수가 부족할 때 많이 이용해 왔다. 독에 물을 넣고 관중 40g을 넣으면 수중의 벌레를 죽이고 혼탁한 물을 맑게 하였다. 소화기 전염병이 퍼질 때도 관중을 사용해 음용수를 소독하는 일이 고대 민간에서 행해졌다.

살충효과가 뛰어나다 살충과 해독에는 복방으로 하여 타 구충약과 배합하여 쓰지만, 단미로는 외용에 사용한다. 관중은 부작용을 일으키는 일이 없어 안심하고 복용할 수 있다.

열독을 맑게 한다 각종 외과적 염증에 효과적이다.

> 관중의 성질은 차고 맛은 쓰다. 효능은 살충·소독·소종작용을 한다.

질병에 따라 먹는 방법·용법

창양, 종독, 농종, 창절 등에는 금은화, 연교, 포공영, 생지황과 함께 배합해 사용한다.

일반적인 습진·소양에는 사상자, 지부를 배합해 끓인 물로 환부를 닦아준다.

기타 가을에서 이듬해 봄 사이에 근경을 채취하여 잎자루와 뿌리털을 제거하고 햇볕에 말린다. 그대로 썰어서 사용하거나 관중 탄을 만들어 사용하기도 한다.

> **주의**
> 회충이 많은 사람에겐 위장의 손상을 방지하기 위해 너무 많은 양을 쓰지 않는다. 일반적으로 8~20g까지 증량할 수 있다.

【닭의장풀】

압척초(鴨跖草) *Commelina communis L.*

자 생 지	들
채취부위	전초
개 화 기	7~8월
채취시기	여름

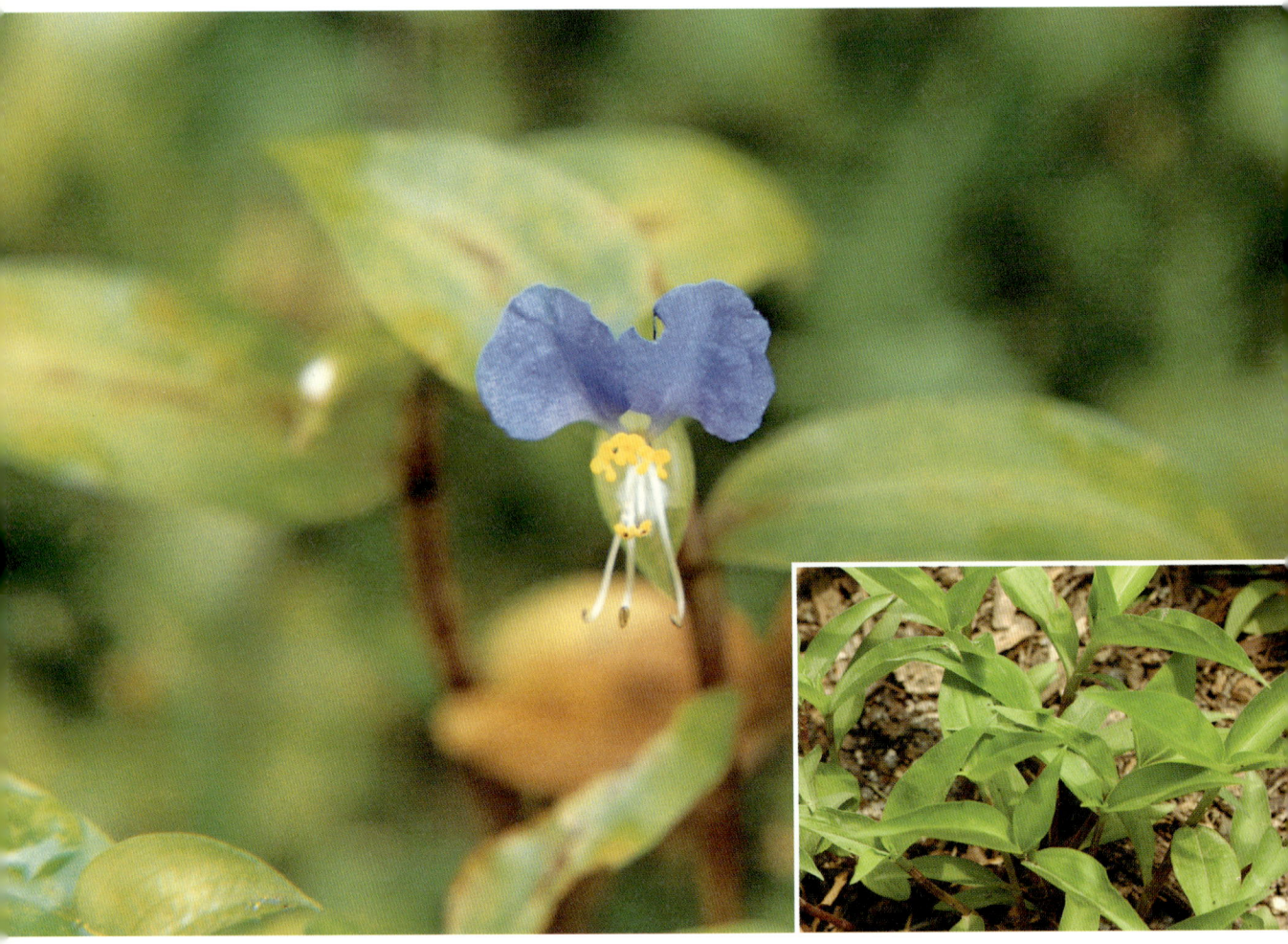

🌿 생김새

    닭의장풀은 꽃잎이 오리발 같이 생겼다해서 '압척초', 닭장 부근에서 잘 자라고 꽃이 닭 벼슬과 비슷해 '달개비', 마디가 있어 꽃이 피는 대나무 같다해서 '죽절채'라 부른다. 옛부터 꽃즙을 짜서 비단 옷감을 남색으로 물들일 때 사용했다고 한다.

흔히 볼 수 있는 한해살이풀로서 키가 15~50㎝ 정도 되고 밑부분이 옆으로 비스듬히 자란다.

잎은 서로 어긋나며 마디가 굵고 밑부분의 마디에서 뿌리가 내린다. 꽃은 하늘색으로 7~8월에 피고 잎겨드랑이에서 나온 꽃대 끝에서 포(苞)로 쌓인다.

꽃잎은 3장인데 밑의 한 장은 희고 좁은 계란꼴이고 위의 2장은 둥글고 하늘색이다. 이것은 색깔이 선명하고 아름다운 반면 나머지 1장은 작고 반투명하여 잘 드러나지 않는다. 노란 2개의 수술과 꽃밥이 없는 4개의 헛수술이 있다. 열매는 9~10월에 삭과로 타원형이며 두툼하고 마르면 3개로 갈라진다.

닭의장풀에 비해 잎이 좁고 털이 있으며 포에 희고 긴 털이 있는 것을 볼 수 있는데 이것을 '좀닭의장풀'이라 한다.

꽃은 연한 청색이고 잎이 닭의장풀이나 좀닭의장풀보다 회백색이고 소형인 것을 '애기닭의장풀'이라고 한다. 이외에도 흰좀닭의장풀, 자주달개비가 있다.

🌸 효능

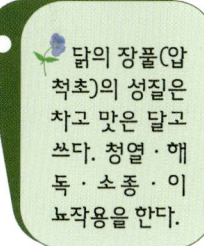

닭의 장풀(압척초)의 성질은 차고 맛은 달고 쓰다. 청열·해독·소종·이뇨작용을 한다.

식용방법 주로 부드러운 줄기와 잎을 나물로 먹었다. 잎을 삶아 물기를 없애고 양념을 해서 무쳐 먹는다. 연한 줄기를 껍질을 벗긴 후 소금 한 줌을 넣은 끓는 물에 삶아 찬물로 헹군다. 그런 다음 꼭 짜서 수분을 빼고 소스를 만들어 곁들여 먹는다.

혈당강하 작용이 뛰어나다 각종 심장질환에 사용하면 매우 효과적이다.

🍵 질병에 따라 먹는 방법

여름철 개화기에 전초를 채취하여 햇볕에 말려서 그대로 사용한다.

황달성 간염에는 황염증상이 뚜렷이 나타나면 어성초, 인진, 목통, 차전자와 함께 끓여 복용하면 간 기능을 개선시킨다.

항균·소염 효과가 있다 방광염과 요도염의 치료에 사용한다. 내외복 모두 우수한 효과를 보인다.

급성 신염에는 신염 초기에는 복령, 목통, 택사, 차전자를 함께 사용하면 이뇨·소염·퇴종의 효과를 더욱 얻을 수 있다.

심장병에는 생즙을 짜서 1회 10cc를 1일 2회 복용하거나 말린 약재를 약한 불에 은근히 달여서 따뜻하게 마신다. 뿐만 아니라 꽃만 따서 말린 것을 녹차와 함께 우려내 마셔도 좋다.

신경통, 관절염에는 꽃이 핀 줄기째 그늘에 말려 목욕물에 우려내어 목욕을 하면 좋다.

【국화】 (菊花) *Chrysanthemun morifolium Ramat.*

자 생 지	: 재배
채취부위	: 꽃
개 화 기	: 가을
채취시기	: 가을

🌿 생김새

국화는 오랫동안 관상식물로 재배해 오면서 많은 변종과 품종이 생겨났다.

감국의 경우 설상화는 외겹이지만, 국화는 여러 겹이고 관상화는 가운데에 조금 있다. 키는 1m에 달하고 잎은 서로 어긋나 달리고 잎자루가 있으며 달걀꼴로 깃꼴 모양이다.

중앙부까지 갈라지며 갈래는 불규칙한 결각과 톱니가 있다. 가을철에 원줄기 윗부분의 가지 끝에 두화가 달린다. 두화 주변에는 암꽃만 있는 설상화가 가지 끝에 달리며 중앙부에는 양성의 관상화가 있어 열매를 맺는다.

효능

가을철 개화시에 채취해 그늘에 말려 그대로 쓴다. 또는 검게 볶거나 술을 뿌려 건조시켜 사용한다. 약용으로는 흰꽃과 노란꽃을 쓰며 맛은 단 것이 좋다고 한다.

꽃과 줄기에는 아데닌 스타키드린 성분이 함유되어 있다. 여기에는 중추신경을 마비시키는 작용이 있으며 많은 양을 사용하면 해열작용에 뛰어나다.

민간에서는 해열, 진통, 감기두통, 현기증의 치료와 녹내장에도 사용된다.

거풍·청열작용을 한다 국화는 열을 발산하는 효능을 한다. 그러나 발한력은 비교적 약하나 청열작용은 매우 강하다. 풍열감기로 열이 높고 풍을 꺼리고 약간 땀이 나는 경우에 주로 사용한다.

안부의 염증을 없앤다 눈에 생기는 각종 염증에 효과적이다.

활혈작용을 한다 관상동맥의 확장과 관상동맥 혈류량의 증가에 뚜렷한 작용을 한다.

> 국화의 성질은 서늘하고 달며 쓰다. 효능은 거풍·해열·진통·해독·소염 효과가 있다.

질병에 따라 먹는 방법·용법

각막염, 결막염, 인후염증에는 '국화차'를 만들어 복용하면 좋다. 혹은 서늘한 약성이 있는 박하, 목적, 곡정초 등을 배합하면 약효가 강해진다.

피부에 종기가 생기면 종기는 아프고 붉은 반점이 종종 생기게 된다. 이때 금은화와 포공영을 배합한 후 가루 내어 꿀을 더해 상처에 바르고 면으로 덮어 놓으면 소염·소종효과를 얻게 되어 화농이나 궤양으로 발전하지 않는다.

고혈압에는 고혈압 초기의 현기증, 두통, 두부 팽만감, 이명, 안면이 붉게 달아오르는 증상에는 하고초, 조구등을 배합하여 차처럼 복용하면 좋다.

동맥경화증에 고혈압 현상을 수반하면 산사, 상엽을 가미하여 끓여 차 대신 복용하면 혈압이 내려가는 효과를 계속해서 볼 수 있다.

기타 국화를 건조시켜 포대에 넣어 베개로 사용하면 심신을 진정시켜 잠이 잘 오며, 신경쇠약으로 인한 두통을 치료하고 시력을 증강시킨다.

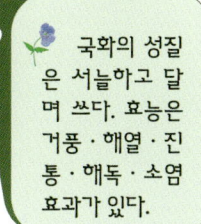

▶국화차 만들기

꽃이 활짝 필 때 따서 그늘에 말린 후 꿀을 같은 양으로 넣어 잘 버무려 항아리에 밀봉해서 그늘에 보관한다. 3~4주일이 지난 뒤 꺼내어 뜨거운 물에 타서 마신다.

- <산야초마을>의 약초탐방 안내 -

산야초마을 소개
<산야초마을>은 약이 되는 산야초에 대해 제대로 배우고 이를 우리의 몸과 마음을 위해 유용하게 활용하고자 카페와 홈피를 통해 널리 알리는 모임입니다.

약초탐방의 목적
자연은 이 세상의 모든 생명과 무생명이 살아가는 삶의 터전입니다. 오늘날의 이르러 영원히 보존되어야 할 자연이 사람들의 손에 의해 지속적으로 파괴되어 가고 있어 앞으로 우리의 삶은 희망을 잃어가고 있습니다. 하늘과 땅은 점차 본연의 색을 잃어버리고 몸과 마음은 황폐해 가고 있습니다. 그러므로 자연을 사랑하고 자신뿐만 아니라 타 생명의 몸과 마음을 사랑하는 사람들이 모여 자연 속에서 우리의 볼거리와 먹거리를 찾고자 합니다. 무분별하고 이기적인 욕심에서 벗어나 자연을 제대로 알고 자연과 함께 살아가기 위한 목적에서 약초탐방을 하고자 합니다.

회원 자격 및 혜택
- 정회원 : 일반 회원 중 정기탐방에 매년 1/2 이상 참가한 분으로써 모임에 헌신적인 분
- 일반회원 : 연회비를 납부한 분으로서 본 모임에 적극적으로 참가하는 분
- 특별회원 : 필요에 따라 일시적 자격부여
- 혜택 : 연회비 납부 시 '약이되는 산야초 108가지' 시리즈 중 2권을 증정
  특별강의(연 2회)의 무료참여 우선권 부여

기타
나머지 자세한 사항은 탐방대장(윤세건氏)에게 문의 바람(011-9632-3310)

- <산야초교실> 개강 안내 -

우리의 산과 들, 주변에서 쉽게 찾아 이용하고 활용할 수 있는 '산야초의 놀라운 효능과 음용방법'를 위한 <산야초교실>을 안내합니다. 저자의 현장감 있는 직강을 통해 알차고 재미있는 시간이 되시길 바랍니다.

- 기 간 : 2006년 12월 부터 개강(3개월 단위로 운영)
- 시 간 : 매주 금요일 오후 6시~9시(3시간)
- 장 소 : 서울, 산야초연구회
- 교 재 : 약이되는 산야초 108가지(사진)
- 회 비 : 40만원(일시납부)
- 연락처 : 저자 최양수(011-9994-4252)

※기간과 시간은 추후조정가능

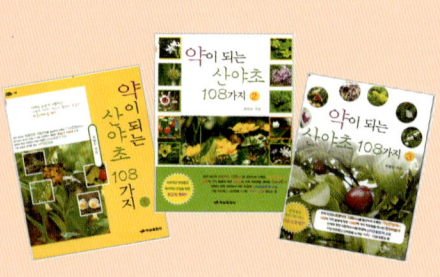

제9장
기(氣)·혈(血)을 소통시키는 산야초

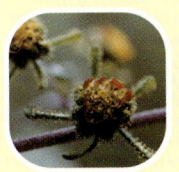 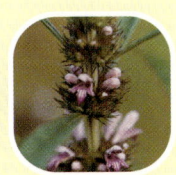 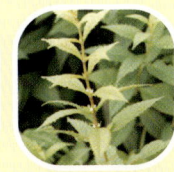
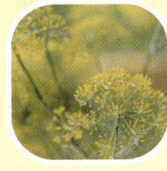 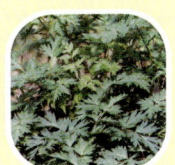

【진득찰】

희첨(豨薟) *Siebesbeckia glabrescens* Makino

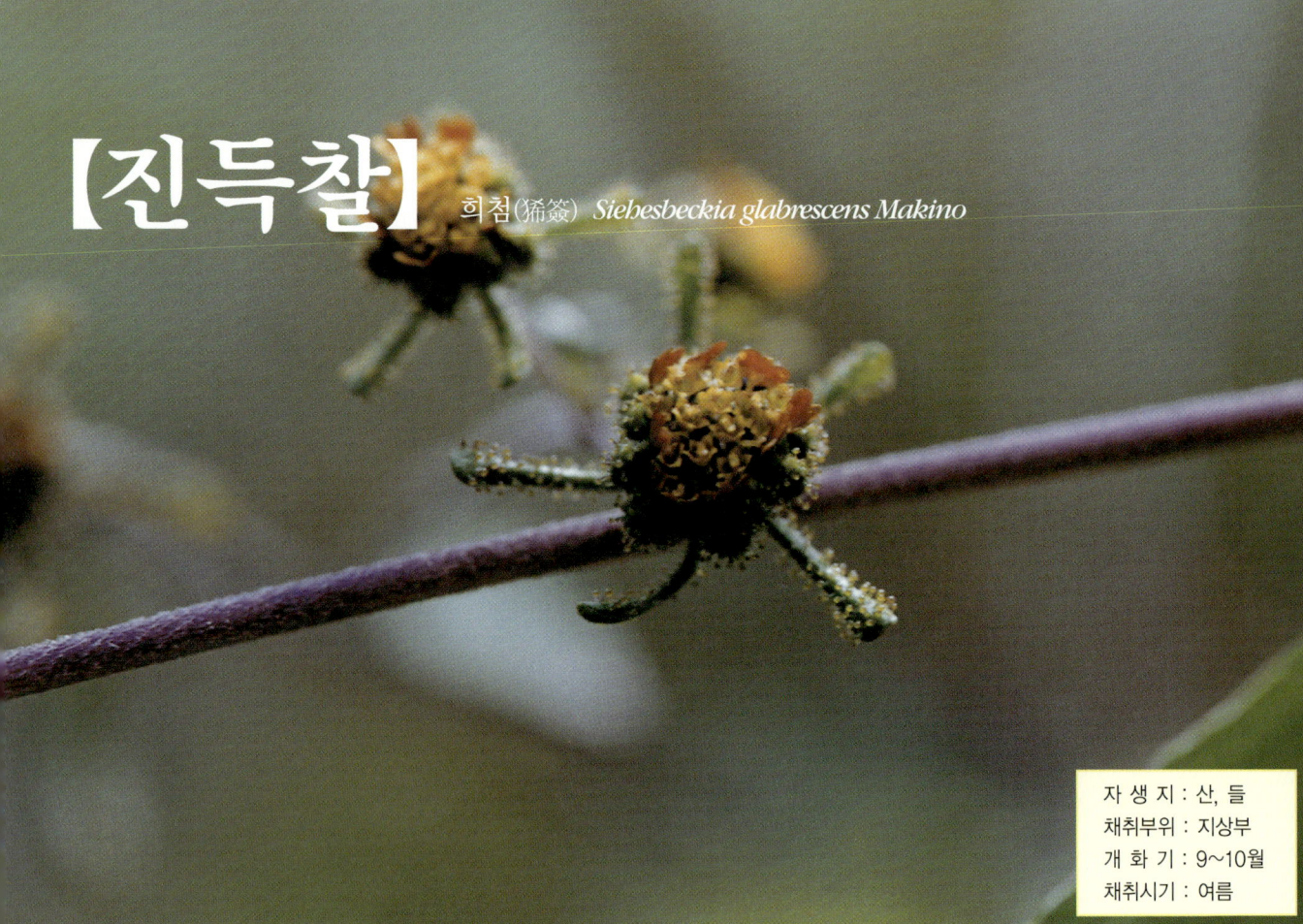

자 생 지 : 산, 들
채취부위 : 지상부
개 화 기 : 9~10월
채취시기 : 여름

🌿 생김새

　전국 각처의 들이나 밭, 길가에 나는 한해살이풀이다. 가시는 없지만 꽃 전체에 끈적끈적한 털이 밀생해 있어 '진득찰'이라 하고 돼지냄새가 난다고 해서 '희첨'이라 한다.

　줄기는 약간 모가지고 곧게 서며 가지가 갈라진다. 바깥면은 희녹색이며 백색의 털이 나 있고 꺾은 면은 백색 또는 녹색이고 속은 백색이며 비어 있다. 잎은 마주 달리고 쭈그러져 있으나 펴면 계란형으로 아래로 갈수록 커지고 밑은 쐐기 모양이다. 뚜렷한 3개의 굵은 잎맥이 나있고 맥 위에도 털이 밀집해 있다. 뒷면에 선점이 있다.

　9~10월에 가지 끝에 황색의 꽃이 산방화서로 핀다. 꽃도 날카로우며 가장자리에 톱니가 있다. 꽃받침이 5개이고 주걱 모양으로 길이가 1cm된다. 설상화는 한 줄이며 암꽃이고 관상화는 양성으로 모두 열매를 맺는다. 열매는 수과로서 4개의 모서리가 뚜렷하고 긴 타원형이며 익으면 떨어져 나가 다른 것에 붙어 종자를 퍼뜨린다.

🌸 효능

여름에 꽃이 필 때 전초를 베어 햇볕에서 말린다.

전초에 쓴맛은 디테르펜인 다루토시드, 다루틴의 성분때문이다. 풍습을 없애고 경맥을 통하게 하는 희첨은 이미 약리실험에서 알콜 우림액이 혈압 강하작용을 나타낸다는 것이 입증되었다.

풍습에 의한 통증을 억제한다 약성이 부드러워 풍습성의 관절염, 류머티즘 통증 등에 효과적이다. 또한 풍습으로 팔다리를 쓰지 못하는데, 중풍으로 말은 잘 못하며 반신불수, 얼굴 신경마비, 좌골신경통, 고혈압에도 쓴다.

혈압 강하작용을 한다 관상동맥경화에서 오는 고혈압, 콜레스테롤 수치가 높은 환자에게 적합하며 급성 전염성 간염의 예방과 치료에도 좋다. 그러나 만성 단계에서 다량을 장기간 복용하는 것은 바람직하지 않다.

🍲 질병에 따라 먹는 방법

풍습성 관절염에는 기혈이 허약하여 저항력이 약한 관절염 환자는 희첨초의 양을 12g 이하로 하고 오가피, 천오, 위령선을 배합하여 복용한다.

『본초비요』에 "희첨초는 맛은 쓰고 매우며 생것은 성질이 차고 익힌 것은 성질이 따뜻하다. 간, 신의 풍기, 사지마비, 근골냉통, 요슬 무력을 치료하며 풍습으로 인한 창상을 치료한다. 굵은 줄기를 버리고 가지로 잎, 꽃, 열매를 가지고 술에 섞어 말리기를 아홉 번한 다음 꿀로 환을 만들어 먹으면 원기를 더하게 된다. 찧어 즙을 내서 오래도록 졸여서 고(膏)로 만든다. 감초, 생지황을 끓여서 고로 하고 꿀을 같이 넣어 희첨초고를 취한다. 술로 복용하면 더욱 묘하다."고 한다.

『본초정』에 "맛은 쓰고 성질은 약간 찬데 소독이 있다. 이것은 기미가 사나워 풍습제독을 잘 쫓아낸다. 층층이 쌓아 꿀과 술을 뿌려 아홉 번 찌고 말려 꿀로 환을 만들어 공복에 술로 복용한다. 중풍으로 구안와사가 된 것을 치료하고 습비로 요각이 동통, 마목하는 것을 제거시킨다."고 한다.

> 진득찰(희첨)의 성질은 생것은 차고 익힌것은 따뜻하다. 맛은 쓰며 간경과 신경에 작용한다.

▶ 털진득찰
'털진득찰(Siegesbeckia pubescens Makino)'은 진득찰보다 크고 잎과 줄기에 점액이 들어 있는 긴 털이 많다. 전초에서 알칼로이드, 사포닌, 정유, 탄닌, 쿠마린이 확인되었고 민간에서는 전초를 피부병, 빈혈, 월경 불순 그리고 간과 콩팥의 질병에 쓴다.

《 진득찰 발효액 담그기 》

발효액을 만들기 위해선 여름철에 꽃이 필 때 상층부를 베어서 잘 씻어 말린 뒤에 생강, 감초, 대추를 진하게 달인 물과 함께 용기에 넣어 진득찰과 같은 양의 흑설탕을 추가하여 6~8개월 동안 발효시켜 음용한다.

【익모초】 (益母草) *Leonurus sibiricus* L

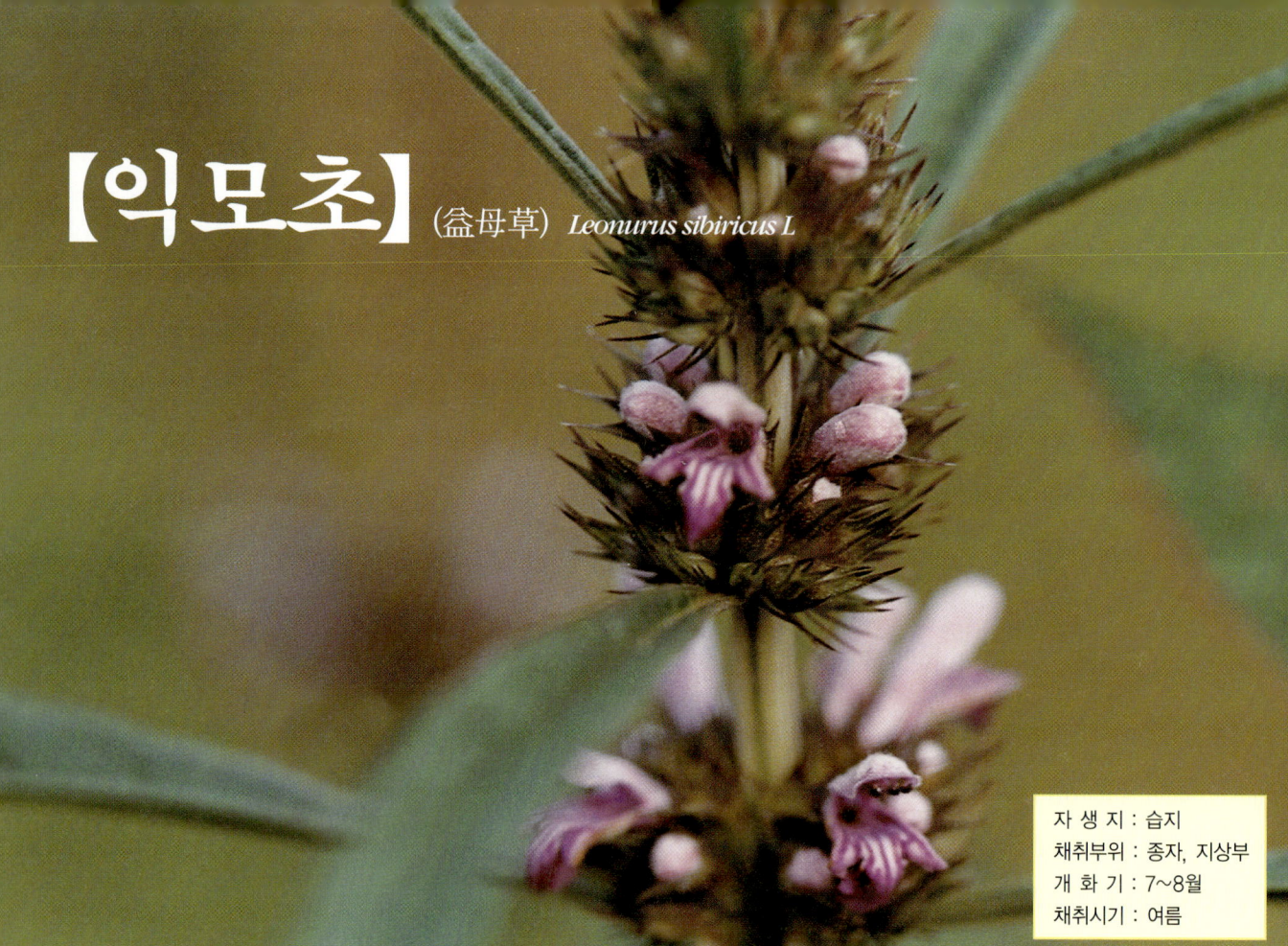

자 생 지 : 습지
채취부위 : 종자, 지상부
개 화 기 : 7~8월
채취시기 : 여름

🍃 생김새

익모초는 전국 각처의 들과 밭에서 자라는 꿀풀과의 두해살이풀로서 습한 물가에서 잘 자란다.

초봄에 인진 같은 어린 싹이 나와 여름이 되면 키가 1m쯤 된다. 뿌리에서 나온 근생엽은 약간 둥근 모양이고 깊게 갈라져 있고 가장자리에 톱니가 있다. 잎자루가 길며 근생엽은 꽃이 필 무렵 없어진다. 줄기에서 나온 경생엽은 깃 모양이고 선형이다.

연한 홍자색의 꽃은 7~8월에 피며 윗부분의 잎겨드랑이에서 몇 개씩 층층으로 달리고 꽃받침은 5개로 갈라지며 끝이 바늘처럼 뾰족하다. 화관은 2갈래인데 하순 꽃잎은 다시 3갈래진다. 가운데의 것이 가장 크고 붉은색 줄이 있다. 수술은 4개인데 그 중 2개가 길다. 열매는 9~10월에 열리는데 소견과로 넓은 달걀꼴이고 씨앗은 색깔이 검고 세모꼴이며 3개의 능선이 있다.

송장풀과 같은 속에 들어가지만 조금 일찍부터 피기 시작한다. 역시 줄기는 곧게 서고 네모 진다. 키는 60~100cm 정도 몸 전체에 갈색이 나는 누운 털이 밀생한다.

잎은 서로 마주보고 달걀꼴로 잎자루가 있다. 가장자리에는 거친 톱니가 있고 더러는 갈라진다. 꽃은 8~9월에 피는데 연한 분홍색 또는 흰색이고 수송이 씩 잎겨드랑이에 붙는다. 꽃받침은 깊게 5개로 갈라지고 끝이 가시 모양이며 2개는 길다. 화관은 입술 모양인데 상순은 투구 모양이고 겉에 흰털이 밀생한다. 하순은 3갈래진다. 씨는 검고 반들거리며 3개의 능선이 있다.

🌸 효능

여름철 성장이 왕성할 때 채취하여 햇볕에 말리며 또는 생것으로 쓰는데 잘게 썰어서 사용한다. 『본초강목』에 익모초는 소서와 단오사이인 6월 6일 채취하는 것이 가장 좋다고 한다.

부인과 질병에 효과적이다 월경과 관련된 질병에 뚜렷한 효과를 나타내며 산후에 어혈을 제거하는 작용을 한다. 주로 월경 불순, 월경통에 사용하는 익모초는 자궁에 대해 긴장과 수축을 정상화시킨다.

익모초의 종자를 '충울자'라 하며 그 효과는 익모초와 유사하여 월경조정의 효능이 있다. 월경 불순, 월경통 및 산후에 남아 있는 어혈이 없어지지 않을 경우에 적합하다.

위먹은 병을 치료한다 익모초 생즙은 더위를 먹은 병을 치료하거나 예방한다.

일사병, 열사병 등은 더위 때문에 몸에서 열이 몹시 나는데 그 열이 몸밖으로 발산되지 않아 생긴다. 또한 익모초 생즙은 심장 근육에 함유된 유효성분을 늘려주고 심장기능을 강화한다. 예전에는 익모초 즙을 만들 때는 반드시 새벽이슬을 맞은 것을 쓰기도 하였다.

청열작용을 한다 눈이 붉게 충혈되고 아픈 경우에 결명자, 목적을 배합해 사용하면 좋다.

> 익모초는 성질은 약간 차고 맛은 맵고 쓰다. 효능은 조경·행혈·이수작용 등이 있다.

🍄 질병에 따라 먹는 방법

월경 불순에는 어혈로 인해 월경이 2개월 이상 없고 복부 통증이 있을 때, 약간의 출혈이 있을 뿐 순조롭게 배설되지 않는 증상이 있으면 익모초에 당귀, 홍화, 하수오를 가미하여 사용한다.

익모초 조총을 만드는 방법 푹끓여 재탕한 뒤에 건더기를 거르고 꼭 짠 후 다시 원탕과 재탕을 합하여 걸쭉해질 때까지 끓이는데, 반드시 마지막에 잘 저어야 한다. 이 조총을 '익모고', 또는 죽은 자도 되살린다는 '환혼단'이라 한다.

익모초 알약을 만들 때는 익모초 조총에 익모초 가루를 넣어 반죽하거나 천궁, 백작약, 당귀, 목향, 단삼을 가루 내어 조총과 함께 반죽해 만든다. 월경통에 있어 통증이 어느 정도 멎은 뒤에 상용한다.

【쉽싸리】

택란(澤蘭) *Lycopus lucidus Turcz*

| 자생지 : 습지 |
| 채취부위 : 전초 |
| 개 화 기 : 7~8월 |
| 채취시기 : 7~8월 |

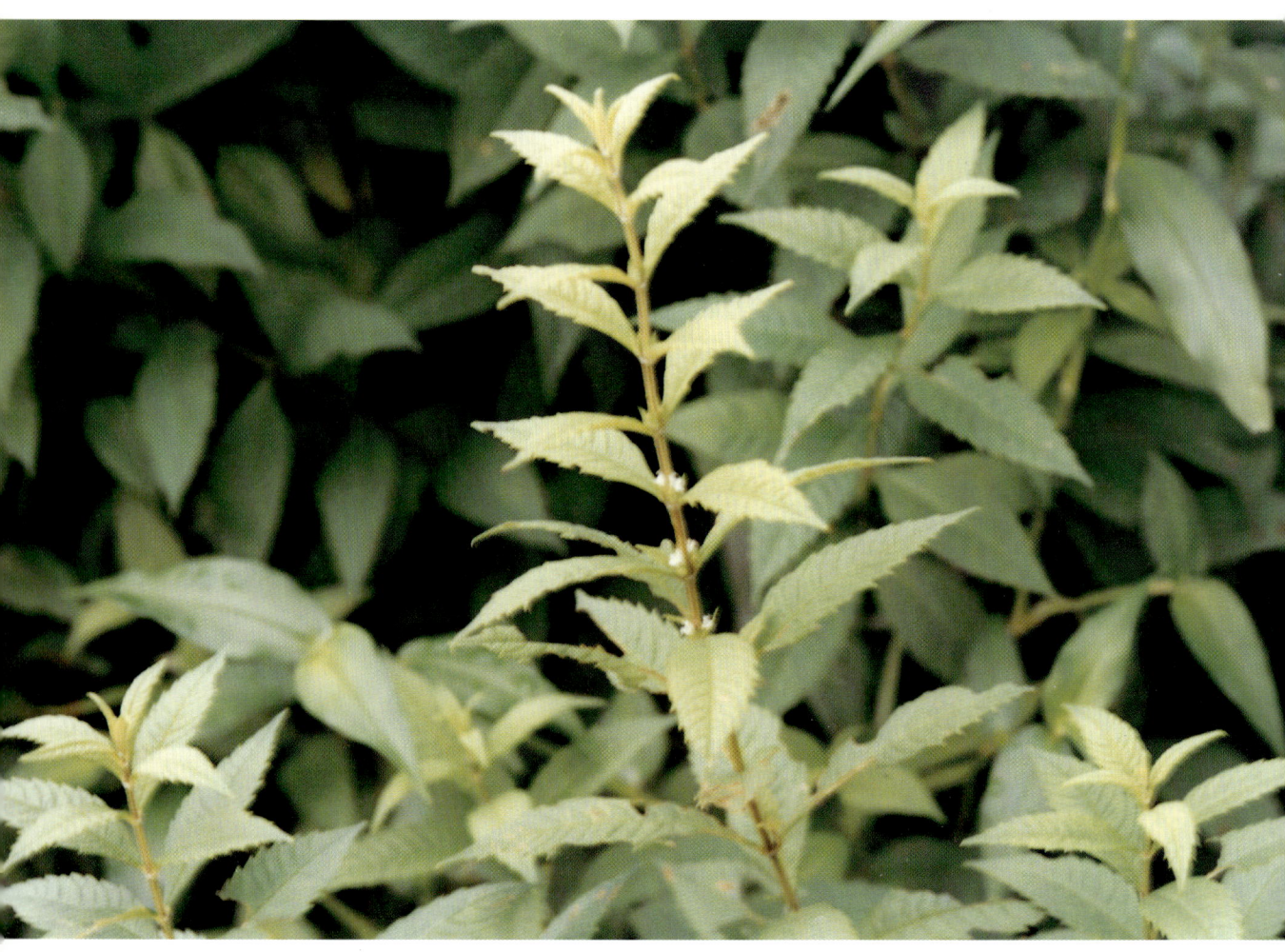

🍃 생김새

　쉽싸리는 습지 근처에서 군생하는 꿀풀과의 여러해살이풀로서 키가 1m에 달하고 원줄기는 네모지며 녹색이다. 마디는 검은 빛이 나고 흰털이 있다. 땅속줄기는 흰색으로 굵으며 옆으로 뻗는 줄기 끝에서 새순이 나온다.

잎은 서로 마주보며 나고 넓은 피침형으로 양끝이 좁으며 밑으로는 날개가 있는 잎자루처럼 된다. 잎 가장자리에 톱니가 있다. 꽃은 7~8월에 흰색으로 피며 잎겨드랑이에 많이 모여 달리며 열매는 9~10월에 달린다.

🌸 효능

전초를 7~8월에 경엽이 무성하면서 꽃이 필 때 채취하고 햇볕에 건조한 후 잘게 썰어서 사용한다.

활혈작용을 한다 택란은 월경을 조절하는데 긴요한 약물이며 혈액순환을 좋게 하고 월경을 정상화한다. 월경 이상은 대개 자궁내에 어혈이 막혀있거나 우울증에 의해서 발생된다. 더욱이 월경전후로 늘 복통이 일어나는 경우에 통기산한약을 써도 그 통증은 좀처럼 가시지 않는다.

월경을 정상화시킨다 성질은 온화하며 어혈을 흩어뜨려 월경을 정상화시키는 효능이 있다. 같이 쓰는 약물은 단삼, 익모초, 천궁, 당귀, 금령자, 현호색 등이 있다. 월경시작하기 전 일주일 전부터 복용한다.

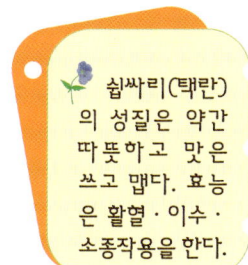
쉽싸리(택란)의 성질은 약간 따뜻하고 맛은 쓰고 맵다. 효능은 활혈·이수·소종작용을 한다.

🍲 질병에 따라 먹는 방법

월경 시작일이 불규칙적이고 일주일 이상 계속되는 경우와 복부 팽만감으로 허리가 시큰거리면서 혈색이 짙고 덩어리가 질때는 천궁, 적작약, 우슬, 익모초를 배합해서 사용한다.

월경이 2개월 이상 없으며 복부가 아프면서 팽만감이 있을 때는 오령지, 적작약, 도인, 향부자, 목향 등을 가미해 사용한다.

빈혈 체질로 월경이 불통할 때는 당귀, 하수오, 천궁, 우슬 등을 배합하여 쓴다.

산후 배뇨가 힘들때는 이뇨·거습·소종작용을 하기 때문에 산모의 얼굴과 다리에 부종이 나타날 때 쓴다. 다만 단미로 사용하면 효과가 적기때문에 복령, 우슬, 방기 등의 약을 배합하여 쓰는 것이 좋다.

【벌등골나물】

패란(佩蘭) *Eupatorium fortunei Turcz.*
등골나물, 산택란(山澤蘭) *Eupatorium japonicum Thun.*
Eupatorium chinense var. simplicifolium Kitamura

자 생 지	습지
채취부위	지상부
개 화 기	8~9월
채취시기	6~7월

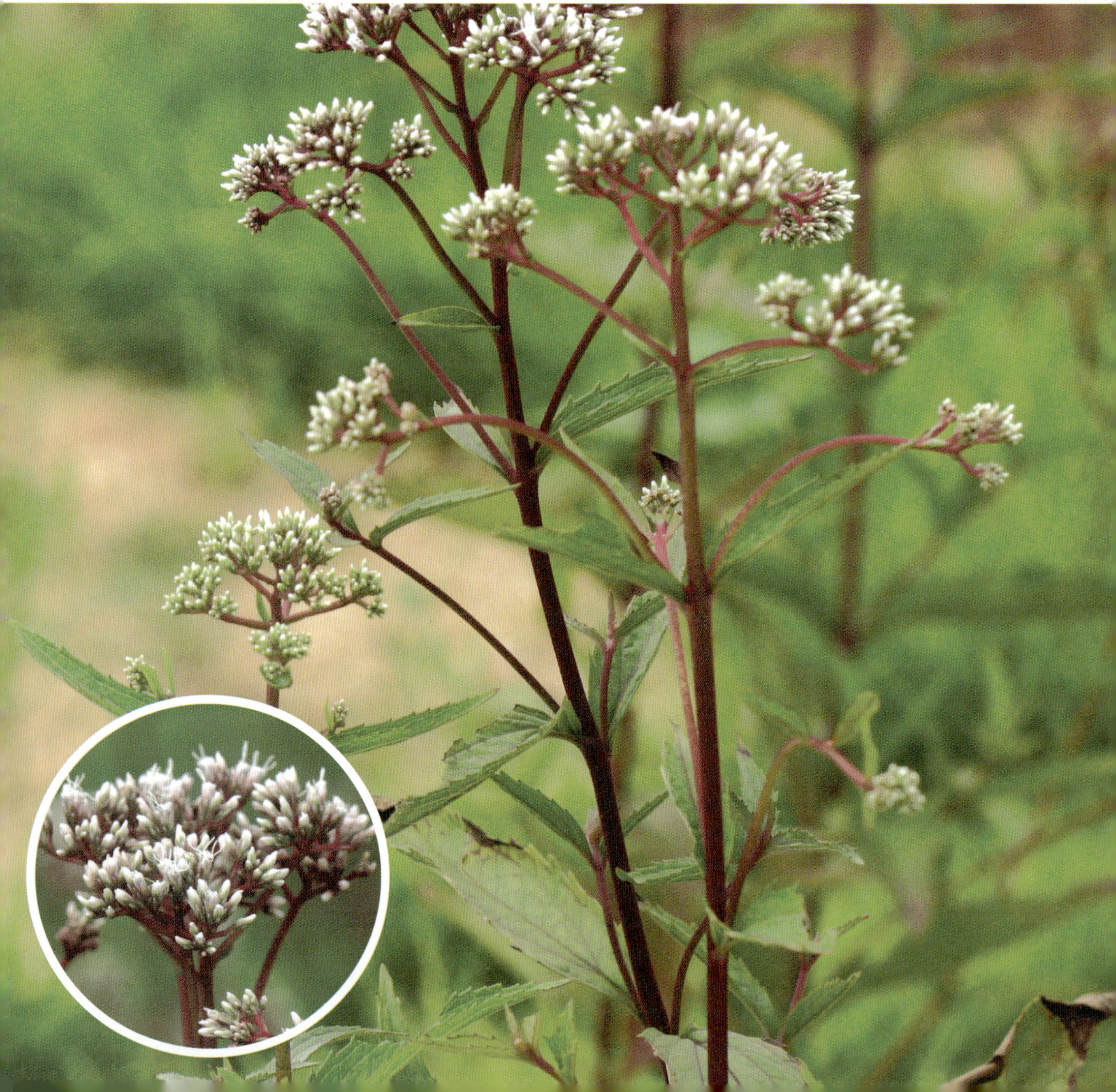

① 벌등골나물

벌등골나물은 냇가 근처에서 자라는 국화과의 여러해살이풀로서 키가 1~1.5m 정도 된다. 근경이 옆으로 길게 자라며 잎은 서로 마주보고 나며 보통 3개로 깊게 갈라진다. 윗부분은 안갈라지고 잎자루가 짧다. 말렸어도 향기로운 냄새가 나서 '패란', '난초', '향등골나물'로 부른다. 잎의 양면에 선점이 없으며 표면은 광택이 나고 가장자리에 톱니가 있다.(골등골나물, 등골나물은 뒷면에 선점이 있다.) 꽃은 8~9월에 피고 연한 홍자색이며 원줄기 끝에서 산방화서에 달린다. 꽃은 '천금화(千金花)'라고도 한다.

② 등골나물

등골나물은 키가 2m에 달하고 가지에 꼬부라진 털이 있고 원줄기에 자줏빛 점이 있다. 밑부분의 잎은 작으며 꽃이 필 때쯤 되면 없어진다. 중앙부의 큰 잎은 서로 마주보며 비교적 규칙적인 톱니가 있으며 양면에 털이 있고 뒷면에 선점이 있다. 또한 향기가 난다. 이것의 품종으로 향등골나물(for. tripartitum Hara)이 있는데 잎이 3개로 갈라지고 꼭대기 갈래는 크고 긴 타원형이지만 옆의 것은 작고 피침형이다. 한방에서는 '산택란'이라고 부른다.

> 벌등골 나물의 성질은 평하고 맛은 맵다. 해열·이뇨·조경·화습작용을 한다.

『약초의 성분과 이용』에서 말하기를 "청서화습약으로 위장을 돕고 토하는 것을 멈추는 약으로 더위로 인한 열, 머리 아픔에 곽향, 진피, 후박을 같이 쓰고 입냄새, 메스꺼움, 소화불량에 끼무릇 뿌리, 진피와 같이 쓴다. 또한 오줌내기, 열내림약으로도 쓰이며 당뇨병으로 인한 붓기, 류머티스, 황달에도 쓴다."고 한다.

🌸 효능

이른 가을에 잎이 무성하고 꽃봉오리가 맺기 전에 지상부분을 베어 그늘에서 말려 썰어서 사용한다.

여름철 감기에 의한 발열에 효과적 상용되며 곽향과 함께 사용하면 효과가 높다.

소화기의 염증치료 보조역할 토하고 설사하고 밥맛이 없을 때 패란을 사용하면 효과가 있다.

두훈, 두통, 번열(煩熱)을 없앤다 몸에 열이 몹시 나고 가슴속이 답답하여 괴로운 것을 치료한다.

🍵 질병에 따라 먹는방법

위장의 소화흡수력이 감퇴되면 여름철 위장에 여러 증상이 나타나기 쉽다. 이때 두구인, 후박, 진피, 신곡 등을 섞어 소량을 짧은 시간에 끓여 복용한다. 너무 오래 끓이면 효과가 약해지므로 주의한다.

감기 후에도 계속해서 두통이 있으면 만형자, 고본을 배합하여 사용한다.

고혈압으로 인한 두통에는 백질려, 조구등, 감국을 가미해 사용한다.

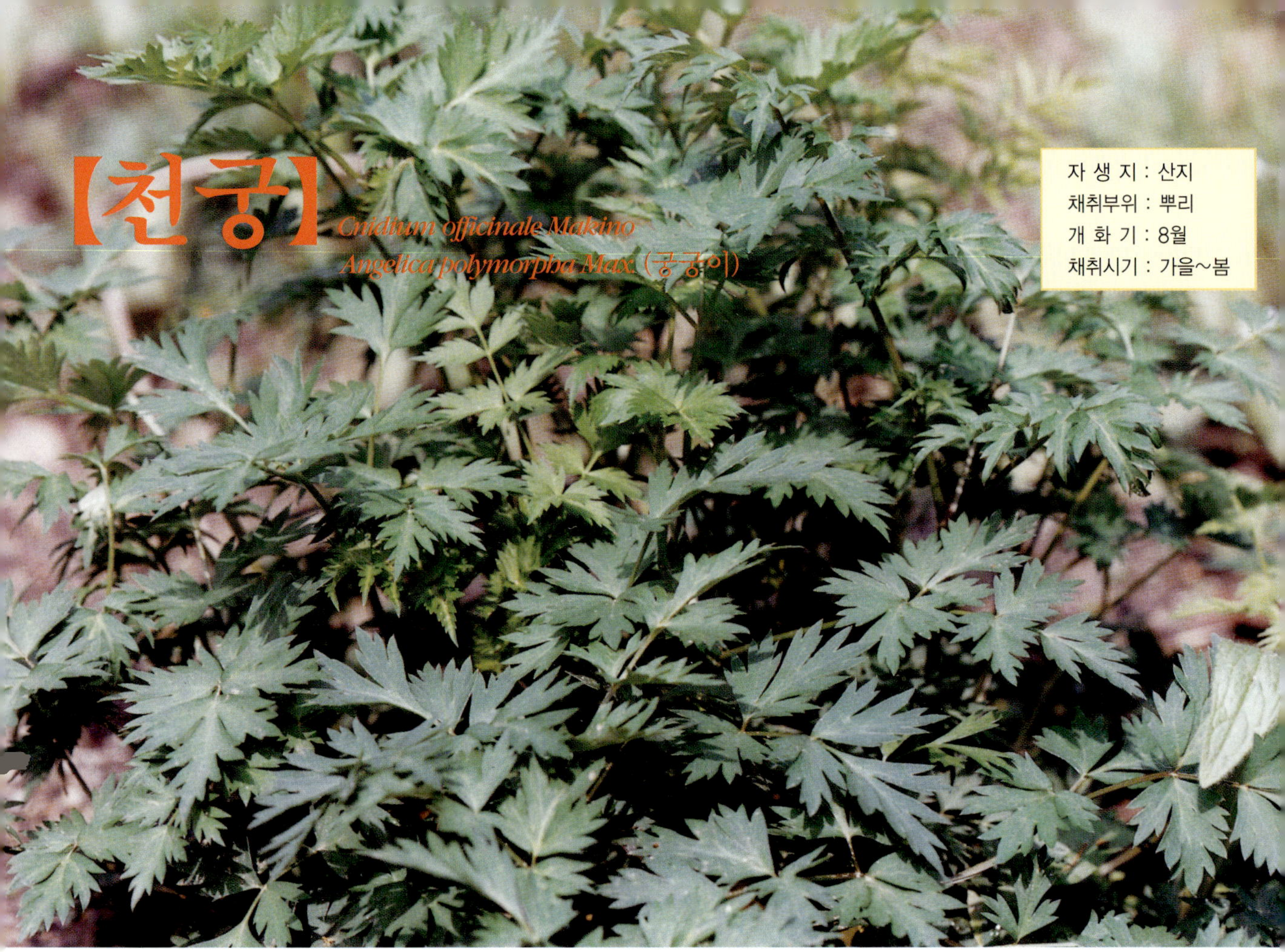

【천궁】
Cnidium officinale Makino
Angelica polymorpha Max. (궁궁이)

| 자 생 지 : 산지 |
| 채취부위 : 뿌리 |
| 개 화 기 : 8월 |
| 채취시기 : 가을~봄 |

🌿 생김새

원래의 이름은 궁궁(芎藭)이라 하였으나 중국의 사천성에 나는 궁궁이가 품질이 좋고 유명해서 천궁으로 불리워졌다. 옛부터 당귀와 더불어 여성들한테 중요한 약물로 각종 처방에 들어간다.

중국이 원산지로 산형과의 여러해살이풀로서 한국 및 일본에서 흔히 재배하고 있으며 키가 30~60㎝이고 곧추 자라며 가지가 갈라진다.

잎은 서로 어긋나고 2회 우상복엽이며 근생엽은 엽병이 길고 경생엽은 위로 올라갈수록 점차 작아지며 밑부분이 엽초로 되어 원줄기를 감싸고 소엽은 난형 또는 피침형으로서 결각상의 톱니와 더불어 예리한 톱니가 있다.

꽃은 8월에 피며 가지 끝과 원줄기 끝에서 큰 산형화서가 발달한다. 꽃잎은 5개이며 안으로 꼬부라지고 흰색이며 5개의 수술과 1개의 암술

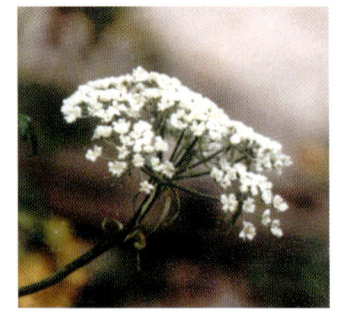

이 있다. 우산 모양의 가지는 10개 정도이고 소산경은 15개 정도이며 총포와 소총포는 각각 5~6개로서 선형이고 열매가 익지 않는다.

중국에서는 Ligusticum chuamxiong Hort(왜당귀속)를 사용한다. 한국 및 일본산은 Cnidium속을 쓰는데 모두 재배품이다. 우리나라에서 울릉도의 나리분지가 중요 재배지역이다.

효능

보혈·조경작용을 한다 천궁에 당귀, 숙지황, 백작약을 배합한 것이 '**사물탕**'으로 보혈과 양혈에 사용되는 방제이다. 단미로 사용하면 미약하지만 함께 쓰면 높은 효과를 올릴 수 있다.

혈액순환을 좋게 한다 천궁은 혈관을 확장하고 혈액의 유통을 정상화한다. 또한 혈액순환을 좋게 하고 혈소판의 응집을 방지한다. 특히 천궁은 당귀와 잘 맞는다. 천궁이 당귀의 조혈작용을 도와주는데 이 처방이 '**궁귀탕**'이다.

궁귀탕은 임산부의 생체 기능을 좋게 해줄 뿐 아니라 출산시 골반이나 자궁을 확장시켜 통증을 덜어준다. 그리고 월경을 조절하고 원활한 혈액순환을 도와 혈허를 보충한다.

> 천궁의 성질은 평하고 맛은 맵다. 해열·이뇨·조경·화습 작용을 한다.

질병에 따라 먹는 방법

여성의 월경을 순조롭게 한다 기혈을 잘 순환시켜 통증을 멈추게 하고 경로가 원활하게 한다.

빈혈, 월경 불순에는 어혈로 진액이 부족하여 월경 불순이 오면 천궁에 당귀, 숙지황, 백출, 당삼을 배합해 혈액을 충족시켜 월경을 통창시킨다.

뇌일혈, 뇌혈전에 의한 반신불수에는 적작약, 도인을 배합해 쓰면 어혈을 용해·흡수하여 혈류를 원활하게 한다.

좌골신경통에는 풍습을 일으키는 신경통의 통증을 없앤다. 좌골신경통에는 도인, 홍화, 우슬을 가미해 사용한다.

월경이 없거나 월경이 한달 이상 계속되면 배가 몹시 아프기도 하는데 이때 적작약, 도인, 향부자, 현호색을 더해 사용한다.

혈색 이상과 덩어리가 나오면 월경 전이나 월경기간 중에 아랫배가 아프고 혈색이 암자색인 경우와 핏덩이가 섞여 나오면 당귀(미), 적작약, 향부자를 가미해 사용한다.

고수

Coriandrum sativum L.

자 생 지	재배
채취부위	열매
개 화 기	5~6월
채취시기	6~7월

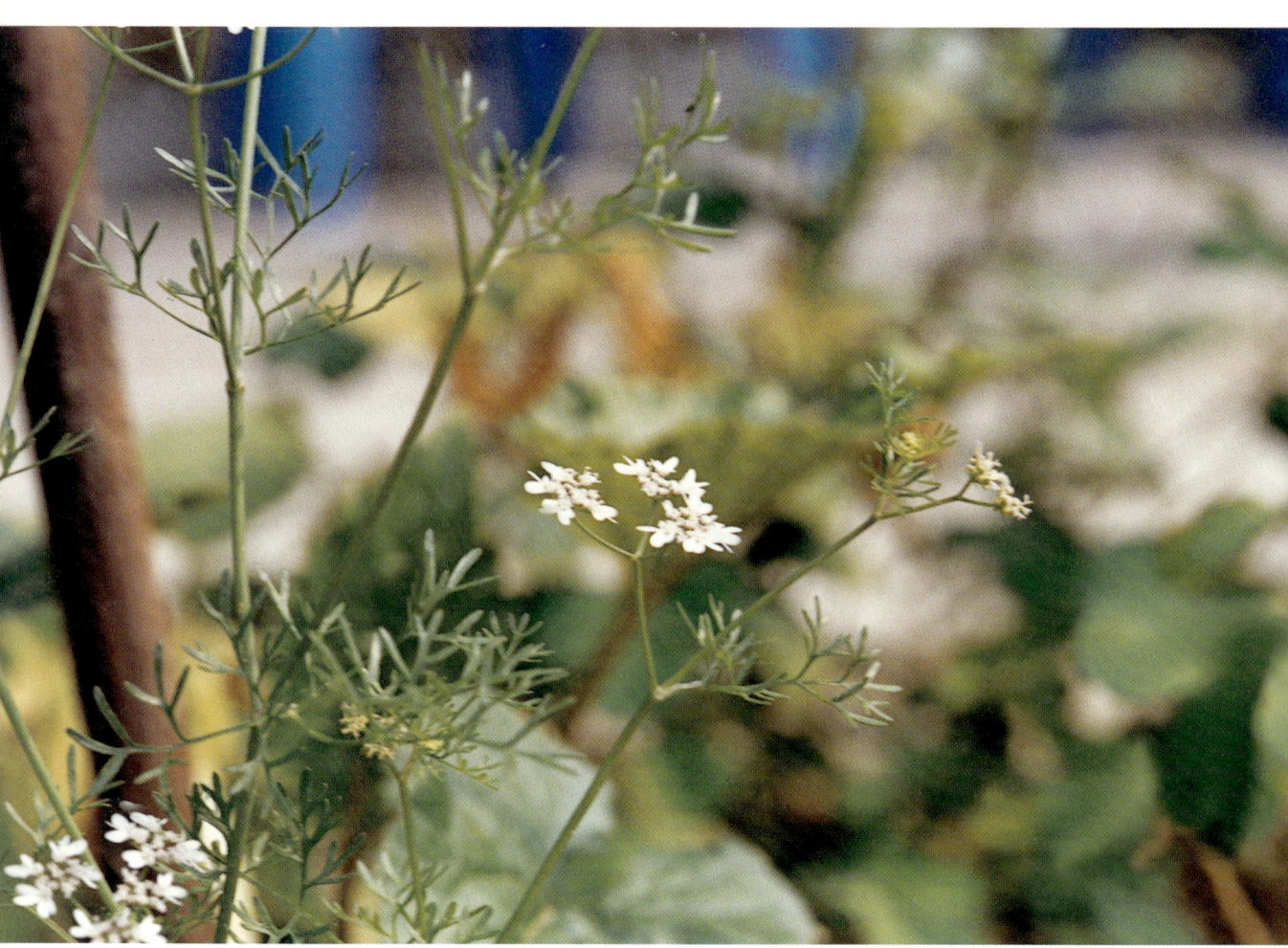

🌿 생김새

고수는 지중해가 원산지인 산형과의 한해살이풀이다. 열매는 '호유자'라고 부르며 약용하며 채소작물로 재배한다. 지금까지 알려진 향신료 식물 가운데 가장 재배가 오래된 작물중의 하나로서 BC.5000천 년경부터 재배되어 왔다.

키는 30~60㎝ 정도되고 원줄기는 곧으며 속이 비어있고 가지가 약간 갈라지며 털이 없다. 근생엽은 잎자루가 길지만 위로 올라갈수록 짧아지며 밑부분이 모두 엽초로 된다.

밑부분의 잎은 1~2회 우상복엽이지만 위로 올라가면서 2~3회 우상으로 갈라지고 갈래가 좁아진다. 5~6월에 원줄기 끝과 가지끝에서 산형화서가 발달하여 다시 작은 우산가지 모양으로 갈라져서 10개 정도의 흰색 꽃이 달린다. 꽃잎은 5개이고 가장자리 꽃잎은 특히 크며 수술은 5개이다. 열매는 둥글며 10개의 능선이 있고 향기가 난다.

효능

고수의 열매는 6~7월에 달리며 결실기에 채취하여 햇볕에 말려 썰어서 사용한다.

홍역을 예방한다 예전부터 마진(홍역)을 예방하기 위하여 많이 사용해 왔다.

소화를 돕는다 고수는 방향(芳香)이 있어 소화를 돕는다. 주로 소화불량에 많이 사용된다.

기타 겨드랑이 냄새를 없애는데, 담을 부드럽게 하는데, 입 냄새를 없앨 때에도 사용된다. 씨앗은 하혈이나 이질에 쓰기도 한다.

질병에 따라 먹는 방법·용법

홍역에는 마진이 발진하는 징후가 있으면서도 잘 안나오면 생호유 한 줌을 열탕에 담갔다가 즉시 꺼내 물기를 없앤 후 문지르면 발진을 돕는다.

요리에 사용한다 요즘은 주로 요리에 많이 사용한다. 색이 푸르기 때문에 요리의 배색, 향기, 미각을 모두 좋게 하며 식욕을 증진시키기 때문이다. 유럽에서는 강장 효과가 뛰어나다하여 차나 스프로 만들어 먹었다. 또한 고수는 비린내를 제거한다.

주의 열탕에 데쳐서 사용하며 많이 먹으면 눈이 충혈되기 때문에 매일 먹지 않는다.

▶고수는 중국에서 주로 고기 요리에 많이 쓰이며 인도나 태국에서는 카레나 스프에 널리 쓰인다. 중국은 '호유실' 이라고 하고 서양에서는 '코리안더' 라고 부른다.
이 뜻은 '빈대'를 뜻하는 그리스어의 '코리스'와 좋은 향기가 나는 식물인 '아니스'를 합친 것으로 잎이 푸를 때는 빈대 냄새가 나고 열매에서는 달콤한 냄새가 난다.

고수의 성질은 따뜻하고 맛은 맵다. 효능은 발한·소화·투진(透疹)작용 등을 한다.

▶고수의 씨앗은 중요한 조미료 식물로서 탄수화물을 소화시키는 효과가 뛰어나 빵이나 과자를 구울 때 함께 넣기도 한다.

【소회향】 (小茴香) *Foeniculum vulgare* Mill

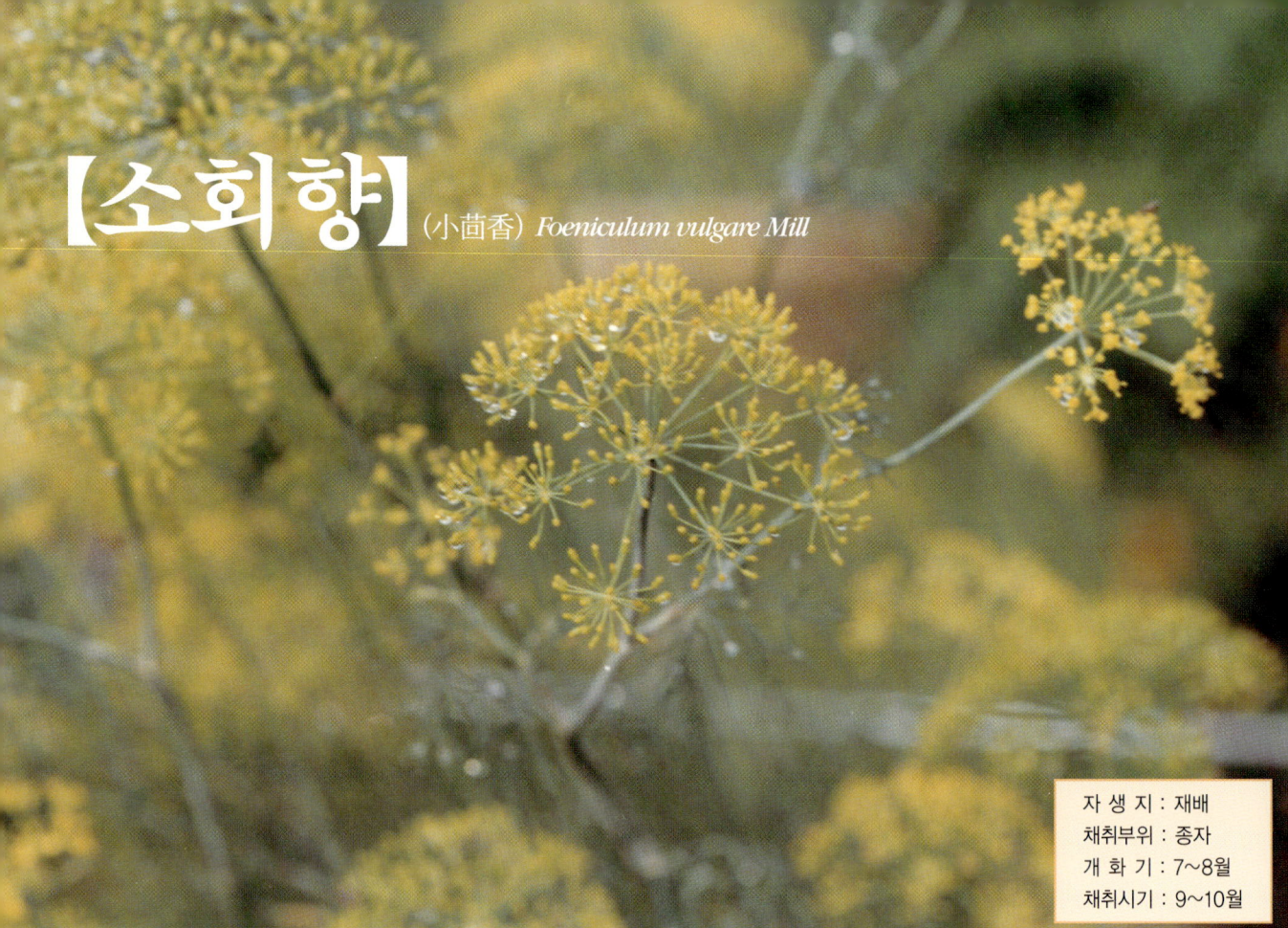

자 생 지 : 재배
채취부위 : 종자
개 화 기 : 7~8월
채취시기 : 9~10월

🌿 생김새

　회향은 전국 각처에서 재배하는 산형과의 여러해살이풀로서 원줄기는 둥근 기둥 모양이며 녹색이다. 뿌리에서 모여 나온 잎은 잎자루가 길지만 위로 올라갈수록 짧아지며 잎자루 부분이 넓어져서 칼집 모양이 된다. 줄기에서 나온 잎은 3~4회 깃털 모양으로 갈라지며 갈래는 선형이다.

　노란색 꽃은 7~8월에 피고 원줄기 끝과 가지 끝에서 큰 복산형화서가 펼쳐진다. 열매는 9~10월에 달린다.

　회향은 남부유럽이 원산지로 알려져 있지만 그 출처는 정확하지 않고 지중해 연안 또는 북인도 등에도 자생종이 있다. 재배역사는 오래되었으며, 고대 팔레스타인에서 기록을 볼 수 있고 그리스, 로마 시대에 방향성 건위제(健胃劑)로 널리 쓰여졌다.

　한방에서는 주로 열매를 약으로 쓴다. 크기에 따라 그 종류를 나누는데 크기가 큰 것을 '대회향'이라 한다. 이것은 주로 중국 요하성에서 난다. 작은 것은 '소회향'이라 하며, 요하성 이외의 지역에서 나는 것을 말한다. 지금은 중국에서 수입되는 것을 '대회향'이라 부르고 우리나라에서 나는 것을 '소회향'이라 한다. 이제는 대회향을 구하기가 어렵고 중국 남부나 베트남에서 나는 목란과의 '팔각회향(Illicium verum Hook. f.)'을 '대회향'으로 부른다.

우리나라에서 나는 소회향은 인도가 원산지며 시라의 열매인 시라자로 납작한 타원형이다.

영명으로는 'Dill'이라 부르는데, 이것은 옛 스칸디나비아어인 '잠잠하다'라는 'Dilla'에서 유래된 것으로 맛이 강해 미각기관을 '잠재운다'라는 의미에서 나온 것으로 보인다.

🌸 효능

잎과 씨앗에는 정유를 함유하는데 열매중에 3~4%이며, 그 주성분은 카본이 40~60%이며, 지방유가 18%, 그 외 약 20%가 단백질이다. 회향유는 향기가 강하고 처음에는 달지만 나중에는 쓴맛이 난다.

건위 · 건위 · 산한 · 통기 · 지통작용을 한다 소회향에는 회향유가 있어 장의 움직임을 촉진시키고 가스의 배출을 도와주므로 복부에 가스가 차는 것을 없애주고 통증을 풀어주는데 사용된다.

> 소회향의 성질은 따뜻하고 맛은 맵다. 효능은 온신 · 진통 · 건위작용을 한다.

향신료로 사용한다 '회향'이란 이름은 썩은 간장이나 물고기에 회향을 넣으면 '본래의 모습으로 되돌아간다.' 하여 지어진 이름이다. 주로 식품의 향료나 냄새를 바꾸는데 많이 쓰인다. 잎은 각종 샐러드에 섞어 이용하며 고기의 비린내를 없애기 위해 혼합해 이용한다. 피클용 오이에도 회향이 사용되는데 그 독특한 향기는 잎에 향이 많이 함유할 시기인 꽃이 피기 바로 전의 것을 수확해 쓴다.

🍚 질병에 따라 먹는 방법 · 용법

먹는 방법 열매 전체를 베어 햇볕에 말려 털어서 그대로 쓰거나 가루 내어 술에 담근 후 볶거나 소금물에 담근 뒤 볶아서 사용한다.

위산과다에는 조금이라도 차가운 기를 받으면 위가 자주 아프고 쓴 물을 토하고 트림이 난다. 이때 사인, 소엽 등을 배합해 쓴다.

소화기 질환, 복부 수술 후 장에 가스가 차는 경우 후박, 목향, 창출 등을 함께 쓰면 좋은 효과가 있다.

만성적인 복부냉통 혹은 발작성 통증에는 얼굴이 창백하고 식은땀이 나면 회향, 쑥을 볶아서 익힌 것을 복부에 덮고 누르면 좋다.

지속적인 복부 냉통에는 고량강, 향부자, 오수유, 현호색을 배합하여 각종 소화기 질환에 나타나는 복통 치료에 사용한다.

기타 술과 섞어 마시면 입맛이 나고 소화가 잘 된다. 증류수에 섞어 가라앉힌 후 생기는 맑은 물은 안약으로도 쓴다.

[곽향] (藿香) *Teucrium veronicoides Max*

Agastache rugosa (Fisch. et. Meyer) O. Kuntze 배초향
Pogostemon cablin(Blanco) Benth. 광곽향

자 생 지	산, 들
채취부위	지상부
개 화 기	7~9월
채취시기	7~9월

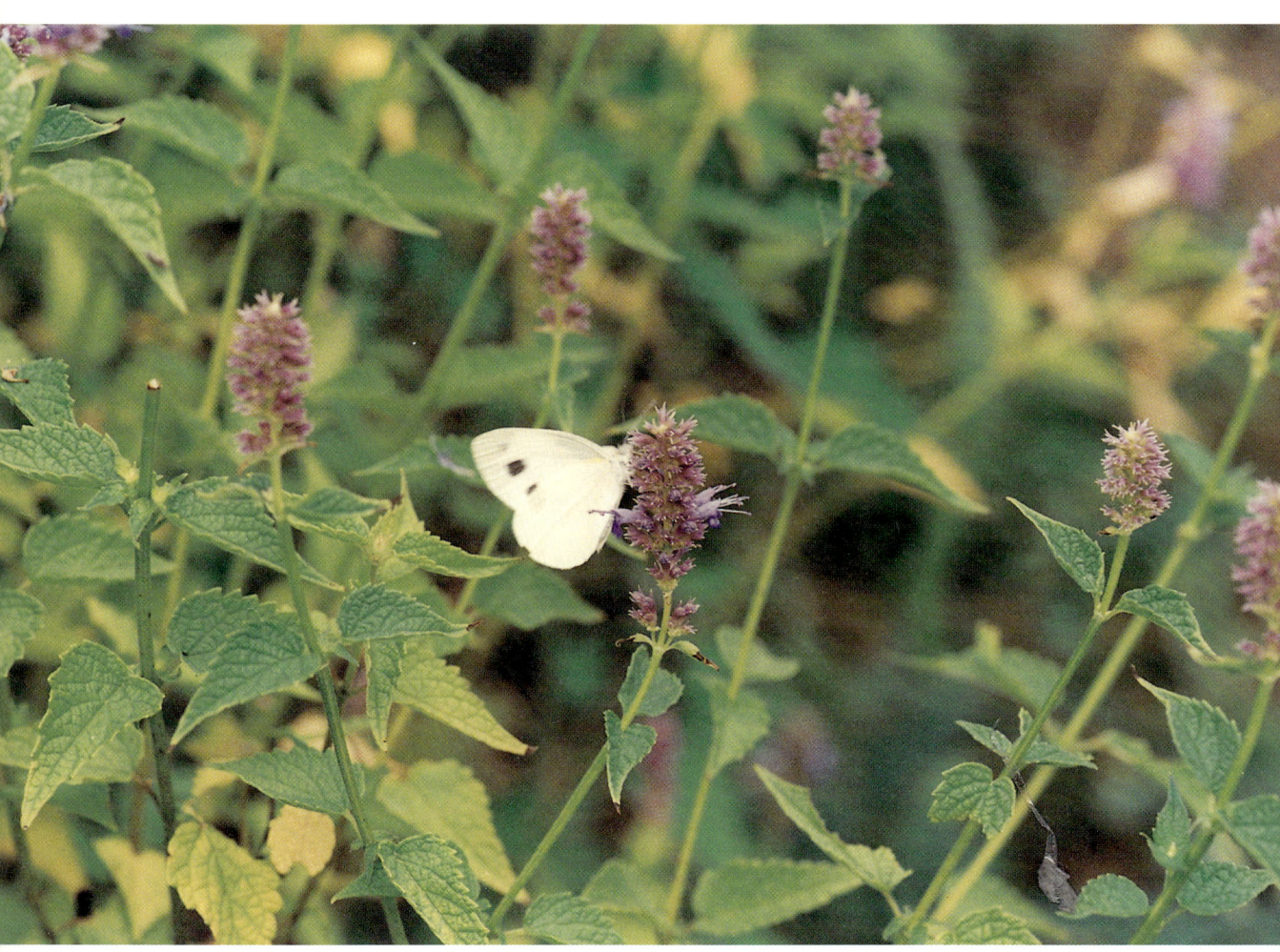

배초향

① 곽향

　곽향은 우리나라 각처의 양지바른 자갈밭에 나는 꿀풀과의 향기가 나는 여러해살이풀이다. 지방에 따라 여러 가지 이름으로 불리며 '배초향', '방아풀', '깨나물', '참뇌기' 등의 이름이 있다. 우리나라에서는 배초향을 약용으로 쓰고 있다.

대개 한라산이나 함북의 산지에서 자라며 꽃은 연한 하늘색으로 총상화서로 달리지만 한쪽으로 치우쳐 꽃이 드문드문 달린다.

중국에서는 광동지방의 광곽향을 많이 재배한다. 우리나라에서 수입되는 대부분이 이것이다.

곽향은 향기가 있으며 잎을 증류해서 얻은 방향수를 '곽향로' 라 한다.

② 배초향

배초향의 키는 40~100cm이고 전체에 털이 거의 없고 줄기는 네모지고 곧게 서는데 위에서 가지가 많이 갈라진다. 잎은 서로 마주보고 나며 계란꼴의 심장형이다. 가장자리에 둔한 톱니가 있으며 잎자루가 길다.

꽃은 7~9월에 피는데 입술 모양으로 자주색이고 가지 끝과 원줄기끝에 많이 모여 달린다. 꽃받침은 5개로 갈라지고 갈래는 좁은 삼각형이며 꽃잎은 위의 것은 짧고 아랫것은 길다. 열매는 10월에 열리는데 소견과로 도란상 타원형이다.

배초향은 향기가 나기 때문에 옛부터 매운탕이나 추어탕에 넣어 끓이거나 생선회에 같이 먹었다. 봄에 어린순을 나물로 데쳐 먹으며 말려서 차로 마시기도 한다.

꽃을 포함해 땅 위의 모든 부분을 곽향을 대신하여 약용으로 쓴다. 염료로도 활용되며 짙고 깊은 색이 나온다.

③ 개곽향

개곽향(Teucrium japonicum Houttuyn.)은 각처의 산과 들에서 자라는데 꽃은 연한 붉은색이다.

🌸 효능

7~8월에 채취하여 그늘에서 말리며 늙은 뿌리를 제거하고 잘게 썰어서 사용한다.

건위작용을 한다 위장의 습열을 제거하여 소화를 돕는다. 구토와 설사를 멈추게 하고 소화기능을 증강시키는 효능이 있어 위장질환에 자주 사용되는 약물이다.

▶곽향의 또 다른 이름인 '방아풀은 *(Rabdosia japonica Hara)*' 일본에서 '연명초(延命草)'로 불리는데, 전체에 약간의 털이 있으며 줄기는 네모지고 곧게 선다. 꽃은 연한 자줏빛을 띤 흰색으로 8~9월에 핀다.

▶배초향의 속명은 그리스어로 '매우 강한' 이란 뜻과 '이삭'의 합성어이며 굵은 이삭이 달리는데서 유래한다.

> 곽향의 성질은 따뜻하고 맛은 맵거나 달다. 효능은 거습·건위·진토·행기작용을 한다.

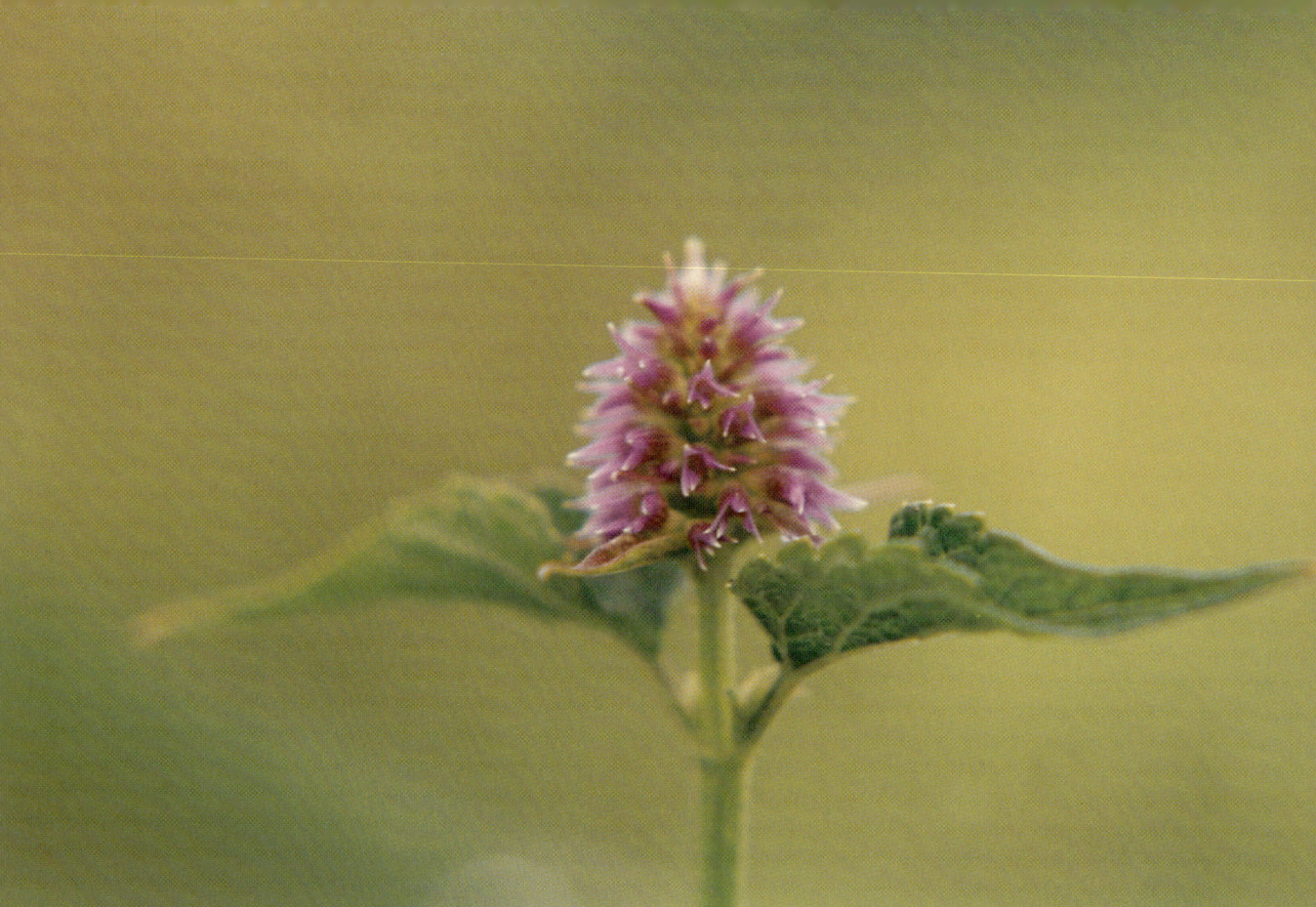

🍞 질병에 따라 먹는 방법

여름철에 생기는 각종 질병에는 습도가 높아 소화력이 떨어지고 배가 꽉 차오르고 구토, 식욕부진 증상과 함께 가끔 설사를 할 경우 후박, 진피, 반하를 배합해 복용하면 화습(化濕)·개위(開胃)·지구(止嘔)·지사의 효과가 난다. 곽향을 군약으로 한 **'곽향정기산(藿香正氣散)'** 은 여름철에 상용되는 방제이다.

위장질환에는 위부가 불쾌하고 딸국질, 트림이 나며 배가 꽉 차있을 때 곽향을 수시로 더해 사용하면 좋다. 위경련으로 아픈 경우에 쓰면 경련과 통증을 중지시키고 위산을 억제하며 식욕을 돋군다.

여름철 감기에는 열이 내리지 않고, 오한은 없으나 사지가 쑤시고 가슴이 답답하고 식욕이 없을 때 곽향을 군약으로 하고 형개, 방풍, 후박, 반하 등을 더해 사용한다.

위장 질환으로 입냄새가 나면 위장의 소화력이 떨어져 입에서 냄새가 나면 곽향을 차처럼 끓여 매일 복용하면 소화흡수를 돕고 입냄새가 제거된다.

임신 중 구토와 식욕감퇴에는 백출, 반하, 상기생을 넣어 끓여 먹으면 좋다.

> **곽향정기산 만들기**
>
> 곽향 6g, 소엽 4g, 백지, 대복피, 백복령, 후박, 백출, 진피, 반하, 길경, 감초, 각2g으로 1첩을 달여 마신다.

제10장
암을 이기는 산야초

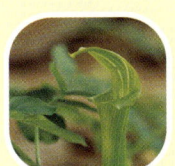 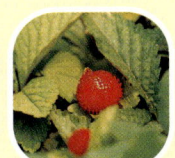 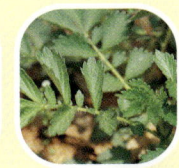
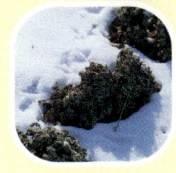 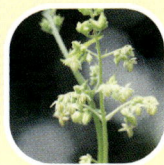

【천남성】

Arisaema amurense var. serratum Nakai

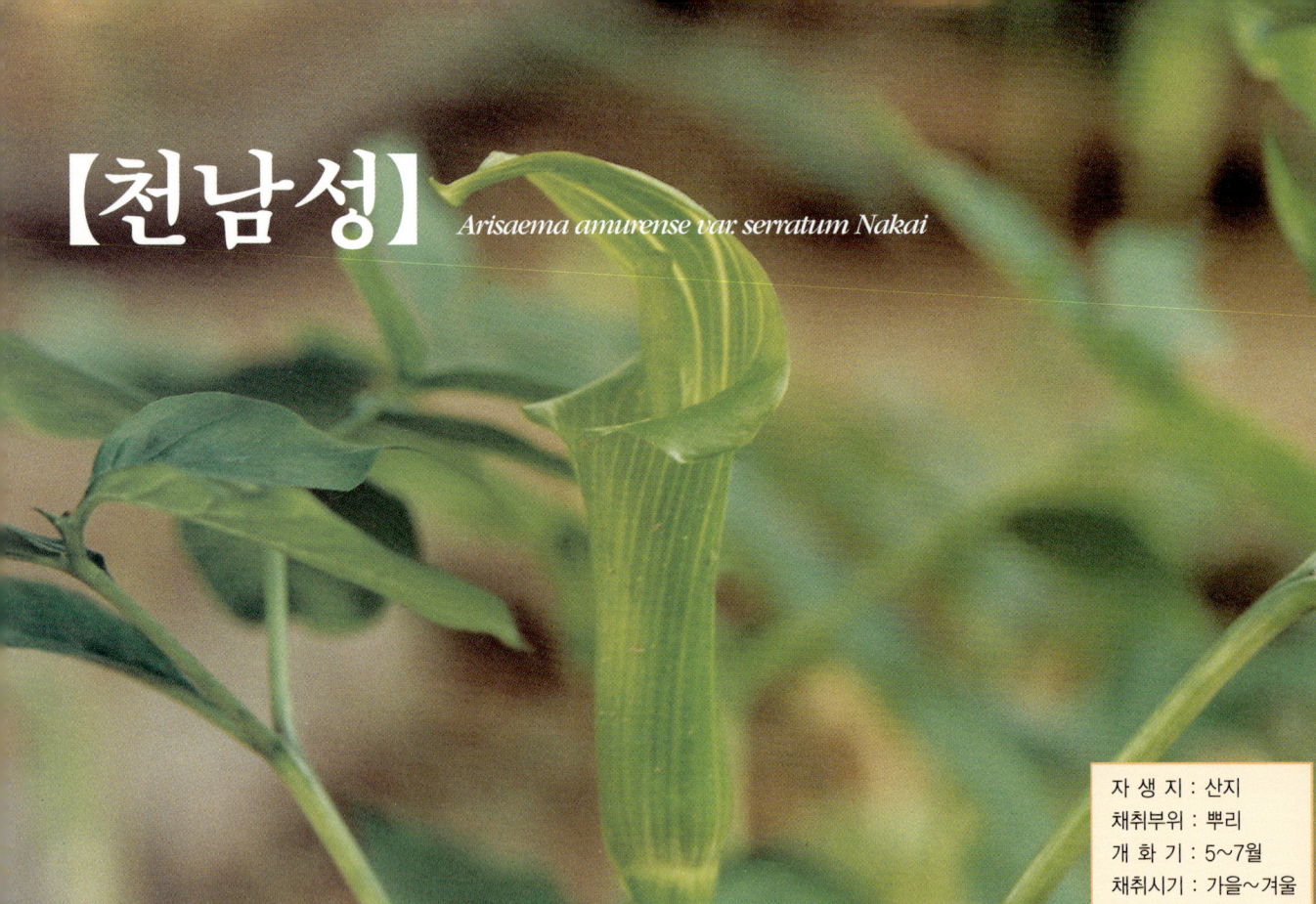

자 생 지	산지
채취부위	뿌리
개 화 기	5~7월
채취시기	가을~겨울

🌿 생김새

천남성은 산지의 그늘진 습기가 많은 곳에서 잘 자라는 천남성과의 여러해살이풀이다.

꽃잎이 없이 꽃가루만 가득 달려 있는 모양의 꽃차례를 가지고 있다. 땅속의 뿌리줄기는 편평한 구형(지름이 2~4cm)으로 약간 납작하며, 구경 윗부분에서 수염뿌리가 사방으로 퍼진다. 처음엔 콩알만하다 점차 반하만큼 커지고 납작해진다. 여러해 묵으면 모양이 둥글고 큰 것은 계란만하다.

줄기는 15~30cm 정도 자라는데 외대로 자라며 1개의 잎이 차례차례 돌려가며 달린다. 펼쳐지면 전체적으로 10~20cm 정도 된다. 굵고 육질이며 녹색 바탕에 자주색 점무늬가 있다. 소엽은 피침형으로 길이가 10~20cm로 가장자리에 톱니가 있다.

개화기는 5~7월로 2가화인데 포는 녹색이며 통 모양으로 위를 향하고 윗부분에는 모자처럼 꼬부라져 구멍을 막으며 긴 타원형으로 끝이 뾰족하다.

10월에 씨가 익으며 화서는 곤봉형이며, 이 끝에 열매 장과(살과 물이 많은 씨가 있는 과일)가 달린다. 열매는 삼씨만하며 익으면 하얗게 되고 색은 붉은색이고 마치 옥수수와 닮았다.

천남성은 비슷한 종류가 많다. 그 중에서 두루미 천남성은 소엽의 수가 13~19개이다. 잎들이 마치 두루미가 날개를 펼치듯 돌아가며 그 모습이 특이하다. 꽃차례의 모습이 밖으로 길게 나와 두루미 모습이다. 큰 천남성은 남부지역에서 많이 자라고 3개의 소엽으로 이루어진 잎 2장이 서로 마주 달리는 모습이다. 점박이 천남성은 잎이 2장이면서 소엽의 수도 많고 자주색 점이 있다.

효능

주로 가을에서 겨울 사이에 채취한다. 남은 줄기와 수염뿌리와 외피를 제거하고 햇볕에 말리거나 또는 반쯤 마른 때에 한 차례 유황에 쬐어 건조시킨다. 그대로 썰어 사용하거나 포(炮)하여 사용한다.

천남성은 주로 심, 폐, 비, 간경에 작용한다.

> 성질은 따뜻하고 맛은 쓰고 맵다. 효능은 조습·거담·거풍·산결·진경·소종·항암 작용을 한다.

▶생 천남성의 법제

생 천남성은 맵고 쓰며 독이 많다. 소종·산경·해독·지통의 효과가 있다.

천남성을 약재로 만들기 위해서는 법제가 필요한데 천남성의 덩이뿌리를 백반수에 한 달간 담근 후 생강즙에서 끓여 독을 빼낸다. 매우 강한 화담(化痰)작용이 반하와 비슷하다.

질병에 따라 먹는 방법

오랜 해수, 천식, 담에는 평소 체질이 허약하여 해수, 천식이 오랫동안 안 낫고 가슴이 져며들고 설태가 허옇고 담이 무르고 허열 때 반하(강), 지실, 복령을 배합해 사용한다.

천남성에는 화담·정경·진경·정간의 효능이 있다. 전간의 발작 전에 담다에 흉민이 심해 번조, 불안 증상이 나타나는데 이때 사용한다.

중풍옹담, 반신불수, 안면신경마비, 전간 경풍, 옹종에는 1일 3~5g에 내어 쓰며 내복시에는 끓어거나 가루 또는 알약으로 복용한다. 외용엔 분말로 하여 환처에 뿌리거나 개어 붙인다.

생 천남성의 외용치료법 생 천남성을 짓찧어 식초를 가해 1시간 후에 독성이 제거되면 쓴다. 천남성의 약성을 효과적으로 이용하는 방법 중에 동물의 쓸개를 이용해서 만든 것을 '담남성'이라 한다.

담남성은 소, 돼지, 양의 담즙을 오랫동안 끓여 농즙으로 하고 생천남성 분말을 가미해 고약처럼 만들어 햇볕에 쬐고 밤이슬에 맞힌 다음, 덩어리 모양으로 응결시킨다. 담즙의 냄새가 가시면 다시 빻아 약용한다. 이 중에서 유명한 것이 '우담 남성'이다.

음력 섣달에 황소의 담즙을 남성분말과 함께 고루 섞어서 담중에 넣은 후에 바람에 말려서 사용한다. 해가 오래된 것일수록 좋다. 우담을 사용하면 조(燥)하지 않고 간담을 보익하여 풍담을 치료한다.

【짚신나물】

Agrimonia pilosa Ledeb 선학초(仙鶴草), 용아초(龍牙草)

자 생 지 :	산, 들
채취부위 :	전초
개 화 기 :	6~9월
채취시기 :	5~8월

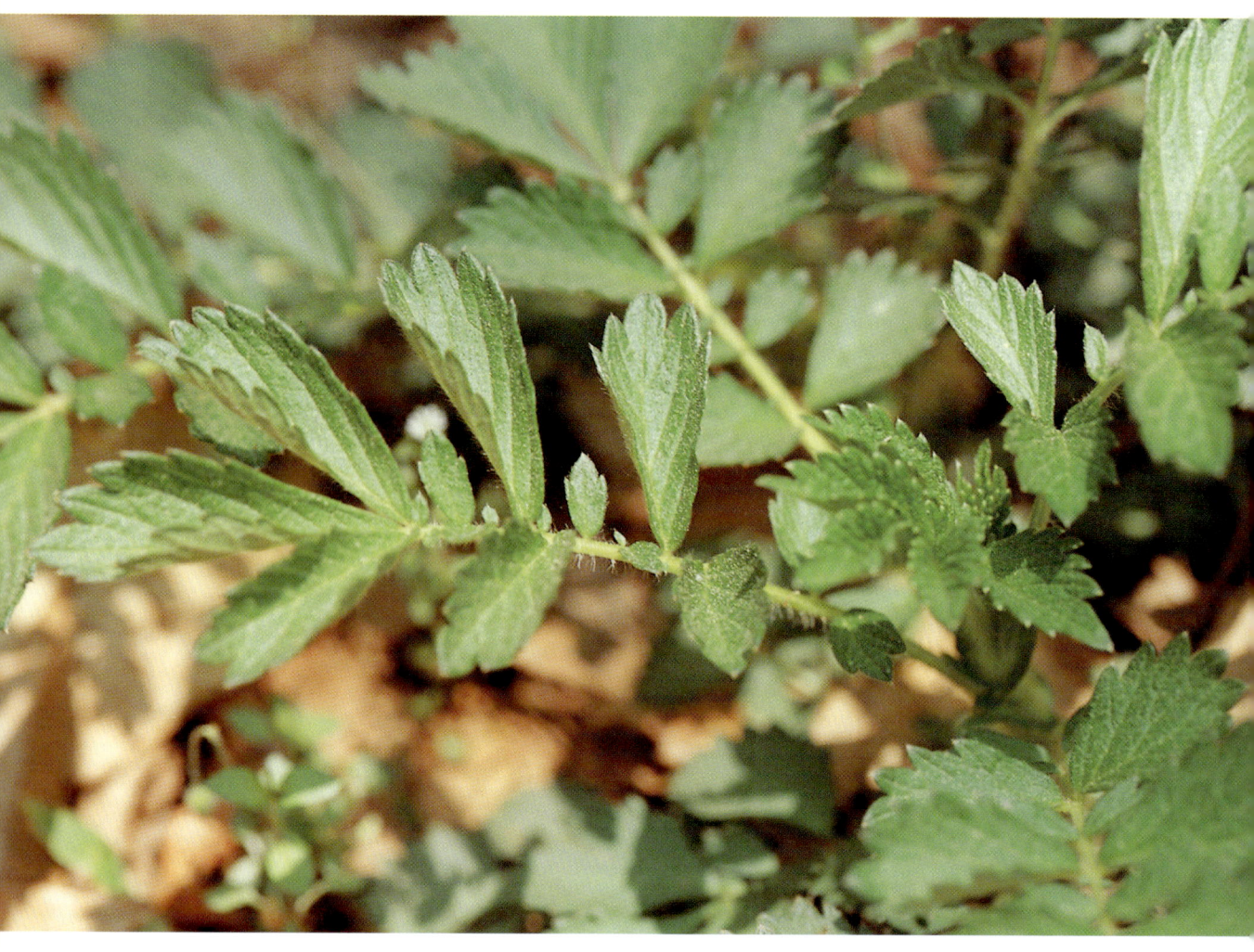

🌱 생김새

짚신나물은 우리나라뿐 아니라 전 세계의 들녘에서 흔히 볼 수 있는 다년초이다. 북반구와 남미에만 약 10여 종이 있다.

잎이 짚신을 닮았다 해서 우리나라에서는 '짚신나물' 이라 불린다.

흔한 꽃이긴 하지만 사람들에게 많이 알려져 있지 않다. 6~9월에 매우 아름다운 꽃이 피는데, 줄기 끝 혹은 잎겨드랑이에서 가늘고 긴 꽃대가 이삭 모양으로 올라오고 작고 노란 꽃들이 줄줄이 달린다.

수술은 5~10개이다. 꽃이 지면 꽃받침통이 커지고 윗부분이 5개로 갈라지며 갈고리 모양의 털이 위쪽 가장자리에 붙어 있어 사람, 짐승에게 들러붙어 여기 저기로 옮겨 번식한다. 열매는 꽃받침 통 안에 있다.

온몸에 거칠은 잔털이 있으며, 뿌리는 작게 덩어리가 져있다. 줄기는 가지를 치면서 1m~1m 50cm 정도의 크기로 자란다.

잎은 마디마디 어긋나고 깃털겹잎으로서 5~7마디의 소엽을 가진다. 밑부분의 소엽은 작고, 가운데 있는 소엽은 더 작으며 끼어 있는 듯하고 끝에 달린 3개의 소엽은 서로 비슷하다. 모두 긴 타원형이고 양끝이 좁으며 가장자리에 톱니가 있다.

턱잎은 계란형이며 한쪽 가장자리에 큰 톱니가 있다. 꽃은 노란색으로 줄기 끝과 가지 끝에 총상화서로 붙는다. 꽃자루는 짧고 작은 포는 입 모양으로 가늘게 째진다. 산짚신 나물은 탁엽이 부채 모양이고 수술의 수가 5~10개이다.

🌸 효능

옛부터 우리 민간에서는 나물을 만들어 계속 먹으면 여름철 복통배탈을 앓지 않으며 구충과 강장 효과가 있다고 알려져 있다.

주로 토혈, 객혈, 장풍, 하혈 및 자궁 출혈을 멈추게 하며 나력결핵, 이질, 붕대를 치료한다.

항암작용을 한다 항암제로서 다양하게 응용되고 있으며 복방으로 쓸 때는 타약초와 함께 달여 마신다. 기타 소화 종양, 폐암, 식도암 등에 임상 결과가 다양하다.

지혈작용을 한다 각종 출혈증에 적용되며 그 중 지혈효과가 뛰어나다.

해독작용을 한다 각종 외과 질환의 치료에 사용된다.

▶짚신나물의 속명은 그리스어로 '가시가 많다' 라는 뜻이다.

▶중국에서는 선학초, '용아초' 또는 '황화초' 라고 불리는데, 예전에 과거를 보러 가던 젊은이가 황막한 들판에서 갑자기 병이 들어 죽음을 앞두고 있었는데 신선과 함께 사는 두루미가 이것을 물어다 주어 먹고 나았다 해서 '선학초(仙鶴草)' 라고 한다.
또한 이른봄에 새싹이 나올 즈음에 그 모습이 용의 이빨을 닮았다 해서 '용아초(龍牙草)' 라고도 한다. 황화초(黃化草)란 이름은 꽃이 필 때 이삭이 노란색이라 그렇게 부른다.

성질은 약간 따뜻하며 독이 없고 맛은 쓰다. 구경은 폐, 간, 비 경락으로 들어가며 수렴과 지혈을 한다.

▶미 대륙의 인디언들은 신장, 간장, 관절염 약으로 썼으며 서양에서는 내장을 흩어주며 신, 간, 비, 담에 좋은 약초로 알려져 있다.

북한의 『동의학 사전』에는 "위암, 식도암, 대장암, 자궁암, 방광암에 쓰인다."고 기록되어 있다.

『본초강목습유』에 "맛은 쓰고 매우며 성은 평하고 폐에 들어가며 장과 위를 개통하며 굳게 맺힌 것을 푼다."고 하며, 『중국의학대사전』에는 "굳은 것을 치고 맺힌 것을 흩으며 백병을 다스린다."고 한다.

질병에 따라 먹는 방법

식용방법 기본적인 영양 성분을 골고루 포함하고 있는 식물로서 봄부터 가을 사이에 새순이 자랄 때 채취하여 소금에 잠시 절인 다음 씻어낸 후 데쳐서 무치거나 튀김을 해서 먹는다. 또는 양념을 하여 볶아서 먹거나 양념 고추장에 찍어 먹어도 좋다.

선학초 술 담그기 술을 담글 땐 뿌리만 쓰며 소주를 사용해 5~6개월 두면서 저녁 식사에 한 두 잔 곁들인다면 그저 좋다. 약용으로 쓸 때는 꽃이 피기 전에 뿌리째 캐서 잘 씻은 후, 전초를 건조시켜 끓여 마신다.

백혈병 이외의 각종 종양(단방의 경우)에는 실제 임상에 있어 전초 120g을 1,500cc에 1시간 30분 정도 달여 여과해서 그 액을 증건(蒸乾)해서 4시간 간격으로 한 번씩 6차례 나누어 마신다. 45일을 1단계 치료 단위로 하는데 특히 동통이 심한 골암, 간암, 취장암 등에 효과가 좋다.

급성 출혈에는 보통 40g 이상을 사용한다. 대량의 선학초를 단미로 사용해도 전혀 부작용이 없으며 소화기에도 자극을 주지 않는다.

혈열이 있으며 갑작스럽게 객혈이 많아지고 혈색이 붉으면 선학초 40~80g을 진하게 끓여 복용한다. 혹은 선학초에 우절, 생지황, 측백엽을 가미해 끓인 것을 복용하기도 한다.

각종 외과질환에는 줄기와 잎은 가루 내어 끓여서 연고를 만들어 바른다.

급성 유선염에는 선학초 분말에 얼음을 가미해 바른다.

독사에 물린 데에는 독을 짜낸 후에 신선한 선학초를 짓찧어 천남성 가루를 섞어 상처에 바른다.

【 짚신나물 발효액 담그기 】

노란색의 작은 꽃이 피기 시작할 때의 전초를 뿌리째 캐서 흙을 씻은 후 5~10cm 간격으로 썰어서 그늘에 살짝 말려 항아리에 채운다. 이때 흑설탕을 짚신나물의 1/2 정도 뿌리고 엿기름을 달여 식혀서 적당히 넣고 발효시킨다. 4~5개월 뒤에 걸러서 먹을 수 있으며, 장기발효도 가능하다.

【뱀딸기】

사매(蛇莓) *Duchesnea indica Focke* (중국)
Duchesnea chrysantha Miq. (한국)

| 자 생 지 : 산, 들 |
| 채취부위 : 잎, 줄기 |
| 개 화 기 : 4~8월 |
| 채취시기 : 여름 |

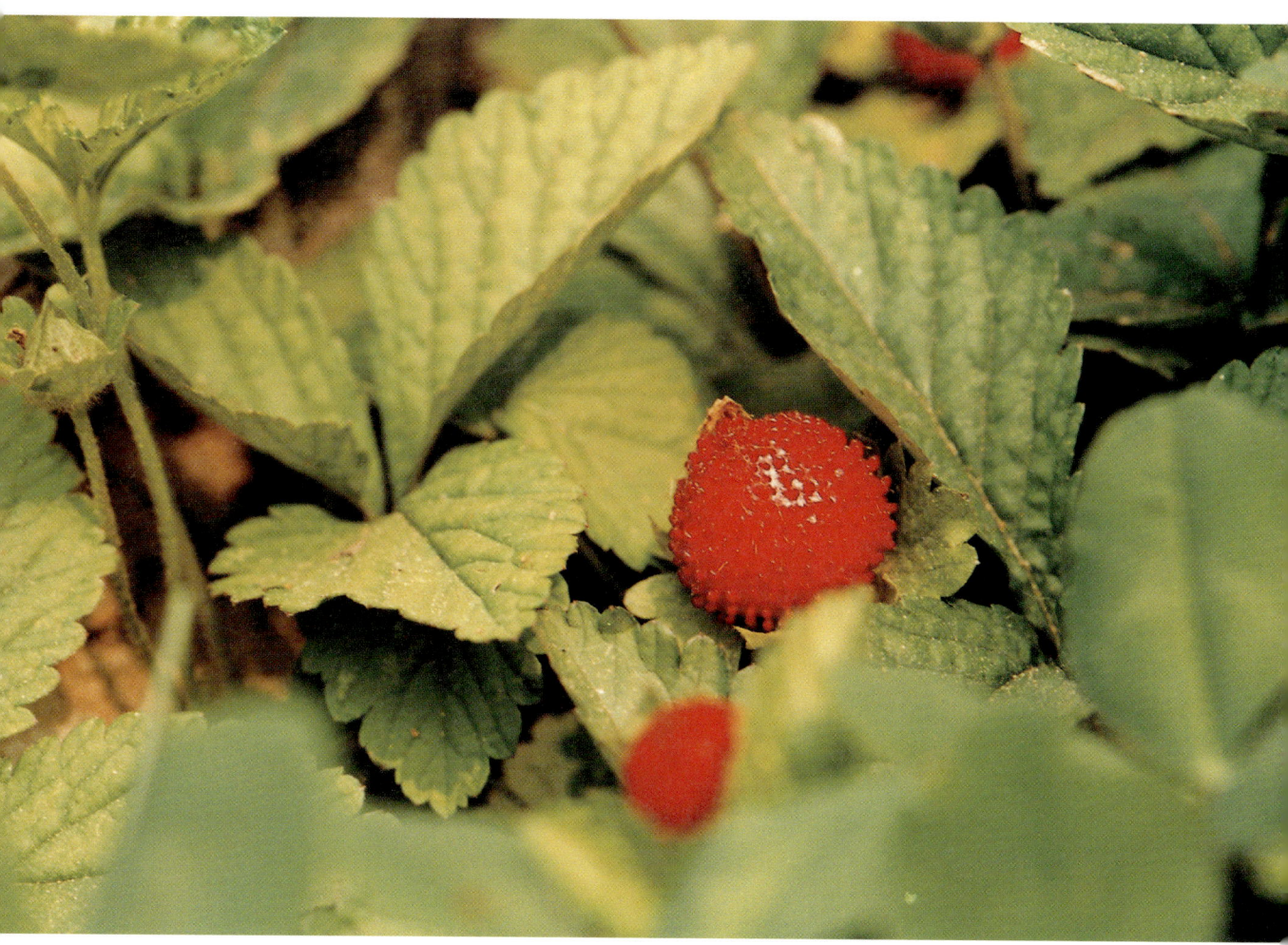

🌿 생김새

뱀딸기는 평지의 풀밭이나 숲 가장자리 등에서 흔하게 자라는 여러해살이풀이다.
줄기는 길게 땅위를 기며 열매가 익을 무렵 마디에서 뿌리가 내려 상당히 길게 뻗는다.
잎은 세 개로 마디마디 서로 어긋나게 자리한다. 잎조각은 계란꼴에 가까운 타원꼴로서 양끝이 둥그

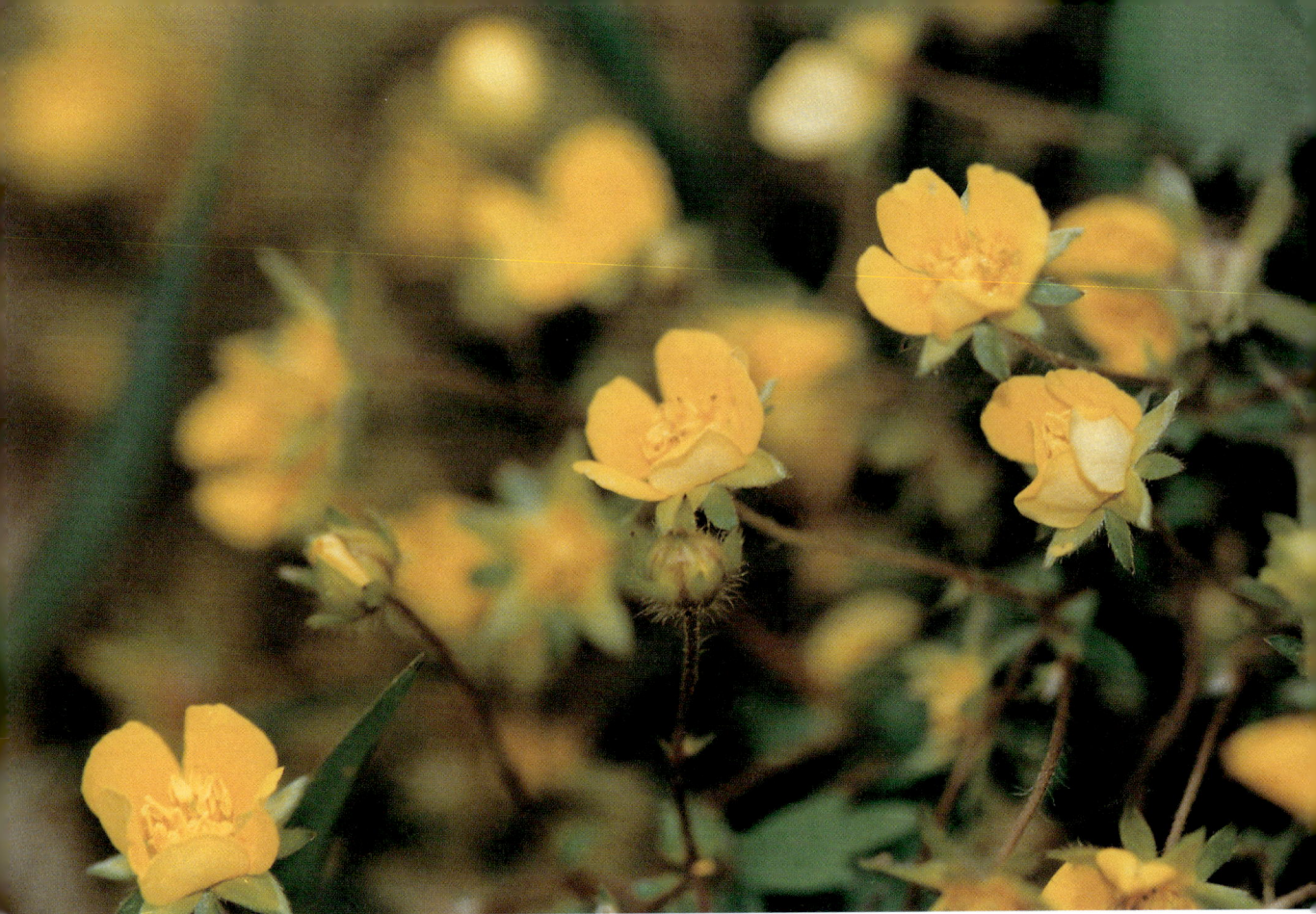

스름하고 가장자리엔 거친 생김새의 톱니를 가지고 있다.

잎겨드랑이에는 피침꼴의 작은 받침잎이 자리한다. 잎겨드랑에서 자라난 긴 꽃자루 끝에는 한 송이 또는 두 송이의 노란 꽃이 4~8월에 피어난다.

꽃은 다섯 장의 둥근 꽃잎으로 이뤄지며 지름이 1.5㎝ 안팎이다. 양지꽃 속과는 달리 부꽃받침 조각이 꽃받침 조각보다 더 크다. 꽃잎은 끝이 약간 파진 삼각형으로 길이가 1㎝ 정도이다. 6월부터 익는 장과는 타원형으로 선홍색을 띤다.

🌼 효능

주로 감기, 기침, 천식, 인후염, 월경 불순 등에 쓰인다. 그 밖에 종기와 뱀, 벌레에 물린 상처에도 쓴다. 한방에서는 뱀딸기를 '사매' 라 부른다.

식용방법 잎과 줄기를 여름철에 채취하여 말린 후 약재로 쓴다. 약재를 1회에 4~8g씩 200cc의 물로 달여서 복용한다. 부드러운 순과 열매는 먹으며 잎은 즙으로 내서 먹는다.

청열·해독작용을 한다 이로써 항균과 소염의 효과가 따른다. 화상 치료와 살충작용도 있다.

이질균을 억제한다 만성 이질에 상용하면 좋다.

청열·지혈작용을 한다 코피가 멎지 않을 경우에 적당한 약물을 배합해 사용하면 빨리 지혈이 된다. 폐결핵의 객혈에는 폐결핵 치료약물을 배합하여 사용하면 지혈효과가 좋다. 위나 십이지장의 출혈에 지혈효과가 있어 궤양의 원인을 제대로 치료하는데 쓴다.

항암작용을 한다 약리실험에서 사매는 후두암을 예방하는 효과가 이미 입증되었으며, 동물실험결과 사매에는 항종양 작용이 있다는 사실이 밝혀졌다. 황색포도구균, 뇌막염균, 이질균, 티푸스균에 대해서도 억제작용을 한다.

> 뱀딸기(사매)의 성질은 차고 맛은 달고 쓰다. 해열·통경·진해·해독의 효능이 있다.

🍵 질병에 따라 먹는 방법·용법

인후종통에는 인후의 벽이 갑자기 벌겋게 붓고 통증이 나면서 목구멍이 건조하고 입이 마르면서 열이 날 경우에 사매의 전초에 감초를 넣고 끓이고 마시면서 입을 헹군다.

복방으로 응용할 때에는 어성초, 길경, 우방자, 감초 등을 배합해 끓여서 복용하면 인후벽의 종창을 없애는 효과가 있다. 사매 80g을 1잔 정도로 만들며 급성 장염의 초기에 열이 나고 갑작스런 설사가 나면서 배가 아픈데 쓴다. 1인분씩 만들어 3일간 복용한다.

만성 이질에는 백두옹, 고삼자, 금은화 등을 배합하면 더욱 좋은 효과가 난다.

방광암에는 사매, 용규, 토복령, 백영, 해금사, 등심초 등을 배합하여 하루에 1첩씩 달여 먹는다. 이외에 위암, 자궁경부암 등에도 사용된다.

외용시 환부에 직접 쓸 때는 생풀을 짓찧어서 말린 약재를 가루로 해서 참기름과 함께 쓰기도 하며 열매의 즙도 쓰기도 한다.

【부처손】

권백(卷柏) *Selaginella tamariscina* Spring

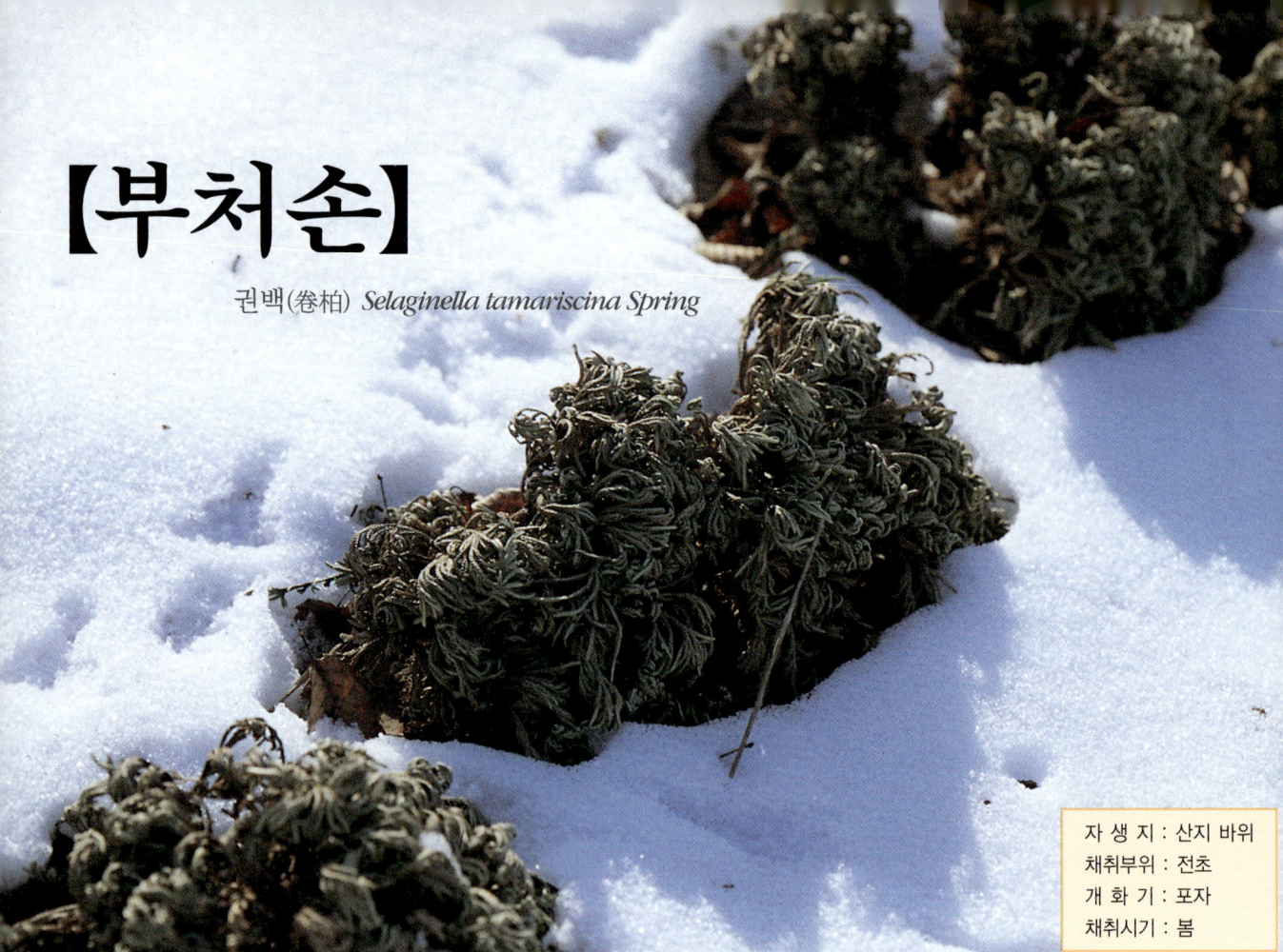

자 생 지 : 산지 바위
채취부위 : 전초
개 화 기 : 포자
채취시기 : 봄

🍃 생김새

   부처손은 비가 올 때나 안개 낀 날에는 모든 줄기를 한껏 벌려 수분을 흡수하고 해가 뜨고 수분이 부족해지면 줄기를 모두 웅크린다. 이처럼 한 방울의 물도 버리지 않는 지혜로운 식물이다.

   건조한 바위의 겉에서 자라는 부처손과의 여러해살이풀이다. 많은 담근체와 뿌리가 엉켜 줄기처럼 된 굵은 기둥이 곧게 서고 그 끝에서 가지가 사방으로 나와 퍼져서 자란다.

   가지는 평면으로 갈라져 퍼지고 표면은 짙은 녹색이며 뒷면은 흰빛이 도는 녹색이다. 습기가 많을 때는 가지가 사방으로 퍼지고, 건조할 때는 안으로 말려서 공처럼 되며 습기가 있으면 다시 퍼진다. 잎은 4줄로 가는 잎이 밀생하고 끝이 실같은 돌기로 되고 가장자리에는 잔 거치가 있다.

   포자낭수는 잔가지 끝에 1개씩 달리며 네모가 진다. 포자엽은 난상 삼각형이며 가장자리에 잔 톱니가 있고 끝이 실처럼 가늘다.

부처손은 겨울에는 죽은 것처럼 붙어 있다가 봄이 되어 비를 맞으면 금방 살아나는 생명력이 질긴 식물이기도 하다.

부처손은 '만년초', '불사초' 등으로 불린다. 또한 잎이 붙은 모양이 마치 '주먹을 쥔 것 같은 잣나무를 닮았다' 하여 '권백'이라 부르고 한자어로는 '석상백', '지측백'이라 한다.

효능

가을에서 이듬해 봄 사이에 전초를 채취하나 봄에 채취한 것이 더욱 좋다. 불순물을 제거하고 그대로 썰어서 사용하거나 권백탄을 만들어 사용한다.

권백의 전초에는 미코제와 그의 배당체, 아피제닌, 아멘토 플라본, 히노게, 플라본, 소데쯔 플라본, 이소크리프토메린이 들어 있다. 이러한 성분들은 근래에 발견된 항암약 중의 하나이며 그 효과가 뛰어나서 널리 쓰이고 있다.

각종 종양의 치료제에 쓴다 종양으로 인해 화학요법이나 방사선 치료에 부작용이 있는 사람에게 권백을 쓰면 좋고 체적이 작은 종양에 효과가 뛰어나다.

> 부처손(권백)의 맛은 맵고 성질은 평하며 효능은 환혈·지혈·평천·이수 작용을 한다.

질병에 따라 먹는 방법

비인암에는 권백 60g과 돼지 살코기 100g을 2,400cc의 물로 끓여 그 양이 600cc가 될 때까지 달인 후 10~15일을 계속해서 마신다. 약의 양은 상황에 따라 조절 가능하며 꾸준히 3개월 정도 복용하면 매우 좋다.

각종 암의 통증을 가라앉힌다 권백에는 특별한 향이나 맛이 없어 상시 복용해도 메슥거리지 않으며 식도암, 위암, 간암에 대한 통증을 멈추게 하고 식욕을 증진시킨다.

각종 암에는 임상에 사용할 경우 백화사설초, 작상초, 사매를 배합해 끓인 진한 즙액을 매일 복용시키면 증상을 개선시킨다.

자궁암, 자궁경부암의 초기에는 아출, 반변련, 당귀를 배합해 복용하면 어혈을 없애고 출혈을 방지하여 암종의 확산을 억제시킨다.

부인의 월경 이상에는 빈혈증이 있는 부인이 몸이 차거나 기분이 우울하면 월경이 막히는 수가 있는데 이때 도인, 홍화, 향부자를 넣고 끓여 먹으면 월경을 순조롭게 한다.

기타 권백을 숯처럼 검게 태워서 사용하면 지혈작용을 볼 수 있으며 체내의 각종 출혈에 사용한다.

【환삼덩굴】

율초(葎草) *Humulus japonicus* S. et. Z.
Humulus scandens Merr.

자 생 지	들
채취부위	꽃, 뿌리
개 화 기	7～8월
채취시기	여름～가을

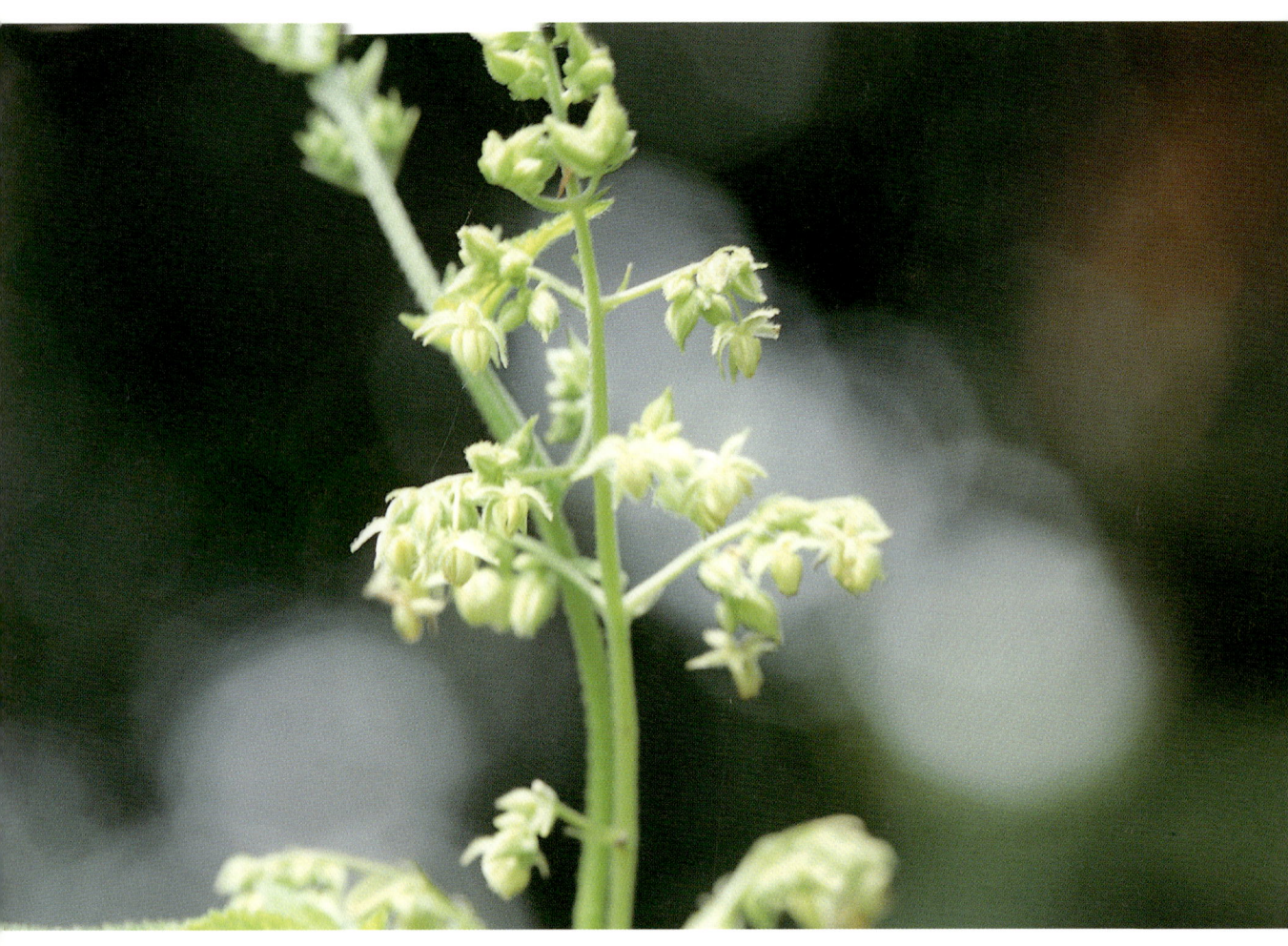

🍃 생김새

　환삼덩굴은 전국의 들이나 빈터에서 자라는 삼과의 한해살이덩굴성풀이다. 원줄기와 잎자루에 밑을 향한 잔가시가 있어 매우 깔깔하고 거칠다. 잎은 서로 마주보고 손바닥 모양으로 5～7갈래로 갈라진다. 뒷면에 황색의 선점이 있다.

꽃은 암수딴그루로서 7~8월에 피고 수꽃은 원추화서에 달리고 엷은 황록색으로 여러 개 피어난다. 암꽃은 짧은 이삭화서에 달린다. 암꽃 이삭은 녹색이며 꽃은 자갈색을 띤 녹색포에 쌓여 있다. 열매는 9~10월에 익는데 수과로서 둥근 모양인데 가운데가 부풀어 렌즈 모양이 된다.

효능

환삼덩굴에는 루데올린-7-글루코시드, 휘발유, 콜린, 아스파라긴, 타닌 및 수지가 함유되어 있다. 환삼덩굴의 에타놀 추출액은 프렉시나균에 대해 억제작용이 있으며 꽃과 열매는 결핵균에 대해 뛰어난 억제작용이 있다.

환삼덩굴은 주로 폐결핵의 조열, 위장염, 이질, 급성 신염, 방광염, 비뇨기계 결석 등에 치료효과가 있으며 각종 종독, 창절 등에 외용으로 쓴다.

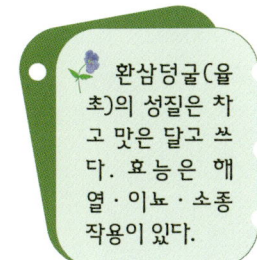
환삼덩굴(율초)의 성질은 차고 맛은 달고 쓰다. 효능은 해열·이뇨·소종 작용이 있다.

질병에 따라 먹는 방법

식용방법 주로 꽃과 뿌리를 약용한다. 여름에서 가을철 사이에 전초를 채취하여 햇볕에 말려 썰어서 사용한다. 봄에 싹튼 어린순을 나물로 먹는데 쓴맛이 있기 때문에 데쳐서 찬물에 우린 다음 무친다.

비뇨기 계통의 염증 치료에는 소변이 자주 마렵고 통증과 혈뇨를 수반하는 신염과 신우염에 목통, 차전자, 편축, 복령, 저령을 가미해 사용한다.

신장이나 방광의 결석에는 소변이 삽통(澁痛)할 경우엔 금전초와 계골초를 배합한다.

폐결핵의 조열에는 지골피를 함께 복용한다.

방광암에는 백화사설초 사매, 반변련, 장춘화, 작상초와 천화분, 저령 등을 교대로 사용하면 방광암을 억제하는 효과가 있다. 장기간에 걸쳐 치료하면 좋은 효과를 기대할 수 있다.

소변에 피가 나오면 석위, 백복령, 황련을 배합해 사용하면 지혈과 이뇨효과가 있다.

신장의 결석으로 인한 혈뇨에는 측백(탄), 천초근, 지유(탄)을 결핵약과 같이 쓴다.

[황약자] (黃藥子) 둥근마 *Discorea bulbifera L.*

자 생 지 : 재배
채취부위 : 뿌리
개 화 기 : 8~10월
채취시기 : 가을

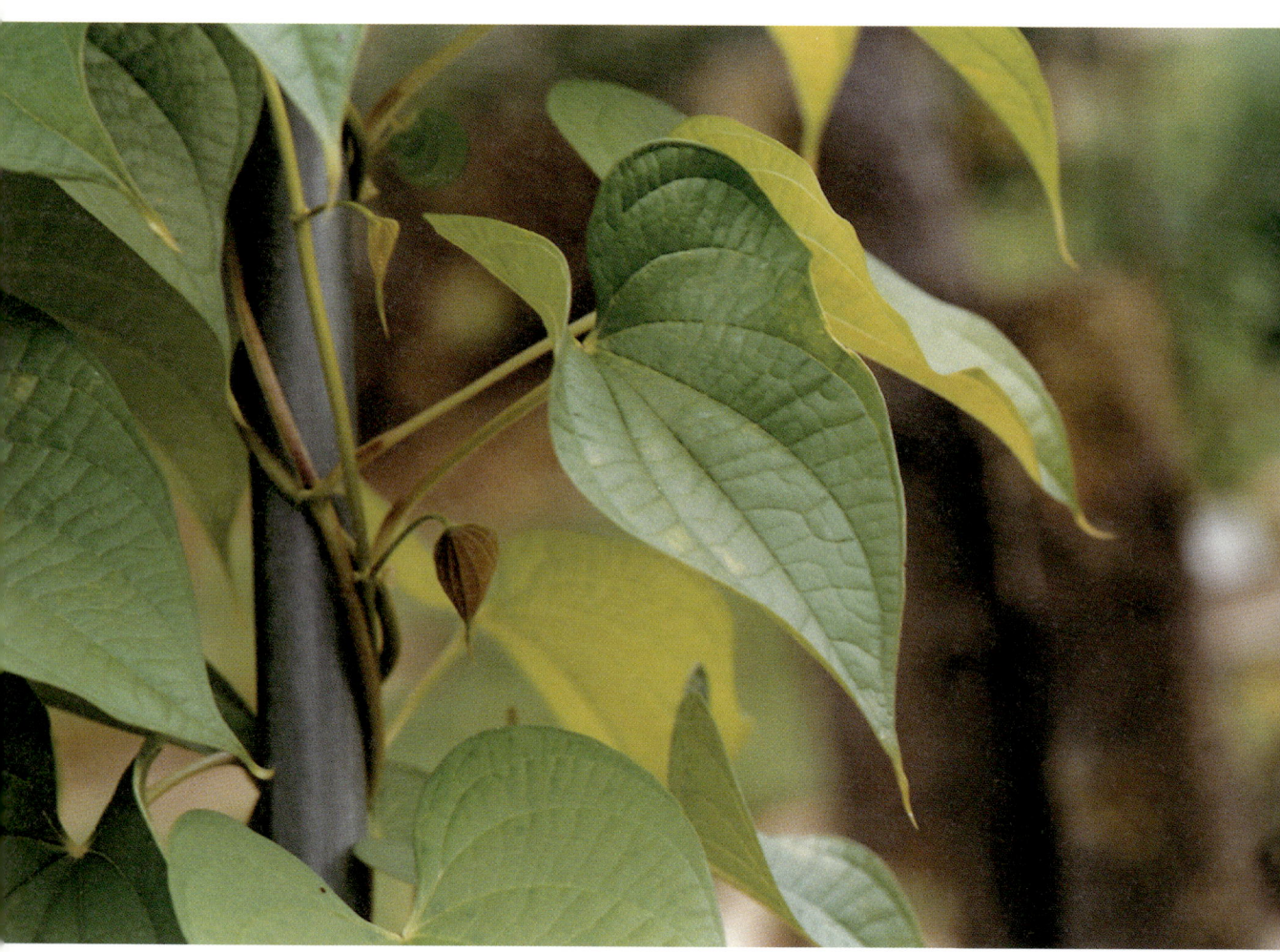

생김새

둥근마는 중국원산으로 재배하고 있다. 양자강 이남이 원산지이며 우리나라에서는 괴경을 식·약용으로 쓰기 위해 재배하며, '황독(黃獨)' 이라고도 한다. 마과의 여러해살이식물로 괴근이 둥근 모양이며 크다. 원줄기는 덩굴성이가 길게 뻗으며 가지가 갈라지고 잎이 서로 어긋나 자란다.

잎은 잎자루가 길고 삼각형으로 가장자리가 밋밋하고 갈라지지 않는다. 육아가 잎겨드랑이에서 생기는데 갈황색으로 지름이 2㎝ 정도이다. 꽃은 8~10월에 피는데 암수딴그루로 흰색이다.

효능

황약자의 반건조된 괴경에는 자당이 약 22.5%, 환원당이 0.69%, 전분이 2.5%, 사포닌, 타닌 등이 함유되어 있다.

암(목 부위)의 소산효과를 위해서는 목 부위의 임파절 결핵이 아직 터지지 않았을 때는 황약자에 하고초, 패모, 아출, 모려를 배합해 환제로 만들어 쓴다.

옹저가 이미 터진 후에 복용하는 것은 적합하지 않다. 옹저가 발생할 때는 아주 크지 않고 많이 붓지도 않으면서 색깔이 진하지도 않고 목이 안 마르면서 설사가 나면 음증이므로 해독은 나중에 하고 신체의 체력을 증강시키는 보법을 급히 써야한다.

위암, 식도암, 소화기 암을 치료한다 황약자는 내복하여 혈을 식히며 멈추게 하는 효능이 있어 토혈, 객혈에 사용한다.

해독작용을 한다 외용으로 쓰면 화를 내리고 독을 풀어 결핵을 치료하며 각종 출혈, 인후종통, 옹종, 정창, 뱀이나 벌레가 문 경우에 응용한다.

이때 황약자를 군약으로 하여 백화사설초, 아출, 사매 등을 더하여 끓여 먹는데 장기간 복용을 필요로 하고 자극성 식물의 섭취는 피해야 한다.

질병에 따라 먹는 방법

간암 초기에는 아출을 가미한 분말을 캡슐에 넣어 복용하면서 황기, 당삼, 백출을 더해 체력증강을 해가면서 장기복용 한다.

갑상선 종대에는 하고초, 해조, 곤포, 지정을 배합해 환제로 만들어 6개월 이상 복용하면 소산효과가 있다. 또는 황약자를 그대로 하루에 15g씩 구워먹는다.

직장암, 분문암, 식도 하부암 등에는 황약자 술을 복음한다.

▶『개보본초』에는 '황약근'이란 이름으로 기록되어 있고, 『도경본초』에서도 "뿌리가 습한 기간에는 홍적색을 띠며 건조하게 되면 황색으로 된다고 하며 음력 10월에 뿌리를 채취한다."고 하였다.

▶『본초강목』에서 이시진은 "황약자는 쓰고 평하며, 독이 없다. 피를 차게 하고 화를 내리고 맺힌 것을 풀고 해독한다."고 하였으며 "황약주는 굵고 무거운 황약자 세 근을 좋은 술 한말에 담그고 병을 봉한다. 겨불로 천천히 데워 술 향기가 풍겨 나오고 병에서 진액이 생기면 마신다."라고 하였다. 하루에 한 두 잔씩 조금씩 마시면 위암, 자궁경부암, 유선암에도 매우 효과가 있다고 한다.

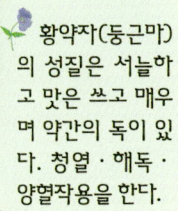

황약자(둥근마)의 성질은 서늘하고 맛은 쓰고 매우며 약간의 독이 있다. 청열·해독·양혈작용을 한다.

【돌나물】 수분초(垂盆草) *Sedum sarmentosum Bunge*
석상채(石上菜)

자 생 지 : 산지
채취부위 : 전초
개 화 기 : 5~6월
채취시기 : 봄~가을

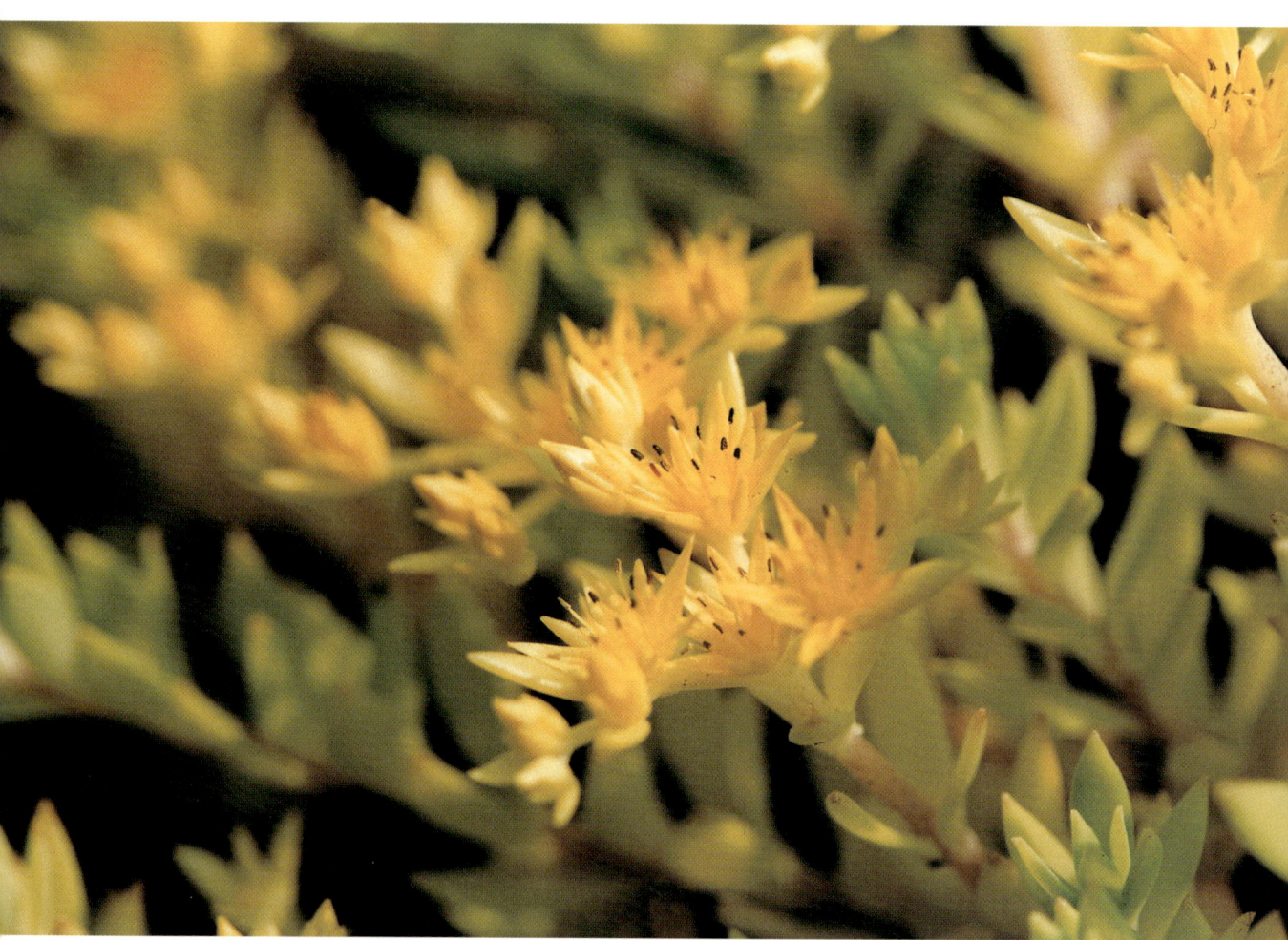

🌿 생김새

전국의 산기슭이나 냇가, 숲 가장자리의 습지, 산골짜기의 바위에 붙어 자라는 돌나물과(꿩의 비름과)에 속하는 여러해살이풀이다. 봄에 나물로 흔히 먹는 풀로 보통 '돈나물' 이라고도 부른다.

키는 15cm 정도 되는데 줄기는 땅위로 뻗어가며 각 마디에서 뿌리가 나고 꽃줄기는 곧게 선다. 잎은 길이가 1.5~2.5㎝로서 타원형이며 두껍고 마디마다 3개씩 돌려난다.

윗부분이 다소 넓어졌다가 좁아져 둔하게 끝나며 밑부분은 점점 좁아져 직접 원줄기에 달리고 가장자리가 밋밋하다.

꽃은 5~6월에 피며 지름이 6~10㎜인 노란색 꽃이 줄기 끝에 취산화서를 이룬다. 꽃잎은 5장이고 피침형으로 끝이 뾰족하고 꽃받침보다 길다. 꽃받침은 5장이며 타원상 피침형이고 끝이 뭉툭하다. 수술은 10개인데 꽃잎과 길이가 거의 같다. 열매는 8월에 열리는데 골돌로서 비스듬히 벌어진다.

🌸 효능

봄에서 가을철 사이에 채취하여 햇볕에 말리고 그대로 썰어서 사용한다.

주로 살균, 소염 및 항암을 보조하는 작용을 하며 기타의 항암 약물인 백화사설초, 사매, 발계(菝葜)(청미래덩굴) 등과 함께 사용한다.

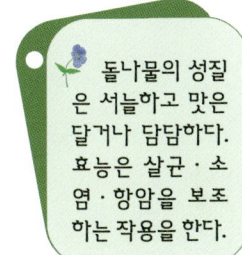

돌나물의 성질은 서늘하고 맛은 달거나 담담하다. 효능은 살균·소염·항암을 보조하는 작용을 한다.

🍲 질병에 따라 먹는 방법·용법

식용방법 돌나물은 일년내내 새순을 따서 먹을 수 있다. 주로 물김치를 해서 먹기도 하며 생즙을 내서 마시기도 한다. 또한 말려서 차로 우려 먹기도 한다. 같이 쓰는 비슷한 식물로 꿩의 비름, 기린초 등이 있다.

황달성 간염에는 간염 초기에 인진, 울금, 백작약, 비해 등과 함께 넣고 끓인 후 복용하면 이뇨, 소황 작용을 돕는다.

담낭염, 담석증에는 초기 증상에 인진, 치자, 비해, 금전초, 계골초, 황금 등을 넣어 사용한다.

급성 기관지염에는 초기에 발열과 함께 기침이 아주 심한 경우가 있는데 마황, 행인, 백전, 전호, 반하 등을 함께 넣어 사용한다.

각종 감염성 질환에는 창양종독의 초기에 수분초 80g을 짓찧어 바르면 소염·소종과 화농방지의 효과를 얻을 수 있고 화농증상이 나타난 경우에 바르면 농액을 전부 배출시킬 수 있다.

내복약으로는 금은화, 연교, 황백, 황련, 황금을 배합하여 끓여서 10일간 계속 복용하면 효과가 있다.

급성 유선염에는 초기에 수분초 80g을 짓찧어 대황과 황금가루를 참기름에 섞어 환부에 3일간 바르면 소염과 소종의 효과를 낸다.

[글을 마치며]

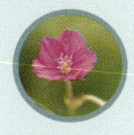 ## 산야초는 무엇인가

인간의 몸과 마음을 둘러싸는 병(病)은 과연 왜 생기는가.

병이 발생되는 원인은 동서양을 막론하고 인간의 역사 이래로 수많은 추측과 설명들이 있다. 더욱이 질병의 종류도 점점 다양해져 인간의 몸을 위주로 분석해 보면 그야말로 병이 안 생기는 것이 이상할 정도이다. 게다가 요즘은 생태와 환경의 불균형한 문제로 생기는 원인 모를 질병까지도 생겨나고 있다.

20세기 초, 서구에서는 수많은 질병의 원인은 '미생물' 때문이라 생각하고 미생물을 발견해서 모조리 죽이는 방법이야말로 인류의 미래를 지켜나갈 수 있다는 '과학의 미신'을 섬기고 있었다.

그 당시는 '세균학'을 최고의 학문으로 생각하고 미생물을 죽이기만 하면 모든 인간의 질병은 박멸되리라는 오렌지빛 환상을 가지고 있었다. 급기야는 항생제의 시대를 개막한 페니실린의 발견으로 과학의 시대는 한층 더 빨리 다가올 것으로 모두들 믿고 있었다.

항생제의 등장과 함께 의사들은 환자 개개인의 감염뿐만 아니라 집단적인 전염병을 억제할 수 있게 되었다. 오늘날의 제약산업이 지금과 같은 모습을 갖추게 된 것은 항생제 덕분이며 제약산업은 이 시대를 거치면서 의학의 치유력과 더욱 긴밀하게 결합되었다.

이제 과학은 더욱 발전하여 만성 미감염성 질환에도 적용되었다. 과학적인 의학에 의해 내분비선들은 극소량으로도 인체의 말단 부위에까지 작용하여 각 기관의 기능이나 발육을 제어하는 호르몬을 생산한다는 사실과 각 분비선 중의 어느 하나의 기능이 이상해지면 인체 말단의 특정 질병을 일으킬 수 있다는 사실이 밝혀졌다.

이렇게 해서 생기는 병이 '당뇨병'인데 인슐린의 발견을 통해 당뇨병을 정복한 것이다. 이 또한 의학을 과학에 적용한 중요한 성공사례가 되었다.

어쨌든 병은 살아있기 때문에 생긴다고 볼 수밖에 없다. 식물이든 동물이든 살아있는 모든 것은 자라면서 병이 생기고 번식을 하면서 병들어 죽어간다. 죽을 수밖에 없으니까 유성이든 무성이든 번식을 하게 되고 유전자를 지켜나간다. 어떻게 보면 병이란 유전자가 활동하는 한계를 지켜나가기 위해 생겨난 것인지도 모른다. 요즘은 의학의 차원에서보다도 생물학적 차원에서 병을 더욱 깊이 연구한다. 질병을 치료하는 차원이 이제 의학의 차원이 아니다. 그야말로 생물학적 차원에서 더욱 타당한 설명을 할 수 있다는 것이다. 그러므로 그 변수적 유전자 연구가 필수적이다.

〈유전의 법칙〉은 1900년 이전부터 알려졌음에도 불구하고 1900년에야 재발견되어 유전적 형질의 전달을 담당하는 미지의 물질에 '유전자'라는 이름이 붙여졌고 '유전학'이 탄생하였다. 그리하여 1941년에는 하나의 유전자가 갖는 기능은 하나의 단백질 생산을 조절하는 것이라는 사실이 밝혀졌다. 드디어 1990년대에는 생물학계 초유의 거대 과학법칙인 〈인간 유전체 프로젝트〉가 시작되었다. 이것의 목적은 인간 유전자 전체를 복제하고 배열을 밝히는 것이다.

과학적 의학으로 하여금 질병 치료를 위한 유전자 이식의 시대로 돌입하게 하는 주요 동력이 되었다. 의학계에서는 〈유전자 대체요법〉을 사용하여 결함 유전자를 정상적인 것으로 교체할 수 있으리라는 기대를 가지고 질병에 관계하는 유전자를 찾고 있다. 그러나 시간이 갈수록 과학자들 사이에는 우리가 현재 어디까지 와 있는지 그리고 과연 질병의 원인이나 치료에 대한 해결책을 유전자로부터 알아낼 수 있을지에 대한 이견의 폭이 커지고 있다. 그리고 사실 유전적 요인이 관여하는 질병들에는 대부분 여러개의 유전자가 관여하고 있어 어떤 유전자가 가장 중요하고 그것들이 서로 어떻게 상호작용을 하는지 인체 및 환경과 어떤 관련이 있는지를 밝히는데는 오히려 복잡성만 느끼게 될 것이다.

사람들은 기술과 의학에 대한 불안과 두려움이 날로 커지고 있으며 인근의 원자력 발전소가 가져올 수 있는 가공할 파괴력이나 도시생활의 스트레스, 여기저기 묻어 있는 농약, 그리고 심지어는 과학적인 의학 치료에 불안해한다.

이 가운데 1990년에는 미국인 세명 중 한명이 기존 과학적 의학에 추가하여 동양의학, 영적치료, 자연요법 등의 대체의학을 이용하였다.

세계에는 대체의학의 바람이 거세게 불고 있다. 현대 의학에 밀려 빛을 못 봤던 대체의학, 자연의학이라는 이름으로 꽃을 피우고 있다. 독일에는 자연요법으로 치료하는 의사가 2만여 명이나 되며, 영국도 1999년에 5백만 명의 환자들이 23억 파운드를 자연요법에 쏟아 부었다. 미국의 국립보건원은 1992년도에 대체의학 연구원을 설립했으며 1998년도에 국립보완 대체의학센터(NCCAM)로 명칭을 바꾸고 조직을 확대 개편했다. 미국의 의대중 상당수인 2003년 97개 대학이 대체의학을 선택또는 필수 과목으로 개설하고 있다.

이제 의학의 패러다임이 변하고 있다. 앞으로 계속 변화할 것이다. 이런 상태에서 우리에게 산야초란 어떤 의미를 지속적으로 가질 수 있을까 삶과 죽음에 대한 인식의 변화도 중요할 뿐 아니라 몸과 마음, 병과 약에 대한 생각도 변해야 한다. 병은 사람을 따라다니고 사람은 약을 따라다닌다. 그리고 약은 병을 따라 다닌다. 여기에서 약이란 과학적인 의학치료뿐만 아니라 각종 대체의학을 포함하며 구체적인 의미로서 산야초도 그 중의 하나이다.

2004년 봄
최양수

산야초 효소발효액 연구회 강좌
-서울 지역-

강의 일정

* **구성** : 매주 1회 24강좌(총 6개월 과정)
* **인원** : 목·금·토반(각 15명)
* **시간** : 10:00~(3시간씩)

강의 내용

* **효소발효액 강의**(10시간) : 질병에 따른 효소발효액, 방제식 효소발효액(실습 포함)
* **산야초 강의**(10시간) : 산야초의 효능별·과별 분류(야외 답사 포함)
* **산야초와 효소의 응용**(4시간) : 산야초차, 산야초로 만드는 장(醬)류, 약이 되는 산야초 음식

※ 차후 실습반·심화반을 운영할 계획이며, 야간반·속성반과 기타 지역 별로 도의학에 바탕을 둔 본초학·진단학·방제학을 강의할 예정

강의 대상

▶ 건강한 삶을 추구하시는 분
▶ 전통음식 사업에 종사하시는 분
▶ 귀농(歸農)을 준비하시는 분
▶ 생태 농장을 운영하시는 분
▶ 약용식물을 재배·관리하시는 분

상담 및 문의

▶ 산야초 마을 카페 : cafe.daum.net/hannuri114
▶ 저자 메일 : hannuri114@hanmail.net
▶ 저자 연락처 : 070·7638·5947, 010·8994·4252

산야초 효소발효액 연구회

▶ 대전지역 회장 **신경순**
▶ 산청지역 회장 **정연대**
  경남 산청군 금서면 신아리 쌍효 산 83-4

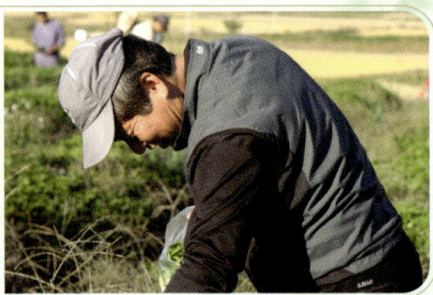